Vorwort

Seit August 2022 gilt ein neuer Rahmenlehrplan für Zahnmedizinische Fachangestellte mit neuen Schwerpunkten in der Ausbildung. Die neue Ausgabe der Organisation und Verwaltung haben wir daraufhin abgestimmt und aktualisiert.

Neue Entwicklungen in allen Bereichen der Zahnarztpraxis haben wir aufgenommen. Zum Beispiel die Telematikinfrastruktur und die damit zusammenhängende Digitalisierung in vielen Bereichen, das Patientenrechtegesetz sowie nachhaltige und ökologische Aspekte.

Den Schwerpunkt „Kommunikation“ in der Praxis und mit Patienten haben wir in die O+V (Organisation und Verwaltung) integriert, weil sie hier nach den Vorgaben des Rahmenlehrplans spiralcurricular abgebildet werden kann.

Zudem haben wir die Elemente für den Unterricht der Berufsschule im Bereich Wirtschafts- und Sozialkunde der gewerblich-technischer Ausbildungsberufe der Kultusministerkonferenz im Teil WSK erweitert (mit Ausnahme der Unternehmensanalyse). Falls es Dopplungen in den Inhalten mit dem Rahmenlehrplan gab, haben wir die Inhalte in die Lernfelder des Schwerpunktes O+V eingefügt. Die zusätzlichen Themen der „Elemente“ haben wir extra am Ende im Teil WSK aufgeführt. Hier ist eine enge Absprache der Unterrichtenden wichtig, wenn nicht ohnehin eine Lehrkraft alle aufgeführten Inhalte unterrichtet.

Ich freue mich, dass ich eine neue Mitautorin gewinnen konnte. Frau Susanne Weiß, Zahnärztin und Studiendirektorin, unterstützt mich in diesem Werk seit Erscheinen.

Die methodische und didaktische Vorgehensweise wird den Unterrichtenden dabei nicht vorgeschrieben. Das Buch kann im handlungsorientierten Unterricht mit zahlreichen Arbeitsanregungen als auch im traditionellen Unterricht zur Vorbereitung und als Nachschlagewerk eingesetzt werden.

Das Buch behandelt folgende Lernfelder:

Lernfeld 1: Die eigene Rolle im Ausbildungsbetrieb mitgestalten

Lernfeld 2: Patienten empfangen und begleiten

Lernfeld 9: Praxisbedarf beschaffen und verwalten

Lernfeld 13: Arbeitsprozesse organisieren und optimieren

Zahlreiche Anregungen habe ich von Kolleginnen und Kollegen, befreundeten Zahnärztinnen und Zahnärzten sowie den Mitarbeiterinnen und Mitarbeitern der Kassenzahnärztlichen Vereinigung Baden-Württemberg, Bezirksdirektion Freiburg und der Bezirkszahnärztekammer Freiburg erhalten.
Auch Mitarbeiter von Softwarefirmen haben mir wertvolle Tipps gegeben.
Dafür danke ich herzlich.

Albert Mergelsberg, Dezember 2024

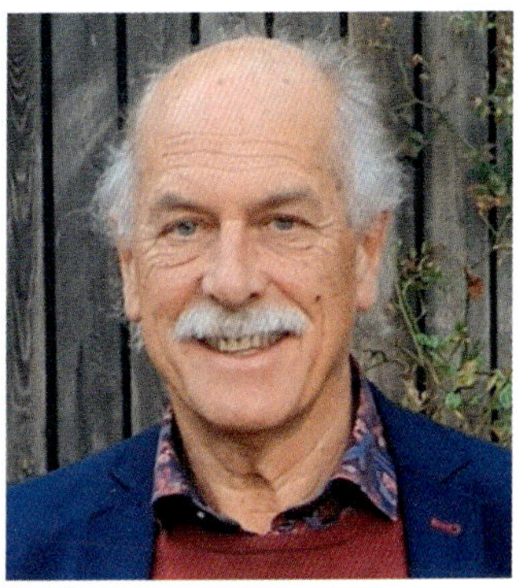

Albert Mergelsberg
Diplom-Volkswirt
Fachberater Gesundheit

Hinweis der Redaktion: Im Sinne der Geschlechtergerechtigkeit wird in diesem Buch konsequent zwischen den einzelnen Lernfeldern die weibliche und die männliche Form abwechselnd verwendet. Mitgemeint sind auch Personen anderen Geschlechts.

Lernfeldübersicht

Die markierten Lernfelder enthalten die für die Organisation und Verwaltung relevanten Inhalte und geben gleichzeitig die Gliederung des Bandes wieder.

In der Zahnarztpraxis

Organisation und Verwaltung mit Wirtschafts- und Sozialkunde

Autorin und Autor

Albert Mergelsberg
Susanne Weiß

In Zusammenarbeit mit der Verlagsredaktion

Cornelsen

In der Zahnarztpraxis
Organisation und Verwaltung

Beratung:
Albert Mergelsberg, Susanne Weiß

Redaktion:
Dr. Franz Schaller, Susanne Stucki

Außenredaktion:
Lars Wilker

Redaktionelle Mitarbeit:
Stefan Schiefer

Rechte und Lizenzen:
Marlene Moser

Videoredaktion:
Maria-Stefania Bidian

Gesamtgestaltung:
Ungermeyer, Berlin

Titelfoto:
stock.adobe.com/siro46

Satz:
Straive, Chennai

Begleitmaterialien für Lernende:
Das Buch ist auch als E-Book erhältlich. Die Videos finden Sie im E-Book oder in der **Cornelsen Lernen App**.
Die Lösungen finden Sie auf den Internetseiten des Cornelsen-Verlags unter dem Webcode **cukivu**

Für dieses Buch wurden Inhalte übernommen und bearbeitet aus: In der Zahnarztpraxis. Behandlungsassistenz.
Autor: Helmut Hagmeier

www.cornelsen.de

1. Auflage, 2. Druck 2025

Druck: Drukarnia Dimograf Sp. z o.o., Bielsko-Biała

ISBN 978-3-06-452388-3

PEFC
PEFC/32-31-076

PEFC-zertifiziert
Dieses Produkt stammt aus nachhaltig bewirtschafteten Wäldern und kontrollierten Quellen
www.pefc.pl

Inhalt

LF 1 Die eigene Rolle im Ausbildungsbetrieb mitgestalten

LF 2 Patienten empfangen und begleiten

LF 9 Praxisbedarf beschaffen und verwalten

LF 13 Arbeitsprozesse organisieren und optimieren

Wi & So Wirtschafts- und Sozialkunde

LF 1
Die eigene Rolle im Ausbildungsbetrieb mitgestalten

1 Ausbildung zur Zahnmedizinischen Fachangestellten

2 Schutzgesetze für Auszubildende

3 Besondere Schutzvorschriften am Arbeitsplatz

4 Ergonomie, Ökologie und Nachhaltigkeit

5 Gesundheitswesen

6 Organisation und Personalführung

7 Private und soziale Absicherung

8 Entgeltabrechnung für Auszubildende

9 Grundlagen des Vertragsrechts

1 Ausbildung zur Zahnmedizinischen Fachangestellten

1.1 Entstehung des Berufs

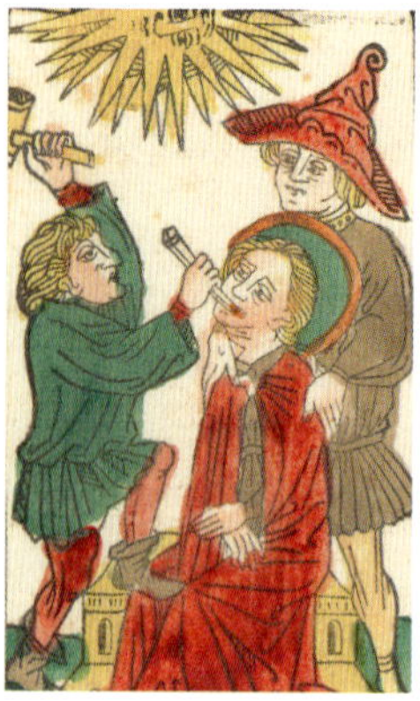

Abb. 1 Assistenz bei einer Zahnextraktion

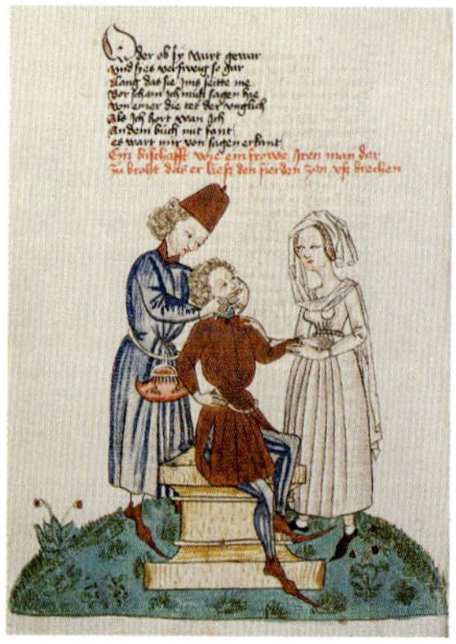

Abb. 2 Trost spenden beim Ziehen eines Zahnes, 15. Jahrhundert

Helfer und Helferinnen bei „zahnärztlichen" Eingriffen sind bereits aus dem 13. Jahrhundert bekannt. Historische Darstellungen zeigen sie bei einer Zahnextraktion →Abb. 1 oder beim Trostspenden →Abb. 2.

Im Mittelalter wurde der Beruf des Zahnarztes von landfahrenden Gesellen, Steinschneidern, Starstechern, Knocheneinrenkern, Zahnbrechern und Zahnreißern auf Jahrmärkten, in Wirtshäusern und Badestuben ausgeübt. Da alle Eingriffe ohne Anästhesie erfolgten, waren die Helfer häufig starke Männer, die aus dem Publikum kamen.

Im 18. Jahrhundert verlagerte sich die zahnärztliche Tätigkeit allmählich in die Wohnung, zunächst in die des Patienten. Mitte des 19. Jahrhunderts arbeiteten einzelne Zahnärzte schon in eigenen Räumen →Abb. 3.

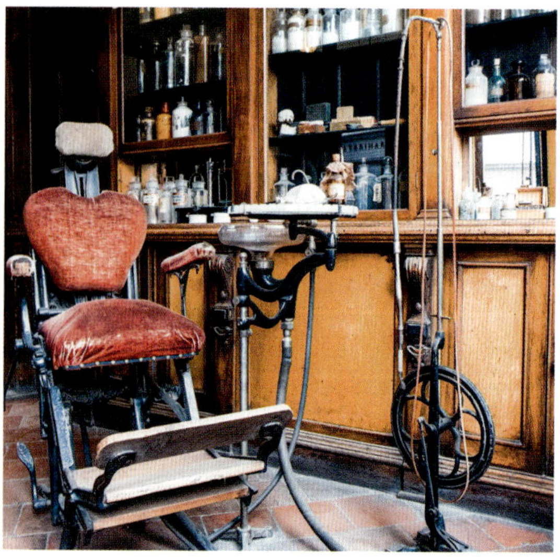

Abb. 3 Zahnarztpraxis um 1900 (England): Die gerade Sitzhaltung des Patienten ließ das Arbeiten von Helferin und Zahnarzt zur Qual werden. Der Stuhl gleicht einem Barbierstuhl.

Die Patientenbetreuung änderte sich bis weit in das 19. Jahrhundert kaum. Patienten wurden bei Fehlen eines Helfers auf dem Behandlungsstuhl angeschnallt, damit sie stillhielten. Bei unerwartetem Patientenandrang oder bei komplizierten Situationen wurde auch schon einmal die Hausfrau oder das Dienstmädchen zur Unterstützung gerufen.

Mit der Möglichkeit der Narkose und der Lokalanästhesie, der Erfindung des elektrischen Bohrers sowie neuer Materialien zur Zahnversorgung wurde die Behandlung erträglicher.

Ebenso war aber nun auch eine Hilfskraft gefragt, die eine gewisse Schulung benötigte. Sie sollte Kontakt zu den Patienten aufnehmen, sie empfangen, während des Zahnarztbesuchs betreuen und die Termine regeln. Man sprach damals vom „Empfangsfräulein des Zahnarztes". Sie wurde verglichen mit einer Mischung aus Krankenschwester, Bürofrau und Verkäuferin. Nach und nach übernahm die „Sprechstundenhilfe", wie man sie bald nannte, unterstützende Tätigkeiten während der Behandlung, wie das Anmischen und Anreichen von Füllungs- und Abdruckmaterialien.

Im Jahr 1940 wurde der Beruf mit der offiziellen Berufsbezeichnung „zahnärztliche Sprechstundenhilfe" ein staatlich anerkannter Anlernberuf mit einjähriger Ausbildungszeit und Abschlussprüfung. 1952 wurde die Ausbildungszeit auf zwei Jahre angehoben, da die Aufgaben der Sprechstundenhilfe immer umfangreicher wurden. Die Assistenz bei der Behandlung nahm einen immer größer werdenden Stellenwert ein.

Im Jahre 1954 wurde der neue Lehrberuf „Zahnarzthelferin“ mit zwei- bzw. dreijähriger Ausbildungsdauer eingeführt und staatlich anerkannt. In der ehemaligen DDR gab es als Pendant die „stomatologische Schwester“. 1969 trat das Berufsbildungsgesetz in Kraft, welches das duale Ausbildungssystem festigte und den Zahnärzten in freier Praxis sowie den Lehrern in der Berufsschule große Verantwortung und Verpflichtung auferlegte. 2001 änderte man die Berufsbezeichnung erneut, diesmal in „Zahnmedizinische Fachangestellte“, da der Begriff „Helferin“ zu wenig ausdrückte, dass es sich um einen verantwortungsvollen Beruf im Team der Zahnarztpraxis handelt →Abb. 1.

Informationen zum Ausbildungsberuf „Zahnmedizinische Fachangestellte“ finden Sie unter

www.bzaek.de

→ Praxisteam

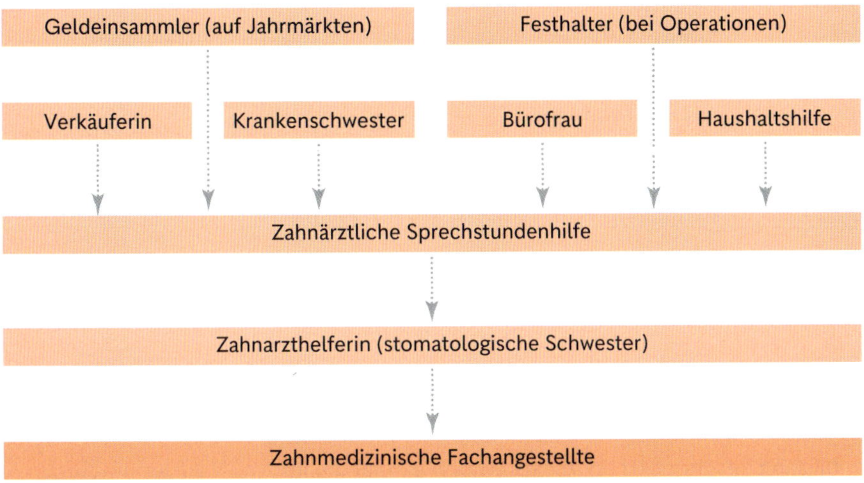

Abb. 1 Entwicklung des Berufs der Zahnmedizinischen Fachangestellten

1.2 Heutige Situation

1.2.1 Tätigkeitsfelder

Nach über 20 Jahren Gültigkeit wurde die Ausbildungsordnung für Zahnmedizinische Fachangestellte der Entwicklung in den Zahnarztpraxen angepasst und aktualisiert. Der Unterricht in den Berufsschulen findet in neu strukturierten Lernfeldern statt. Besondere Schwerpunkte sind die Kommunikation im Team und mit den Patientinnen, die Hygiene und die Digitalisierung. Neben den Lernfeldern sollen diese Themen spiral curricular unterrichtet werden. Das bedeutet, dass sie auch in anderen Lernfelder beachtet werden soll.

Das Zahnheilkundegesetz finden Sie unter

www.gesetze-im-internet.de/bundesrecht/zhg/gesamt.pdf

Nach § 1 des Zahnheilkundegesetzes (ZHKG) dürfen auf „zahnärztlich-wissenschaftliche Erkenntnisse gegründete Feststellungen und Behandlungen von Zahn-, Mund- und Kieferkrankheiten“ nur von approbierten Zahnärztinnen durchgeführt werden. Nach strenger Auslegung könnten hiernach Zahnmedizinische Fachangestellte keine Tätigkeiten „im Munde der Patientin“ verrichten. Jedoch hatte bereits der Bundesgerichtshof im Jahr 1975 festgestellt, dass nichtärztliche Hilfspersonen aus der modernen Medizin nicht mehr wegzudenken seien. Dies ist in den Absätzen 5 und 6 des § 1 ZHKG beschrieben.

approbierte Zahnärztin
→S. 47

Die Tätigkeit von nicht ausgebildeten Personen in der Zahnarztpraxis würde zu einer erheblichen Ausdehnung der Aufsichtspflicht und damit auch der Haftpflicht für die Zahnärztin führen, die sie kaum leisten kann. Bestimmte Tätigkeiten können in diesem Fall gar nicht delegiert werden (z. B. Röntgen, Hygienemaßnahmen).

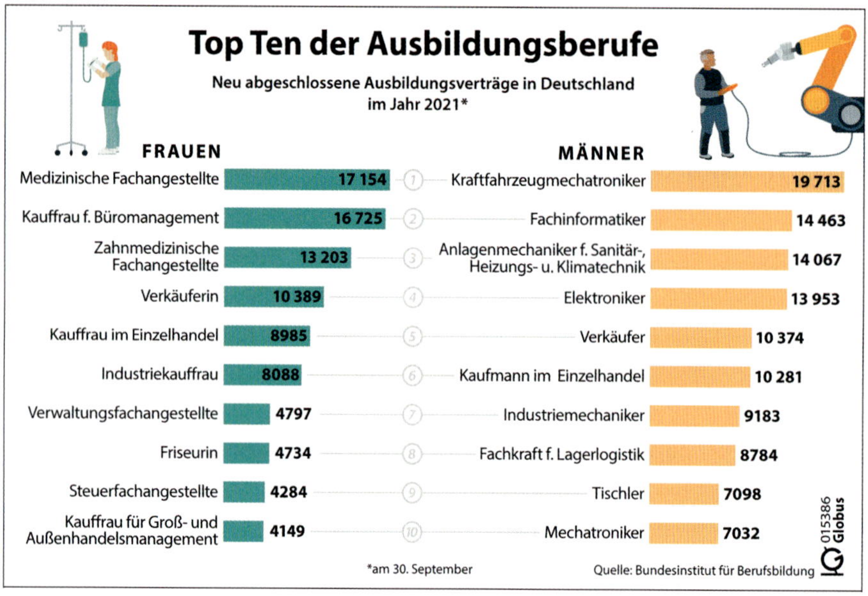

Die Berufsordnung der Zahnärzte der Landeszahnärztekammer (LZK) Baden-Württemberg hat in § 19 die Tätigkeit der Zahnmedizinischen Fachangestellten beispielsweise wie folgt geregelt (in anderen LZKs finden sich ähnliche Regelungen):

– Auszubildende Zahnmedizinische Fachangestellte dürfen nur **entsprechend ihrem Ausbildungsstand** eingesetzt werden (s. auch Ausbildungsordnung, Ausbildungsrahmenplan, Ausbildungsplan und Berichtsheft).
– Zahnmedizinische Fachangestellte dürfen nur für Aufgaben eingesetzt werden, die ihren **in der Ausbildung erworbenen Kenntnissen**, die durch ein **Prüfungszeugnis** nachgewiesen werden, entsprechen. Hier wird insbesondere auf die Ausbildungsordnung verwiesen. In § 4 wird in Absatz 2 in 10 Punkten die Ausbildung beschrieben (in Absatz 3 noch einmal die integrativ zu vermittelnden Kenntnisse). Die dort aufgeführten Tätigkeiten von Zahnmedizinischen Fachangestellten lassen sich in die folgenden drei großen Tätigkeitsfelder einordnen:
  · Patientenbetreuung
  · Verwaltung
  · Assistenz

Den Delegationsrahmen finden Sie unter
www.bzaek.de
→ Service
→ Positionen & Statements
→ Suche nach: Delegationsrahmen für Zahnmedizinische Fachangestellte

Obwohl alle drei Tätigkeitsfelder in der Ausbildung den gleichen Stellenwert haben, führt die Assistenz immer wieder zu Auslegungsschwierigkeiten.

Grundsätzlich ist hier an **behandlungsbegleitende Maßnahmen** gedacht. Die Zahnärztin ist für alle an der Patientin ausgeführten Arbeiten allein verantwortlich. Im Rahmen dieser Verantwortung bestimmt die Zahnärztin, welche Art von Krankheit vorliegt (Diagnose), ob und wann mit der Behandlung begonnen wird sowie das Ziel, die Art und die Methode der Behandlung (Therapie).

Die Übertragung von Hilfstätigkeiten darf nur unter **Anweisung** und **Aufsicht** der Zahnärztin geschehen. Dies bedeutet:
– Die Hilfstätigkeit muss von der Zahnärztin genau beschrieben werden.
– Die zahnärztliche Hilfskraft muss die erforderliche Qualifikation besitzen (s. auch Abschlusszeugnis, Ausbildungsordnung).
– Die Tätigkeit muss von der Zahnärztin überwacht werden:
  a) persönlich, z. B. die Zahnärztin behandelt und gibt der Hilfskraft den Auftrag, ihre Behandlung durch gleichzeitig stattfindende Maßnahmen zu unterstützen, oder
  b) direkt, z. B. die Zahnärztin beschreibt die Aufgabe und lässt sie von der Hilfskraft ausführen; während der Ausführung muss sie erreichbar sein, um korrigierend eingreifen und die Ausführung kontrollieren zu können.

Die jeweilige Intensität der Überwachung muss sich dabei nach dem Schwierigkeitsgrad der auszuführenden Arbeit richten.

Die Übertragung von Hilfstätigkeiten im Bereich der Zahnarztpraxis ist auch in Gesetzen (Zahnheilkundegesetz, Sozialgesetzbuch Band V: Krankenversicherungsgesetz, Gebührenordnung für Zahnärzte) und in den Verträgen mit den gesetzlichen Krankenkassen (BMV-Z für Primär- und Ersatzkassen) vorgesehen.

BMV-Z
Bundesmantelvertrag – Zahnärzte

Niemals können Tätigkeiten, die einer zahnärztlich-wissenschaftlichen Ausbildung bedürfen, auf Hilfskräfte delegiert (übertragen) werden.

1.2.2 Röntgen

Eine ebenfalls wichtige Frage ist, ob (auszubildende) Zahnmedizinische Fachangestellte Röntgenaufnahmen anfertigen dürfen, weil dies eine „gefährliche Tätigkeit" ist. Nach der Strahlenschutzverordnung dürfen Personen, die zur Ausübung des zahnärztlichen Berufes berechtigt sind, Hilfskräfte für das Anfertigen von Röntgenaufnahmen anstellen, wenn diese die erforderlichen Kenntnisse im Strahlenschutz besitzen und unter ständiger Aufsicht und Verantwortung des approbierten Zahnarztes stehen.

Die Strahlenschutzverordnung finden Sie unter *www.gesetze-im-internet.de/strlschv_2018*

Schwangeren Frauen und Personen unter 18 Jahren darf der Zutritt zum Kontrollbereich nur erlaubt werden, wenn sie untersucht oder behandelt werden. Auszubildende Zahnmedizinische Fachangestellte zwischen 16 und 18 Jahren dürfen sich im Kontrollbereich nur aufhalten, wenn dies dem Ausbildungszweck dient, dies gilt nicht für Schwangere. Die erforderlichen Kenntnisse im Strahlenschutz können Zahnmedizinische Fachangestellte in ihrer Ausbildung (Praktische Ausbildung: in der Zahnarztpraxis, theoretische Ausbildung: Lernfeld 12) erhalten. In den Abschlussprüfungen können nach der neuen Ausbildungsverordnung von 2022 Zahnmedizinische Fachangestellte neben ihrem Abschlusszeugnis eine Bescheinigung über die erworbenen Grundkenntnisse im Strahlenschutz erhalten, wenn die entsprechende Länderaufsichtsbehörde für das Röntgen dem Verfahren zugestimmt hat.

1.2.3 Verstöße

Wird gegen die obigen Bestimmungen bei der Übertragung von Arbeiten im Assistenzbereich sowie bei der Patientenbetreuung und Verwaltung verstoßen, kann dies gravierende Folgen haben:
- Mit Freiheitsstrafe bis zu einem Jahr oder mit Geldstrafe wird bestraft, wer die Zahnheilkunde ausübt, ohne die Approbation als Zahnärztin zu besitzen.
- Bei Verstoß gegen die Berufsordnung kommt auf die Zahnärztin ein Berufsgerichtsverfahren zu.
- Wird eine Leistung, die nicht delegierbar war, mit den Kostenträgern abgerechnet, müssen bewirkte Leistungen zurückerstattet werden. Gleichzeitig kann der Tatbestand des Betrugs nach § 263 StGB (Strafgesetzbuch) vorliegen. Dies wird von der Staatsanwaltschaft überprüft.
- Privatpatientinnen können bezahlte Rechnungsbeträge zurückfordern.

Aus den Gerichtsakten:
An die Zähne darf nur die Zahnärztin
Von Zahnärztinnen, die Krankenkassenpatientinnen von ihren Helferinnen behandeln lassen, kann die dafür erhaltene Vergütung nachträglich zurückgefordert werden. Ein Zahnarzt aus Nordrhein-Westfalen wurde deswegen vom Bundessozialgericht verpflichtet, 16 876,63 Euro zu erstatten. Der Zahnarzt ließ bei seinen Kassenpatientinnen über ein halbes Jahr lang Zahnstein von einer dafür nicht ausgebildeten Mitarbeiterin entfernen. Diese Arbeit seiner Helferin rechnete er als eigene Leistung zulasten der Krankenkasse ab. Das Gericht erkannte, es sei unzulässig, dass der Zahnarzt eine ihm obliegende Tätigkeit auf seine Helferin delegiert habe. (AZ: 6 RKa 3/93)

1.2.4 Berufsqualifikationen

Zahnmedizinische Fachangestellte sind das Aushängeschild und die Sympathieträger der Praxis. Der erste Eindruck, den sie bei den Patientinnen hinterlassen, ist prägend und entscheidet wesentlich über das Image der Praxis. Jede Zahnarztpraxis ist ein Dienstleistungsunternehmen, das besondere Qualifikationen erfordert →Tab. 1. Die Art und Weise, wie eine Zahnmedizinische Fachangestellte mit den Patientinnen und ihren Teamkolleginnen umgeht, ist entscheidend für den Erfolg der Praxis.

Eine besondere Schwierigkeit ergibt sich für Auszubildende, wenn sie sich zum ersten Mal mit dem Team Zahnarztpraxis „identifizieren“ müssen. Man kann sich leicht selbst testen, um das herauszufinden: Eine Patientin beschwert sich bei Ihnen über einen vermeintlichen Fehler, der in der Praxis passiert sein soll, mit dem man selbst nicht das Geringste zu tun hat. Kann man hier antworten, dass „wir“ uns dafür entschuldigen und man der Sache nachgehen wird, ist man auf dem richtigen Weg. Meint man allerdings „ich bin hier nur die Auszubildende und habe damit nichts zu tun“, fehlt es noch an der Identifikation mit dem Team Zahnarztpraxis.

Zielbereich	Arbeitsplanung und -ausführung, Ergebniskontrolle	Sozialkompetenz, Kommunikation, Teamarbeit	Methodenkompetenz, Lernverhalten	Handlungskompetenz, Selbstständigkeit und Verantwortung	Psychische und physische Beanspruchung
Wesentliche Einzelqualifikationen	Organisationsfähigkeit, Koordinationsfähigkeit, systematisches Vorgehen, vorausschauendes Denken, prozessorientiertes Denken, Genauigkeit	Soziale Verantwortung, Einfühlungsvermögen, patientengerechtes Verhalten, schriftliche und mündliche Ausdrucksfähigkeit, Kooperationsfähigkeit, Teamfähigkeit, Integrationsfähigkeit, Kritikfähigkeit	Umsetzen von theoretischen Grundlagen in praktisches Handeln, rationelles Arbeiten, Einsatz von Lerntechniken, Weiterbildungsbereitschaft, gute Auffassungsgabe	Zuverlässigkeit, Entscheidungsfähigkeit, Qualitätsbewusstsein, Denken in Zusammenhängen, Erkennen eigener Grenzen und Defizite, Mitdenken, Transferfähigkeit	Belastungsfähigkeit, Konzentrationsfähigkeit, Aufmerksamkeit, Umstellungsfähigkeit

Tab. 1 Persönliche Qualifikationen, die eine Zahnmedizinische Fachangestellte haben sollte (nach: praxisnah, Magazin des Berufsverbandes der Arzt-, Zahnarzt- und Tierarzthelferinnen; Heft 9, 2001)

1.3 Duales Ausbildungssystem

Die Ausbildung zur Zahnmedizinischen Fachangestellten erfolgt im dualen Ausbildungssystem. In der Zahnarztpraxis findet überwiegend die praktische Ausbildung statt. In der Berufsschule werden die berufsbezogene theoretische Ausbildung und die Allgemeinbildung geleistet →Abb. 1.

Bundeseinheitlich legt eine **Ausbildungsordnung** fest, was in der Zahnarztpraxis gelernt werden muss. Ein **Rahmenlehrplan** nennt die Ziele und Inhalte des Unterrichts in der Berufsschule.

Interessantes zur Ausbildungsverordnung finden Sie unter
www.lzk-bw.de
→ Praxisteam
→ Ausbildung
www.vmf-online.de

Duales Ausbildungssystem

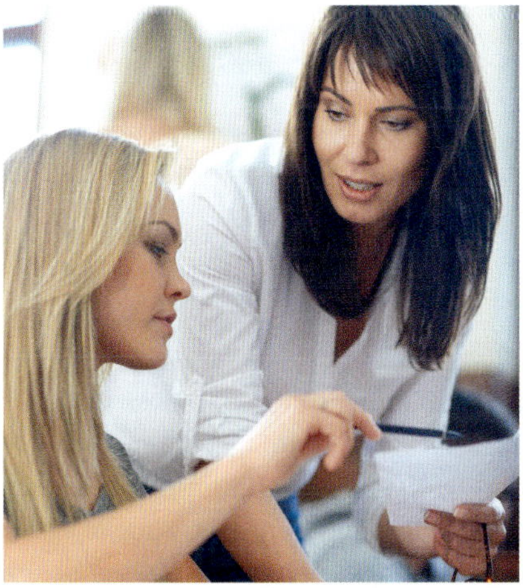

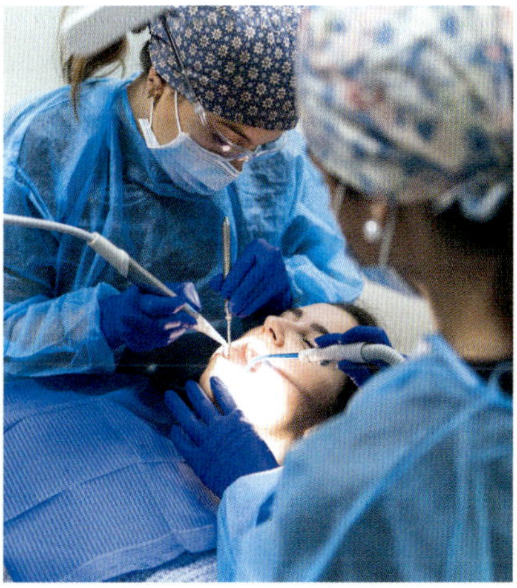

Berufsschule
Im **Rahmenlehrplan** sind für jedes Ausbildungsjahr Lernfelder mit Zeitvorgaben, Zielen und Inhalten vorgegeben.

Besonderer Wert wird auf den integrativen Umgang mit aktuellen Medien, mit moderner Bürotechnik und zahnärztlicher Software zur Informationsbeschaffung und zur Informationsbearbeitung gelegt.

Zahnarztpraxis
In jeder **Ausbildungsordnung** ist festgelegt:
- die Bezeichnung des Ausbildungsberufes
- die Ausbildungsdauer
- die zu erwerbenden Fertigkeiten und Kenntnisse (Ausbildungsberufsbild)
- eine Anleitung zur sachlichen und zeitlichen Gliederung der Ausbildung (Ausbildungsrahmenplan)
- die Prüfungsordnung

Abb. 1 Duales Ausbildungssystem

1.4 Berufsausbildungsvertrag

1.4.1 Rechtliche Grundlagen

Zum Schutz der Auszubildenden wurden in den letzten Jahrzehnten immer mehr arbeits- und sozialrechtliche Vorschriften erlassen, die beim Abschluss eines Ausbildungsverhältnisses zu beachten sind →Abb. 1, S. 20.

Die bundeseinheitlichen gesetzlichen Regelungen bezüglich Fragen der Berufsausbildung sind dem Berufsbildungsgesetz (BBiG) zu entnehmen. Das BBiG wurde 2024 überarbeitet.

Den Ausbildungsvertrag mit einem Merkblatt als Download finden Sie unter
www.lzk-bw.de
→ Praxisteam
→ Ausbildung
→ Gesetzliche Regelungen

Zum Thema „Abschluss eines Berufsausbildungsvertrags“ ist in § 10 Absatz 1 festgelegt:

„Wer andere Personen zur Berufsausbildung einstellt (Ausbildende), hat mit den Auszubildenden einen Berufsausbildungsvertrag zu schließen.“

Der Vertrag muss vor Beginn der Berufsausbildung schriftlich abgefasst werden. Bei minderjährigen Auszubildenden muss der gesetzliche Vertreter zustimmen (Unterschrift eines Erziehungsberechtigten).

Bürgerliches Gesetzbuch	z. B. Bestimmungen bei Kündigungen
Berufsbildungsgesetz	z. B. Rechte und Pflichten während der Ausbildung
Ausbildungsordnung	z. B. zeitliche Gliederung der Ausbildung
Vorschriften der Landesärztekammern	z. B. Zustimmung bei Verkürzung der Ausbildungszeit
Arbeitsrechtliche Vorschriften	z. B. Arbeitszeitgesetz, Kündigungsschutzgesetz, Bundesurlaubsgesetz

Abb. 1 Wichtige Vorschriften für Berufsausbildungsverträge

Auszubildende einstellen darf nur, wer persönlich geeignet ist. Persönlich nicht geeignet ist, wer

- Kinder und Jugendliche nicht beschäftigen darf, z. B. Personen, die die bürgerlichen Ehrenrechte nicht besitzen, weil sie zu einer Freiheitsstrafe von über einem Jahr verurteilt wurden,
- wiederholt oder schwer gegen die Ausbildungsvorschriften verstoßen hat.

Das Berufsbildungsgesetz können Sie nachlesen unter *www.gesetze-im-internet.de/bundesrecht/bbig_2005/gesamt.pdf*

Auszubildende ausbilden darf nur, wer persönlich und fachlich geeignet ist. Fachlich geeignet ist, wer

- die erforderlichen beruflichen Fertigkeiten und Kenntnisse sowie
- die erforderlichen berufs- und arbeitspädagogischen Kenntnisse besitzt.

Zahnärztinnen besitzen diese Eignung nach der Approbation.

Die Ausbildungsstätte muss nach Art und Einrichtung für die Berufsausbildung geeignet sein. Außerdem hat die Zahl der Auszubildenden in einem angemessenen Verhältnis zur Zahl der Ausbildungsplätze oder zur Zahl der beschäftigten Fachkräfte zu stehen. Für Zahnarztpraxen bestehen hier Empfehlungen der Zahnärztekammern.

Bei Fehlen einer gesetzlichen Voraussetzung kann die zuständige Behörde das Einstellen und Ausbilden untersagen.

Video
Ausbildungsvertrag

Ein **Berufsausbildungsvertrag** muss mindestens folgende Punkte enthalten:

- **Gliederung sowie das Ziel der Berufsausbildung:** *Die Art, sachliche und zeitliche Gliederung sowie das Ziel der Berufsausbildung gehen aus der Ausbildungsordnung hervor. Diese muss die Ausbilderin der Auszubildenden aushändigen. Sie ist Bestandteil des Ausbildungsvertrags.*
- **Beginn und Dauer der Ausbildung:** *Der Beginn der Ausbildung wird im Vertrag festgelegt. Die Ausbildungsdauer legt der zuständige Bundesminister fest. Sie kann im Einzelfall mit Zustimmung der Kammer verkürzt werden. Auch eine Teilzeitausbildung ist möglich (§ 7a BBiG).*
- **Ausbildungsmaßnahmen außerhalb der Ausbildungsstätte:** *Ausbildungsmaßnahmen außerhalb der Betriebsstätte müssen besonders vereinbart werden. Es handelt sich z. B. um die überbetriebliche Ausbildung.*

- **Dauer der regelmäßigen täglichen Arbeitszeit:** *Die Dauer der regelmäßigen täglichen oder wöchentlichen Arbeitszeit wird meist in Tarifverträgen geregelt. Ansonsten gilt das Jugendarbeitsschutzgesetz oder das Arbeitszeitgesetz. Jugendliche dürfen nach Jugendarbeitsschutzgesetz keine Überstunden leisten. Die Überstundenzuschlagssätze für volljährige Auszubildende ergeben sich in der Regel aus dem Tarifvertrag.*
- **Dauer der Probezeit:** *Die Probezeit ist in die Ausbildungszeit einzurechnen. Sie muss mindestens einen Monat dauern und darf vier Monate nicht überschreiten. Innerhalb der Probezeit kann das Ausbildungsverhältnis von den Partnern fristlos und ohne Grund gekündigt werden.*
- **Zahlung und Höhe der Vergütung:** *Die Zahlung der Vergütung erfolgt üblicherweise in Geld. In bestimmten Branchen ist teilweise noch Kost und Logis üblich. Die Höhe der monatlichen Vergütung muss „angemessen" sein. Sie richtet sich in der Regel nach dem Tarifvertrag oder Empfehlungen der Zahnärztekammer. Die Vergütung muss jährlich ansteigen. Bei Krankheit wird die Vergütung 6 Wochen weiter bezahlt. Der Beitragsanteil zur Sozialversicherung muss von der Arbeitgeberin einbehalten werden. Während des Urlaubs wird die Vergütung weiterbezahlt. Es gilt eine Mindestausbildungsvergütung, die jährlich ansteigen muss (2025: 682,00 €). Gegen die Weiterbezahlung bei Krankheit muss sich ein Kleinbetrieb (Zahnarztpraxis) durch Teilnahme an der U1-Umlage der Umlagekassen „versichern". Dies gilt für Auszubildende und alle Arbeitnehmerinnen nach dem Lohnfortzahlungsgesetz.*
- **Dauer des Urlaubs:** *Urlaub ist nach den geltenden Bestimmungen (Jugendarbeitsschutzgesetz, Bundesurlaubsgesetz, Tarifvertrag, Betriebsvereinbarung) zu gewähren. Er dient der Erholung und soll daher zusammenhängend in die Zeit der Berufsschulferien gelegt werden.*
- **Voraussetzungen für die Kündigung:** *Für eine Kündigung müssen bestimmte Voraussetzungen erfüllt sein. Sind die zugrunde liegenden Bestimmungen in der Kündigung nicht aufgenommen, gelten die entsprechenden Gesetze (Berufsbildungsgesetz, Bürgerliches Gesetzbuch, Kündigungsschutzgesetz).*

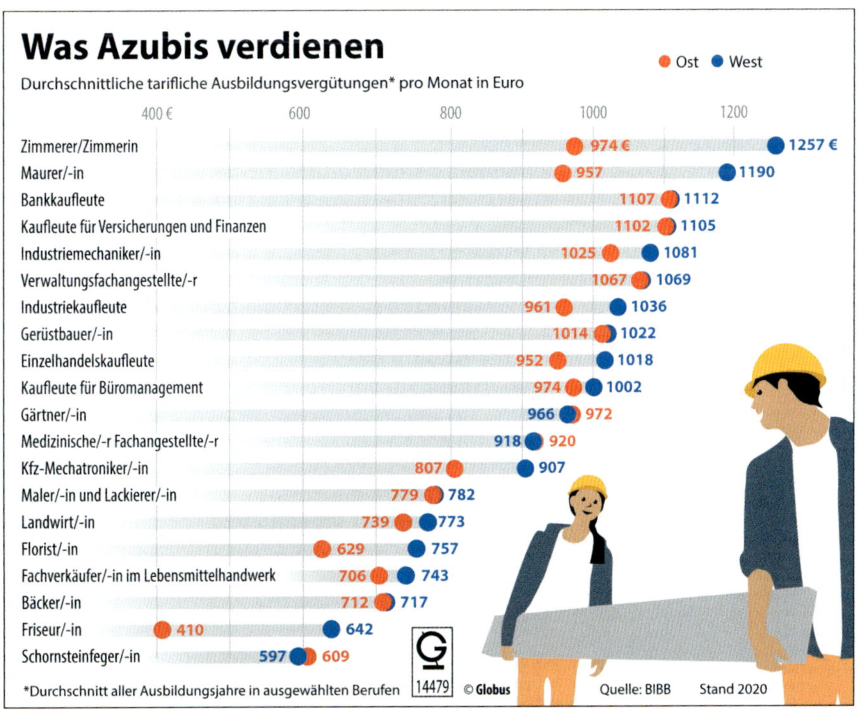

Jugendarbeitsschutzgesetz →S. 26

Arbeitszeitgesetz →S. 27

Tarifvertrag →S. 22

Kündigungsschutzgesetz →S. 270

Arbeitsgericht →S. 277

Zahnärztekammer →S. 50

Zur Beilegung von Streitigkeiten aus einem Berufsausbildungsverhältnis haben die verschiedenen Landeszahnärztekammern sogenannte Schlichtungsausschüsse gebildet, denen Arbeitgeber und Arbeitnehmer in gleicher Zahl angehören müssen. Führt eine solche Schlichtung zu keinem Erfolg, ist die Klage beim Arbeitsgericht möglich. Die zuständige Stelle für alle Angelegenheiten der Berufsbildung (nach Berufsbildungsgesetz: Ausbildung, Fortbildung und Umschulung) ist ebenfalls im Berufsbildungsgesetz festgelegt. Für die Berufsausbildung zur Zahnmedizinischen Fachangestellten sind die Zahnärztekammern der Länder zuständig.

1.4.2 Tarifvertragliche Regelungen

Der Tarifvertrag ist ein schriftliches Abkommen zwischen den Sozialpartnern, d. h. den Tarifvertragsparteien. Dabei handelt es sich um Verbände und Organisationen zur Wahrung der Arbeitnehmer- bzw. der Arbeitgeberinteressen.

Auszug aus dem Tarifvertragsgesetz § 1 Abs. 1
Der Tarifvertrag regelt die Rechte und Pflichten der Tarifvertragsparteien und enthält Rechtsnormen, die den Inhalt, den Abschluss und die Beendigung von Arbeitsverhältnissen sowie betriebliche und betriebsverfassungsrechtliche Fragen ordnen können.

Den VMF finden Sie unter *www.vmf-online.de*
Verdi finden Sie unter *www.verdi.de*

Die Zahnmedizinischen Fachangestellten/Zahnarzthelferinnen **(Arbeitnehmerseite)** werden auf Bundes- und/oder Landesebene vom Verband medizinischer Fachberufe e.V. (VMF) und von der Vereinigten Dienstleistungsgewerkschaft (Verdi) vertreten. Die Interessen der selbstständigen Zahnärztinnen gegenüber ihren Angestellten **(Arbeitgeberseite)** werden auf Bundesebene durch die Arbeitsgemeinschaft zur Regelung der Arbeitsbedingungen für Zahnarzthelferinnen/Zahnmedizinische Fachangestellte, Zahnmedizinische Fachhelferinnen/Zahnmedizinische Fachassistentinnen, Zahnmedizinische Verwaltungshelferinnen/Zahnmedizinische Verwaltungsassistentinnen und Dentalhygienikerinnen wahrgenommen. Diese Arbeitsgemeinschaft beschließt mit den o.a. Verbänden der Arbeitnehmerseite die **Vergütungs- und Manteltarifverträge** für Zahnmedizinische Fachangestellte und die verschiedenen weiterqualifizierten Berufe in der Zahnarztpraxis.

Video
Tarifvertrag, Tarifvertragspartner

Der **Manteltarifvertrag** enthält den „Mantel" der Arbeit, d. h. die sonstigen Arbeitsbedingungen. Hierin ist beispielsweise geregelt:

- Arbeitszeit und Urlaub
- Mehr-, Sonntags- und Nachtarbeit
- 13. Monatsgehalt
- Fortzahlung der Vergütung bei persönlicher Arbeitsverhinderung
- Beendigung des Arbeitsverhältnisses und Zeugniserstellung

Der **Vergütungstarifvertrag** enthält alle Bestimmungen, die mit der Bezahlung der Arbeitskraft zusammenhängen, z. B. die Ausbildungsvergütung, die Überstundenzuschläge. Die Tarifverträge können auf Bundesebene oder auf regionaler Ebene, z. B. für Baden-Württemberg geschlossen sein. Sie finden die aktuellen Verträge auf der Website der Gewerkschaften.

Wenn keine aktuellen Tarifverträge in einem Bereich existieren, gelten oft die alten Tarifverträge eine gewisse Zeit weiter. Sind überhaupt keine Tarifverträge geschlossen bzw. gelten auch die alten nicht mehr, dann gibt es meist Vergütungsempfehlungen (auch für die Ausbildungsvergütung) der jeweiligen Zahnärztekammer. Diese Empfehlungen dürfen maximal um 20 % unterschritten werden. Ansonsten wird der Ausbildungsvertrag von der Kammer nicht akzeptiert.

1.4.3 Pflichten der Ausbildenden und der Auszubildenden

Der Ausbildenden und der Auszubildenden kommen während der Berufsausbildung nach §§ 13 bis 19 bzw. § 13 BBiG verschiedene Pflichten zu.

Merke
Die Pflichten des einen sind gleichzeitig die Rechte des anderen.

Pflichten der Ausbildenden

- **Ausbildungspflicht:** Während der Ausbildungszeit müssen planmäßig die Kenntnisse und Fertigkeiten vermittelt werden, die zum Erreichen des Ausbildungszieles erforderlich sind. Die Ausbildende muss selbst ausbilden oder eine Ausbilderin ausdrücklich damit beauftragen.
- **Bereitstellung von Arbeitsmitteln:** Ausbildungsmittel (Materialien, Geräte, Arbeitskleidung) werden kostenlos zur Verfügung gestellt.
- **Freistellung für den Berufsschulunterricht:** Die Auszubildende muss zum Besuch der Berufsschule und anderer Ausbildungsmaßnahmen angehalten und dafür freigestellt werden.
- **Berichtsheftpflicht:** Die Ausbildende hat das Führen des schriftlichen Ausbildungsnachweises zu überwachen und diesen durchzusehen.
- **Fürsorgepflicht:** Die Auszubildende soll charakterlich gefördert und darf sittlich sowie körperlich nicht gefährdet werden. Ihr werden nur Verrichtungen übertragen, die dem Ausbildungszweck dienen und angemessen sind.
- **Zeugnispflicht:** Bei Beendigung der Berufsausbildung ist ein Zeugnis auszustellen. Ein sogenanntes **einfaches Zeugnis** muss Angaben enthalten über Art, Dauer und Ziel der Berufsausbildung sowie über die erworbenen Fertigkeiten und Kenntnisse. Auf Wunsch der Auszubildenden müssen auch Aussagen über Führung, Leistung und besondere fachliche Fähigkeiten aufgenommen werden. In einem solchen **qualifizierten Zeugnis** darf nichts stehen, was das berufliche Fortkommen der Arbeitnehmerin behindert. Auf der anderen Seite darf auch nicht die Unwahrheit im Zeugnis stehen.
- **Vergütungspflicht:** Die Ausbildung muss angemessen vergütet werden. Das Mindestlohngesetz findet hier und bei Praktika unter 3 Monaten keine Anwendung.

Pflichten der Auszubildenden

- **Lernpflicht:** Die Auszubildende bemüht sich, die Fertigkeiten und Kenntnisse zu erwerben, die erforderlich sind, um das Ausbildungsziel zu erreichen.
- **Sorgfaltspflicht:** Die im Rahmen der Berufsausbildung übertragenen Verpflichtungen werden sorgfältig ausgeführt. Geräte, Materialien und sonstige Einrichtungen werden pfleglich behandelt.
- **Besuch der Berufsschule:** Die Auszubildende ist verpflichtet, an Ausbildungsmaßnahmen teilzunehmen, für die sie freigestellt ist.
- **Befolgen von Anweisungen:** Weisungen, die weisungsberechtigte Personen im Rahmen der Berufsausbildung erteilen, müssen befolgt werden.
- **Berichtsheftpflicht:** Der schriftliche Ausbildungsnachweis muss gewissenhaft geführt und der Ausbildenden zur Einsicht vorgelegt werden. In manchen Bundesländern kann das Berichtsheft auch elektronisch geführt werden.
- **Einhaltung der Betriebsordnung:** Die Auszubildende beachtet die für die Ausbildungsstätte geltende Ordnung.
- **Schweigepflicht:** Über Betriebs- und Geschäftsgeheimnisse wird Stillschweigen bewahrt.

1.4.4 Beendigung der Berufsausbildung

Das Berufsausbildungsverhältnis kann nach der Probezeit auf vielfältige Weise enden. Grundsätzlich gilt für das Ausbildungsverhältnis aber ein besonderer Kündigungsschutz.

Regelfall

Das Ausbildungsverhältnis endet entweder mit Ablauf der Ausbildungszeit oder mit Bestehen der Abschlussprüfung (auch wenn der Vertrag noch länger läuft). Bei Nichtbestehen der Abschlussprüfung muss das Ausbildungsverhältnis auf Antrag der Auszubildenden bis zur nächsten Wiederholungsprüfung verlängert werden.

Sonderfälle

- Aus wichtigem Grund ist eine fristlose schriftliche Kündigung von beiden Seiten immer möglich (z. B. Diebstahl, schwerer Betrug, Körperverletzung). Dies ist nicht mehr möglich, wenn der Grund länger als zwei Wochen bekannt ist.
- bei Aufgabe oder Wechsel der Berufsausbildung durch die Auszubildende durch schriftliche Kündigung mit einer Frist von vier Wochen
- bei Auflösung der Praxis
- bei Tod der Auszubildenden (nicht aber bei Tod der Ausbilderin!)

Einvernehmliche Regelung

Ausbildungsbetrieb und Auszubildende kommen gemeinsam überein, das Ausbildungsverhältnis zu lösen (Aufhebungsvertrag, möglichst schriftlich). Etwa 20 % der Ausbildungsverträge werden aufgelöst. In Kleinbetrieben wie Zahnarztpraxen ist die Quote manchmal noch höher. Nicht jede Vertragsauflösung ist ein Scheitern der Ausbildung, weil es in über 50 % der Fälle eine Weiterbeschäftigung gibt – oft in einem anderen Beruf. Die Gründe für eine Auflösung können vielfältig sein →Abb. 1.

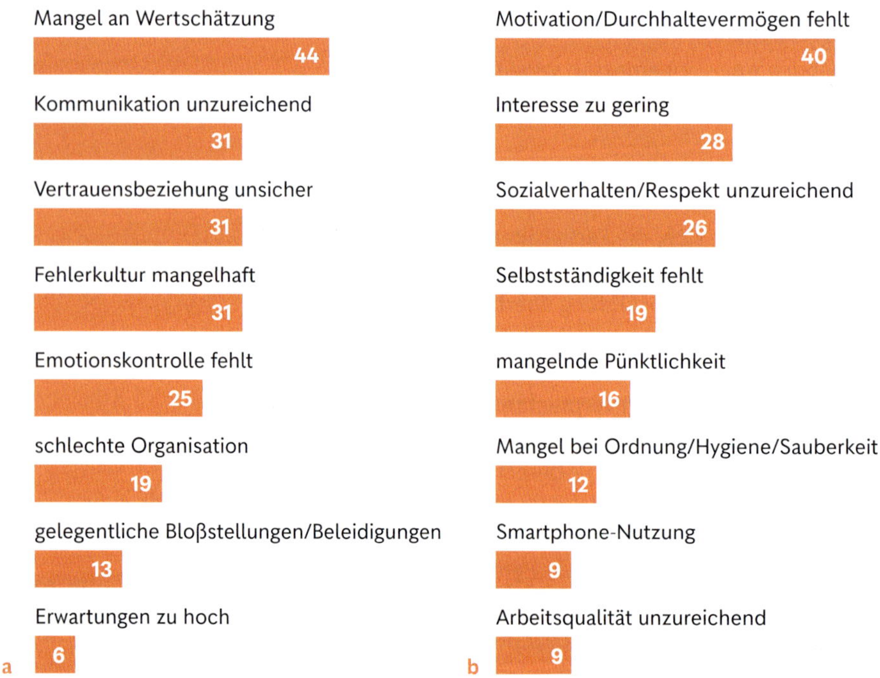
Mangel an Wertschätzung
44
Kommunikation unzureichend
31
Vertrauensbeziehung unsicher
31
Fehlerkultur mangelhaft
31
Emotionskontrolle fehlt
25
schlechte Organisation
19
gelegentliche Bloßstellungen/Beleidigungen
13
Erwartungen zu hoch
6
a
Motivation/Durchhaltevermögen fehlt
40
Interesse zu gering
28
Sozialverhalten/Respekt unzureichend
26
Selbstständigkeit fehlt
19
mangelnde Pünktlichkeit
16
Mangel bei Ordnung/Hygiene/Sauberkeit
12
Smartphone-Nutzung
9
Arbeitsqualität unzureichend
9
b

Abb. 1 Mögliche Gründe für eine Vertragsauflösung: Was Auszubildende (a) und Ausbildende (b) am jeweils anderen stört (Angaben in %). Quelle: Umfrage im Projekt HABI-Competence, Handwerk und Bildung, Sondershausen 2019

Entschädigungspflicht

Wenn das Berufsausbildungsverhältnis durch Verschulden der Auszubildenden oder der Ausbildenden vorzeitig aufgelöst wird, ist der nicht schuldige Vertragspartner berechtigt, von dem anderen Entschädigung zu verlangen. Es ist nicht möglich, im Ausbildungsvertrag hierauf zu verzichten oder die Höhe der Entschädigung festzulegen.

Aufgaben

1 Wo ist geregelt, für welche Tätigkeiten eine Zahnmedizinische Fachangestellte herangezogen werden kann?

2 Die Ausbildungsordnung ist Bestandteil des Berufsausbildungsvertrags. Ordnen Sie die zehn in der Ausbildungsordnung genannten Tätigkeitsbereiche den drei großen Tätigkeitsfeldern Assistenz – Betreuung – Verwaltung zu.

3 Was muss die Zahnärztin beachten, wenn sie Hilfstätigkeiten in der Behandlung auf eine Zahnmedizinische Fachangestellte bzw. Zahnarzthelferin überträgt?

4 Können auch nicht ausgebildete Personen in der Zahnarztpraxis beschäftigt werden?

5 Nennen Sie Gesetze und Vorschriften, die die rechtliche Grundlage des Berufsausbildungsvertrags bilden.

6 Wer darf Zahnmedizinische Fachangestellte ausbilden?

7 Wie ist die Art, sachliche und zeitliche Gliederung der Berufsausbildung im Ausbildungsvertrag geregelt?

8 Was versteht man unter einer „angemessenen" Vergütung?

9 Gilt das Mindestlohngesetz auch für Ausbildungsverträge?

10 Eine Schülerin macht ein zweimonatiges Praktikum in einer Zahnarztpraxis, um den Beruf kennenzulernen. Muss Sie nach Mindestlohngesetz entlohnt werden?

11 Überprüfen Sie Ihren Ausbildungsvertrag, ob alle auf S. 20 aufgeführten Punkte enthalten sind.

12 Welche Gesetze gelten, wenn in der Kündigung die entsprechenden rechtlichen Bestimmungen fehlen?

13 Warum wird die Berufsausbildung zur Zahnmedizinischen Fachangestellten in der ganzen Bundesrepublik anerkannt? Gilt dies auch für Europa?

14 Der Organisationsgrad der Zahnmedizinischen Fachangestellten (Zahnarzthelferinnen) in Berufsverbänden (Gewerkschaften) war immer und ist bis heute sehr gering. Geben Sie mögliche Gründe dafür an.

15 Welche Organisationen vertreten die Interessen der Zahnmedizinischen Fachangestellten (Zahnarzthelferinnen)?

16 Für Baden-Württemberg gibt es keinen gültigen Tarifvertrag. Versuchen Sie auf der Seite der LZK BW die Vergütungsempfehlung für die auszubildenden Zahnmedizinischen Fachangestellten zu finden.

17 Besorgen Sie sich die aktuellen Tarifverträge und klären Sie:
a Haben Sie Anspruch auf einen Zuschuss zu den vermögensbildenden Leistungen?
b Haben Sie Anspruch auf ein 13. Monatsgehalt?
c Sie müssen am Sonntag acht Stunden Notdienst leisten. Wie ist die Bezahlung geregelt?

18 Wann ist die Ausbildung im folgenden Fall beendet? Ende laut Ausbildungsvertrag: 01.08.2023, Abschlussprüfung bestanden: 15.07.2023

19 Ist eine Kündigung des Ausbildungsverhältnisses im folgenden Fall möglich? Die Auszubildende hat die Ausbilderin vor drei Wochen bestohlen. Dafür hat die Ausbilderin der Auszubildenden „eine geknallt".

20 Kann die Auszubildende das Ausbildungsverhältnis kündigen, wenn sie sich einen anderen Ausbildungsbetrieb der gleichen Branche sucht? Begründen Sie Ihre Antwort.

2 Schutzgesetze für Auszubildende

2.1 Jugendarbeitsschutzgesetz

Das Jugendarbeitsschutzgesetz finden Sie unter: *www.gesetze-im-internet.de* → Suche nach JArbSchG

Schon in den mittelalterlichen Zunftordnungen und im damaligen Stadtrecht gab es Bestimmungen zum Schutz jugendlicher Arbeiter. Das heutige Gesetz stammt aus dem Jahre 1960 und wurde 2000, 2017 und 2019 in wesentlichen Bestimmungen geändert und ergänzt.

Manche Bestimmungen gelten auch noch, wenn die auszubildende Jugendliche während der Ausbildungszeit 18 Jahre alt wird (z. B. die Freistellung für den Berufsschulbesuch) →Tab. 1. Das Gewerbeaufsichtsamt überwacht die Einhaltung der Bestimmungen. Bei Verstößen droht ein Bußgeld bis 15000,00 €.

Das Jugendarbeitsschutzgesetz gilt für Jugendliche ab dem 15. bis zum 17. Lebensjahr, die in einem Betrieb oder beim Staat beschäftigt sind. Dies kann als Auszubildende, Arbeitnehmerin, Heimarbeiterin oder Beamtenanwärterin sein. Kinderarbeit (bis 15 Jahre) ist nach diesem Gesetz grundsätzlich verboten. Manche Bestimmungen gelten auch für erwachsene Auszubildende. Kinder ab 13 Jahren dürfen leichte Tätigkeiten (z. B. Prospekte verteilen, Haustiere betreuen, Babysitting, Einkaufen) bis zu zwei Stunden täglich ausüben. In der Landwirtschaft sind bis zu drei Stunden für leichte Tätigkeiten zulässig.

Tab. 1 Arbeitsbedingungen für Jugendliche

Arbeitsbedingungen	**Bestimmungen**
Arbeitszeit	täglich 8 Stunden (in Ausnahmefällen 8,5 Stunden), wöchentlich 40 Stunden
Schichtzeit	Anwesenheitszeit in der Praxis (Arbeitszeit + Ruhepausen) darf nicht länger als 10 Stunden betragen.
Berufsschulbesuch	Freistellung zum Berufsschulbesuch; dieser wird auf die Arbeitszeit angerechnet und vergütet (gilt auch für Erwachsene).
Unterrichtszeit	Beträgt die Unterrichtszeit mehr als 5 Stunden zu je 45 Minuten, werden diese Jugendlichen mit der durchschnittlichen täglichen Arbeitszeit auf ihre Ausbildungszeit angerechnet. Bei Unterricht an einem weiteren Tag in der Woche wird die tatsächlich in der Schule verbrachte Unterrichtszeit auf die Arbeitszeit angerechnet. Pausen und Wegezeiten gelten als Arbeitszeit. Bei Unterrichtsbeginn vor 9 Uhr darf der Jugendliche vorher nicht im Betrieb beschäftigt werden. An dem Arbeitstag, der der schriftlichen Abschlussprüfung unmittelbar vorausgeht, ist der Jugendliche freizustellen. Diese Regelungen gelten auch für Erwachsene.
Ruhepausen	Bei 4,5 bis 6 Arbeitsstunden mindestens 30 Minuten, bei mehr als 6 Arbeitsstunden mindestens 60 Minuten; länger als 4,5 Stunden hintereinander dürfen Jugendliche nicht beschäftigt werden. Eine Arbeitsunterbrechung muss mindestens 15 Minuten betragen. Die Ruhepausen müssen in angemessener zeitlicher Lage gewährt werden, frühestens 1 Stunde nach Beginn und spätestens 1 Stunde vor Ende der Arbeitszeit.
Freizeit	täglich mindestens 12 Stunden ununterbrochen (inklusive Schlaf)
Nachtruhe	Beschäftigungsverbot von 20 Uhr bis 6 Uhr, Ausnahmen: Jugendliche über 16 Jahren z. B. – in Bäckereien (ab 5 Uhr, über 17 Jahre ab 4 Uhr), – in Gaststätten (bis 22 bzw. 23 Uhr), – in der Landwirtschaft, – in Molkereien, – ZFA im Notdienst

Fünftagewoche	An Samstagen ist die Beschäftigung verboten; Ausnahmen z. B. Bäckereien, Gaststätten, Verkaufsstellen, Friseurhandwerk, ZFA im Notdienst. Ausgleich dafür an einem anderen berufsschulfreien Arbeitstag
Sonn- und Feiertagsruhe	Beschäftigungsverbot; Ausnahmen z. B. Landwirtschaft, Familienhaushalte, Gaststätten, Gesundheitswesen; Ausgleich dafür an einem anderen berufsschulfreien Arbeitstag
Urlaub	Jugendlicher ist am 1. Januar des Jahres – noch nicht 16: 30 Werktage Urlaubsanspruch, – noch nicht 17: 27 Werktage Urlaubsanspruch, – noch nicht 18: 25 Werktage Urlaubsanspruch. Der Urlaub ist zusammenhängend in den Berufsschulferien zu gewähren.
Beschäftigungsverbot	Arbeiten, die die Leistungsfähigkeit übersteigen, z. B. Akkord- und Fließbandarbeiten, sowie gefährliche Arbeiten (ausgenommen bei Arbeiten zu Ausbildungszwecken, z. B. Röntgen)
Ärztliche Untersuchungen	Erstuntersuchung vor Beschäftigungsbeginn (frühestens 14 Monate), erste Nachuntersuchung spätestens 14 Monate nach Ausbildungsbeginn

Tab. 1 Arbeitsbedingungen für Jugendliche (Fortsetzung)

2.2 Arbeitszeitregelung für Erwachsene

Die für Erwachsene, also Personen ab 18 Jahre, geltenden Höchstarbeitszeiten hat man in der EU vereinheitlicht und im Arbeitszeitgesetz geregelt →Tab. 1. Dieses Gesetz gilt nach Wegfall des Bäckereiarbeitszeitgesetzes auch in Bäckereien und Konditoreien. Dennoch bestehen einige Ausnahmen.

Arbeitszeitregelung	**Bestimmungen in allen Betrieben für Arbeitnehmer über 18 Jahre**
Arbeitszeit	reine Arbeitszeit, ohne Ruhepausen
Normalarbeitszeit	8 Stunden täglich (an 6 Werktagen), die Arbeitszeit kann bis 10 Stunden verlängert werden, d. h. wöchentlich höchstens 60 Stunden, innerhalb von 6 Monaten muss der Schnitt von 8 Stunden/Werktag jedoch gewahrt werden. Hierdurch können Praxen flexibler auf Arbeitsanfall reagieren.
Ruhezeit	mindestens 11 Stunden täglich; Ausnahme: 10 Stunden mit Ausgleich innerhalb von 4 Wochen, z. B. in der Landwirtschaft, möglich
Ruhepausen	Arbeitszeit von mehr als 6 bis 9 Stunden: mindestens 30 Minuten; Arbeitszeit von mehr als 9 Stunden: mindestens 45 Minuten
Sonn- und Feiertagsruhe	keine Beschäftigung; Ausnahmen z. B. Gastgewerbe, Notdienste. Es müssen jedoch 15 Sonntage im Jahr beschäftigungsfrei bleiben. Ersatzruhetage müssen gewährt werden.

Tab. 1 Arbeitszeitregelungen für Erwachsene

In Tarifverträgen und Betriebsvereinbarungen können andere Regelungen für die Arbeitnehmer eines Betriebs bzw. einer Branche vorgesehen sein. Obwohl seit Oktober 2022 aufgrund eines BAG-Urteils die Pflicht besteht, die Arbeitszeit zu erfassen, lässt die Änderung des Arbeitszeitgesetzes noch auf sich warten (Stand 2024). Leitende Angestellte sind davon ausgenommen. Die Vertrauensarbeitszeit ist weiterhin möglich.

Tarifvertrag →S. 22

2.3 Bundesurlaubsgesetz

Das Bundesurlaubsgesetzt finden Sie unter: *www.gesetze-im-internet.de* → Suche nach BUrlG

Dieses Gesetz wurde den EU-Regelungen angepasst und regelt die grundlegende Jahresarbeitszeit für Arbeitnehmerinnen. Es gilt für alle Arbeitnehmerinnen, auch Teilzeitbeschäftigte, über 18 Jahre, die seit über sechs Monaten in der Praxis tätig sind. Die wichtigsten Bestimmungen im Einzelnen:

- Der Mindesturlaub beträgt 24 Werktage (der Samstag ist ein Werktag, in vielen Zahnarztpraxen aber kein Arbeitstag).
- Umrechnungsformel: (Werktage geteilt durch 6) · wöchentliche Arbeitstage
- Der Urlaubsanspruch beträgt 1/12 des Jahresurlaubs für jeden beschäftigten Monat. Der volle Urlaubsanspruch entsteht für den Arbeitnehmer bei einer Beschäftigung über den 30.06. eines Jahres hinaus.
- Der Urlaub muss zusammenhängend gewährt werden (mindestens zwölf Werktage).
- Die Barabgeltung ist grundsätzlich verboten.
- Der Urlaub muss in dem Jahr genommen werden, in dem der Anspruch entstanden ist (Ausnahme bei Vereinbarung bis zum 31.03. des Folgejahres; hierauf müssen Arbeitgeber hinweisen).

2.4 Mutterschutz, Elternzeit, Elterngeld und Teilzeitarbeit

Nach dem Grundgesetz haben Mütter Anspruch auf den Schutz und die Fürsorge durch die Gemeinschaft. Hieraus leitet sich der Anspruch des Mutterschutzgesetzes ab. Dieses gilt seit 1951, wurde 1968 verbessert und um das Bundeselterngeld- und das Elternzeitgesetz erweitert:

- Alle Arbeiten, die das Leben von Mutter und Kind gefährden, sind verboten (z. B. Akkord, Fließbandarbeit, Einwirkung gesundheitsschädigender Stoffe).
- Sechs Wochen vor und acht Wochen nach Entbindung besteht ein Beschäftigungsverbot (Schutzfrist, bei Zwillingsgeburten oder Frühgeburten wird die Frist nach Geburt bis auf 14 Wochen verlängert).
- Sobald die Schwangerschaft dem Arbeitgeber angezeigt wird, besteht absoluter Kündigungsschutz bis vier Monate nach Entbindung.
- Die Mutter erhält Mutterschaftsgeld über die Lohnfortzahlung durch den Arbeitgeber und die Krankenkasse.

Gegen diesen Anspruch der werdenden Mütter auf Mutterschaftsgeld müssen sich alle Arbeitgeber (auch Zahnarztpraxen) durch die Umlage U 2 „versichern". Die Umlagekasse erstattet den Anteil des Arztes am Mutterschaftsgeld. Umlagekassen können alle Krankenkassen sein.

Informationen zum Elterngeld, Elterngeld Plus und zur Elternzeit: *www.elternzeit.de*

Für alle Kinder, die ab dem 01.01.2015 geboren sind, können Eltern zwischen dem Elterngeld und den Elterngeld Plus wählen →Abb. 1, S. 29. Es gilt eine Höchstbeschäftigungszeit von 30 Stunden in der Woche. Das Elterngeld wird bis zu zwölf Monate gewährt und beträgt zwischen 300,00 € und 1800,00 €. Dies erhalten die Eltern unabhängig von ihrem Status (z. B. Bürgergeldbezieherin, Auszubildende).

Wird eine Berufstätigkeit aufgegeben, beträgt das Elterngeld 67 % des Bruttoeinkommens, maximal aber 1800,00 €. Die Bezugsdauer wird um zwei weitere Monate verlängert, wenn auch der Partner (oft der Vater) in dieser Zeit auf die Beschäftigung verzichtet. Mit dem Elterngeld Plus kann die Bezugszeit verdoppelt werden. Das Elterngeld wird dann monatlich zur Hälfte ausgezahlt. Das Elterngeld muss beantragt werden.

Schutzgesetze für Auszubildende

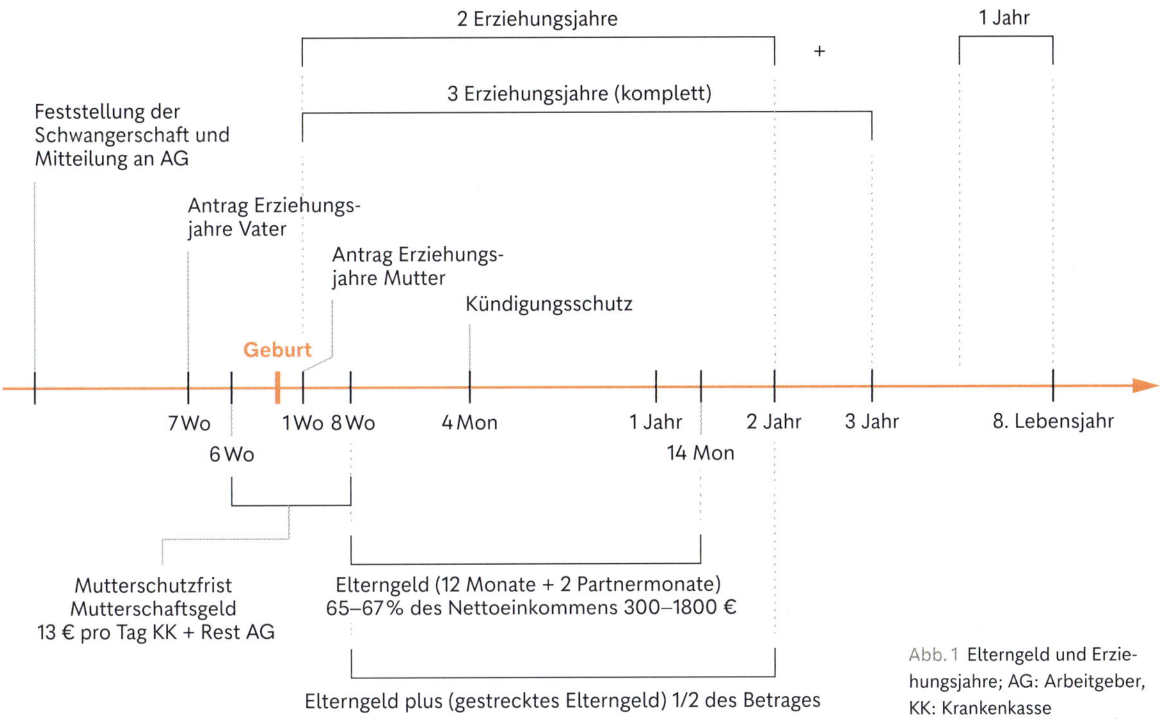

Abb. 1 Elterngeld und Erziehungsjahre; AG: Arbeitgeber, KK: Krankenkasse

Zwischen dem Elterngeld und der Elternzeit gibt es einen direkten Zusammenhang. So wird Elterngeld nur dann gezahlt, wenn auch tatsächlich Elternzeit genommen wird. Eltern, die erwerbstätig sind, steht nach diesem Gesetz die Elternzeit bis zu 36 Monate zu. Diese können sie sich auch teilen oder eventuell gemeinsam nehmen. Während der Elternzeit gilt ein absoluter Kündigungsschutz.

Zudem haben Eltern das Recht auf Teilzeitbeschäftigung, wenn sie in einem Betrieb arbeiten, der mindestens 15 Arbeitnehmer beschäftigt. Nach Vereinbarung mit dem Arbeitgeber kann ein Jahr der Elternzeit auch auf die Zeit zwischen dem dritten und achten Lebensjahr des Kindes verlegt werden.

Das Gesetz über Teilzeitarbeit und befristete Arbeitsverträge (Teilzeit- und Befristungsgesetz) finden Sie unter: *www.gesetze-im-internet.de* → Suche nach TzBfG

Aufgaben

1 Eine Auszubildende wird im zweiten Ausbildungsjahr schwanger. Sie nimmt anschließend zwei Jahre Elternzeit in Anspruch. Hat sie anschließend das Recht, die Ausbildung zu beenden?

2 In einer Praxis mit vier Zahnmedizinischen Fachangestellten, zwei älteren Zahnarzthelferinnen und drei Auszubildenden sowie einer Zahnmedizinischen Verwaltungsassistentin muss wegen eines drastischen Umsatzeinbruchs einer Arbeitnehmerin gekündigt werden. Welche Überlegungen muss die Praxisinhaberin anstellen?

3 Nach der Geburt des Kindes und unter Einhaltung der Mutterschutzfrist möchte eine Arbeitskollegin während der Elternzeit in der Praxis arbeiten.
a Ist es gesetzlich erlaubt, die Tätigkeit aufzunehmen?
b Wenn ja, wie viele Stunden die Woche ist es möglich?

4 Einer ZFA-Auszubildenden wird gekündigt. Drei Tage später behauptet sie, dass sie schwanger sei. Nehmen Sie dazu unter Einbeziehung der Schutzgesetze Stellung.

5 Wie kann sich die Praxis gegen die Kosten des Mutterschaftsgeldes versichern?

3 Besondere Schutzvorschriften am Arbeitsplatz

Der Arbeitsschutz sorgt für **Sicherheit und Gesundheit** aller Beschäftigen einer Zahnarztpraxis während ihrer Arbeit. Wichtige Inhalte sind die Verhütung von Arbeitsunfällen, Berufskrankheiten und mögliche Gefahren während der Arbeit. Dies wird durch staatliche Arbeitsschutzvorschriften (Arbeitsschutz- und Arbeitssicherheitsgesetz, das Siebte Buch Sozialgesetzbuch (SGB VII) – Gesetzliche Unfallversicherung, Gefahrstoffverordnung) und den Unfallverhütungsvorschriften der Berufsgenossenschaften gesichert.

Merke
Die Arbeitgeberin, in der Zahnarztpraxis die Praxisinhaberin, ist für die Einhaltung der Schutzgesetze und -verordnungen verantwortlich.

3.1 Arbeitsschutzgesetz (ArbSchG)

Wichtige gesetzlichen Regelungen zum Arbeitsschutz stehen auch im „Gesetz über die Durchführung von Maßnahmen des Arbeitsschutzes zur Verbesserung der Sicherheit und des Gesundheitsschutzes der Beschäftigten bei der Arbeit“, dem Arbeitsschutzgesetz. Mögliche Gefahren sollen erkannt und prophylaktisch beseitigt werden.

Es regelt für alle Tätigkeitsbereiche die folgenden Punkte:
- Alle Pflichten von Arbeitgeberinnen.
- Alle Pflichten, aber auch alle Rechte von Arbeitnehmerinnen.
- Die Überwachung des Arbeitsschutzes durch die zuständigen Behörden.

Außerdem bildet das Arbeitsschutzgesetz die Grundlage für verschiedene Verordnungen, wie z. B.:
- Arbeitsstättenverordnung (ArbStättV)
- Betriebssicherheitsverordnung (BetrSichV)
- Persönliche Schutzausrüstung-Benutzungsverordnung (PSA-BV)
- Strahlenschutzverordnung (StrlSchV)

3.1.1 Pflichten der Arbeitgeberin

Neben den gesetzlichen Vorschriften stehen im Arbeitsschutzgesetz die Pflichten der Praxisinhaberin:
- Die Praxisinhaberin legt die für ihre Praxis erforderlichen betrieblichen Arbeitsschutzmaßnahmen fest, indem sie zunächst eine Gefährdungsbeurteilung vornimmt. Die Gefährdungsbeurteilung mit den festgelegten Schutzmaßnahmen wird dokumentiert und muss alle 3 Jahre aktualisiert werden.
- Sie führt regelmäßige Unterweisungen (mindestens einmal jährlich) mit ihren Angestellten durch und dokumentiert die Durchführung.
- Sie hat den Beschäftigten die geltenden Unfallverhütungsvorschriften zugänglich zu machen. Eine Einsicht muss jederzeit möglich sein.
- Nach einem Unfall muss sie dafür sorgen, dass unverzüglich Erste Hilfe geleistet und eine ärztliche Versorgung bei der Durchgangsärztin (D-Ärztin) veranlasst wird.

- Sie muss meldepflichtige Arbeitsunfälle dokumentieren und bei einer Arbeitsunfähigkeit von mehr als 3 Tagen der BGW und der zuständigen staatlichen Arbeitsschutzbehörde melden. Die Aufbewahrungspflicht beträgt 3 Jahre.
- Jede Nadelstichverletzung soll über eine Unfallanzeige der BGW gemeldet werden. Wegen der hohen Ansteckungsgefahr soll außerdem unverzüglich das weitere Vorgehen mit einer D-Ärztin besprochen werden.
- Jede Erst-Hilfe-Leistung ist im Verbandbuch zu dokumentieren. Die Aufbewahrungsfrist beträgt mindestens 5 Jahre nach der letzten Eintragung. Das Verbandbuch dient bei Spätschäden als Nachweis gegenüber dem Unfallversicherungsträger. Einzutragen sind: Datum und Uhrzeit, Ort und Unfallbeschreibung, Name des Verletzten, des Erstversorgers mit Zeugen (falls vorhanden), Art und Umfang der Verletzungen, die durchgeführte Erste-Hilfe-Leistung.
- Sie muss eine geeignete persönliche Schutzausrüstung zur Verfügung stellen.
- Sie muss genügend Beschäftigte durch Unterweisung und Übung im Umgang mit Feuerlöscheinrichtungen zur Bekämpfung von Entstehungsbränden vertraut machen.

3.1.2 Pflichten von Beschäftigten

Neben den Pflichten der Arbeitgeberin sind auch Pflichten der Versicherten im Arbeitsschutzgesetz verankert:
- Beschäftigte sind verpflichtet, den Anweisungen der Praxisinhaberin zum Arbeitsschutz zu folgen. **Ausnahme:** Anweisungen müssen nicht befolgt werden, wenn sie mit einer Gefährdung der eigenen Gesundheit und Sicherheit verbunden sind.
- Sie müssen alle Maschinen, Geräte, Werkzeuge, Arbeitsstoffe und sonstigen Arbeitsmittel wie von der Praxisinhaberin angewiesen, benutzen.
- Sie sind verpflichtet, die bereitgestellte persönliche Schutzausrüstung bestimmungsgemäß zu tragen.
- Sie haben eine Meldepflicht gegenüber der Arbeitgeberin, wenn sie erhebliche Mängel an Schutzvorrichtungen bemerken. Die Meldepflicht besteht auch, wenn Beschäftigte feststellen, dass von irgendetwas eine Gefahr für die Sicherheit und Gesundheit ausgeht.

3.2 Arbeitssicherheitsgesetz (ASiG)

Mithilfe des Arbeitssicherheitsgesetzes (ASiG) soll eine Verbesserung der Arbeitssicherheit und der arbeitsmedizinischen Betreuung durch den Einsatz von Betriebsärzten und Fachkräften für Arbeitssicherheit erreicht werden. Der betrieblichen Prävention kommt hierbei eine besondere Bedeutung zu.

3.3 Vorschriften der Berufsgenossenschaft (BG)

Neben dem staatlichen Arbeitsschutz gibt es auch Regelungen der **gesetzlichen Unfallversicherungsträger.** Dazu gehören die Berufsgenossenschaften. Sie sind Träger der gesetzlichen Unfallversicherungen. Sie haben den Auftrag, Arbeitsunfälle, Berufskrankheiten und arbeitsbedingte Gesundheitsgefährdungen zu verhindern und die Arbeitgeberinnen bei der Umsetzung ihrer Pflichten zu unterstützen.

Website der BGW
https://www.bgw-online.de

Die gesetzliche Unfallversicherung ist eine Pflichtversicherung. Das bedeutet, dass alle Arbeitnehmerinnen bei ihrer zuständigen Berufsgenossenschaft pflichtversichert sind. Die Versicherungsbeiträge werden von der Arbeitgeberin bezahlt. Für den medizinischen und zahnmedizinischen Bereich ist hauptsächlich die Berufsgenossenschaft für Gesundheitsdienst und Wohlfahrtspflege (BGW) zuständig. Hier kann man nachlesen, wie Arbeitsunfälle, Berufskrankheiten und arbeitsbedingte Gesundheitsgefahren in Zahnarztpraxen vermieden werden können. Die Regelungen werden mit praxisbezogenen Beispielen beschrieben.

Die von der BGW verfassten Regelungen der TRBA 250 „Technische Regeln für biologische Arbeitsstoffe im Gesundheitswesen“ haben für die Ausübung des Berufes ZFA eine besondere Bedeutung.

3.4 Unfallverhütungsvorschriften (UVV)

Die DGUV-Unfallverhütungsvorschriften sind rechtsverbindliche Vorschriften, die von der Deutschen Gesetzlichen Unfallversicherung (DGUV), den Berufsgenossenschaften und Unfallkassen erlassen werden. Wichtige Unfallverhütungsvorschriften für die Sicherheit und Gesundheit in der Zahnarztpraxis sind z. B.:

- **DGUV-Vorschrift 1,** Grundsätze der Prävention (DGUV Regel 100-001): Festlegung des Geltungsbereichs von Unfallverhütungsvorschriften, den Pflichten des Unternehmers und der Versicherten sowie der Organisation des betrieblichen Arbeitsschutzes, Aufzeichnung von Erste-Hilfe-Leistungen im Verbandsbuch, Bereitstellung von Erste-Hilfe-Materialien, Regelungen für Erste-Hilfe-Sofortmaßnahmen/Postexpositionsprophylaxe, Persönliche Schutzausrüstung.
- **DGUV-Vorschrift 2,** Betriebsärztinnen und Fachkräfte für Arbeitssicherheit: Die Praxisinhaberin ist gesetzlich zu einer betriebsärztlichen und sicherheitstechnischen Betreuung (BuS-Dienst) verpflichtet.
- **DGUV-Vorschrift 3,** elektrische Anlagen und Betriebsmittel: Durchführungsanweisungen zum sicheren Umgang mit elektrotechnischen Anlagen und Betriebsmitteln.
- **DGUV-Vorschrift 9,** Sicherheits- und Gesundheitsschutzkennzeichnung am Arbeitsplatz: Kennzeichnung von Gefahren, die trotz Schutzeinrichtungen bestehen bleiben, z. B. Warnzeichen, Verbotszeichen, Rettungszeichen.
- **DGUV-Vorschrift 11,** Laserstrahlung: Unfallverhütungsvorschrift für die Erzeugung, Übertragung und Anwendung von Laserstrahlen.

3.5 Überwachung der Schutzvorschriften

Für die Überwachung der Schutzvorschriften sind die Bundesländer zuständig. Jedes Bundesland hat seine eigene Arbeitsschutzaufsicht, welche für die Überwachung und Einhaltung der Arbeitsschutzgesetze und für Beratungen der Arbeitgeberinnen verantwortlich ist. Zuständige Arbeitsschutzbehörden können, je nach Bundesland, z. B. Regierungspräsidien, Landratsämter, Gewerbeaufsichtsämter oder Ämter für Arbeitsschutz sein.

Besondere Schutzvorschriften am Arbeitsplatz

Aufgaben

1 Nennen Sie wichtige Pflichten von Arbeitgeberinnen und Arbeitnehmerinnen, die im Arbeitsschutzgesetz stehen.

2 Zählen Sie Personen auf, die
a für die Einhaltung der Schutzgesetze und -verordnungen in der Zahnarztpraxis zuständig sind.
b für die Überwachung der Schutzvorschriften zuständig sind.

3 Erläutern Sie die Bedeutung von Berufsgenossenschaften für den Arbeitsschutz.

4 Ergonomie, Ökologie und Nachhaltigkeit

4.1 Ergonomie

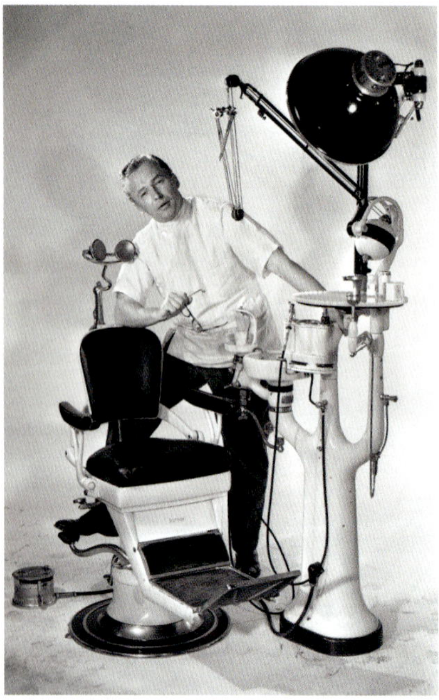

Abb. 1 Behandlungseinheit eines Zahnarztes in den 1950er-Jahren

Die Ergonomie ist die Wissenschaft von den Leistungsmöglichkeiten und -grenzen des arbeitenden Menschen. Dabei werden die Anpassung der Arbeitsbedingungen (z. B. Werkzeuge, Maschinen, Arbeitsumfeld) an die menschliche Arbeitskraft untersucht und Arbeitsabläufe zeitlich optimiert.
Mit der Einführung der Zahnarztpraxis als „Behandlung in einem fest installierten Raum" ging es zunächst mal um die technische Einrichtung, die eine Behandlung erst möglich machte. Die Ergonomie war zum damaligen Zeitpunkt noch nicht so ausgeprägt →Abb. 1.

Die Untersuchung ergonomischer Fragestellungen erfordert auch eine Arbeits- oder Zeitanalyse. Der Erste, der diese Gedanken in die Wirtschaft einbrachte, war Frederick W. Taylor (1856–1915). Er zerlegte jede Arbeit in Teilarbeiten und ermittelte so alle überflüssigen Bewegungen, die ausgeschaltet werden sollten.
Für alle Arbeiten führte er Zeitmessungen durch und versuchte so, eine optimale Gestaltung des Arbeitsablaufes zu ermitteln. Dies führte naturgemäß zu einer Änderung der Werkzeuge, Maschinen und des gesamten Arbeitsplatzes, zu Verbesserungen der Organisation des Betriebs und zu einer Steigerung der Arbeitsleistung bei gleichzeitiger Arbeitserleichterung.

Auf die Zahnarztpraxis übertragen, betrachtet die Ergonomie die gesamte Behandlung der Patientin in der Praxis.
Dabei stehen folgende **Arbeitsbedingungen** im Vordergrund:
- Anzahl und Lage der Praxisräume
- Arbeitshaltung
- Arbeitsplanung
- Teamarbeit
- technische Einrichtung der Praxis
- sonstige Ausstattung der Praxis
- Organisation der Praxis
- Atmosphäre der Praxis

Die genannten Bedingungen werden daraufhin untersucht, ob sie einerseits einer optimalen Behandlungsweise der Patientin dienen und andererseits die Kosten (z. B. Zeitaufwand der Behandlung, Haltungsschäden bei Mitarbeiterinnen, Patientenabwanderung) minimieren.

Beispiel

a Die Patientinnen einer Praxis werden optimal versorgt, jedoch führt die schlechte Arbeitshaltung des Praxispersonals bei diesem immer wieder zu Rückenschmerzen (hoher Krankenstand führt zu Kosten).

b Die Behandlung der Patientin erfolgte mit Werkzeugen und Geräten nach neuesten ergonomischen Erkenntnissen. Die Patientin fühlte sich bei der Behandlung aber „unwohl" in der Praxis, da sie z. B. zu lange warten musste, sie der „Ton" des Praxisteams störte oder die Behandlung zu lange dauerte.

c Die Zahnarztpraxis ist perfekt durchorganisiert, das Praxisteam ist freundlich, es herrscht ein angenehmes Betriebsklima. Die Patientin erschrickt aber über die altmodischen Geräte und Werkzeuge, die verwendet werden.

4.1.1 Anzahl und Lage der Praxisräume

Neben der Lage und Ausstattung der Praxisräume (Funktionsbereiche) spielt die Anzahl der Behandlungszimmer (zahnärztlicher Arbeitsplatz) bei ergonomischen Untersuchungen (z. B. Vermeidung unproduktiver Zeiten) eine wichtige Rolle.

Funktionsbereiche der Praxis →S. 51

Man kann die gesamte Behandlung einer Patientin zunächst in drei Abschnitte einteilen:
- Vorarbeiten (z. B. Terminierung, Empfangen)
- eigentliche Behandlung
- Nacharbeiten (z. B. Terminierung, Telefongespräche, Formulare ausfüllen, Hinweise)

Bezeichnet man die Vor- und Nacharbeiten sowie die Wartezeiten bei der Patientin während der Behandlung als **unproduktive Zeiten** (manchmal auch als Rüstzeiten), kommen die Untersuchungen zu folgendem Ergebnis:

Fall 1
Ein Behandlungszimmer – keine Zahnmedizinische Fachangestellte – 8-stündige Arbeitszeit (eine Zahnärztin)
produktive Zeit: 4½ Stunden
unproduktive Zeit: 3½ Stunden

Fall 2
Ein Behandlungszimmer – eine Zahnmedizinische Fachangestellte – 8-stündige Arbeitszeit (eine Zahnärztin)
produktive Zeit: 5¾ Stunden
unproduktive Zeit: 2¼ Stunden

Fall 3
Zwei Behandlungszimmer – eine Zahnmedizinische Fachangestellte – 8-stündige Arbeitszeit (eine Zahnärztin)
produktive Zeit: 6½ Stunden
unproduktive Zeit: 1½ Stunden

Fall 4
Drei Behandlungszimmer – zwei Zahnmedizinische Fachangestellte – eine Zahnmedizinische Fachassistentin – 8-stündige Arbeitszeit (eine Zahnärztin)
produktive Zeit: 7 Stunden
unproduktive Zeit: 1 Stunde

Die Zahnarztpraxis kann ihre produktive Zeit und damit die Einnahmen durch mehrere Behandlungszimmer und durch Einsatz von zahnmedizinischem Fachpersonal steigern.

Unter ergonomischen Gesichtspunkten sollten die Behandlungszimmer identisch ausgestattet sein. Die Anordnung der verschiedenen Elemente sollte ebenfalls gleich sein. Nur so können überflüssige Bewegungen, dauernde Überlegungen sowie Umstellungen vermieden werden.

Auch unter betriebswirtschaftlichen Gesichtspunkten ist es natürlich wichtig, dass die produktiven Zeiten in der Praxis und damit die Einnahmen erhöht werden, was meist nur durch die Behandlungstätigkeit der Zahnärztin erreicht wird. Die zusätzliche Einrichtung eines Prophylaxeraumes (Behandlung erfolgt durch eine ZMF oder ZMP) kann man dabei auch ins Auge fassen.

4.1.2 Arbeitsplanung

Vor- und Nacharbeiten können in der Regel von ZFA erledigt werden. Die Behandlung selbst kann ebenfalls noch einmal in verschiedene Teilschritte zerlegt werden. Auch hier ist nicht für alle Teilarbeiten eine zahnärztliche Approbation erforderlich. Daraus folgt, dass die zahnärztliche Produktivität durch **Delegation** (Übertragung) bestimmter Arbeiten an das zahnmedizinische Personal (z.B. ZFA, Dentalhygienikerin) noch einmal gesteigert werden kann.
Voraussetzung dafür ist eine genaue Arbeitszerlegung, ein entsprechendes Delegieren und damit die Teamarbeit in der zahnärztlichen Praxis.

Beispiel
Zerlegung einer Alginat-Abdrucknahme in einzelne Teilarbeitsgänge:
1 Aussuchen des Löffels
2 Einpassen des Löffels
3 Vorbereiten der Abdruckmasse
4 Mischen der Abdruckmasse
5 Einstreichen der Abdruckmasse in den Löffel
6 Einführen des Löffels in den Mund
7 Halten im Mund
8 Bestimmen der Erhärtung
9 Herausnehmen des Löffels
10 Reinigen des Abdrucks
11 Kontrolle

Der Behandlungsschritt einer Alginat-Abformung lässt sich so in mindestens 11 Teilschritte zerlegen, wovon lediglich die Schritte 2, 6 und 11 rein zahnärztliche Aufgaben sind. Nimmt man noch die Vor- und Nachbereitungszeit hinzu, beträgt der zahnärztliche Zeitanteil nur noch einen Bruchteil.
Diese Art der Arbeitsplanung setzt voraus, dass die ZFA entsprechend ausgebildet wurde. Keine Zahnärztin wird Hilfstätigkeiten delegieren, ohne von der Qualität der Arbeit der ZFA überzeugt zu sein.

Die Produktivität einer Praxis kann erhöht werden, wenn sich die ZFA fortbilden und damit weiter in der eigentlichen Behandlung eingesetzt werden können.
Neben der Delegation von Arbeiten gehören auch die Organisation von Arbeitsabläufen und der Einsatz von Arbeitsmitteln zur Arbeitsplanung, z. B.

Fortbildung →S. 320

- Erlernen systematischer Arbeitsweisen (z. B. Reihenfolge von Griffen),
- sich wiederholende Arbeitsgänge in Schemata bringen (z. B. Checklisten),
- Zusammenstellung von Trays (für Behandlung vorbereitete Schalen),
- Einsatz geeigneter Geräte und Maschinen.

4.1.3 Teamarbeit

Neben der Aufgabe, Behandlungsabläufe zu zerlegen und Arbeitsgänge an die ZFA zu delegieren, muss auch das Arbeiten im Team trainiert werden.

Zahnärztinnen beschäftigen sich oft erst mit der Teamarbeit mit ZFA, wenn sie sich mit einer eigenen Praxis niederlassen. Vielversprechend sind Ansätze in den Universitätszahnkliniken, wo die Arbeit im Team an folgenden Punkten gelernt wird:
- richtige Lagerung der Patientin
- entspannte Sitzposition
- Arbeit in direkter Sicht
- Absaugtechnik
- Vierhand-Instrumentation
- Farbcode-System
- Tray-System

Wie in einer Fußballmannschaft arbeitet das Team nicht nebeneinander, sondern miteinander auf ein gemeinsames Ziel hin. Jeder übernimmt dabei bestimmte Funktionen. Wichtig ist dabei das gegenseitige Verstehen und Respektieren des anderen sowie die Offenheit untereinander.

4.1.4 Arbeitshaltung

Zur Abgrenzung der Tätigkeitsbereiche von Zahnärztin und Zahnmedizinischer Fachangestellter wird häufig die Uhrzeigerstellung als Hilfsmittel verwendet. Die Zahnärztin nimmt in der Regel eine Sitzposition zwischen 8:00 und 12:00 Uhr ein, während die Zahnmedizinische Fachangestellte sich im Bereich von 2:00 und 5:00 Uhr bewegt. Die Übergabe der Instrumente erfolgt im 6:00-Uhr-Bereich →Abb. 1.

Rückenbeschwerden zählen zu den häufigsten Erkrankungen von Mitarbeiterinnen in Zahnarztpraxen. Oft sind diese auf eine falsche Arbeitshaltung zurückzuführen. Die Arbeitshaltung der Zahnärztin und ihrer Assistentin wird wesentlich durch den Behandlungsstuhl geprägt. Früher stand man während der Behandlung vor oder hinter der sitzenden Patientin, wodurch die Wirbelsäule stark belastet wurde.

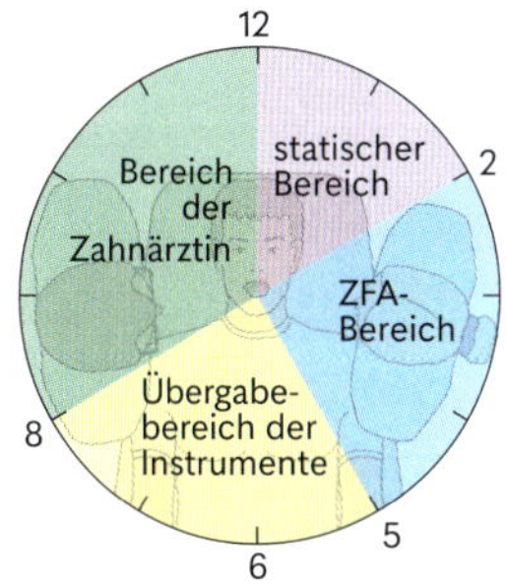

Abb. 1 Tätigkeitsbereiche

Trotz der heutzutage verbreiteten sitzenden Behandlung an der liegenden Patientin sind Haltungsschäden bei Zahnärztin und Zahnmedizinischer Fachangestellter nicht auszuschließen →Abb. 2. Unter ergonomischen Gesichtspunkten wird eine aufrechte, entspannte Sitzposition von Zahnmedizinischer Fachangestellter und Zahnärztin mit direkter Sicht auf den Mund der Patientin gefordert. Der Rücken sollte möglichst gerade sein ohne seitliche Krümmungen des Körpers. Dauernde Seitenneigungen und verkrampfte Haltungen müssen unbedingt vermieden werden. Alle neueren Behandlungsstühle lassen diese Arbeitshaltung zu →Abb. 3.

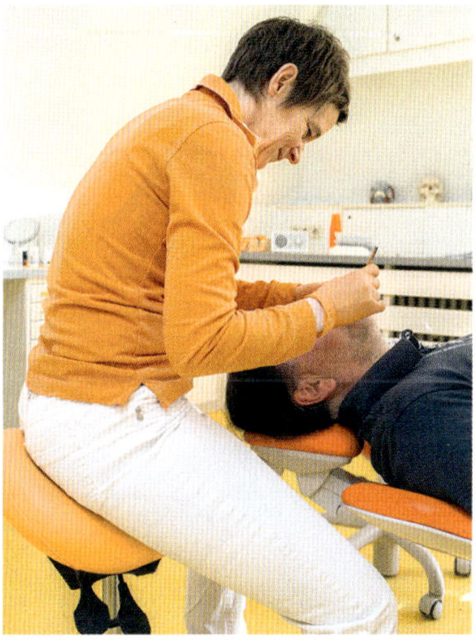
Abb. 2 Wirbelsäule in ungesunder C-Form durch zu niedrige Patientenlagerung

Bei der Sitzposition können Zahnärztin und Zahnmedizinische Fachangestellte mit gespreizten oder gekreuzten Beinen sitzen. Wichtig ist hierbei, dass beide möglichst nahe an der Patientin sitzen und das Arbeitsfeld von oben gut einsehen können →Abb. 4.

Folgende Körperhaltungen bzw. Arbeitsbedingungen sollten prinzipiell vermieden werden:

- hohe Ellbogen bzw. Ellbogen höher als Hände (ungestützt)
- abgebogene Nackenpartie
- Weitherholen von Instrumenten
- Körperdrehungen
- Griffe über Schulterhöhe
- kraftanstrengende Handpositionen
- auf einem Fuß stehen
- breitbeiniges Stehen
- auf nur einer Seite lehnen
- zu langes Sitzen oder Stehen
- schlechtes Licht

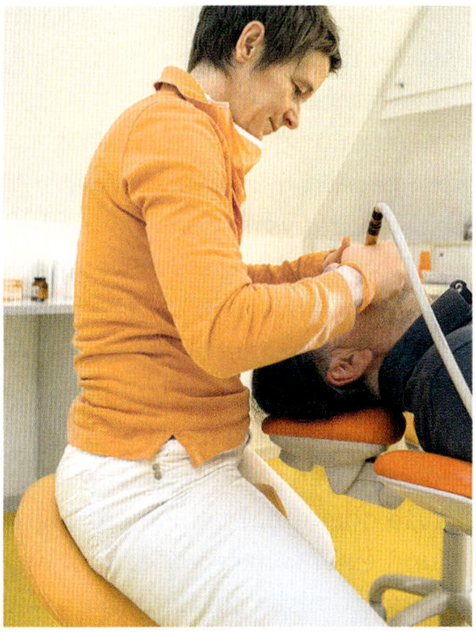
Abb. 3 Sitzhaltung, die sowohl die Wirbelsäule vor Fehlbelastung schützt als auch einer Verspannung der Muskulatur vorbeugt

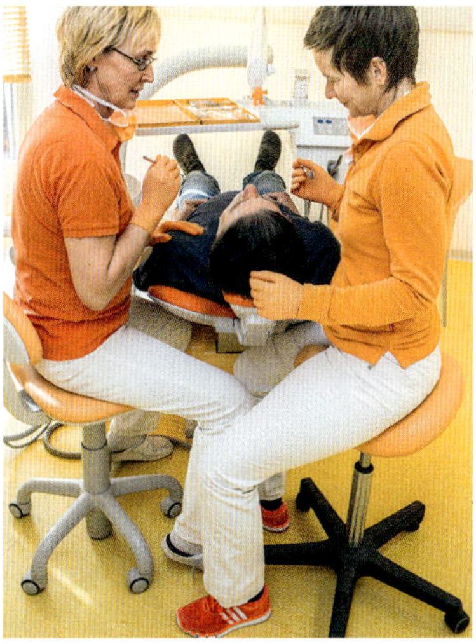
Abb. 4 Sitzposition mit gekreuzten Beinen; die Füße sollten auf dem Boden stehen, um sie etwas belasten zu können

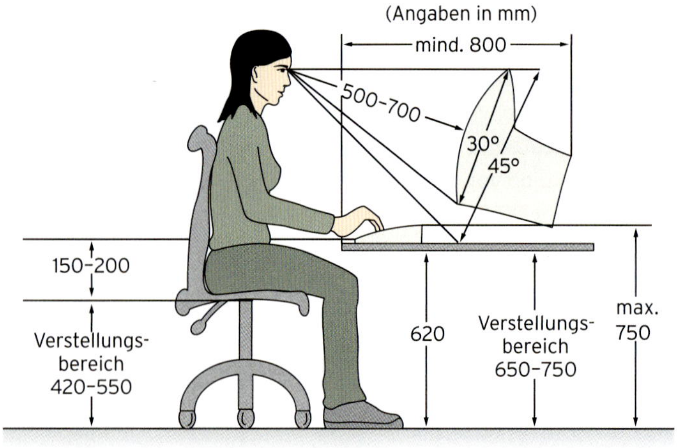

Abb. 1 Empfohlene Maße für einen Bildschirmarbeitsplatz

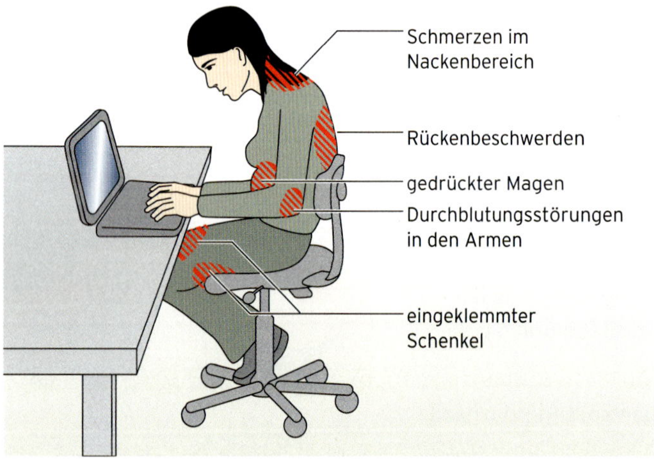
Schmerzen im
Nackenbereich
Rückenbeschwerden
gedrückter Magen
Durchblutungsstörungen
in den Armen
eingeklemmter
Schenkel

Abb. 2 Folgen physischer Beanspruchung durch Fehlhaltung

Auch am Bildschirmarbeitsplatz ist eine optimale Arbeitshaltung Voraussetzung für effektives Arbeiten.

Die Arbeitsstättenverordnung (Anhang Abschnitt 6: Maßnahmen zur Gestaltung von Bildschirmarbeitsplätzen) legt Standards über die Gestaltung von Bildschirmarbeitsplätzen fest →Abb. 1. Dazu gehören:

- Die verwendeten Geräte tragen das GS-Zeichen (technische Sicherheit).
- Die oberste Bildschirmzeile liegt höchstens in Augenhöhe, der Bildschirm ist dreh- und neigbar.
- Der Bildschirm ist vom Hersteller als strahlungsarm angegeben.
- Der Arbeitsbereich hat folgende Mindestmaße: 160 cm breit, 80 cm tief.
- Der Drehstuhl steht auf einem 5-Rollen-Untergestell mit gebremsten Rollen, ist höhenverstellbar mit abgerundeter Vorderkante und gepolsterter Sitzfläche.
- Die Beleuchtung hat den Stärkewert von mindestens 500 Lux.
- Die Lärmwerte betragen max. 55 dB(A).
- Bildschirmarbeit wird durch Tätigkeitswechsel oder Kurzpausen unterbrochen.

Neben diesen technischen Maßnahmen lässt sich der Arbeitsplatz auch ergonomisch organisieren.

Der Raum, in dem der Computer steht, sollte eine gewisse Mindestgröße haben (ca. 8 m^2) und ein gutes Raumklima aufweisen. Die empfohlene Temperatur beträgt 21–23 °C, relative Luftfeuchtigkeit 40–60 %. Zugluft, Wärmestrahlung und Wärmestaus sollten vermieden werden. Kurzes und kräftiges Lüften bewirkt manchmal „Wunder“. Ausreichender Raum für wechselnde Arbeitshaltungen sollte vorhanden sein. Ab und zu sollten Entspannungsübungen mit Augen und Körper durchgeführt werden. So lassen sich bestimmte arbeitsbedingte Beschwerden vermeiden →Abb. 2.

Seit 2024 gilt die neue **Arbeitsstättenregel (ASR) A6**. Die folgenreichste Neuerung ist die Einschränkung für das regelmäßige Arbeiten an tragbaren Bildschirmgeräten, sprich Laptops, Notebooks, Tablets und Convertibles. Diese Geräte sollen nur kurzzeitig verwendet werden (z. B. bei Besprechungen) aber nicht länger als zwei Stunden. Ohne Pause oder drei Stunden pro Tag. Ansonsten soll die Arbeit mit einer externen Maus und einer separaten Tastatur durchgeführt werden. Um Stuhl und Arbeitsfläche ergonomisch auf Bildschirm und Tastatur einzustellen, soll der Mitarbeiter die Referenzsitzhaltung (→Abb. 1) einnehmen.

Diese Vorgaben gelten auch für das **Homeoffice**. Hier muss ebenfalls eine Gefährdungsbeurteilung vorgenommen werden. Dabei muss eine Fachkraft jedoch nicht im Haus des Arbeitnehmers erscheinen. Die Gefährdungsbeurteilung kann durch Befragung vorgenommen werden.

4.1.5 Technische Einrichtung

Alle Maschinen, Geräte, Stühle, Behandlungsstühle und Instrumente der Zahnarztpraxis sind heute nach ergonomischen Prinzipien konstruiert. Bei den Behandlungsstühlen kommt es neben der bequemen Lagerung der Patientin auch für Zahnärztin und Assistentin auf eine entspannte Arbeitshaltung an.

Die für die Behandlung erforderlichen Geräte (z. B. OP-Leuchte, Tablett, Absauganlage, Bohrer, Turbine) sind in Greifnähe des Behandlungsstuhls anzubringen.

Weit verbreitet sind in Zahnarztpraxen die „Rechtsgeräte". Diese schränken den Aktionsradius des Behandlungsteams stark ein, da die Instrumente inklusive Schläuchen rechts neben der Patientin herabhängen.

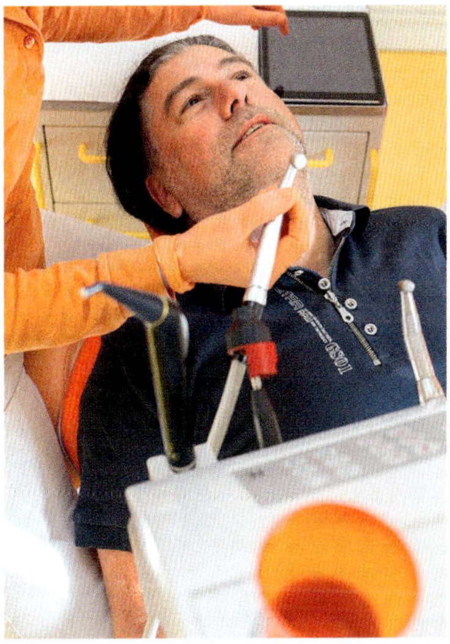

Abb. 1 Schwingbügelsystem mit Geräten in 6-Uhr-Position

Der Behandelnde ist z. B. in der 9:00-Uhr-Stellung gezwungen, bei der Instrumentenauswahl und -ablage den Blick von der Patientin abzuwenden und eine Körperdrehung auszuführen. Im Gegensatz dazu erleichtern Schwingbügeleinheiten die Arbeit erheblich, da die Instrumente wie Hand- und Winkelstücke durch flexible Positionierung viel besser erreichbar sind →Abb. 1. Die Schläuche der Hand- und Winkelstücke werden wieder automatisch zurückgezogen. Einige Systeme ermöglichen auch die Positionierung des Trays in 1:00-Uhr-Stellung.

Gleichzeitig sollte die Patientin nicht schon beim Eintritt in das Behandlungszimmer die für den Laien oft Angst einflößenden Instrumente zu Gesicht bekommen.

Die technischen und funktionellen Voraussetzungen sind unbedingt mit den psychologischen Gesichtspunkten der Ausstattung der Zahnarztpraxis in Einklang zu bringen.

Auch bei der Verwendung von Handinstrumenten sind ergonomische Erkenntnisse zu berücksichtigen. Kraftanstrengende Handpositionen können durch ergonomisch geformte Handinstrumente günstig beeinflusst werden. Handinstrumente sollten daher optimal ausbalanciert →Abb. 2, leicht und rutschsicher sein und sich dem individuellen Haltestil des Behandelnden anpassen. Die Abb. 2a und 2b zeigen Handinstrumente mit elastischer Griffoberfläche. Diese Oberflächen ermöglichen auch ein geräuschärmeres Arbeiten.

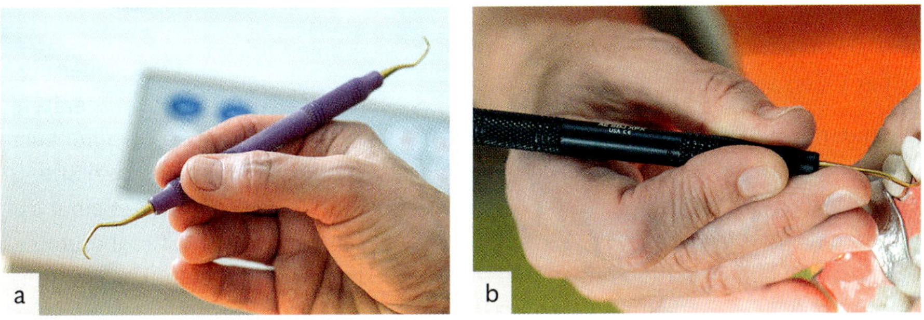

Abb. 2 a) Ausbalancierte Instrumente erleichtern die Handhabung und Führung.
b) Die elastische Oberfläche des Griffs ermöglicht rutschfreies und geräuschärmeres Arbeiten.

4.2 Ökologie und Nachhaltigkeit

Der Begriff **Ökologie** stammt aus dem Altgriechischen und bedeutete Lehre vom Haushalt. Es handelte sich hierbei um eine Teildisziplin der Biologie. In den Jahren 1960 bis 1970 erweiterte sich die Bedeutung des Begriffes in der öffentlichen Wahrnehmung zu „Gesamtumweltsituation". Ökologisch bedeute seitdem auch „schonend mit der Umwelt (den Umweltressourcen) umgehen". In der Alltagssprache versteht man heute unter Ökologie und unter „ökologisch" zunehmend ein die Ressourcen und die intakte Umwelt schonender, nachhaltiger Umgang mit der Natur. Auch eine „naturnahe" Lebensführung wird oft darunter verstanden. Etwa gleichbedeutend hat sich der Begriff der **Nachhaltigkeit** entwickelt. - Umweltbewusstes Handeln ist nachhaltiges Handeln. Ursprünglich kam der - Begriff aus der Forstwissenschaft und meinte, im Wald nur so viel Holz zu schlagen, wie permanent nachwächst. Als in der zweiten Hälfte des 20. Jahrhunderts erkannt wurde, dass alle Rohstoffe und Energievorräte auf der Welt auszugehen drohen, ging der Gebrauch des Begriffes Nachhaltigkeit auf den Umgang mit allen Ressourcen über.

Merke
Alle Systeme können nur ein bestimmtes Maß an Ressourcennutzung „aushalten", ohne Schaden zu nehmen.

Heute werden diese Begriffe für viele Produkten bei der Herstellung und beim Verbrauch verwendet, z. B. nachhaltige Autoproduktion, ökologische Kleidungsstücke, nachhaltige Essensgewohnheiten, Öko- und Bio-Produkte, ökologische Geldanlagen. Dabei fällt eine exakte Definition schwer.

Auf die Zahnarztpraxis bezogen denkt man bei Ökologie und Nachhaltigkeit zunächst an die Materialien, die hier verwendet und verbraucht werden.

Doch schon „vorher" lässt sich fragen, welche (ökologischen) Baumaterialien wurden für die Räume der Praxis verwendet, z. B. Welche Farben wurden verwendet? Welche Heizung und Klimatisierung gibt es? Handelt es sich um ein Niedrig-Energie-Haus? Gibt es eine Solaranlage? Dies ist oft weder vom Zahnarzt noch vom späteren Benutzer zu beeinflussen.

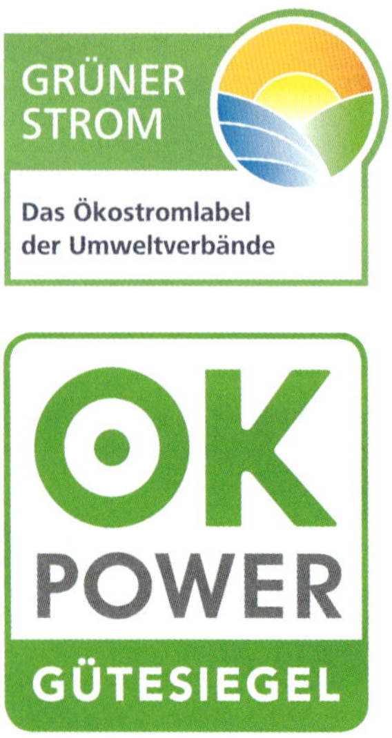

Abb. 1 Labels für zertifizierten Ökostrom

Beschränkt beeinflussbar ist die Erreichbarkeit der Praxis für das Team und die Patientinnen, also ob die Praxis zu Fuß, per Fahrrad oder mit dem Öffentlichen Personennahverkehr zu erreichen ist. Es können aber Fahrradabstellplätze bereitgestellt werden und eventuell ein Duschraum für die Fahrradfahrerinnen. Auch besteht die Möglichkeit, Dienstfahrräder zur Verfügung zu stellen. Dazu sollten Elektro-Ladestationen für PKW und Fahrräder in der Nähe vorhanden sein. Über solche Möglichkeiten der „nachhaltigen Erreichbarkeit" sollten die Patientinnen auf der Homepage informiert werden.

Für das Team sollte die Möglichkeit bestehen, im Home-Office zu arbeiten und über Video an Besprechungen teilzunehmen.

Von der Praxis **unmittelbar beeinflussbar** ist der Stromverbrauch. Zum einen sollte nur Ökostrom verwendet werden, dessen Nachhaltigkeit auch durch entsprechende Zertifikate bestätigt wird →Abb. 1. Zum anderen sollte der Stromverbrauch reduziert werden, z. B. Verzicht auf Stand-by-Modus bei Elektrogeräten, Einsatz von LED-Leuchten mit geringem Stromverbrauch. Für die dunkle Jahreszeit sind Bewegungsmelder in den Praxisräumen möglich, die das Licht nur bei Bedarf einschalten.

Ergonomie, Ökologie und Nachhaltigkeit

Beim Neukauf sollte auf hochwertige Elektro- und IT-Geräte mit geringem Stromverbrauch und langer Lebensdauer geachtet werden. Hier kann die Einteilung in Energieeffizienzklassen von A bis G eine wertvolle Hilfe sein →Abb. 1. Den geringsten Stromverbrauch haben Geräte bei Klasse A.

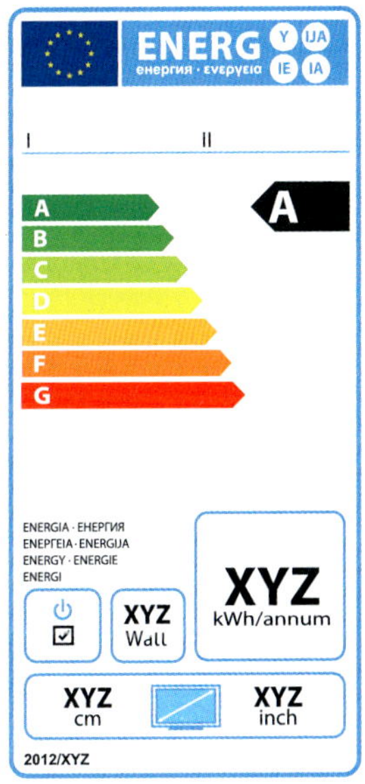

Abb. 1 Warenauszeichnung zur Klassifizierung der Energieeffizienz

Auch der Energieverbrauch beim Heizen ist beeinflussbar. Die Raumtemperatur sollte regelmäßig kontrolliert werden, um unnötiges Heizen zu verhindern. Hierzu können Thermostate verwendetet werden, die eine Nacht- und Wochenendabsenkung möglich machen. Die Belüftung der Praxis sollte durch stoßweises Lüften erfolgen, damit die Räume nicht auskühlen. Bei einer Gasheizung kann zertifiziertes Ökogas verwendet werden →Abb. 2.

Auch bei der Materialbestellung und der Müllentsorgung kann auf Nachhaltigkeit geachtet werden. In der Praxis muss es ein **Abfallkonzept** geben. So müssen folgende Abfälle getrennt eingesammelt, gelagert, befördert und verwertet werden:
- Papier/Pappe
- Glas
- Kunststoffe
- Metalle
- Bioabfälle

Keinesfalls dürfen gefährliche Abfälle in diesen Entsorgungsweg gelangen, hierzu zählen:
- amalgamkontaminierte Abfälle (auch extrahierte Zähne mit Amalgamfüllungen)
- Entwickler- und Fixierbäder
- Chemikalien, die aus gefährlichen Stoffen bestehen oder solche beinhalten
- infektiöse Abfälle

Materialbestellung →S. 206

Müllentsorgung →S. 211

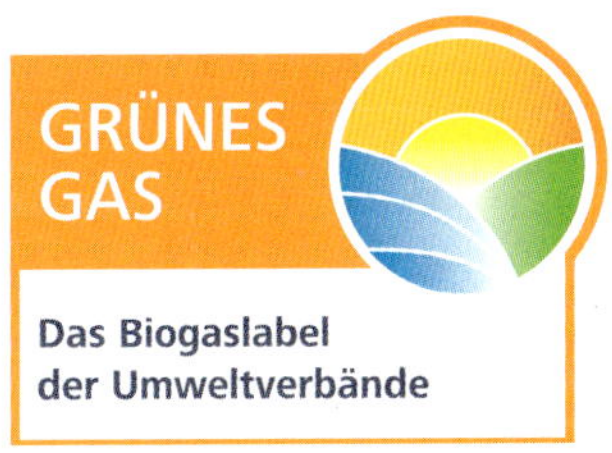

Abb. 2 Label für zertifiziertes Ökogas

Diese Abfälle müssen nach wie vor einem geordneten Entsorgungsweg zugeführt werden.

Neben der richtigen Müllentsorgung kommt der **Abfallvermeidung** eine große Bedeutung zu. Hier können verschiedene Maßnahmen getroffen werden:
- Die Praxis sollte, wo möglich, große Verpackungseinheiten gebündelt bestellen. Dabei sollte auf eine umweltgerechte Verpackung geachtet werden.
- Die Verwendung von Mehrweg- statt Einweg-Mündspülbechern oder -Getränkeflaschen reduziert den Kunststoffmüll. Der Grundsatz sollte immer sein: Mehrweg statt Einweg.
- Beschaffung von Müllbeuteln aus abbaubarer Zellulose.
- Verwendung nachhaltiger Produkte für die Patientenbehandlung.
- Die Patientin bringt ihre eigene Zahnbürste mit.

> **Merke**
> Der umweltfreundlichste Müll ist der, der nicht entsteht.

Auch beim Einsatz von Papier kann auf Nachhaltigkeit geachtet werden. Zur Schonung der natürlichen Ressourcen sollte Recycling-Papier verwendet werden, z. B. für Einmal-Handtücher oder Druckerpapier. Wo es möglich ist, sollte das **papierfreie Arbeiten** bevorzugt werden, z. B.
- Einsparung von Papier durch Digitalisierung.
- Nutzung der digitalen Patientenkartei.
- Den Papierversand der Praxis durch die Nutzung von E-Mail und KIM reduzieren.

KIM →S. 159

Die LZK Baden-Württemberg hat eine Checkliste für Nachhaltigkeit zusammengestellt.

www.lzk-bw.de
→ Zahnärzte
→ Praxisführung
→ Nachhaltigkeit

Materialwirtschaft

- Konsequentes Lagermanagement (siehe LF 9 Lagerwirtschaft)
- Die Getränke für das Praxisteam und die Patientinnen könnten in Glasflaschen statt in Plastikflaschen gekauft werden.
- Fairtrade Tee-Kaffe kaufen

Die **Digitalisierung** in der Patientenbehandlung bietet weitere Möglichkeiten für nachhaltiges Handeln:

- Durch digitales Röntgen kann der Einsatz von umweltbelastenden Chemikalien, die für das konventionelle Röntgen notwendig sind, vermieden werden.
- Die digitale Abformtechnik spart Abformmaterial, Medizinprodukteaufbereitung und Fahrten zwischen dem Dentallabor und der Praxis ein.
- Durch die Telezahnmedizin können Fahrten zur Praxis vermieden werden.

Lagerorganisation
→S. 213

Alle genannten Maßnahmen werden durch eine **konsequente** Lagerorganisation unterstützt, indem bei der Bestellung auf nachhaltige Produkte geachtet wird und nur so viel bestellt wird, wie auch benötigt wird. Auch nachhaltig produzierte Produkte, die weggeschmissen werden müssen, weil das Verfallsdatum erreicht ist, sind eine unnötige Belastung für die Umwelt.

Aufgrund des wachsenden Bewusstseins für Ökologie und Nachhaltigkeit in der Bevölkerung kommt auch der **Außendarstellung** der Praxis zu diesem Thema eine immer größere Bedeutung zu. So kann die Nachhaltigkeit und ökologische Ausrichtung der Praxis auf der Homepage und in Flyern dargestellt werden. Auch eine mögliche Klimaneutralität der Praxis kann durch eine Berechnung der CO_2-Emissionen der Praxis und/oder den Erwerb von Klimazertifikaten zum Ausgleich des CO_2-Fußabdrucks der Praxis auf diesem Weg gezeigt werden.

Beispiel für Nachhaltigkeit in der Zahnarztpraxis:

www.praxis-an-der-elz.de

Beispiel

Ein schönes Beispiel für nachhaltiges Handeln findet sich bei einer Zahnarztpraxis in Teningen (Baden-Württemberg), die energieautark ist. Schon beim Neubau wurden ökologische Materialien verwendet und ein Energiekonzept erarbeitet. Auf dem Dach befinden sich zwei Windräder und eine Solaranlage. Zusätzliche Solarpaneele sind an der Fassade und an einem Zaun angebracht. Die Kühlung wird über eine besondere Lüftungsanlage gesteuert. Dadurch findet ein permanenter Luftaustausch statt und es müssen kein Fenster geöffnet werden. Die Heizung wird über das praxiseigene Kraftwerk betrieben und kann individuell an jedem Arbeitsplatz eingestellt werden. Für die Mitarbeiterinnen stehen Elektroautos zur Verfügung, die an der Praxis mit Strom versorgt werden.

Aufgaben

1 Welche Fragen untersucht die Ergonomie in der Zahnarztpraxis?

2 a Zerlegen Sie den Arbeitsgang „Herstellen eines Brückenprovisoriums“ in mehrere Arbeitsschritte.
b Welche Teile der Arbeitsschritte kann eine Zahnmedizinische Fachangestellte übernehmen?

3 Lassen Sie sich von Ihrer Chefin ein Instrument und seine Handhabung genau erklären. Bringen Sie es anschließend in den Unterricht mit und demonstrieren Sie, weshalb dieses Instrument die entsprechenden Gestaltungsmerkmale aufweist.

4 Sind ergonomische Arbeitsmittel auch nachhaltig?

5 Nennen Sie Unterschiede zwischen Nachhaltigkeit und Ökologie.

6 Welche ökologischen Erkenntnisse finden in Ihrer Praxis Anwendung?

5 Gesundheitswesen

Unter dem Gesundheitswesen versteht man die gesundheitliche Versorgung aller Menschen eines Staatsgebietes durch Einrichtungen und Personen, die die Gesundheit fördern und erhalten.
Die Aufgaben des Gesundheitswesens im Einzelnen:

- **Gesundheitsschutz**
  - Schutz vor Erkrankung
  - allgemeine Hygiene
  - Arbeits- und Betriebsmedizin
  - Umweltschutz
  - Seuchenbekämpfung
  - Unfallverhütung
  - Überwachung der Arzneimittel und der Gesundheitseinrichtungen
- **Gesundheitspflege**
  - Bewahrung vor gesundheitsschädlichem Handeln
  - Aufklärung (primäre Prävention)
  - Prophylaxe (sekundäre Prävention)
  - tertiäre Prävention, z. B. Infarktsportgruppe
- **kurative Medizin**
  - Maßnahmen zur Wiederherstellung der Gesundheit

Das Gesundheitswesen in Deutschland besteht aus mehreren traditionell gewachsenen Bereichen: der ambulanten Versorgung, der stationären Versorgung, dem öffentlichen Gesundheitswesen – und einem wachsenden Anteil ergänzender Angebote →Abb. 1. Bei seinen Zielen, die Gesundheit der Bevölkerung zu schützen bzw. zu erhalten und wiederherzustellen, arbeiten die vier Bereiche teilweise miteinander vernetzt.
Die Befugnisse der einzelnen Anbieter medizinischer Leistungen sind gesetzlich geregelt, d. h., es wird eine bestimmte Ausbildung und ggf. ein Studium mit bestandener Abschlussprüfung und die Kenntnis grundlegender Gesetze verlangt, bevor sich jemand im Gesundheitswesen betätigen darf.

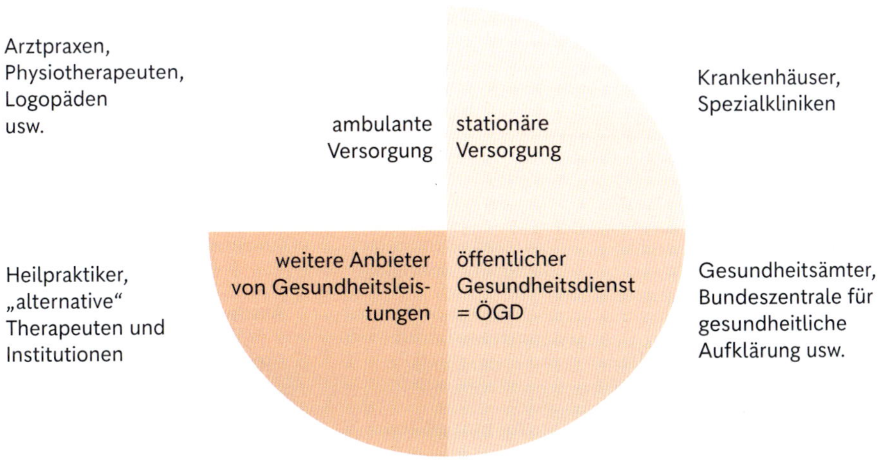
Arztpraxen, Physiotherapeuten, Logopäden usw.
ambulante Versorgung
stationäre Versorgung
Krankenhäuser, Spezialkliniken
Heilpraktiker, „alternative“ Therapeuten und Institutionen
weitere Anbieter von Gesundheitsleistungen
öffentlicher Gesundheitsdienst = ÖGD
Gesundheitsämter, Bundeszentrale für gesundheitliche Aufklärung usw.

Abb. 1 Gliederung des Gesundheitswesens

5.1 Öffentliches Gesundheitswesen

Nationale Einrichtungen	Internationale Einrichtungen
Einrichtungen – des Bundes – der Länder – der Kreise/ Gemeinden	**W**HO (**W**orld **H**ealth **O**rganization) Etwa 190 Länder der Erde sind Mitglied dieser Weltgesundheitsorganisation.

Tab. 1 Einrichtungen des Gesundheitswesens

Das öffentliche Gesundheitswesen umfasst alle Einrichtungen des öffentlichen Dienstes, die dazu geeignet sind, den Gesundheitsstand der Bevölkerung
- zu ermitteln,
- laufend zu überwachen,
- zu fördern sowie
- drohende Gefahren festzustellen und zu beseitigen.

Dies geschieht durch verschiedene nationale und internationale Einrichtungen →Tab. 1.

Video
Einrichtungen des Gesundheitswesens

Die Hauptaufgaben der Weltgesundheitsorganisation (WHO), die eine Sonderbehörde der Vereinten Nationen (UN) darstellt, sind:
- Seuchenbekämpfung
- Kontrolle von Arzneimitteln
- Standardisierung von Heilmitteln
- Förderung der Aus- und Weiterbildung von Personal im Gesundheitswesen
- Forschung
- Gesundheitsstatistiken

Im Gesundheitswesen gilt das Subsidiaritätsprinzip, d. h., die staatlichen Aufgaben werden so weit wie möglich von der unteren Behörde wahrgenommen. Die Länder erfüllen die Aufgaben im Gesundheitswesen und sind verantwortlich für die Durchführung der Bundesgesetze →Abb. 1.

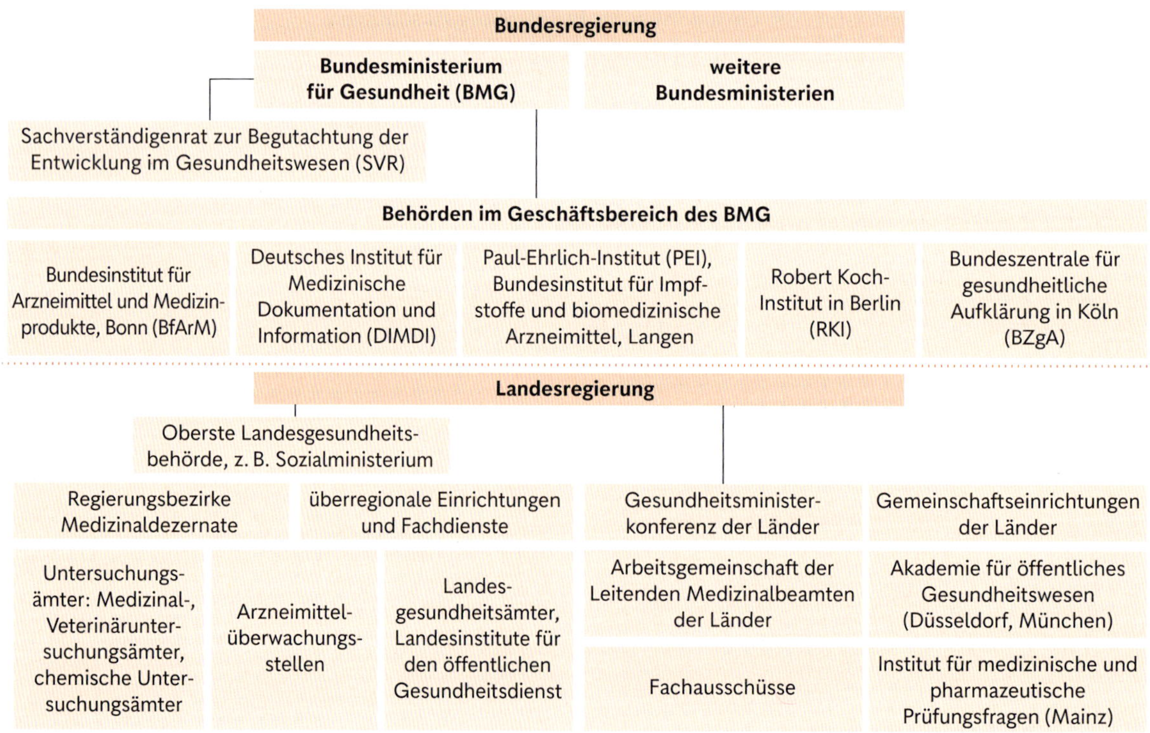

Abb. 1 Einrichtungen des öffentlichen Gesundheitswesens in Deutschland

Die deutschen Zahnärztinnen haben die Mundgesundheitsziele für 2030 in einem Zielkatalog formuliert →Tab. 1.

Merkmal	Alter	Ziele deutscher Zahnärztinnen
Kariesfreiheit	3 Jahre	90 % kariesfreie Gebisse
DMF-T-Wert	3 Jahre	0,4
Kariesfreiheit	12 Jahre	90 % kariesfreie Gebisse
DMF-T-Wert	12 Jahre	0,5
Parodontalerkrankungen	35–44 Jahre	10 %schwere Parodontalerkrankungen
Parodontalerkrankungen	65–74 Jahre	20 % schwere Parodontalerkrankungen
Zahnlosigkeit	65–74 Jahre	Weniger als 10 % vollständig zahnlos
Zahnlosigkeit	75–100 Jahre	Weniger als 30 % vollständig zahnlos

Tab. 1 Mundgesundheitsziele für Deutschland 2030; D = decayed (kariös), M = missing (fehlend), F = filled (gefüllt), T = teeth (Zähne)

5.2 Krankenhauswesen

Patientinnen, die in einer Praxis nicht mehr ambulant versorgt werden können, werden in Krankenhäusern stationär aufgenommen. Bestimmte Untersuchungen (z. B. Biopsie, Koloskopie), kleinere chirurgische Eingriffe und Geburtshilfe werden heute z. T. auch in Krankenhäusern ambulant durchgeführt.

In den **allgemeinen Krankenhäusern** (Krankenhäuser der Grund- und Regelversorgung) werden akut erkrankte Patientinnen untersucht, behandelt und gepflegt. In **Fachkrankenhäusern** werden Patientinnen in einer bestimmten medizinischen Fachrichtung versorgt (z. B. Kinderklinik, Zahnklinik). Ähnlich den allgemeinen Krankenhäusern ist die Verweildauer hier relativ kurz. Müssen Patientinnen für längere Zeit im Krankenhaus aufgenommen werden oder sollen bestimmte Personengruppen betreut werden, stehen **Sonderkrankenhäuser** zur Verfügung (z. B. Psychiatrisches Landeskrankenhaus, Kurkliniken). Daneben unterscheidet man noch Krankenhäuser, die neben der Patientenversorgung auch Ärztinnen ausbilden und Forschung betreiben (z. B. die Universitätskliniken). Man spricht auch von **Krankenhäusern der Maximalversorgung**.
Krankenhausträger sind für die wirtschaftliche Führung des Krankenhauses verantwortlich. Träger können sein:
- öffentliche Träger, z.B. Land, Regierungsbezirk, Kreis, Stadt, Knappschaft-Bahn-See
- freie, gemeinnützige Träger, z.B. Ordenskrankenhäuser, Kirchen, Caritas
- private Träger, z. B. Zusammenschluss von privaten Krankenversicherern

Die Krankenhausfinanzierung geschieht durch eine Zweiteilung. Die Erstellung des Krankenhauses, das heißt die Investitionskosten, erfolgt bei öffentlichen Krankenhäusern z. B. durch das Land. Die Betriebskosten hingegen werden von den Krankenkassen und den Privatpatientinnen finanziert. Zwischen den Krankenhäusern und den Krankenkassen werden hierzu Pflegesätze vereinbart.
Die Abrechnung erfolgt nach diagnoseorientierten Fallpauschalen (Diagnosis Related Groups= DRG). Ab 2025 erfolgt eine Spezialisierung der Krankenhäuser auf bestimmte Behandlungen, die sich nach der Qualität richten. Die Fallpauschalen werden dabei nach dem Vorhalten von Leistungen angepasst (Vorhaltepauschalen).

Pflegesatz
Betrag, den das Krankenhaus pauschal von der Krankenkasse für die Pflege (inkl. ärztliche Versorgung) erhält.

Die Ärztinnen sind Angestellte des Krankenhauses, teilweise auch Beamtinnen. Sie können zusätzlich eine Teilzulassung der Kassenärztlichen Vereinigung für ihre Fachrichtung beantragen. Damit können sie die Behandlung von Kassenpatientinnen mit den Krankenkassen abrechnen. Diese Ärztinnen haben keine eigene Praxis.

In Belegkrankenhäusern sind sogenannte Belegärztinnen tätig. Eine Belegärztin ist eine in freier Praxis tätige niedergelassene Ärztin, die neben ihrer ambulanten Tätigkeit noch Betten in einem Krankenhaus belegt. Ihre persönlichen Leistung rechnet sie mit der Privatpatientin oder der Krankenkasse ab. Das Krankenhaus rechnet den um die Arztkosten gekürzten Pflegesatz mit der Privatpatientin oder der Krankenkasse ab. Die belegärztliche Tätigkeit muss von der KV genehmigt werden.

5.3 Berufe im Gesundheitswesen

Die Einrichtungen des Gesundheitswesens werden von Menschen aus unterschiedlichen Berufsgruppen betreut →Abb. 1.

Heilberufe	**Nichtärztliche Berufe**	**Handwerkliche Berufe**	**Assistentenberufe**
– Ärztin – Apothekerin – Zahnärztin – Tierärztin – Heilpraktikerin	– Psychologin – nicht-ärztliche Psychotherapeutin – Kinder- und Jugendlichenpsychotherapeutin	– Augenoptikerin – Orthopädietechnik-Mechanikerin – Zahntechnikerin	– Zahnmedizinische Fachangestellte – Medizinische Fachangestellte – Tiermedizinische Fachangestellte – Pharmazeutisch-kaufmännische Angestellte (PKA)

Heilhilfsberufe

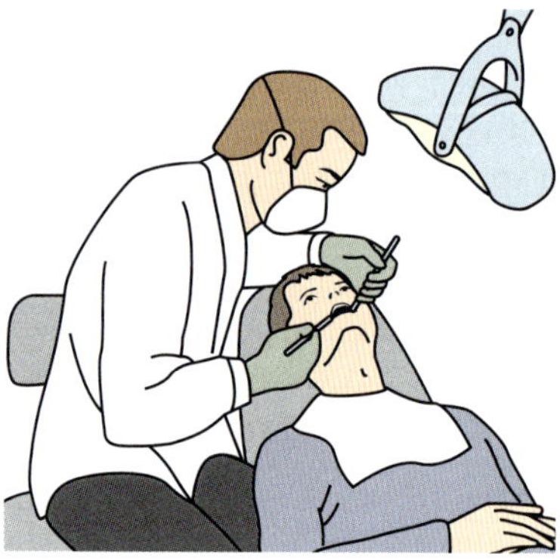

Fortgebildete Assistentinnen

- Fachwirtin für ambulante medizinische Versorgung
- Fortgebildete Zahnmedizinische Fachangestellte (ZFA, Prophylaxe oder Verwaltung)
- Zahnmedizinische Prophylaxeassistentin (ZMP)
- Zahnmedizinische Fachassistentin (ZMF)
- Zahnmedizinische Verwaltungsassistentin (ZMV)
- Dentalhygienikerin (DH)

Berufe der Primärversorgung	**Diagnostisch-technische Berufe**	**Therapeutisch-rehabilitative Berufe**	**Pflegeberufe**
z. B. Hebamme	z. B. Medizinisch-technische Radiologieassistentin	z. B. Physiotherapeutin	z. B. Pflegefachfrau

Abb. 1 Berufe im Gesundheitswesen (Auswahl)

Daneben existieren noch zahlreiche Berufe im Gesundheitswesen, die nicht bundeseinheitlich geregelt sind, wie z. B. Medizinische Dokumentarin, Desinfektorin.

Zurzeit sind in Deutschland über fünf Millionen Menschen im Gesundheitswesen beschäftigt. Wie sich diese Beschäftigten auf die einzelnen Berufsgruppen verteilen, zeigt die folgende Abbildung.

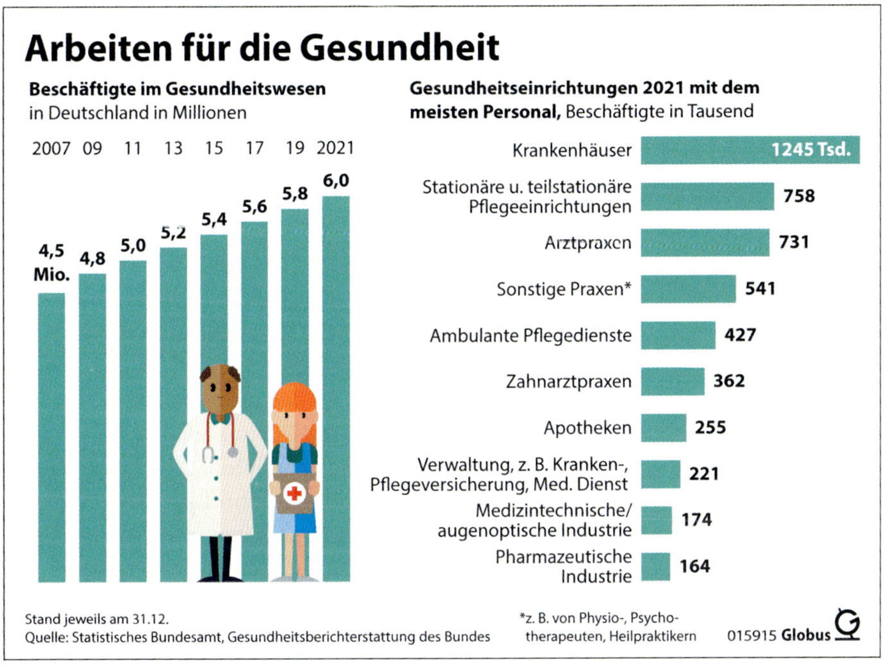

5.4 Zahnarztpraxis

5.4.1 Voraussetzungen für die Berufsausübung

Im „Gesetz über die Ausübung der Zahnheilkunde" wird in der Bundesrepublik festgelegt, unter welchen Voraussetzungen man als Zahnärztin tätig werden kann. In § 1 des Gesetzes heißt es:

> *„Ausübung der Zahnheilkunde ist die berufsmäßige, auf zahnärztlich-wissenschaftliche Erkenntnisse gegründete Feststellung und Behandlung von Zahn-, Mund- und Kieferkrankheiten. Als Krankheit ist jede von der Norm abweichende Erscheinung im Bereich der Zähne, des Mundes und der Kiefer anzusehen, einschließlich der Anomalie der Zahnstellung und des Fehlens von Zähnen."*

Nur wer die Approbation (Bestallung) als Zahnärztin besitzt, darf die Zahnheilkunde betreiben. Diese Approbation erhält jeder Deutsche und EU-Ausländer, der nach dem Studium der Zahnmedizin die zahnärztliche Prüfung abgelegt hat (Staatsexamen). Das zuständige Landesministerium spricht dann die Approbation aus.
Bei „berufsbezogenen Verfehlungen" kann die Zulassung zum Beruf entzogen oder versagt werden. Hierzu gehören beispielsweise
- unbefugtes Führen eines akademischen Grades, Urkundenfälschung,
- Steuerhinterziehung,
- unberechtigte Ausübung der Zahnheilkunde.

Studium der Zahnheilkunde

↓

Examen in der Zahnheilkunde

↓

Approbation zur Ausübung der Zahnheilkunde

↓

Evtl. Behandlung von Privatpatientinnen in eigener Praxis – Abrechnung von Privatleistungen

↓

Zweijährige unselbstständige Tätigkeit

↓

Kassenzulassung – Abrechnung von vertragszahnärztlichen Leistungen

Abb. 1 Ausbildungsweg einer Zahnärztin

Nach der Erteilung der Approbation kann sich die Zahnärztin niederlassen und den Beruf ausüben. Sie kann zunächst jedoch nur Privatpatientinnen behandeln und Privatleistungen abrechnen. Um auch die Kassenzulassung zu erhalten, d. h., auch vertragszahnärztliche Leistungen abrechnen zu dürfen, muss eine zweijährige unselbstständige Tätigkeit nachgewiesen werden. Hierbei ist mindestens eine Tätigkeit in einem Quartal in einer freien Praxis nachzuweisen (dazu zählt nicht: Universität, Bundeswehr, öffentliches Gesundheitswesen). Durch diese Voraussetzung soll gewährleistet sein, dass sich die Zahnärztin mit der besonderen Abrechnung bei Kassenpatientinnen vertraut macht →Abb. 1.

Unabhängig von der Approbation ist die Promotion zum „Dr. med. dent.". Die Ernennung zum Doktor der Zahnheilkunde erfolgt durch die medizinische Fakultät einer Universität. Um den akademischen Grad eines Doktors der Zahnheilkunde zu erlangen, muss die Doktorandin eine bislang noch nicht geklärte wissenschaftliche Fragestellung bearbeiten. Die erzielten Ergebnisse legt sie in ihrer Dissertation, ihrer Doktorarbeit, schriftlich nieder. Wird die Arbeit von der medizinischen Fakultät einer Universität angenommen und positiv bewertet, erfolgt eine mündliche Prüfung und an manchen Universitäten muss auch ein Vortrag über die Doktorarbeit gehalten werden. Mit Bestehen dieser Prüfung ist die Promotion abgeschlossen.

Promotion
lat. promotio = Beförderung (zur Doktorwürde)

Dissertation
lat. dissertatio = wissenschaftliche Abhandlung, Erörterung

5.4.2 Unternehmen „Zahnarztpraxis"

Die Tätigkeit als niedergelassene Zahnärztin ist ein sogenannter freier Beruf. Dies ist vergleichbar mit der Tätigkeit von z. B. Rechtsanwältinnen, Steuerberaterinnen, Architektinnen. Zu den freien Berufen zählen aber auch Ausbildungsberufe wie Physiotherapeutin oder Hebamme.

Es handelt sich bei einer Zahnarztpraxis nicht um einen Gewerbebetrieb wie das beispielsweise bei einer selbstständigen Maler- oder Optikermeisterin der Fall ist. Freie Berufe dürfen keine Werbung treiben, ihre Tätigkeit und ihre Bezahlung sind durch eine Berufsordnung bzw. Vergütungsbestimmungen geregelt. Sie unterliegen nicht der Gewerbeordnung.

Eine Zahnarztpraxis ist vergleichbar mit einem kleinen Unternehmen, das den Namen des Unternehmers trägt. Der Name der Praxis (die Firma) ist immer der Name der Zahnärztin. Neben der klassischen Einzelpraxis gibt es auch verschiedene Kooperationsformen. Es können bis zu vier Zahnärztinnen in der Praxis angestellt sein.

Bei einer **Organisationsgemeinschaft** besteht der Behandlungsvertrag zwischen der Patientin und einer Zahnärztin. Die Zahnärztin nutzt bei dieser Praxisform Personal, Räumlichkeiten und Geräte gemeinsam mit anderen Zahnärztinnen.

Es werden zwei Formen der Organisationsgemeinschaft unterschieden:

- **Praxisgemeinschaft:** Mindestens zwei Zahnärztinnen schließen sich zusammen, um bestimmte Einrichtungen und Personal (z. B. Verwaltung, Röntgen) gemeinsam zu nutzen. Die Zahnärztinnen sind jedoch wirtschaftlich unabhängig, d. h., jeder Ärztin arbeitet für sich und erhält ihre Einnahmen. Auf dem Praxisschild (Firmenname) stehen mindestens zwei Namen. Die Praxis besitzt mindestens zwei KZV-Abrechnungsnummern.
- **Apparategemeinschaft:** Mehrere Zahnärztinnen gleicher oder verschiedener Fachrichtungen üben ihre Praxis getrennt aus und nutzen gemeinsam technische Einrichtungen.

Video
Die verschiedenen Praxisformen

Bei einer **Berufsausübungsgemeinschaft** (BAG) besteht der Behandlungsvertrag zwischen der Berufsausübungsgemeinschaft und der Patientin. Die Patientin hat keinen Anspruch, von einer bestimmten Zahnärztin der Gemeinschaft behandelt zu werden. Die Berufsausübungsgemeinschaft erhält einen gemeinsamen Honorarbescheid der KZV. Zahnärztinnen können Mitglied in verschiedenen Berufsausübungsgemeinschaften sein. Die Berufsausübungsgemeinschaft ist eine Gesellschaft des bürgerlichen Rechts. Sie kann z.B. von Vertragszahnärztinnen oder Medizinischen Versorgungszentren gebildet werden. Diese Praxisform wurde früher auch als Gemeinschaftspraxis bezeichnet.

Die Berufsausübungsgemeinschaft kann sich auch nur auf einen Teil der medizinischen Leistungen beziehen. In diesem Fall spricht man von einer Teilberufsausübungsgemeinschaft.

In Europa hat man die Möglichkeit geschaffen, dass sich die „freien Berufe“ in einer Partnerschaftsgesellschaft bzw. **Partnerschaft** zusammenschließen. Dies ist auch für Zahnärztinnen und Ärztinnen möglich. Den Partnerschaften ist gemein, dass sie einen besseren Personaleinsatz gewährleisten (z. B. Teilzeitarbeit, bessere Urlaubskoordination). Ebenso können Mitarbeiterinnen besser entsprechend ihren individuellen Eigenschaften eingesetzt werden.

Unter MVZ versteht man **Medizinische Versorgungszentren** in denen fächerübergreifend oder fächergleich Ärztinnen und Zahnärztinnen als Angestellte oder Vertrags(zahn)ärztinnen tätig sind. Unter einem Z-MVZ versteht man ein Zahnarzt-MVZ, in denen nur Zahnärztinnen tätig sind. Meist wurden hierfür von Unternehmen Krankenhäuser „aufgekauft“ und in MVZ umgewandelt, oft auch in Form einer GmbH. Ursprünglich wollte der Gesetzgeber damit die Versorgung auf dem Land sicherstellen. Dies ist aber nur in Einzelfällen gelungen. Die Gründung von Z-MVZ wurde dahingehend geändert, dass sie an den Versorgungsgrad eines Planungsbereichs angepasst werden müssen. Zum Beispiel: In einem Gebiet, dass zu 50–110 % mit Zahnärztinnen versorgt ist, dürfen nur maximal 10 % (mindestens jedoch 5) Z-MVZ Sitze bestehen. Bei einem geringeren Versorgungsgrad ist die Zahl der Z-MVZ höher (20 %). In einem überversorgten Gebiet entsprechend geringer (5 %). Diese Regelungen gelten nicht für MVZ. Kritik kommt von allen Krankenkassen, weil hier höhere Abrechnungsleistungen je (Zahn-)Ärztin erfolgen. Ebenfalls tritt hier ein gesellschaftlicher Trend (Work-Life-Balance) zutage: Viele Zahnärztinnen wollen nicht mehr selbstständig tätig sein. Insbesondere die Bürokratie hält viele Zahnärztinnen vom Selbstständigsein ab. Die Patientinnen in MVZ sehen es als Vorteil an, dass sie durch die verlängerten Öffnungszeiten schneller einen Wunschtermin, auch an Abenden, erhalten können.

GmbH
Gesellschaft mit beschränkter Haftung

5.4.3 Zahnärztliche Organisationen

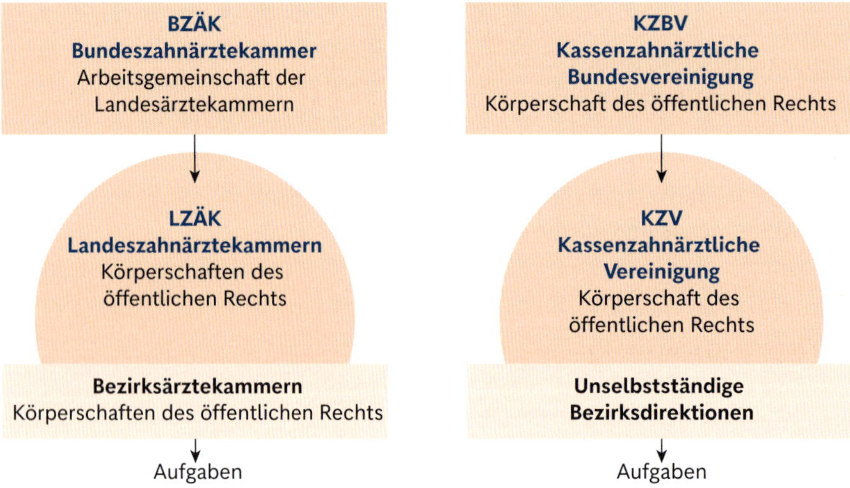

Abb. 1 Zahnärztliche Organisationen

Landeszahnärztekammer

Jede Zahnärztin ist Pflichtmitglied in ihrer jeweiligen Länderkammer. Sie ist eine **Körperschaft des öffentlichen Rechts.** Das heißt, dass sie durch Gesetz zur Durchführung ihrer Aufgaben bestimmt ist und dass sie dazu verpflichtet ist, diese Aufgaben dem Gesetz entsprechend wahrzunehmen. Die Landeszahnärztekammern können in Bezirkszahnärztekammern (BZK) unterteilt sein.

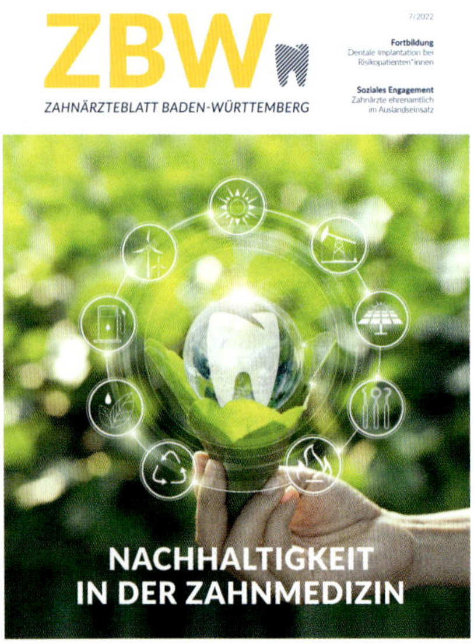

Abb. 1 Zahnärzteblatt Baden-Württemberg

Die **Aufgaben der LZK** sind z.B.:

- die Berufsausbildung der ZFA im Rahmen der gesetzlichen Bestimmungen zu regeln und die Durchführung der Berufsausbildung zu überwachen und durch Beratung zu fördern:
  - die persönliche und fachliche Eignung der Ausbilderinnen und die Eignung der Ausbildungsstätte zu überwachen,
  - das Verzeichnis der Berufsausbildungsverhältnisse zu führen (Lehrlingsrolle),
  - Prüfungsausschüsse für Zwischen- und Abschlussprüfungen zu errichten,
  - Prüfungsordnungen für diese Prüfungen zu erlassen,
  - einen Berufsbildungsausschuss zu errichten,
  - Abschlussprüfungen der ZFA durchzuführen,
- Fortbildungen der Zahnärztinnen und der ZFA durchzuführen,
- Fachzahnarztanerkennungen zu erteilen,
- die Altersversorgung der Zahnärztinnen zu gewährleisten,
- die Bevölkerung über zahnmedizinische Angelegenheiten aufzuklären,
- standespolitische Interessen zu vertreten,
- den öffentlichen Gesundheitsdienst zu unterstützen.

Die Landeszahnärztekammern sind in der **Bundeszahnärztekammer (BZÄK)** zusammengeschlossen. Der BZÄK ist ein eingetragener Verein, während die LZK Körperschaften des öffentlichen Rechts sind.

Die Aufgabe des Verbandes ist die Förderung und Wahrung der beruflichen Interessen der deutschen Zahnärzte und die Förderung der Gesundheitspflege. Das offizielle Mitteilungsorgan der BZÄK sind die „Zahnärztlichen Mitteilungen", die 14-tägig erscheinen. In den Ländern existieren daneben meist noch andere Bekanntmachungen der LZK, z. B. das „Zahnärzteblatt Baden-Württemberg" →Abb. 1.

Die Kassenzahnärztliche Vereinigung (KZV)

Neben der Mitgliedschaft in der Kammer muss eine Zahnärztin, die Kassenpatientinnen behandelt, auch Mitglied in der KZV sein. Auch sie ist eine Körperschaft des öffentlichen Rechts. Die KZV ist ähnlich der Unterteilung der LZK gegliedert. Sie können auf Landes- und Regionalebene existieren. In Nordrhein-Westfalen existieren zum Beispiel die KZV Nordrhein und die KZV Westfalen-Lippe.

Video
Zahnärztekammern und Kassenzahnärztliche Vereinigungen

Die **Aufgaben der KZV** sind
- Sicherstellung der vertragszahnärztlichen Versorgung der Versicherten,
- Vertretung der Vertragszahnärztinnen gegenüber den Krankenkassen,
- Kontrolle und Überwachung der vertragszahnärztlichen Pflichten und Tätigkeiten,
- Abrechnung der vertragszahnärztlichen Leistungen der Zahnärztinnen mit den Krankenkassen,
- Einsetzen eines Zulassungs- und Berufungsausschusses zur Vertragszahnärztin,
- Unterstützung notleidender Mitglieder,
- Fortbildung der Mitglieder der KZV,
- Führung des Vertragszahnarztregisters,
- standespolitische Aufgaben.

Alle KZV sind in der Kassenzahnärztlichen Bundesvereinigung (KZBV) zusammengeschlossen. Sie ist ebenfalls eine Körperschaft des öffentlichen Rechts. Ihre Aufgaben sind u. a.
- Abschluss von Verträgen mit den Krankenkassen,
- Regelungen überbezirklicher Durchführungen der vertragszahnärztlichen Versorgung,
- Zahlungsausgleich zwischen den KZV,
- statistische Aufgaben (Erfassung und Auswertung von Daten).

Bekanntmachungen der KZBV und der KZV erfolgen durch Rundschreiben (z. B. in Baden-Württemberg nur noch digital) an die Praxen. Diese erscheinen unregelmäßig, mindestens aber quartalsweise.

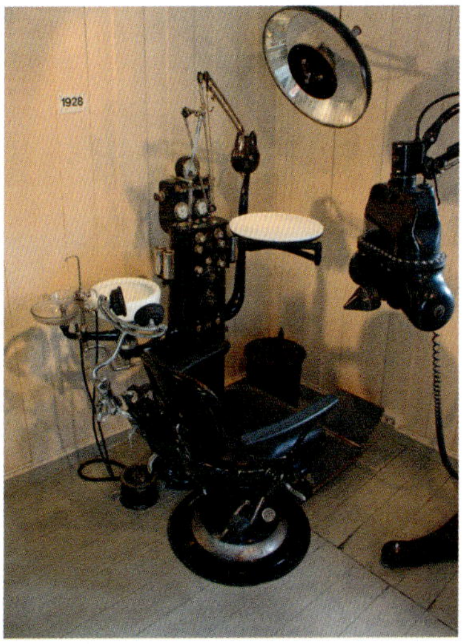

Abb. 1 Zahnarztpraxis um 1900

5.4.4 Räume und Funktionsbereiche der Zahnarztpraxis

Bei der Einrichtung einer Zahnarztpraxis um 1900 empfahl man, dass der Raum so groß sein sollte, dass neben dem Operationsstuhl Bohrmaschine, Instrumententisch, Warmwasserständer, Operationstisch und natürlich der Operateur Platz finden sollten →Abb. 1. Für die Tretbohrmaschine mussten umgerechnet etwa 35,00 Euro ausgegeben werden. Sollte sich der Operateur eine Assistentin leisten, könnte sie alle Vorrichtungen für das „Nebensächliche" bedienen, z. B. die Maschine treten, damit sie die notwendige Umdrehungszahl erreicht. Bei den ersten elektrischen Bohrmaschinen war das Wohlbefinden der Patienten durch Funkenflug und elektrische Schläge erheblich beeinträchtigt. Weit entfernt war man damals von mehreren Räumen einer Zahnarztpraxis sowie von Behandlungseinheiten.

Heute sollte jede Zahnarztpraxis, die nach ergonomischen Erkenntnissen geplant wird, die in →Abb. 1 (S. 52) gezeigten Räume enthalten.

ergonomisch
wechselseitige Anpassung zwischen der Arbeitskraft des Menschen und seinen Arbeitsbedingungen →S. 34

Neben der Anzahl und Art der Räume spielt auch deren Anordnung in der Zahnarztpraxis eine große Rolle →Abb. 1. Um
- die Wegzeiten in der Praxis zu verkürzen,
- die Wartezeiten für die Patientinnen zu verringern,
- ein Ausruhen des Praxispersonals in Pausen zu ermöglichen,
- eine für die Patientin optimale Behandlung sicherzustellen und
- einen reibungslosen Praxisablauf zu gewährleisten,

sollte die Zahnarztpraxis in sogenannte Funktionsbereiche aufgeteilt werden. Ein Funktionsbereich umfasst meist mehrere Räume, in denen bestimmte Aufgaben erledigt werden (Arbeitsplätze im engeren Sinne).

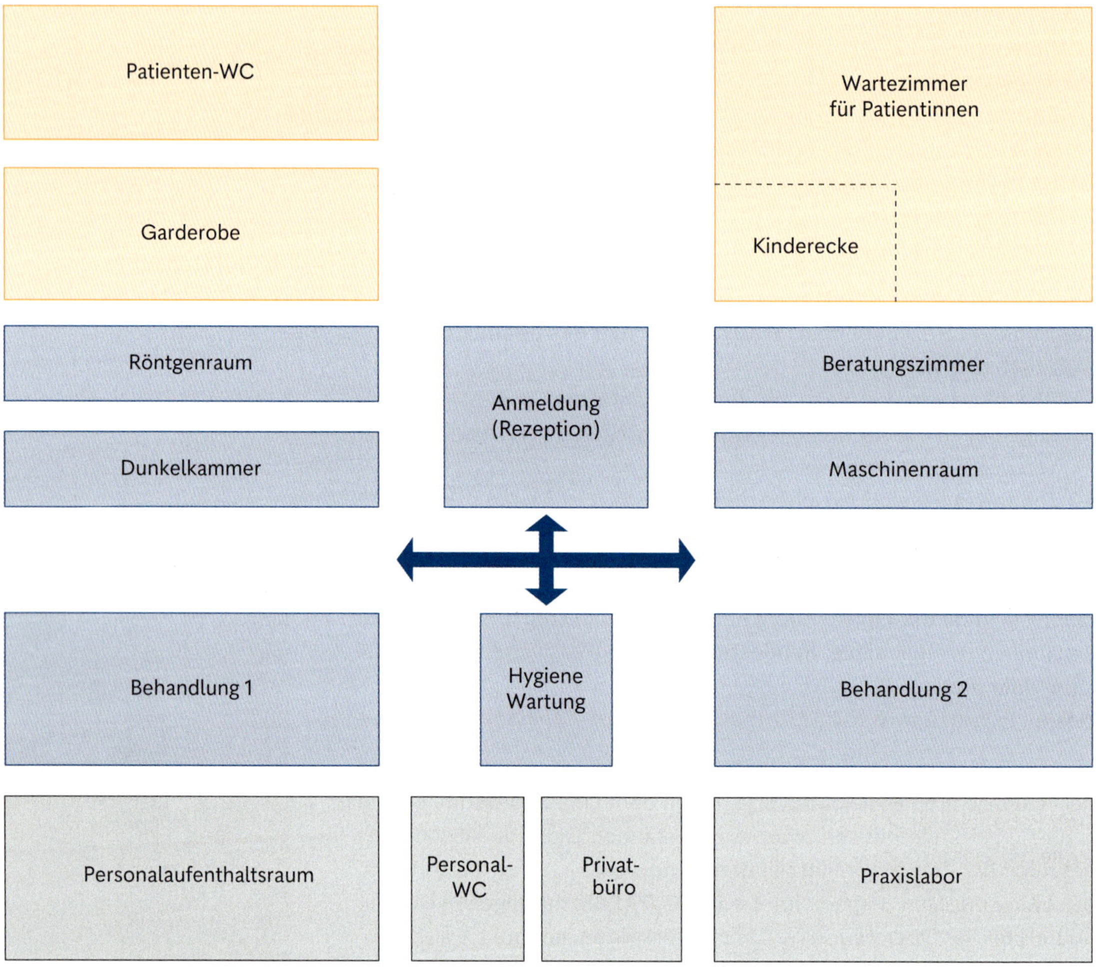

Abb. 1 Funktionsbereiche einer Zahnarztpraxis

In der Abbildung ist die Aufteilung einer Zahnarztpraxis in die Funktionsbereiche
- interner Bereich (Personalbereich),
- Kommunikationsbereich und
- öffentlicher Bereich (Patientenbereich)

skizziert.

Wie Sie der Skizze entnehmen können, sollten die Bereiche möglichst getrennt liegen, um die Anforderungen an die jeweiligen Funktionsbereiche zu erfüllen.

Interner Bereich

Zum internen oder Personalbereich gehören ein Aufenthaltsraum für das Personal und ein zusätzlicher Raum für den Zahnarzt, um Besuch empfangen zu können oder in entspannter Atmosphäre eine Beratung durchzuführen.

Ebenso gehört in diesen Bereich das Praxislabor, wo kleinere zahntechnische Arbeiten ohne die „Hektik der Praxis“ erledigt werden können. Ein Personal-WC ist nach den gesetzlichen Bestimmungen vorgeschrieben.

Kommunikationsbereich

Die zentrale Kommunikationsstelle in jeder Zahnarztpraxis ist die Anmeldung, vergleichbar mit der Rezeption in einem Hotel → Abb. 1. Eintretende Patientinnen werden hier begrüßt und bis zur weiteren Versorgung betreut. Gleichzeitig werden in diesem Bereich Telefongespräche geführt, Patientenkarteikarten vorbereitet, Abrechnungen durchgeführt sowie weitere Verwaltungsarbeiten erledigt. Die Patientinnen sollten sich hier jedoch nur kurz aufhalten.

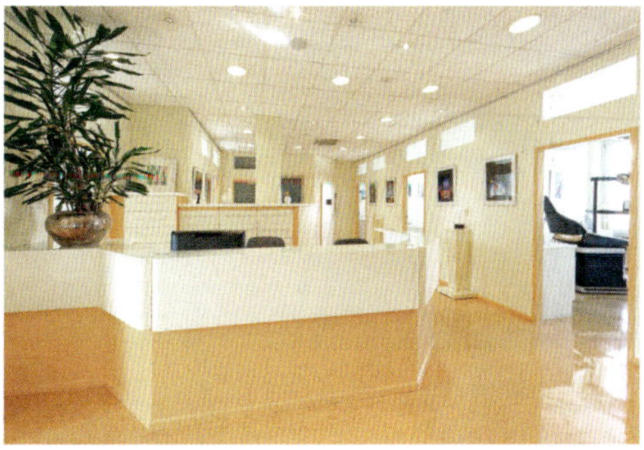
Abb. 1 Anmeldung

Die zahnärztlichen Behandlungszimmer (mindestens zwei, um unnötige Wartezeiten für die Zahnärztin zu vermeiden) sollten möglichst nahe beieinanderliegen, um lange Wege für die Zahnärztin und die Zahnmedizinische Fachangestellte zu vermeiden. Sie sollten jedoch voneinander abgeschirmt sein und für wartende Patientinnen keine Einsicht bieten.

Ein Vorratslager, der Maschinenraum sowie der Bereich der Hygiene und Wartung und der Raum für die Sterilisation sollten nahe bei den Behandlungsräumen liegen. Auch der Röntgenraum wird während der Behandlung gebraucht, sodass er von den Behandlungszimmern aus leicht erreichbar liegen soll. Der Entwicklungsraum kann hier oder dem internen Bereich zugeordnet werden. Wird neben dem Behandler noch eine ZMF beschäftigt, empfiehlt sich zusätzlich ein Mundhygieneraum oder ein ZMF-Behandlungszimmer. Auch das Büro der Zahnärztin kann in diesem Bereich eingerichtet werden.

Öffentlicher Bereich (Patientenbereich)

Zum Patientenbereich gehören Wartezimmer, Patienten-WC sowie die Garderobe.

Das Wartezimmer sollte ähnlich dem Aufenthaltsraum des Personals abseits der Praxishektik liegen. Auch auf die Ausstattung des Raumes sollte sich dies auswirken. Unbedingt ist darauf zu achten, dass das Wartezimmer von den Behandlungszimmern abgeschirmt liegt. Ein spezielles Wartezimmer für Kinder oder zumindest eine Kinderecke ist empfehlenswert. Alle Räume der Praxis sollten für die Patientinnen gut sichtbar mit Symbolen oder mit Schriftzeichen markiert sein, damit sie sich in der Praxis zurechtfindet → Abb. 2.

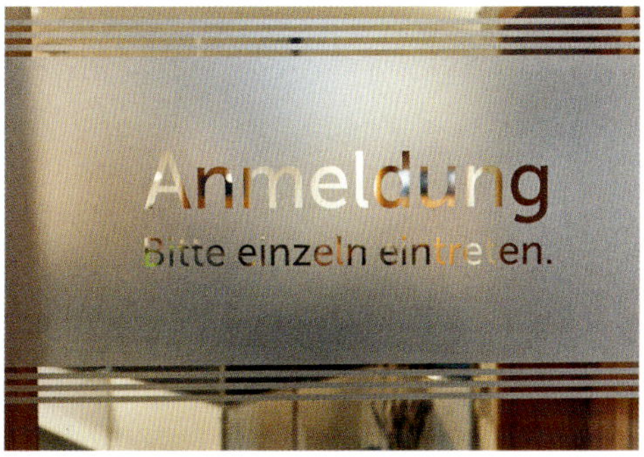

Abb. 2 Beschriftungen als Orientierungshilfe

Ausstattung der Zahnarztpraxis

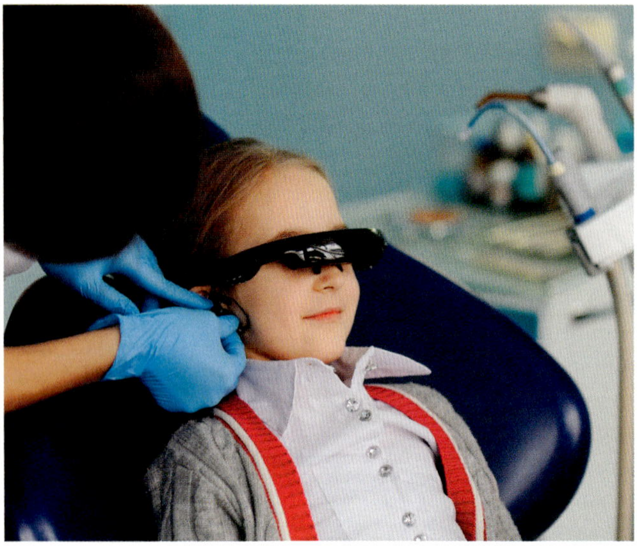
Abb. 1 Cyberbrille

In den heutigen Behandlungszimmern sind die Behandlungseinheiten (Units) nach neuesten ergonomischen Erkenntnissen gefertigt („gestylt“). Dies bringt nicht nur für Zahnärztin und Angestellte Entlastung bei der Arbeitshaltung. Auch die Patientin sieht die „Folterinstrumente“ nicht mehr. Der Bohrer kommt unsichtbar aus einem Gehäuse und läuft fast geräuschlos.

In vielen Praxen kann die Patientin bei der Behandlung ihre Lieblingsmusik über Kopfhörer hören. Da die Patientin meist mit dem Gesicht zur Decke schaut, bietet sich diese für Bilder geradezu an.
Moderne Praxen stellen ihren Patientinnen Cyberbrillen zur Verfügung, damit diese ungestört einen Film sehen können →Abb. 1.

Die individuelle Note einer Praxis wird unter Marketinggesichtspunkten immer wichtiger. Dies kann durch modernes Möbeldesign, Bilder, Blumen und farbliche Gestaltung der Praxis erreicht werden.
Manche Praxen arbeiten mit Bildergalerien zusammen und veranstalten regelrechte Vernissagen, hauptsächlich in Wartezimmern. Eine Spielzeugecke lockert jedes Wartezimmer auf.
Unschätzbar ist ein eigenes Wartezimmer für Kinder mit einem alten Behandlungsstuhl, der sich auf- und abfahren lässt. Sehr beliebt sind auch weiße Boards, die die ganze Wand bedecken. Sie können von Kindern mit Wandmalerei gestaltet werden. Es existieren auch spezielle Kinderarztpraxen, die Räume speziell für Kinder hergerichtet haben.

In diesem Zusammenhang gewinnt auch in Zahnarztpraxen die **Corporate Identity** eine größere Bedeutung. Den Begriff kann man mit Firmenidentität eines Unternehmens übersetzen. Man spricht auch vom „Fingerabdruck“ eines Unternehmens oder einer Zahnarztpraxis. Corporate Identity setzt sich aus drei Elementen zusammen:

- Das **Corporate Design** (Erscheinungsbild) visualisiert die Praxis nach außen. Dies macht sich fest an z. B. der Praxiskleidung, der Gestaltung der Praxisräume, der Verwendung von Logos und Broschüren. Der Patientin bietet sich ein einheitliches und professionelles Bild der Praxis.
- Die **Corporate Culture** (Praxiskultur) definiert das Verhalten, das Denken, die Kompetenz, das Wertesystem und den Führungsstil in einer Praxis. Ziehen alle an einem Strang, um die Praxisziele zu erreichen? Wie gehen die Praxismitglieder miteinander um? Welche Werte sind in der Zusammenarbeit wichtig? Dadurch wird die „Kultur“ einer Praxis bestimmt.
- Die **Corporate Communication** (Praxiskommunikation) umfasst die „gesprochene“ Kommunikation zwischen Mitarbeiterinnen und Patientinnen sowie die „gelesene“ Kommunikation z. B. in Broschüren, Praxiskompass, Neuen Medien. Sie dient dazu, Mitarbeiterinnen und Patientinnen zu informieren, zu motivieren und zu binden.

5.4.5 Partner der Zahnarztpraxis

Die Zahnarztpraxis ist keine Insel in der Arbeitswelt, sondern auf vielfältige Weise mit ihr verknüpft, z. B. durch

- KZV (Kassenzahnärztliche Vereinigung) als unmittelbare Abrechnungsstelle,
- zahntechnische Fremdlaboratorien für in Auftrag gegebene prothetische Arbeiten,
- andere Zahnarzt- und Arztpraxen bei Überweisungen und Beratungen,
- gesetzliche Krankenversicherungen als „Bezahler" der zahnärztlichen Leistungen,
- private Krankenversicherungen als „Bezahler" der zahnärztlichen Leistungen,
- das öffentliche Gesundheitswesen (z. B. Staatliches Gesundheitsamt),
- Krankenhäuser, Zahnkliniken bei Überweisungen, Nachbetreuungen von Patientinnen,
- Fortbildungseinrichtungen für die Fortbildung der Mitarbeiterinnen und der Zahnärztinnen,
- Forschungseinrichtungen für aktuelle Informationen,
- Dentaldepots für Bestellung von Sprechstundenbedarf,
- Apotheken für die Rezeptierung und Sprechstundenbedarfsartikel,
- private Versicherungen der Zahnarztpraxis,
- Bürobedarfshandel, Druckereien,
- Hard- und Softwareanbieter,
- Internetberatungsfirmen für die Website-Gestaltung der Praxis,
- andere freiberufliche Praxen (z. B. Steuerberaterin, Anlageberaterin, Rechtsanwältin),
- Schul- und Jugendzahnpflege (z. B. Kindergärten und Schulen bei Patenschaften),
- andere Sozialversicherungen (z. B. Berufsgenossenschaft bei Arbeitsunfällen),
- zahnärztliche Interessenvertretungen (z. B. Freier Verband Deutscher Zahnärzte),
- internationale Organisationen (zahlreiche Zahnärztinnen gehören z. B. dem FDI, der Weltzahnärzteorganisation an).

Aufgaben

1 Nennen Sie die Hauptaufgaben des Bundesministeriums für Gesundheit.

2 Nennen Sie die zuständige staatliche Behörde für folgende Fragen.
a Wo kann man einen anonymen Aidstest durchführen lassen?
b Wo kann man die Stuhlprobe eines Salmonellenausscheiders kontrollieren lassen?
c Wo erhält man kostenlos Beratung über Impfungen, die für bestimmte Länder notwendig bzw. empfohlen werden?
d Wo werden Blutalkoholuntersuchungen als Kontrolluntersuchungen durchgeführt?
e Wo werden tierische Lebensmittel kontrolliert?
f Wo werden die verarbeiteten Lebensmittel kontrolliert?
g Wo kann eine stillende Mutter die Unbedenklichkeit ihrer Muttermilch prüfen lassen?
h Wer prüft die Funktionstüchtigkeit der Sterilisations- und Desinfektionsapparate?
i iWo werden medizinische Messgeräte auf ihre Funktionstüchtigkeit geprüft?
j Wer führt die Untersuchungen verdorbener Lebensmittel in Geschäften und Gaststätten durch?
k Wer prüft in Zahnarztpraxen die Einhaltung der Arbeitszeiten?
l Wer berät Krankenhäuser in hygienischen Fragen?
m Wer prüft, ob Menschen in der Umgebung eines Betriebes einer unzumutbaren Lärmbelästigung oder Strahlenbelastung ausgesetzt sind?

3 Nennen Sie unterschiedliche Krankenhaustypen.

4 Stellen Sie anhand des Telefonbuchs unterschiedliche Träger von Krankenhäusern in Ihrem Kreis bzw. in Ihrer Stadt fest.

5 Informieren Sie sich über einen der auf S. 46 genannten Berufe genauer (z. B. Berufsbild, Ausbildung). Wo können Sie diese Informationen erhalten?

6 Suchen Sie weitere, auf S. 46 nicht aufgeführte Berufe im Gesundheitswesen.

7 In einer Tageszeitung wurde nebenstehende Anzeige veröffentlicht:
a Welche Voraussetzungen musste die Zahnärztin erfüllen, um diese neue Praxis eröffnen zu können? In welchem Gesetz ist das geregelt?
b Ist es zulässig, dass sie nur Privatpatientinnen behandelt?
c In welcher zahnärztlichen Organisation muss sie Mitglied sein?
d Weshalb könnte es für sie von Interesse sein, nur Privatpatientinnen zu behandeln?

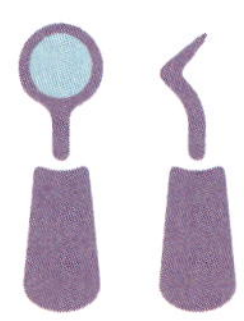

NEUERÖFFNUNG

Nur für Privatpatientinnen!

Preisgünstige Behandlung, das heißt:
- hervorragende Qualität
- Kinderbetreuung
- schnelle Behandlungstermine
- Abendsprechstunde
- Internettermine buchbar
- keine Wartezeiten
- Kindersprechstunde
- schmerzfreie Behandlung

WIR HABEN ZEIT FÜR IHRE ZÄHNE!
Praxisteam Dr. Raisa Müller
Domstraße 4 · 79100 Freiburg
Tel. (kostenlos): 0800 45778

8 Lesen Sie den folgenden Auszug aus der Berufsordnung für Zahnärztinnen und beantworten Sie die angegebenen Fragen:

§ 21 Erlaubte Information und berufswidrige Werbung
(1) Dem Zahnarzt sind sachliche Informationen über seine Berufstätigkeit gestattet. Berufsrechtswidrige Werbung ist dem Zahnarzt untersagt. Berufsrechtswidrig ist insbesondere eine anpreisende, irreführende, herabsetzende oder vergleichende Werbung. Der Zahnarzt darf eine berufsrechtswidrige Werbung durch Dritte weder veranlassen noch dulden und hat dem entgegenzuwirken.
(2) Der Zahnarzt darf auf besondere, personenbezogene Kenntnisse und Fertigkeiten in der Zahn-, Mund- und Kieferheilkunde hinweisen. Hinweise nach Satz 1 sind unzulässig, soweit sie die Gefahr einer Verwechslung mit Fachgebietsbezeichnungen begründen oder sonst irreführend sind.
(3) Der Zahnarzt, der eine nicht nur vorübergehende belegzahnärztliche oder konsiliarische Tätigkeit ausübt, darf auf diese Tätigkeit hinweisen.
(4) Es ist dem Zahnarzt untersagt, seine zahnärztliche Berufsbezeichnung für gewerbliche Zwecke zu verwenden oder ihre Verwendung für gewerbliche Zwecke zu gestatten.
(5) Eine Einzelpraxis sowie eine Berufsausübungsgemeinschaft darf nicht als Akademie, Institut, Poliklinik, Ärztehaus oder als ein Unternehmen mit Bezug zum gewerblichen Betrieb bezeichnet werden.

a Darf die Zahnärztin die in Aufgabe 7 dargestellte Anzeige in der vorliegenden Art verfassen? Wer überwacht dies?
b In welchen Berufszweigen (Branchen) gibt es ähnliche Bestimmungen?

9 Von welcher Stelle erhalten Sie am Ende Ihrer Ausbildung das Kammerzertifikat (Fachangestelltenbrief)?

10 Nennen Sie mindestens vier Aufgaben der KZV.

11 Welche Stelle ist in den folgenden Fällen zuständig?
a Es gibt Streit im Ausbildungsverhältnis.
b Sie haben vergessen, einen Behandlungsfall abzurechnen.
c Eine Privatpatientin möchte sich über die Höhe der zahnärztlichen Rechnung beschweren.
d Eine Fortbildung für Zahnmedizinische Fachangestellte und Zahnärztinnen im EDV-Bereich soll angeboten werden.
e Eine Zahnärztin hat eine Frage bezüglich seiner Altersvorsorge.
f Eine Zahnärztin möchte die Kassenzulassung erhalten.
g Eine Fortbildung zu neuen Abrechnungsziffern der Primärkassen wird angeboten.
h Eine Zahnärztin rechnet mit einer Ersatzkasse falsch ab.
i Die Praxis soll eine neue Abrechnungsnummer (Abrechnungsstempel) erhalten.

12 Was spricht aus Ihrer Sicht für (oder gegen) eine Beschäftigung in einer Praxisgemeinschaft oder Berufsausübungsgemeinschaft?

13 Wodurch unterscheiden sich BZÄK und KZBV?

14 a Skizzieren Sie einen Plan mit den Räumen Ihrer Praxis.
b Zeichnen Sie anhand der folgenden Beschreibung die Wege der Patientinnen, der Zahnärztin und des Personals in unterschiedlichen Farben in die Skizze ein.
Zwei Patientinnen sitzen bereits in den beiden Behandlungszimmern (eine Patientin erhält eine Füllung, die zweite hat gerade eine Injektion erhalten, weil ein Zahn gezogen werden muss). Zwei Patientinnen sitzen im Wartezimmer. Eine Schmerzpatientin erscheint mit geschwollener Backe. Eine Zahnmedizinische Fachangestellte sitzt an der Rezeption, ihre Kollegin assistiert der Zahnärztin. Zwei Zahnmedizinische Fachangestellte machen gerade eine halbe Stunde Pause.
Wo erkennen Sie Probleme? Wie könnte man sie lösen?

15 a Ordnen Sie in den vier Planungen die unterschiedlichen Funktionsbereiche einer Zahnarztpraxis zu.

b Finden Sie Argumente für und gegen die einzelnen Planungen.

c In welcher Praxis möchten Sie als Zahnmedizinische Fachangestellte arbeiten? Begründen Sie Ihre Antwort.

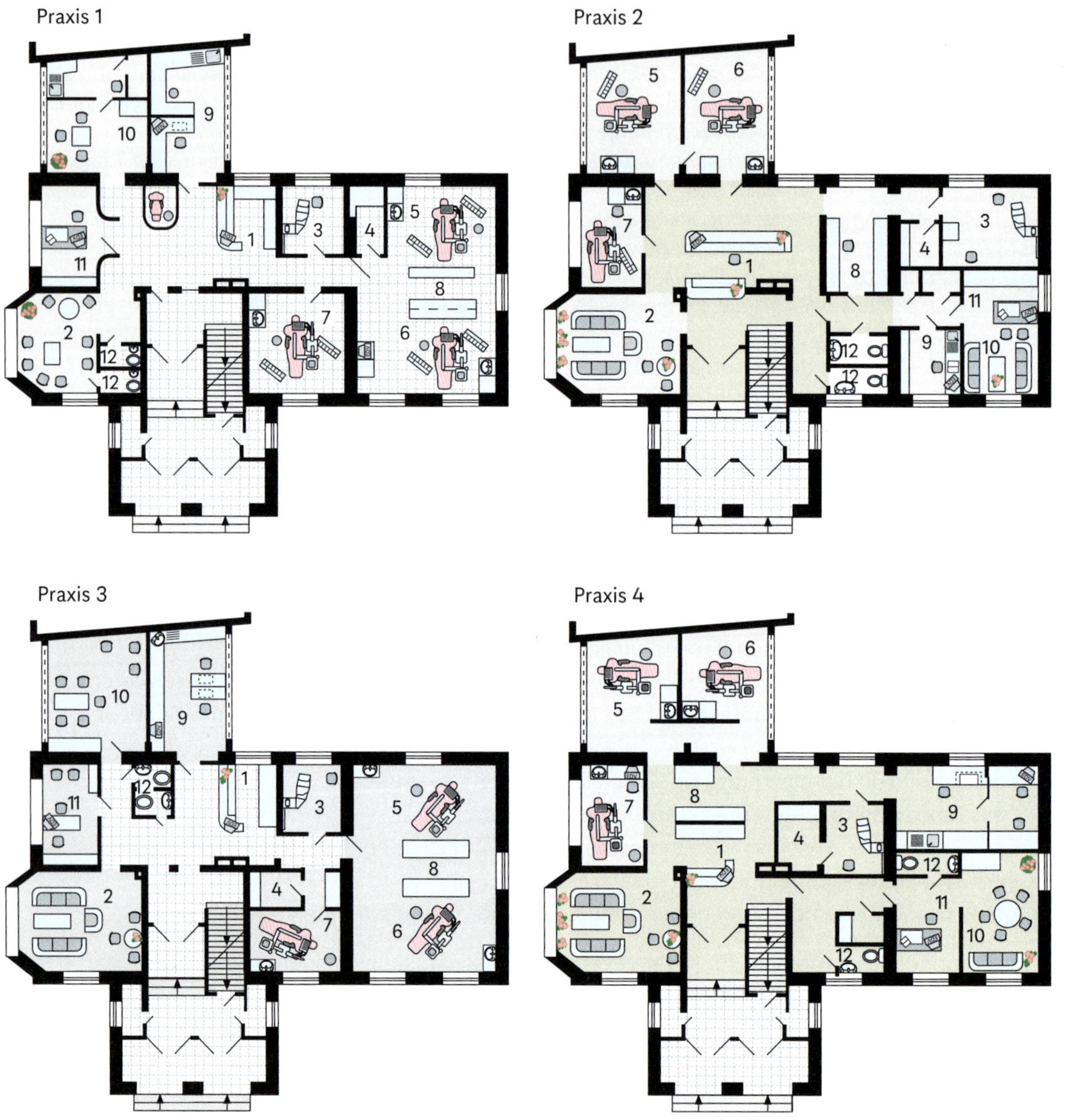

Raumbezeichnungen:

1 Rezeption	4 Dunkelkammer	7 ZMF-Raum	10 Personalraum
2 Wartezimmer	5 Behandlung 1	8 Sterilisation	11 Privatbüro
3 Röntgenraum	6 Behandlung 2	9 Labor	12 WC Personal/Patientinnen

16 Zeigen Sie an drei Beispielen aus Ihrer Ausbildungspraxis, dass diese mit anderen Bereichen der Wirtschaft verknüpft ist.

6 Praxisorganisation

Das Ziel der Praxisorganisation ist es, eine Optimierung der Durchlaufzeiten aller Arbeitsabläufe zu erreichen. Dies sollte mit möglichst geringem Aufwand und niedriger Fehlerquote umgesetzt werden. Das erfordert bei den vielen unterschiedlichen Aufgabenbereichen einer Praxis ein Höchstmaß an Organisation. Mehrere oft parallel besetzte Funktionsräume und der Apparateeinsatz verlangen nach einer termingerechten Arbeitsausführung und einer engen Koordination mit dem Verwaltungs- und Kommunikationsbereich.

6.1 Organisation und Personalführung

6.1.1 Formelle Organisation

Unter der formellen Organisation versteht man sämtliche Beziehungen und Kommunikationswege innerhalb der Zahnarztpraxis, deren Ablauf festgelegt ist. Sie ermöglicht einen weitgehend ungestörten Praxisablauf mit eindeutig zugeordneten Tätigkeitsfeldern, sodass Terminkonflikte und Arbeitsleerlauf vermieden werden können. Für die Patientinnen bedeutet dies eine patientenorientierte Struktur der Zahnarztpraxis und ein Zeitmanagement ohne unvorhergesehene Wartezeiten. Langfristige Termine werden in einen Terminplaner →Abb. 1 eingetragen, so z. B. Fortbildungsveranstaltungen, Schultage der Auszubildenden und die Urlaubsplanung.

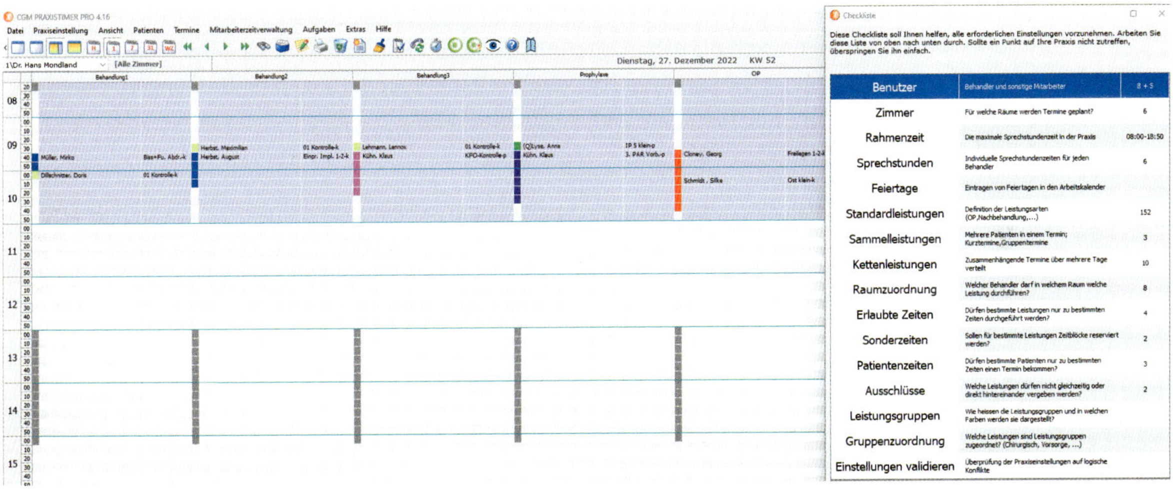

Abb. 1 Termine und Arbeitsaufgaben im Terminplaner in einem PVS

6.1.2 Informelle Organisation

Der Praxisalltag erfordert häufig ein Abweichen von der Planung. Patientinnen sagen ab oder versäumen ihren Termin, Patientinnen mit Schmerzen stehen unangemeldet vor der Tür, aus der Extraktion entwickelt sich eine zeitaufwendige Osteotomie oder es gibt technische Probleme mit der Behandlungseinheit. Diese und andere Situationen erfordern eine professionelle und schnelle Umplanung. Gefragt sind Improvisationstalent und Teamgeist, um einen geregelten, nach außen hin ruhig erscheinenden Praxisablauf zu demonstrieren und die Patientinnen nicht zu verunsichern.

6.1.3 Führungsstile

Führung bedeutet die gesteuerte Einflussnahme einer Führenden auf das Verhalten anderer Personen (Geführte) mit der Absicht, bestimmte Ergebnisse zu erreichen. Der Führungsstil ist die Art und Weise, wie eine Vorgesetzte ihre Mitarbeiterinnen führt und anleitet. Dabei hat jede Arbeitgeberin ihren persönlichen Stil.

Grundsätzlich werden zwei gegensätzliche Führungsstile unterschieden:
- **der autoritäre Führungsstil:** Die Führende setzt die aufgrund ihrer Position zugesprochene Macht ein. Sie verwendet ausschließlich formale Argumente. Nur die Führende hat Entscheidungs- und Anweisungskompetenz. Die Geführte akzeptiert und führt aus. Die Führende kontrolliert die Mitarbeiterin oft, unregelmäßig und unangekündigt. Der Teamgedanke gilt hier nur wenig.

Beispiel
Die ZFA macht die Patientin darauf aufmerksam, dass sie wieder zu spät zu ihrem Behandlungstermin gekommen ist, und bittet sie, in Zukunft pünktlich zu sein. Die Chefin erfährt davon und verbietet der Empfangs-ZFA, Patientinnen auf Unpünktlichkeit hinzuweisen. Dies sei Aufgabe der Chefin!

laissez faire
französisch: lassen Sie es laufen

- **der Laissez-faire-Stil:** Diese Methode wird oft nicht als Führungsstil bezeichnet, weil praktisch keine Führung vorhanden ist. Die Mitarbeiterinnen machen, was sie wollen, man „lässt sie laufen". Die Führende kümmert sich im Wesentlichen um ihre Arbeit und vernachlässigt alles andere. Problematisch wird dies, wenn sich die Mitarbeiterinnen in ihren Entscheidungsspielräumen widersprechen. Hier kommt es oft zu Einzelfallentscheidungen (Entlassungen) durch die Führung, die kaum nachvollziehbar sind.

Beispiel
Die Empfangs-ZFA sagt nichts zur Patientin, obwohl diese wieder zu spät zu ihrem Behandlungstermin gekommen ist. Die ZFA, die die Patientin in das Behandlungszimmer begleitet, macht die Patientin auf die Verspätung aufmerksam. Die anwesende Chefin meint, dass das doch nicht so schlimm sei.

An diesen beiden Extremen orientieren sich die meisten Führungsstile:
- **der informierende Führungsstil:** Dieser Stil ist sehr nah am autoritären Führungsstil mit dem Unterschied, dass die Führende ihre Handlungen und Anweisungen zumindest begründet.
  Leitsatz: Die Entscheidungen der Führung werden begründet.
- **der kooperative Führungsstil:** Die Führende setzt inhaltliche Argumente aufgrund ihres Wissens ein. Entscheidungen werden dorthin verlagert, wo die notwendige Fachkompetenz ist. Die Kontrolle bezieht sich auf die Arbeitsergebnisse. Kritik an der Führenden ist ebenfalls möglich. Hierdurch wird die Teambildung gefördert.
  Leitsatz: Die Mitarbeiterinnen haben große Mitbestimmungsmöglichkeiten.
- **der demokratische Führungsstil:** Im Unterschied zum kooperativen Führungsstil nimmt sich die Führende hier noch mehr zurück. Die Mitarbeiterinnen nehmen aktiv und gleichberechtigt an allen Entscheidungsprozessen teil.
  Leitsatz: Man kann eine Praxis nicht gegen die Mitarbeiterinnen führen.

Teambesprechung → S. 293

Jeder nicht autoritäre Führungsstil erfordert heute eine Beteiligung der Mitarbeiterinnen – zum Wohle der Praxis und der Patientinnen. Dies wird am besten in Teambesprechungen gewährleistet.

6.2 Kompetenzen und Qualifikationen

Die ZFA arbeitet im Team Zahnarztpraxis. Sie hat direkten Kontakt zu den Patientinnen, zu ihren Kolleginnen und zur Chefin. Dabei ist sie in der Behandlungsassistenz, eventuell in der Prophylaxe aber auch in der Praxisorganisation und Verwaltung eingesetzt. Das erfordert von ihr die Entwicklung umfassender Handlungskompetenz. Darunter versteht man die Bereitschaft und Befähigung, sich in beruflichen, gesellschaftlichen und privaten Situationen sachgerecht durchdacht sowie individuell und sozial verantwortlich zu verhalten.

Handlungskompetenz entfaltet sich in den Dimensionen von Fachkompetenz, Selbstkompetenz und Sozialkompetenz:

- **Fachkompetenz:** Bereitschaft und Fähigkeit, auf der Grundlage fachlichen Wissens und Könnens Aufgaben und Probleme zielorientiert, sachgerecht, methodengeleitet und selbstständig zu lösen und das Ergebnis zu beurteilen. Beispiele: Organisations- und Koordinationsfähigkeit, Planungsfähigkeit, systematisches Arbeiten, präzises Arbeiten, prozessorientiertes Arbeiten, rationelles Arbeiten.
- **Selbstkompetenz:** Bereitschaft und Fähigkeit, als individuelle Persönlichkeit die Entwicklungschancen, Anforderungen und Einschränkungen in Familie, Beruf und öffentlichem Leben zu klären, zu durchdenken und zu beurteilen, eigene Begabungen zu entfalten sowie Lebenspläne zu fassen und fortzuentwickeln. Beispiel: Eigenschaften wie Selbstständigkeit, Kritikfähigkeit, Selbstvertrauen, Zuverlässigkeit, Verantwortungs- und Pflichtbewusstsein. Zu ihr gehören insbesondere auch die Entwicklung durchdachter Wertvorstellungen und die selbstbestimmte Bindung an Werte.
- **Sozialkompetenz:** Hierunter versteht man die Bereitschaft und Fähigkeit, soziale Beziehungen zu leben und zu gestalten, Zuwendungen und Spannungen zu erfassen und zu verstehen sowie sich mit anderen rational und verantwortungsbewusst auseinanderzusetzen und zu verständigen. Beispiele: Entwicklung sozialer Verantwortung und Solidarität. Einfühlungsvermögen, Hilfsbereitschaft, patientenorientiertes Verhalten, Teamfähigkeit, mündlich und schriftliche Ausdrucksfähigkeit

Methodenkompetenz, kommunikative Kompetenz und Lernkompetenz sind immanenter Bestandteil von Fachkompetenz, Selbstkompetenz und Sozialkompetenz:

- **Methodenkompetenz:** Ist die Bereitschaft und Fähigkeit zu zielgerichtetem, planmäßigem Vorgehen bei der Bearbeitung von Aufgaben und Problemen, z. B. bei der Planung der Arbeitsschritte bei einer Behandlung.
- **Kommunikative Kompetenz:** Ist die Bereitschaft und Fähigkeit, kommunikative Situationen zu verstehen und zu gestalten. Hierzu gehört es, eigene Absichten und Bedürfnisse sowie die der Mitarbeiterinnen wahrzunehmen, zu verstehen und darzustellen.
- **Lernkompetenz:** Ist die Bereitschaft und Fähigkeit, Informationen über Sachverhalte und Zusammenhänge selbstständig und gemeinsam mit Mitarbeiterinnen, auszuwerten und in gedankliche Strukturen einzuordnen. Zur Lernkompetenz gehört insbesondere auch die Fähigkeit und Bereitschaft, in der Praxis und über die Praxis hinaus Lerntechniken und Lernstrategien zu entwickeln und diese für lebenslanges Lernen zu nutzen.

6.3 Arbeiten im Team

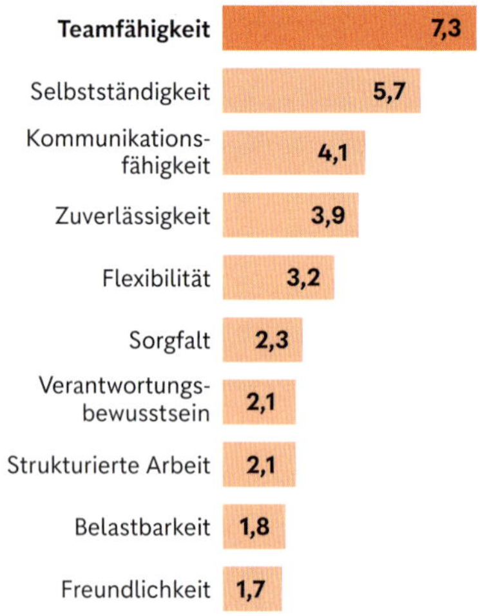

Abb. 1 Eigenschaften, die sich Unternehmen von Bewerberinnen wünschen (Stellenanzeigen, die diese Fähigkeiten nennen in Millionen; Quelle: Index Research 2022)

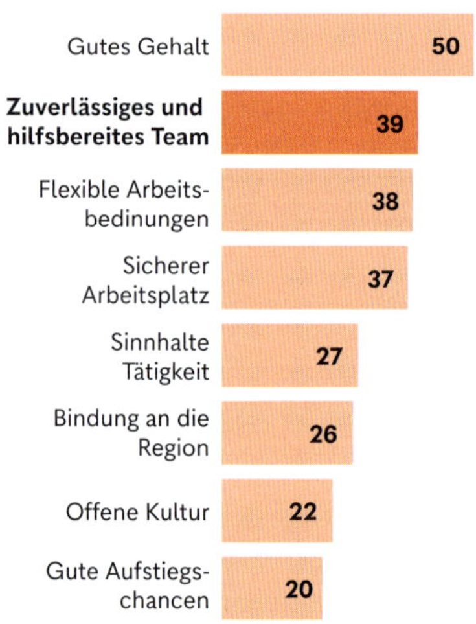

Abb. 2 Gründe für Beschäftigte in ihrem Job zu bleiben (Angaben in Prozent)

In Stellenangeboten nimmt die Nennung der Teamfähigkeit der zukünftigen Mitarbeiterin den ersten Platz ein →Abb. 1. Gleichzeitig ist der Teamgedanke für die Mitarbeiterinnen der zweitsichtigste Grund im Unternehmen zu bleiben →Abb. 2. Unter einem Team versteht man eine kleine Gruppe von Personen, deren Fähigkeiten einander ergänzen und die sich für eine gemeinsame Sache, gemeinsame Leistungsziele und einen gemeinsamen Arbeitsansatz engagieren und gegenseitig zur Verantwortung ziehen

Tritt man neu in eine Zahnarztpraxis ein, besteht in den meisten Fälle bereits ein Team. Mit einer Neueinstellung fängt die **Teamentwicklung** dennoch (meist) wieder von vorne an. Man unterscheidet vier wichtige Phasen:

- **1. Forming-Phase (Testphase):** In dieser Phase entsteht das Team. Die Mitglieder kommen mit bestimmten Erwartungen zusammen und sind auf der Suche nach ihrer Rolle innerhalb des Teams. Man „beschnuppert" sich gegenseitig und auf der Sachebene werden erste Informationen gesammelt und gemeinsame Ziele formuliert. Als Neuankömmling in einem bestehenden Team hält man sich zunächst einmal etwas zurück.
- **2. Storming-Phase (Nahkampfphase):** Dies ist die wichtigste Phase der Teamentwicklung. Teams, die in dieser Phase nicht einen allgemeinen Grundkonsens finden, werden scheitern. In dieser Phase wird um Machtpositionen gekämpft, Meinungen werden strikt vertreten und persönliche Differenzen der Teammitglieder untereinander deutlich. Dazu kommt, dass die eingesetzten Methoden und die Teamleitung diskutiert oder gar angegriffen werden. Am Ende dieser Phase sollten die Definition der Aufgabenrollen und der Konsens hinsichtlich der Aufgabenbewältigung sowie der Zielsetzung stehen. Meist ist diese Phase schon vorbei, kann aber immer wieder „aufbrechen".
- **3. Norming-Phase (Orientierungsphase):** Die Wogen im Team haben sich geglättet, Verhaltensnormen werden offenkundig und es ist ein Wir-Gefühl entstanden. Jetzt beginnt die eigentliche Arbeit im Team. Gedanken, Daten und Ideen werden offen ausgetauscht und bewertet. Auftretende Konflikte sollten aber auch in dieser Phase thematisiert werden, da sonst die Arbeit langfristig ins Stocken kommen könnte. So langsam hat man sich als Neue damit auch orientiert.
- **4. Performing-Phase (Arbeitsphase):** In dieser Phase sind dank der hohen Teamkohäsion Spitzenleistungen möglich. Die Gruppe steuert sich überwiegend selbständig. Konflikte und andere Probleme werden in Teamsitzungen diskutiert und in der Regel auch gelöst.

Die dargestellten Phasen sind **idealtypischer Natur.** So kann die Reihenfolge durch eventuelle Rückschläge des Teams verändert werden oder manche Phasen laufen fast gleichzeitig ab.

Folgende Leitlinien sollten bei der Teamentwicklung gelten:
- Zielorientierung: „Wir machen die Ziele transparent und setzen sie um."
- Zusammenarbeit: „Wir arbeiten partnerschaftlich zusammen."
- Kommunikation: „Wir sprechen offen und ehrlich miteinander."
- Information: „Wir informieren umfassend und rechtzeitig."
- Führen und Entscheiden: „Führungshandeln ist gekennzeichnet von Wertschätzung, Offenheit, Vertrauen, Entscheidungsfreude, Konsequenz."
- Weiterentwicklung: „Gemeinsam und kontinuierlich suchen wir nach Verbesserungen."

In einem Team zu arbeiten bedeutet, sich gegenseitig zu unterstützen, um etwas Gemeinsames zu erreichen. Zu Beginn werden im Rahmen des Qualitätsmanagements die Praxisziele mit dem Praxisteam im Rahmen eines Prozesses festgelegt. Daran orientieren sich alle Teammitglieder.

Qualitätsmanagement
→S. 281

Merke
In jedem Team gibt es Mitglieder, die sich für besondere Aufgaben empfehlen.

Die Zuständigkeiten und Aufgabenbereiche der einzelnen Mitglieder sollen dabei eindeutig und verbindlich definiert worden sein. Dies wird z. B. dadurch erreicht, dass der Empfang der Patientinnen von besonders kontaktfreudigen, kommunikationsbegabten Kolleginnen besetz wird. Die einfühlsame Betreuung im Behandlungsraum erfolgt durch die psychologisch geschulte ZFA und das Erleben des Wohlfühlambientes durch das Engagement von Mitarbeiterinnen mit dem Blick für gestalterisch-ästhetische Elemente.
Die Teamfähigkeit aller Mitarbeiterinnen wird besonders durch sozial und kommunikative Kompetenzen gefördert →Tab. 1.

Soziale Kompetenzen	Kommunikative Kompetenzen
– fair kritisieren – soziale Verantwortung tragen – Bedürfnisse und Interessen artikulieren – unterschiedliche Standpunkte tolerieren – Hilfestellung geben – sich in Teamarbeit einbinden – Kooperation fördern – gruppendynamische Prozesse mitgestalten – Vertrauen herstellen – soziale Beziehungen und Handlungen verstehen – Mitverantwortung tragen – flexibel auf neue Situationen einstellen – Probleme erkennen und zur Lösung beitragen	– sachlich argumentieren – mit Medien sachgerecht umgehen – Dokumentationen auswerten – Informationen strukturieren – Informationen nach Kriterien aufbereiten und darstellen – Informationsquellen auffinden – Verständnisfragen stellen – Informationen austauschen – sich in andere hineinversetzen (Empathie)

Tab. 1 Soziale und kommunikative Kompetenzen

Nur durch die Teamfähigkeit kommt es zu einer patientenorientierten Praxisphilosophie und einem respektvollen Umgang mit gegenseitiger Wertschätzung. Teamfähigkeit bedeutet deshalb aber nicht, seine Persönlichkeit oder die eigenen Ziele aufzugeben. Der eigene Arbeitsbereich bleibt bestimmt durch individuelle Fähigkeiten und Vorstellungen. Nur gemeinsam ist es möglich, den hohen Anforderungen des Dienstleistungsunternehmens „Zahnarztpraxis“ gerecht zu werden.

Teambesprechung → S. 293

Diese Form der engen Zusammenarbeit kommt nicht ohne **gut funktionierende Kommunikationswege** aus. Dazu ist es notwendig, regelmäßig eine Teambesprechung durchzuführen. Es sollte ein gesonderter Termin angesetzt werden, der nicht unter Zeitdruck innerhalb der Behandlungszeit liegt.
Das Entstehen von Konflikten lässt sich auch innerhalb eines Praxisteams nicht vermeiden. Die sogenannten **internen Konflikte** können verschiedene Ursachen haben:

- **Wertekonflikte** aufgrund unterschiedlicher Zielvorstellungen und Grundsätze
- **Beziehungskonflikte** aufgrund unterschiedlicher Rollenverteilungen im Team
- **Sachkonflikte** aufgrund verschiedener Vorstellungen von Aufgabenerfüllung oder Gestaltung von Arbeitsschritten

Werden Konflikte nicht gelöst, können sie die Arbeitsqualität im Praxisteam stark vermindern und dadurch das Ansehen der Praxis schädigen.

Delegationsrahmen für Zahnmedizinische Fachangestellte
www.bzaek.de
→ Service
→ Positionen & Statements
→ Suche nach: Delegationsrahmen für Zahnmedizinische Fachangestellte

Der **Delegationsrahmen** für Zahnmedizinische Fachangestellte ist eine Stellungnahme der Bundeszahnärztekammer und enthält die Definition, welche Tätigkeiten an dafür aus- bzw. fortgebildetes Prophylaxe-Personal übertragen (delegiert) werden können.

Informationen zu den einzelnen Weiterbildungsmaßnahmen erteilen die Zahnärztekammern der jeweiligen Bundesländer.

Aufgaben

1 Was versteht man unter der formellen Praxisorganisation?

2 Ordnen Sie jedem Führungsstil drei typische Kennzeichen zu.

3 Welche Kompetenzformen bilden zusammen die Handlungskompetenz?

4 Nennen Sie Kennzeichen eines erfolgreichen Teams.

5 Warum sollten Teambesprechungen erfolgen?

6 Was versteht man unter einem Beziehungskonflikt?

7 Private und soziale Absicherung

7.1 Sozialversicherungen

Die in Deutschland bis zum heutigen Tag gültigen Sozialversicherungen verdanken ihr Entstehen der kaiserlichen Botschaft vom 17.11.1881, die der damalige Reichskanzler Otto von Bismarck verkündete →Abb. 1. Die Industrialisierung des 19. Jahrhunderts führte zu einer Verelendung großer Teile der Arbeiterschaft. Aus sozialen und politischen Gründen regte von Bismarck eine soziale Absicherung der Arbeitnehmer an. Die kaiserliche Botschaft versprach „den Hülfsbedürftigen größere Sicherheit".

Weitere Informationen zu den Sozialversicherungen finden Sie unter
www.sozialpolitik.com
www.dsv-europa.de

Nacheinander entstanden als staatliche **Pflichtversicherungen**:
- Krankenversicherung (1883)
- Unfallversicherung (1884)
- Invalidenversicherung (1889), heutige Rentenversicherung
- Arbeitslosenversicherung (1927)
- Pflegeversicherung (1995)

Die Sozialversicherungen bzw. die entsprechenden Sozialgesetze sind heute im **Sozialgesetzbuch** (SGB) in folgenden Bänden zusammengefasst:
- Band III: Arbeitslosenversicherung
- Band V: Krankenversicherung
- Band VI: Rentenversicherung
- Band VII: Unfallversicherung
- Band XI: Pflegeversicherung

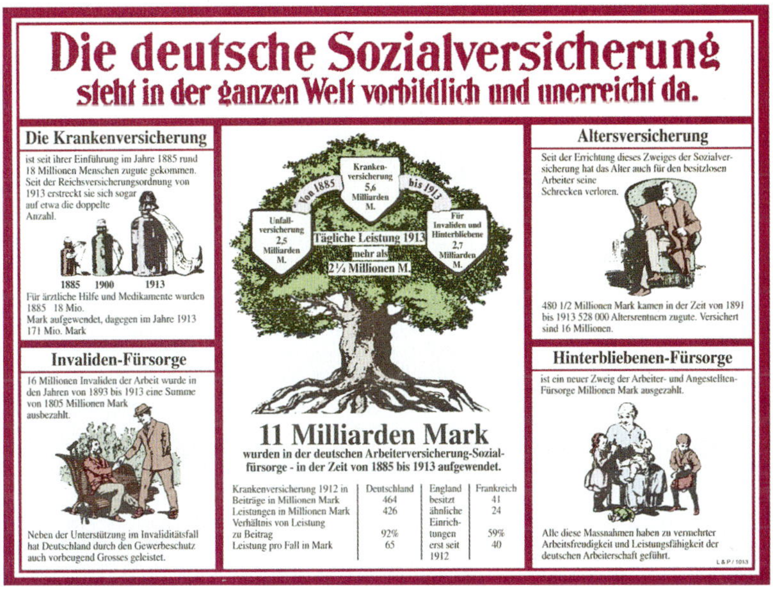
Die deutsche Sozialversicherung
steht in der ganzen Welt vorbildlich und unerreicht da.
Die Krankenversicherung
ist seit ihrer Einführung im Jahre 1885 rund 18 Millionen Menschen zugute gekommen. Seit der Reichsversicherungsordnung von 1913 erstreckt sie sich sogar auf etwa die doppelte Anzahl.
1885 1900 1913
Für ärztliche Hilfe und Medikamente wurden 1885 18 Mio. Mark aufgewendet, dagegen im Jahre 1913 171 Mio. Mark
Invaliden-Fürsorge
16 Millionen Invaliden der Arbeit wurde in den Jahren von 1893 bis 1913 eine Summe von 1805 Millionen Mark ausbezahlt.
Neben der Unterstützung im Invaliditätsfall hat Deutschland durch den Gewerbeschutz auch vorbeugend Grosses geleistet.
Von 1885
bis 1913
Unfallversicherung 2,5 Milliarden M.
Krankenversicherung 5,6 Milliarden M.
Für Invaliden und Hinterbliebene 2,7 Milliarden M.
Tägliche Leistung 1913
mehr als
2 1/4 Millionen M.
11 Milliarden Mark
wurden in der deutschen Arbeiterversicherung-Sozialfürsorge - in der Zeit von 1885 bis 1913 aufgewendet.
Krankenversicherung 1912 in | Deutschland | England | Frankreich
Beiträge in Millionen Mark | 464 | besitzt | 41
Leistungen in Millionen Mark | 426 | ähnliche | 24
Verhältnis von Leistung zu Beitrag | 92% | Einrichtungen | 59%
Leistung pro Fall in Mark | 65 | erst seit 1912 | 40
Altersversicherung
Seit der Errichtung dieses Zweiges der Sozialversicherung hat das Alter auch für den besitzlosen Arbeiter seine Schrecken verloren.
480 1/2 Millionen Mark kamen in der Zeit von 1891 bis 1913 528 000 Altersrentnern zugute. Versichert sind 16 Millionen.
Hinterbliebenen-Fürsorge
ist ein neuer Zweig der Arbeiter- und Angestellten-Fürsorge Millionen Mark ausgezahlt.
Alle diese Massnahmen haben zu vermehrter Arbeitsfreudigkeit und Leistungsfähigkeit der deutschen Arbeiterschaft geführt.
L&P / 1013

Abb. 1 Historisches Informationsplakat zur Sozialversicherung

Wesentliche Merkmale der Sozialversicherungen sind:
- Absicherung eines bedeutenden Teils der wirtschaftlichen Risiken des Lebens.
- Arbeitnehmerin und Arbeitgeberin bringen die Beiträge gemeinsam auf.
- Die Sozialversicherungen erhalten Staatszuschüsse.
- Die Versicherten haben einen Rechtsanspruch auf die Leistungen.
- Die Sozialversicherungen verwalten sich selbst durch ihre Mitglieder.
- Die Sozialversicherungen heben die Volksgesundheit und die Produktionskraft unserer Wirtschaft.

Die Bedeutung der Sozialversicherungen hat sich im Laufe der Jahrzehnte nicht geändert, obwohl sich die Situation der Arbeitnehmerinnen erheblich verbessert hat. Die zunehmenden, vor allem wirtschaftlichen Probleme einzelner Versicherungszweige der Sozialversicherung führen heute zu Diskussionen, ob die Sozialversicherung als Pflichtversicherung noch Bestand haben soll.

Die **Träger der Sozialversicherungen**, d. h. die Organisationen, die die Versicherungen verwalten, sind im Gegensatz zu privaten Versicherungen Körperschaften des öffentlichen Rechts. Sie stehen somit unter Staatsaufsicht.

Krankenversicherung	Allgemeine Ortskrankenkasse (AOK), wenn kein sonstiger Träger vorhanden Innungskrankenkassen (IKK) Betriebskrankenkassen (BKK) Sozialversicherung für Landwirtschaft, Forsten und Gartenbau (SVLFG) Ersatzkrankenkassen Deutsche Rentenversicherung Knappschaft-Bahn-See (KBS)
Rentenversicherung	Deutsche Rentenversicherung Bund Deutsche Rentenversicherung Knappschaft-Bahn-See
Pflegeversicherung	Pflegekassen; ihre Aufgaben werden von den gesetzlichen Krankenkassen übernommen
Unfallversicherung	Fachlich gegliederte Berufsgenossenschaften: gewerbliche Berufsgenossenschaften, landwirtschaftliche Berufsgenossenschaften Gemeindeunfallversicherungsverbände
Arbeitslosenversicherung	Bundesagentur für Arbeit in Nürnberg, ihr unterstehen die Landes- und örtlichen Arbeitsagenturen

Tab. 1 Träger der Sozialversicherungen

7.1.1 Krankenversicherung

Krankenversicherte haben grundsätzlich Anspruch auf Leistungen zur Verhütung, Früherkennung und Behandlung von Krankheiten.
Die Leistungen müssen zweckmäßig, ausreichend, notwendig und wirtschaftlich sein. Grundsätzlich gilt das sogenannte **Sachleistungsprinzip**, d. h., alle Sachleistungen werden nach oben genanntem Grundsatz von der Krankenversicherung bezahlt. Nur in wenigen Fällen sieht das Gesetz abweichend vom Sachleistungsprinzip eine Geldleistung oder Kostenerstattung vor. Alle Versicherten können die Kostenerstattung für ein Quartal – differenziert nach Ärztin, Zahnärztin, ambulant und stationär – wählen, wenn sie sich vorher bei der Krankenkasse beraten lassen.

private Krankenversicherung →S. 76

Bei der privaten Krankenversicherung gilt vorwiegend das Prinzip der **Kostenerstattung**, d. h., die privat Versicherte muss sich zunächst die Leistungen selbst einkaufen (und bezahlen) und kann sich dann vom Versicherungsunternehmen die (versicherten) Kosten erstatten lassen.

Leistungen der Krankenversicherung:
- **Leistungen zur Verhütung von Krankheiten:**
  - Aufklärung der Bevölkerung
  - Zusammenarbeit mit Berufsgenossenschaften
  - Gruppenprophylaxe bei Zahnerkrankungen (Kindergärten und Schulen)
  - Individualprophylaxe und Früherkennungsuntersuchungen bei Zahnerkrankungen
  - Kuren (Kostenbeteiligung der Versicherten)

- **Leistungen zur Früherkennung von Krankheiten:**
  - Vorsorgeuntersuchungen bei Kindern bis zum 6. Lebensjahr
  - Krebsfrüherkennung bei Frauen ab dem 20. und bei Männern ab dem 35. Lebensjahr
- **Leistungen bei Krankheit:**
  - Krankenbehandlung (ärztliche, zahnärztliche)
  - Versorgung mit Arznei-, Verband-, Heil- und Hilfsmitteln
  - Krankenhausaufenthalt (Kostenbeteiligungen der Versicherten)
  - Zahnersatz (Kostenbeteiligungen der Versicherten)
  - Haushaltshilfe, wenn ein Kind unter 8 Jahren bei einem Krankenhausaufenthalt zu versorgen ist
  - Krankengeld (78 Wochen lang innerhalb von 3 Jahren nach Ablauf der sechswöchigen Lohnfortzahlung durch den Arbeitgeber)
- **Sonstige Leistungen:**
  - Betreuung während der Schwangerschaft
  - Entbindungskosten
  - Mutterschaftshilfe
  - Mutterschaftsgeld (6 Wochen vor und 8 Wochen nach Entbindung)
  - Mitversicherung von Familienangehörigen: Haben Familienangehörige kein oder nur ein geringes Einkommen, erhalten sie die gleichen Leistungen wie das versicherte Mitglied (Ausnahmen bestehen). Der Beitrag des versicherten Mitglieds erhöht sich dadurch nicht.

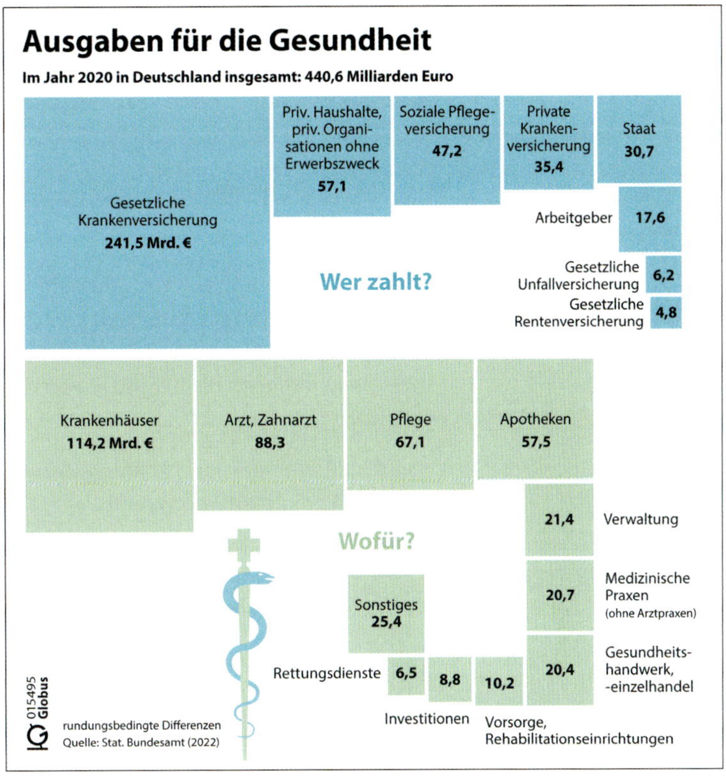
Ausgaben für die Gesundheit
Im Jahr 2020 in Deutschland insgesamt: 440,6 Milliarden Euro
Gesetzliche Krankenversicherung 241,5 Mrd. €
Priv. Haushalte, priv. Organisationen ohne Erwerbszweck 57,1
Soziale Pflegeversicherung 47,2
Private Krankenversicherung 35,4
Staat 30,7
Arbeitgeber 17,6
Wer zahlt?
Gesetzliche Unfallversicherung 6,2
Gesetzliche Rentenversicherung 4,8
Krankenhäuser 114,2 Mrd. €
Arzt, Zahnarzt 88,3
Pflege 67,1
Apotheken 57,5
21,4 Verwaltung
Wofür?
20,7 Medizinische Praxen (ohne Arztpraxen)
Sonstiges 25,4
20,4 Gesundheitshandwerk, -einzelhandel
Rettungsdienste 6,5
8,8
10,2
Investitionen
Vorsorge, Rehabilitationseinrichtungen
015495 Globus
rundungsbedingte Differenzen
Quelle: Stat. Bundesamt (2022)

In der Krankenversicherung gibt es **Pflichtversicherte** und **freiwillige Mitglieder**. Pflichtversicherte sind Angestellte und Arbeiterinnen bis zu einem bestimmten Bruttoentgelt **(Jahresarbeitsentgeltgrenze, früher: Versicherungspflichtgrenze)**. Diese liegt im Jahr 2025 bei 6150,00 € pro Monat. Ferner unterliegen alle Auszubildenden, Rentnerinnen, Studentinnen, Künstlerinnen, Arbeitslose und selbstständige Landwirtinnen der Versicherungspflicht.

Arbeitnehmerinnen, deren Verdienst über der Versicherungspflichtgrenze liegt, können sich freiwillig in den gesetzlichen Krankenkassen weiterversichern. Ebenso können sie sich privat gegen Krankheit versichern. Seit 2007 sind alle Bundesbürgerinnen zur Versicherung verpflichtet. Trotzdem gibt es weiterhin etwa 500 000 Menschen ohne Versicherungsschutz.
Selbstständige können sich ebenfalls freiwillig in einer gesetzlichen Krankenkasse oder privat versichern.

Zusatzbeiträge finden Sie unter:
https://www.krankenkassen.de
→ Gesetzliche Krankenkassen
→ Krankenkassen-Beitrag
→ Zusatzbeitrag

Die Beiträge zur Krankenversicherung werden von **Arbeitgeberin** und **Arbeitnehmerin** aufgebracht. Der einheitliche Beitragssatz beträgt ab 01.01.2015 14,6 % vom Bruttolohn (14,0 % ohne Krankengeldanspruch). Die Arbeitnehmerinnen zahlen 7,3 % und die Arbeitgeberinnen 7,3 % hiervon →Abb. 1. Die Krankenkassen können prozentuale Zusatzbeiträge verlangen, die ebenfalls von Arbeitgeberin und Arbeitnehmerin je zur Hälfte getragen werden. Der durchschnittliche Zusatzbeitrag beträgt 2025 ca. 2,5 %.

Ab einem bestimmten Bruttoentgelt steigen die Beiträge für den Versicherten nicht mehr (**Beitragsbemessungsgrenze,** 5512,50 € brutto monatlich im Jahr 2025). Für den Bundesfreiwilligendienst gilt, dass die Sozialversicherungen für das „Taschengeld" bis 325,00 € von der Arbeitgeberin allein aufgebracht werden müssen.

Die Zahlungen erfolgen an den Gesundheitsfonds, der die weitere Verteilung an die Krankenkassen übernimmt.

Beispiel

Die Zahnmedizinische Fachangestellte Susanne Markus erhält ein monatliches Bruttogehalt von 1469,00 €.
Ihr Krankenkassenbeitrag beträgt 14,6 %. Ihre Kasse erhebt einen Zusatzbeitrag von 2,0 %. Frau Markus übernimmt also als Arbeitnehmerin einen Krankenkassenbeitrag von 8,3 %. Die Arbeitgeberin übernimmt die anderen 8,3 % des Krankenkassenbeitrags. Der überwiesenen Summe von 243,85 € entsprechen somit 16,6 % des sozialpflichtigen Arbeitnehmerbruttogehalts. Für Frau Markus bedeutet das, dass sie 121,93 € an ihre Krankenkasse abführt; ihre Arbeitgeberin führt ebenfalls 121,93 € ab.

Video
Der Gesundheitsfonds

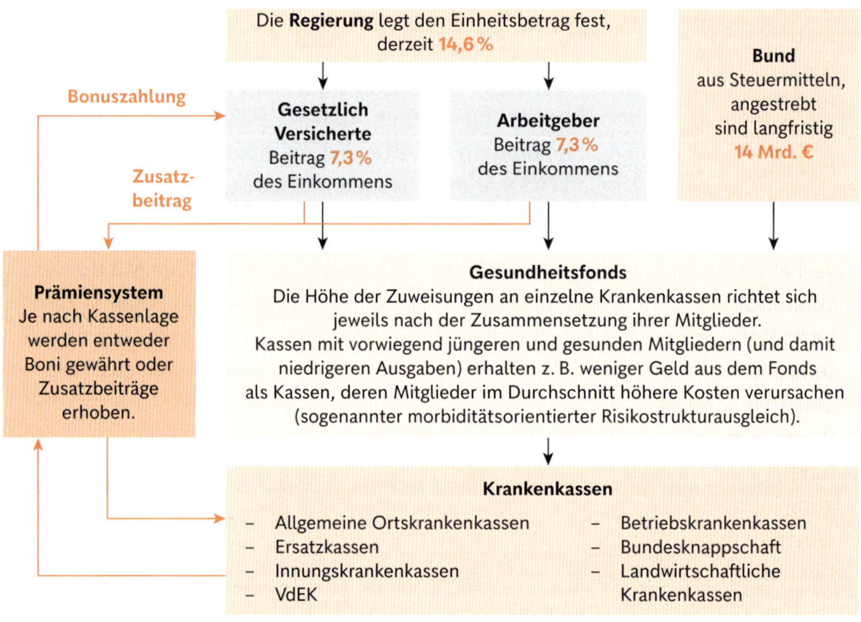

Abb. 1 So funktioniert der Gesundheitsfonds

7.1.2 Pflegeversicherung

Die Pflegeversicherung erbringt Leistungen (Sachleistungen und Pflegegeld) bei häuslicher und stationärer Pflege. **Versicherungspflichtig** sind alle in der Krankenversicherung versicherten Personen, auch freiwillig Versicherte. Ebenso sind privat Krankenversicherte verpflichtet, sich gegen das Risiko der Pflege zu versichern. Der Beitrag beträgt 3,2 % vom Bruttomonatsentgelt und wird je zur Hälfte von Arbeitgeber und Arbeitnehmer getragen (kinderlose Versicherte ab Vollendung des 23. Lebensjahres und Rentner ab Jahrgang 1940 zahlen 4,2 %. Ehegatten und Kinder sind beitragsfrei mitversichert. Die Zuzahlung tragen Kinderlose alleine.
Die Einteilung in drei Pflegestufen wurde 2017 durch die Einteilung in fünf **Pflegegrade** ersetzt →Abb. 1:
- Pflegegrad 1: geringe Beeinträchtigung der Selbstständigkeit
- Pflegegrad 2: erhebliche Beeinträchtigung der Selbstständigkeit
- Pflegegrad 3: schwere Beeinträchtigung der Selbstständigkeit
- Pflegegrad 4: schwerste Beeinträchtigung der Selbstständigkeit
- Pflegegrad 5: schwerste Beeinträchtigung der Selbstständigkeit mit besonderen Anforderungen an die pflegerische Versorgung

12,5 bis unter 27 Punkte	**Pflegegrad 1**
27 bis unter 47,5 Punkte	**Pflegegrad 2**
47,5 bis unter 70 Punkte	**Pflegegrad 3**
70 bis unter 90 Punkte	**Pflegegrad 4**
90 bis unter 100 Punkte	**Pflegegrad 5**

Abb. 1 Einteilung der Pflegegrade

Wie selbstständig ein Antragsteller noch ist, ermitteln die Prüfer mit dem neuen Begutachtungsinstrument NBA (**Neues Begutachtungsassessment**) nach einem Punktesystem. Dabei gilt: Je mehr Punkte der Begutachtete erhält, umso höher ist der Pflegegrad und umso mehr Pflege- und Betreuungsleistungen genehmigt seine Pflegekasse. Ausschlaggebend für die Berechnung der Punkte ist der Grad der Selbstständigkeit in sechs Modulen, die unterschiedlich gewichtet werden →Abb. 2:
- Mobilität: z. B. Positionswechsel im Bett, stabile Sitzposition halten, Aufstehen aus sitzender Position und Umsetzen
- kognitive und kommunikative Fähigkeiten: z. B. Personen aus dem näheren Umfeld erkennen, örtliche und zeitliche Orientierung, Sachverhalte und Informationen verstehen

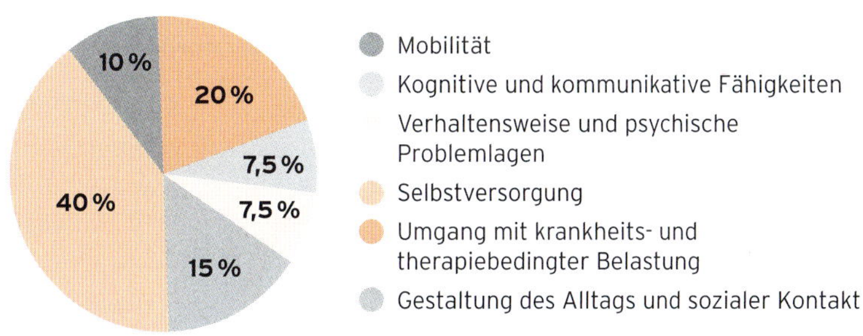

Abb. 2 Gewichtung der Module im NBA

- Verhaltensweisen und psychische Problemlagen: motorisch geprägte Verhaltensauffälligkeiten, nächtliche Unruhe
- Selbstversorgung: z. B. Körperpflege, An- und Auskleiden, Ernährung
- Bewältigung von und selbständiger Umgang mit krankheits- oder therapiebedingten Anforderungen und Belastungen: z. B. Medikation, Injektionen, Versorgung intravenöser Zugänge
- Gestaltung des Alltagslebens und sozialer Kontakte: z. B. Tagesablauf gestalten und an Veränderungen anpassen, sich beschäftigen

Genau genommen gibt es noch zwei weitere Pflegegrad-Module: außerhäusliche Aktivitäten und Haushaltsführung. Diese beiden Module werden jedoch nicht für die Einstufung der Pflegebedürftigkeit herangezogen, sondern sollen v. a. Pflegekräften eine individuellere Pflegeplanung ermöglichen.

7.1.3 Unfallversicherung

Berufskrankheiten der Berufsgenossenschaften für Gesundheitsdienst und Wohlfahrtspflege und Informationen zur Unfallversicherung finden Sie unter *www.bgw-online.de*

Die Leistungen der Unfallversicherung bestehen zur Hauptsache in der Verhütung von Arbeitsunfällen. Die Leistungspflicht der Unfallversicherung tritt ein bei Arbeitsunfällen, Wegeunfällen und Berufskrankheiten.
Arbeitsunfälle sind Unfälle, die der Versicherten im Zusammenhang mit ihrer beruflichen Tätigkeit zustoßen, z. B. beim Assistieren fällt ein infiziertes Skalpell auf den Fuß der Zahnmedizinischen Fachangestellten. Unfälle auf Praxisveranstaltungen zählen ebenfalls zu den Arbeitsunfällen.
Wegeunfälle sind Unfälle auf dem direkten Weg von und zur Praxis.
Berufskrankheiten sind Krankheiten, die die Versicherte sich durch die Berufsausübung zugezogen hat, z. B. Bäckerkaries (bei Bäckerinnen und Konditorinnen), Hepatitis und Aids (bei Zahnmedizinischen Fachangestellten).

Leistungen der Unfallversicherung:
- Heilung der Unfallverletzten durch (zahn-)ärztliche Heilbehandlung
- Berufshilfe mit dem Ziel, die Verletzte wieder in ihren Beruf einzugliedern oder sie zur Aufnahme eines anderen Berufes zu befähigen
- Entschädigungen für Unfallfolgen durch Geldleistungen:
  - Verletztengeld soll die Lohnausfälle während der Verletzung ausgleichen, ähnlich dem Krankengeld der Krankenkassen.
  - Verletztenrente wird gewährt, wenn die Erwerbsfähigkeit der Verletzten dauernd gemindert ist. Die Höhe richtet sich nach dem Grad der Behinderung und dem Jahresarbeitsverdienst der Verletzten.
- Hinterbliebenenrente und Sterbegeld werden an Hinterbliebene bezahlt, wenn die Verletzte an den Folgen eines Arbeitsunfalls, Wegeunfalls oder einer Berufskrankheit verstorben ist.

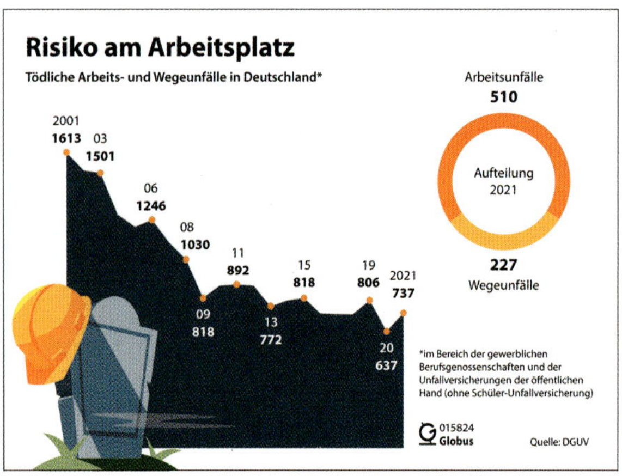

In der Unfallversicherung sind **alle Arbeitnehmerinnen pflichtversichert.** Mitarbeiterinnen in Zahnarztpraxen sind in der Berufsgenossenschaft für Gesundheitsdienst und Wohlfahrtspflege (BGW), Pappelallee 35–37, 22089 Hamburg, pflichtversichert. Während des Berufsschulbesuchs sind Schülerinnen ebenfalls versichert.

Die Beiträge werden von der **Arbeitgeberin (Praxisinhaberin)** allein aufgebracht. Ihre Höhe richtet sich nach der Gefahrenklasse des Betriebs und der Anzahl der Mitarbeiterinnen (Lohnsumme). Die geleisteten Arbeitsstunden müssen jährlich an die BGW gemeldet werden. Ereignen sich viele Unfälle in der Praxis, wird sie höher eingestuft – die Beiträge steigen.

Alle Versicherten haben die Unfall- und Krankheitsverhütungsvorschriften der Unfallversicherung genau zu beachten. Ein vorsätzlicher oder grob fahrlässiger Verstoß hiergegen ist strafbar und führt u. U. zu Leistungseinschränkungen. Jeder Arbeitsunfall ist der Arbeitgeberin unverzüglich zu melden. Beteiligte an Arbeitsunfällen oder Zeuginnen müssen wahrheitsgemäße Aussagen machen. Ärztlich angeordnete Maßnahmen hat eine Verletzte gewissenhaft zu befolgen und sich den Untersuchungen zu stellen.

7.1.4 Rentenversicherung

In der Rentenversicherung gilt der „Generationenvertrag". Das bedeutet, dass die zurzeit erwerbstätige Generation mit ihren Beiträgen die Generation unterstützt, die nicht mehr im Erwerbsleben steht. Das Prinzip des Schutzes vor Alter und Erwerbsminderung durch den Generationenvertrag „funktioniert" nur, wenn genügend junge erwerbstätige Menschen zur Beitragsfinanzierung vorhanden sind.

Mehr zur Frage „Reicht die Rente?" finden Sie unter

www.ihre-vorsorge.de

www.deutsche-rentenversicherung.de

Leistungen der Rentenversicherung

- Medizinische und berufsfördernde Maßnahmen sollen die Erwerbsfähigkeit erhalten, bessern und wiederherstellen. Dazu zählen
  - Heilbehandlungen in Kurkliniken und Sanatorien,
  - Berufsförderung durch Weiterbildung, Umschulung, Stellenvermittlung,
  - Übergangsgeld während der Dauer der Heilbehandlung oder Umschulung;
- Renten als laufende Leistung zur Sicherung des Alters durch
  - Versichertenrenten (Regelaltersrente, Erwerbsminderungsrente),
  - Hinterbliebenenrenten (z. B. Witwen- und Waisenrente).

Von wenigen Ausnahmen abgesehen gilt für den Anspruch auf Versichertenrente eine allgemeine Wartezeit von 60 Kalendermonaten (5 Jahre). Beitragsfreie, beitragsgeminderte und Kindererziehungszeiten werden hierbei unterschiedlich berücksichtigt. Ein Altersruhegeld wurde in der Regel ab dem 65. Lebensjahr bezahlt. Diese Grenze steigt seit 2012 schrittweise auf 67 Jahre. Das heißt, alle nach 1964 geborenen können erst ab dem 67. Lebensjahr Rente beziehen.

Besondere Renten:

- Rente wegen verminderter Erwerbsfähigkeit (ersetzt die Erwerbsminderungsrente) wird gezahlt bei
  - teilweiser Erwerbsfähigkeit: Arbeitsfähigkeit 3 bis unter 6 Stunden täglich,
  - voller Erwerbsunfähigkeit: Arbeitsfähigkeit weniger als 3 Stunden täglich.
- Flexible Renten: Die Altersrente ab 65 (67) Jahren kann bis zu 3 Jahre früher in Anspruch genommen werden (Frührente). Hierfür muss ein Abschlag von 0,3 % pro Monat des vorzeitigen Bezugs von der Rente in Kauf genommen werden. Ebenso ist eine Verlängerung der Lebensarbeitszeit möglich (Zuschlag von 0,5 % pro aufgeschobenem Monat).
- Teilrenten: Um den Eintritt in das „Rentendasein" gleitend zu gestalten, hat der Versicherte die Möglichkeit, Teilrenten zu beantragen. Möglich sind eine 1/3-Rente, 1/2-Rente und 2/3-Rente.

Weitere Informationen finden Sie unter

www.deutsche-rentenversicherung-bund.de

www.minijob-zentrale.de

Für langjährig Versicherte (45 Beitragsjahre) besteht die Möglichkeit, mit 63 Jahren in Rente zu gehen. Mit der Grundrente soll ab 2021 versucht werden, die Altersarmut zu bekämpfen.

Versicherungspflichtig in der Rentenversicherung sind alle Arbeitnehmerinnen (Arbeiterinnen, Angestellte, Auszubildende). Die Beitragsbemessungsgrenze liegt bei einem Bruttoentgelt von einheitlich 8050,00 € monatlich (Stand 2025). Nicht Versicherungspflichtige können freiwillig der Rentenversicherung beitreten.

Die Beiträge werden von Arbeitgeberin und Arbeitnehmerin je zur Hälfte aufgebracht. Der Beitragssatz beträgt 18,6 % vom Bruttoentgelt (Stand 2025).

Die Rentenreform

Neben der Reform der Krankenversicherung betrachtet man die Reform der Rentenversicherung als dringend erforderlich, weil

- die Lebenserwartung der Menschen ständig steigt,
- Altersrenten immer früher in Anspruch genommen werden,
- Ausbildungszeiten immer länger geworden sind,
- die Geburtenrate ständig gesunken ist.

Die politische Forderung lautet: Die Rentenbeiträge sollen nicht über 22 % steigen und das Rentenniveau soll nicht unter 48 % vom Bruttolohn sinken. Man geht davon aus, dass man ca. 60 % des Bruttogehalts im Alter benötigt, um seinen Lebensstandard zu erhalten. Deswegen muss die Altersvorsorge der Zukunft auf drei Säulen verlagert werden →Abb. 1.

Die sich ergebenden Lasten für die kommenden Jahrzehnte sollen von Rentnern, Bund und Beitragszahlern gemeinsam getragen werden. Ziel dabei ist, das hohe Niveau der Renten (Rente als Lohnersatz) beizubehalten und die Renten an der Wirtschaftsentwicklung (Nettolohnverdienste) zu orientieren.

Die Direktversicherung ist die populärste Form der betrieblichen Altersvorsorge und besonders in Klein- und Kleinstbetrieben, entsprechend der Betriebsgröße von Zahnarztpraxen, verbreitet. Es handelt sich hierbei um eine kapitalbildende Rentenversicherung, die die Arbeitgeberin als Versicherungsnehmerin zugunsten einer oder mehrerer Arbeitnehmerinnen und ggf. ihrer Angehörigen abschließt. Versicherungsnehmerin und Beitragszahlerin ist die Arbeitgeberin, Bezugsberechtigte ist die Arbeitnehmerin (bzw. eine Angehörige).
Bei einem Arbeitgeberwechsel kann die Rentenversicherung übertragen werden (Portabilität). Bis zu gewissen Höchstbeträgen sind die Lohnerhöhungen oder Umwandlungen von Teilen des Arbeitslohnes steuerfrei. Die Arbeitgeberin ist zur Beratung verpflichtet und wird ihrerseits von ihren Institutionen hierbei unterstützt.

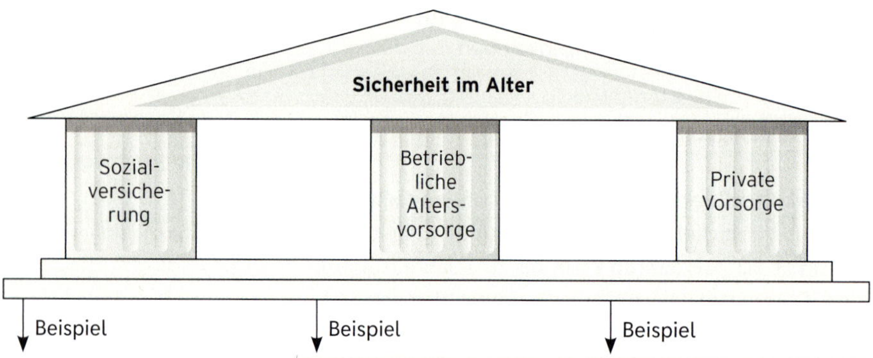

	Steuerlich und sozialversicherungsrechtlich gefördert	
– **Gesetzliche Rentenversicherung als Grundsicherung**	– **Direktversicherung** AG schließt für AN eine Lebens- oder Rentenversicherung ab. – **Pensionskasse** AN hat Anspruch auf die Versicherung auch bei AG-Wechsel. – **Pensionsfonds** wie Pensionskasse geregelt, größere Risiken und Gewinne – **Unterstützungskassen** von AG gegründet, um AN im Alter zu unterstützen	– **Private Rentenversicherung** – **Eigentumswohnung oder eigenes Haus** – **Private Lebensversicherung**

Abb. 1 Säulen der Rentenversicherung, AG: Arbeitgeberin, AN: Arbeitnehmerin

Diese Erkenntnis findet ihren Niederschlag im sogenannten Altersvermögensgesetz. Der Staat bietet auf freiwilliger Basis eine Förderung der privaten Vorsorge an. Wer 4 % seines sozialversicherungspflichtigen Jahresentgelts anlegt, erhält die jeweils maximale Zulage. Zusätzlich kann es auch noch einen Sonderausgabenabzug in der Steuererklärung geben. Dies wird vom Finanzamt geprüft.

Beispiel

Eine verheiratete Arbeitnehmerin hat ein sozialversicherungspflichtiges Jahreseinkommen von 30 000,00 €, der Partner ist nicht berufstätig. Das Paar hat zwei Kinder und spart 1200,00 € (= 4 % von 30 000,00 €) pro Jahr.

Es erhält folgende Zulagen:

2 · 154,00 € =	308,00 €	(zwei Erwachsene)
2 · 185,00 € =	370,00 €	(zwei Kinder)
Gesamtzulage	678,00 €	

Die Zulage macht bereits mehr als die Hälfte der Sparsumme aus. Das Paar muss nur noch 522,00 € jährlich bzw. 43,50 € monatlich zusätzlich aufbringen.

Die Anlage nach dem Altersvermögensgesetz kann in folgenden Bereichen erfolgen:
- Banksparplan
- private Rentenversicherung (Lebensversicherung)
- Fondsprodukte
- betriebliche Altersvorsorge (Direktversicherung, Pensionskasse/-fonds)

Die Bundesanstalt für Finanzdienstleistungsaufsicht – Versicherungen – finden Sie unter *www.bafin.de*

Jedes Anlageprodukt, das die staatliche Förderung erhalten will, muss vom Bundesaufsichtsamt für das Versicherungswesen zertifiziert werden. Hierzu müssen die Produkte folgende Kriterien erfüllen:
- Die Auszahlung darf erst mit Beginn einer Altersrente, frühestens ab dem 60. Lebensjahr erfolgen.
- Bei Beginn der Auszahlung müssen mindestens die eingezahlten Beträge zugesichert sein.
- Die Zahlungen müssen dauerhaft bis in hohes Alter absichern (keine Einmalzahlungen).

Dazu wird folgendermaßen verfahren: Der Anbieter des Anlageprodukts schickt der Sparerin einen Antrag auf Zulage. Die Sparerin füllt den Antrag aus und sendet ihn an den Anbieter zurück. Dieser schickt den Antrag an das Zulagenamt, welches die Zulage direkt an den Anbieter überweist.

7.1.5 Arbeitslosenversicherung

Das Sozialgesetzbuch Band III (SGB III) weist der Bundesagentur für Arbeit folgende arbeitsmarkt- und beschäftigungspolitischen Aufgaben zu:
- Berufsberatung
- Arbeitsvermittlung
- Förderung der beruflichen Bildung
- Erhaltung und Schaffung von Arbeitsplätzen
- Arbeitsmarkt- und Berufsforschung

Die Seite des Bundesministeriums für Arbeit und Soziales:
www.bmas.de
www.arbeitsagentur.de

Durch geeignete Maßnahmen soll ein hoher Beschäftigungsgrad erzielt und aufrechterhalten sowie das Wachstum der Wirtschaft gefördert werden.

Arbeitslosengeld

Das Arbeitslosengeld, auch ALG I genannt, ist eine Leistung der Arbeitslosenversicherung. Arbeitslos ist, wer vorübergehend keine Arbeitsstelle hat. Um Arbeitslosengeld beziehen zu können, müssen mehrere Voraussetzungen erfüllt sein:

- Die Arbeitslose muss der Arbeitsvermittlung zur Verfügung stehen.
- Die Arbeitslose muss sich arbeitslos gemeldet haben (sofort nach Erhalt der Kündigung).
- Die Arbeitslose muss die Anwartschaft erfüllt haben, d. h., sie muss innerhalb der letzten drei Jahre mindestens 360 Tage lang Beiträge an die Arbeitslosenversicherung bezahlt haben. Arbeitslosengeld wird für unter 55-Jährige höchstens für ein Jahr gewährt. Die Dauer richtet sich nach den beitragspflichtigen Beschäftigungszeiten. Über 58-Jährige erhalten bis zu 24 Monate ALG I →Tab. 1.

Ist die Arbeitslosigkeit selbst verschuldet (z. B. durch eigene Kündigung), kann eine Sperrfrist von 12 Wochen verhängt werden, ansonsten wird das Arbeitslosengeld vom Tag der Antragstellung an gewährt.

Die Höhe des Arbeitslosengeldes hängt vom Lebensalter der Arbeitslosen und ihrem Familienstatus ab. Ledige Arbeitnehmerinnen ohne Kinder erhalten 60 % des letzten Nettoentgelts, Arbeitslose mit Kindern 67 %. Bei Auszubildenden orientiert sich das Arbeitslosengeld an 50 % des ersten zu erwartenden Entgelts, mindestens jedoch an der letzten Auszubildendenvergütung.

Versicherungspflichtig in der Arbeitslosenversicherung sind alle Arbeitnehmerinnen. Eine freiwillige Mitgliedschaft gibt es z. B. für Selbstständige. Die **Beitragsbemessungsgrenze** ist mit derjenigen der Rentenversicherung identisch.

Die Beiträge werden von Arbeitgeberin und Arbeitnehmerin je zur Hälfte aufgebracht. Der Beitragssatz beträgt 2,6 % vom Bruttoentgelt (Stand 2025).

nach Versicherungspflichtverhältnissen mit einer Dauer* von insgesamt mindestens		und nach Vollendung des ... Lebensjahres	Anspruchsdauer in	
... Monaten	... Kalendertagen		... Monaten	... Kalendertagen
12	360		6	180
16	480		8	240
20	600		10	300
24	720		12	360
30	900	50.	15	450
36	1080	55.	18	540
48	1440	58.	24	720

* – Bei der Feststellung der Anspruchsdauer können nur die Versicherungszeiten berücksichtigt werden, die der Arbeitsnehmer in den fünf Jahren vor der aktuellen Arbeitslosigkeit zurückgelegt hat.

– Für kurzfristig Beschäftigte gelten Ausnahmen.

Quelle: www.arbeitsagentur.de

Tab. 1 Anspruchsdauer Arbeitslosengeld

Bürgergeld

Im Gegensatz zum Arbeitslosengeld ist das Bürgergeld keine Versicherungsleistung, sondern eine aus **Steuermitteln finanzierte Fürsorgeleistung**, die über die Jobcenter verwaltet werden. Es wird allen erwerbsfähigen Hilfsbedürftigen zwischen 15 und 67 Jahren (je nach Renteneintritt) zur Sicherung des Lebensstandards gewährt. Die Jobcenter werden in Zukunft großzügiger mit der Lebenssituation von Leistungsempfängerinnen umgehen, damit diese sich vor allem darum kümmern können, möglichst schnell wieder Fuß auf dem Arbeitsmarkt zu fassen. Man setzt auf das Prinzip Vertrauen, Qualifizierung und Weiterbildung. Ausbildung und berufsabschlussbezogene Weiterbildung haben Vorrang vor einem Aushilfsjob. Bürgergeld-Empfängerinnen sollen nicht den erstbesten Job annehmen müssen, für den sie überqualifiziert sind und sich lieber weiterqualifizieren.

Bei Verstößen gegen Auflagen drohen Sanktionen von zunächst 10–30 % Kürzungen des Bürgergeldes (häufigster Grund: Meldeversäumnisse). Bei weiteren Pflichtverletzungen (Totalverweigerer) kann das Bürgergeld bis zu 100 % gekürzt werden. Bürgergeld-Bezieherinnen dürfen in den ersten beiden Jahren in ihrer Wohnung bleiben, auch wenn sie eigentlich zu groß ist. Ebenso werden in der Schonfrist Ersparnisse bis 40000,00 € nicht angerechnet, für jede weitere Person im Haushalt sind es 15000,00 €. Wer oberhalb der Minijob-Grenze (556,00 €) bis zu 1000,00 € hinzuverdient, darf 30 Prozent der Einkünfte behalten. Schülerinnen, Studierende und Auszubildende können bis zu 556,00 € hinzuverdienen. Es wird von einer Bedarfsgemeinschaft ausgegangen. Dazu gehören Personen, die in einem Haushalt leben, auch Kinder bis 25 Jahren. Die Regelsätze (2025) sind in →Tab. 1 aufgeführt.

Mitglied der Bedarfsgemeinschaft	Betrag in €
Alleinstehende, alleinerziehende Erwachsene	563,00
Lebenspartner oder -partnerin	506,00
Kinder im Alter von 14–17 Jahren	451,00
Kinder im Alter von 6–13 Jahren	390,00
Kleinkinder bis 5 Jahre	357,00

Tab. 1 Regelsätze beim Bürgergeld

Diese Regelsätze sollen vorausschauend an die kommende Inflationsrate jährlich angepasst werden. Daneben gibt es weitere Hilfen, sog. Mehrbedarfe, z. B. Wohngeld, Heizkostenzuschuss, Beiträge zur Kranken- und Pflegeversicherung, Hilfe für Schwangere.

Bedingungsloses Grundeinkommen

Es gab schon öfters Versuche, den Menschen eines Staates bedingungslos einen bestimmten Betrag ohne Gegenleistung in Form von Arbeit zu überlassen. In der Bundesrepublik startet 2021 ein weiterer Versuch mit 122 Menschen, die 1200,00 € monatlich erhalten. Der Betrag orientiert sich an der sogenannten -Armutsgefährdungsgrenze und soll die Existenz sichern, aber auch die Teilnahme am gesellschaftlichen, kulturellen und politischen Leben ermöglichen. Es wird dabei untersucht, wie sich das Verhalten der Menschen ändert: Wie verändert sich das Leben und ihre Sichtweisen? Welche Auswirkungen hat das auf die Arbeitsbereitschaft? Welche Auswirkungen hat das auf den Arbeitsmarkt, insbesondere auf einfache Arbeiten? Das Deutsche Institut für Wirtschaftsforschung in Berlin und das Max-Planck-Institut für zur Erforschung von Gemeinschaftsgütern und die Universität Köln begleiten das Projekt. Parallel dazu läuft eine Studie des Vereins „Mein Grundeinkommen" mit ca. 680 Teilnehmern, die 1000,00 € bedingungslos erhalten, die über Spenden finanziert werden.

7.2 Private Absicherung

Die Sozialversicherungen erfassen nicht alle Bevölkerungsgruppen und sind vorwiegend auf die Sicherung vor Gefahren im Berufsleben sowie auf die Vorsorge für die häufigsten Risiken des menschlichen Lebens ausgerichtet.
Wer in der Sozialversicherung nicht versichert ist oder sich dort nicht ausreichend versichert sieht, kann eine **Individualversicherung** abschließen.

Die Aufgaben der Individualversicherung sind:
- Abdeckung von Risiken, für die die Sozialversicherung nicht eintritt (z. B. Versicherung gegen private Unfälle, Rechtsschutzversicherung, Schutz vor Diebstahl, Einbruch, Unwetter).
- Ersatz der Sozialversicherung, wenn sie für bestimmte Personen nicht angeboten wird (z. B. private Krankenversicherung, Unfallversicherung für Arbeitgeberin).
- Ergänzung der Sozialversicherung, wenn die Leistungen nicht ausreichend sind (z. B. Lebens- und Rentenversicherung, private Krankenzusatzversicherung).

Die Hauptunterschiede zur Sozialversicherung sind:
- Träger sind meist private Versicherungsunternehmen.
- Leistungen richten sich nur nach dem Vertrag und sind z. B. unabhängig vom Familienstand oder dem Einkommen.
- Beiträge müssen von der Versicherten allein aufgebracht werden.
- Der Beitritt ist bis auf wenige Ausnahmen freiwillig.

Man unterscheidet drei Arten von privaten Versicherungen →Tab. 1.

Personenversicherungen	Sachversicherungen	Vermögensversicherungen
Durch sie werden die Folgen eines Ereignisses versichert, das unmittelbar den Körper des Versicherten betrifft.	Die Sachen (das Eigentum) einer Person werden versichert.	Das Vermögen der Versicherten wird vor Ansprüchen anderer Personen versichert.
Beispiele		
– Lebensversicherung – Rentenversicherung – Berufsunfähigkeitsversicherung – Unfallversicherung – Krankenversicherung	– Hausratversicherung – Kfz-Teil- und Vollkaskoversicherung – Fahrradversicherung	– Haftpflichtversicherung – Rechtsschutzversicherung

Tab. 1 Arten von Privatversicherungen

Aufgaben

1 Wann sind die Sozialversicherungen entstanden? Warum gerade zu dieser Zeit?

2 Nennen Sie die fünf bis heute existierenden Sozialversicherungen.

3 Gegen welche Risiken sind Sie als Arbeitnehmerin versichert?

4 Begründen Sie den „Zwangscharakter“ der Sozialversicherungen.

5 Sind Sozialversicherungen Ihrer Ansicht nach heute noch notwendig?

6 Nennen Sie die Träger der Sozialversicherungen.

7 Wer bringt die Beiträge zu den Sozialversicherungen auf?

8 Nennen Sie die Träger der Krankenversicherung.

9 Was ist das Besondere bei den Trägern der Krankenversicherung von Landwirtinnen, Winzerinnen und bei der Knappschaft-Bahn-See?

10 Was versteht man unter dem Sachleistungsprinzip in der Krankenversicherung?

11 Suchen Sie im Internet vier Krankenversicherungen, die keine Zuzahlung von ihren Versicherten verlangen.

12 Was versteht man unter dem morbiditätsorientierten Risikostrukturausgleich in der Krankenversicherung?

13 Welche Leistungen bietet die Krankenversicherung bei Erkrankungen?

14 Können die Versicherten die Erstattung aller von einem Arzt oder Zahnarzt angebotenen Leistungen von ihrer Krankenversicherung verlangen?

15 Kann eine gesetzlich Versicherter nur bei der zahnärztlichen Behandlung (ambulant) die Kostenerstattung wählen?

16 Welche Leistungen Ihrer Krankenversicherung haben Sie schon in Anspruch genommen?

17 Erklären Sie anhand der Gesamtrechnung im Gesundheitswesen (s. S. 67), wo die Ausgabenschwerpunkte der Krankenversicherung liegen.

18 Wer bezahlt Ihre Krankenversicherungsbeiträge?

19 Überprüfen Sie anhand eines Vergleichs der Gehaltsabrechnung vom Dezember des Vorjahres mit einer Abrechnung nach dem 30.01. des aktuellen Jahres, ob Sie prozentual mehr oder weniger für Ihre Krankenversicherung bezahlen.

20 Was versteht man unter der Versicherungspflichtgrenze?

21 Was spricht für oder gegen eine Beitragsbemessungsgrenze?

22 Entwickeln Sie Lösungsvorschläge, um die Kassen der Pflegeversicherung aufzustocken.

23 Informieren Sie sich, welche Unfallverhütungsvorschriften in Ihrer Ausbildungspraxis zu beachten sind.

24 Wer kommt in folgenden Fällen für die Behandlungskosten auf?
a Bei einem Sportunfall werden einer Fußballspielerin zwei Zähne ausgeschlagen.
b Auf dem Weg zur Arbeit verunglückt eine Arbeitnehmerin und muss in die Klinik eingeliefert werden.
c Eine Zahnmedizinische Fachangestellte muss umgeschult werden, weil sie eine Allergie gegen Nickel entwickelt hat.
d Mehrere Arbeitnehmerinnen fahren gemeinsam zur Arbeit. Auf dem Umweg zur Abholung einer Arbeitnehmerin kommt es zu einem Autounfall.
e In einer Praxis ist Mittagspause von 12:00 bis 14:00 Uhr. Auf dem Weg in einen benachbarten Imbiss fällt die ZFA hin und bricht sich ein Bein.
f Eine ZFA fährt in der Mittagspause eine Freundin im benachbarten Ort besuchen. Auf dem Weg dorthin passiert ein Autounfall und sie wird verletzt.

25 Wonach richtet sich die Beitragshöhe zur Unfallversicherung?

26 Nennen Sie drei Branchen, in denen vermutlich viele Arbeitsunfälle passieren.

27 Was bedeutet „Beitragsbemessungsgrenze“ in der Rentenversicherung und wie hoch ist sie aktuell?

28 a Wie lange müssen Sie mindestens noch in die Rentenversicherung einzahlen, um einen Anspruch auf Altersruhegeld zu erhalten?

b Weshalb werden Sie vermutlich länger einzahlen?

29 Welche Ziele verfolgt die Bundesregierung mit der Regelung zur Frührente? Diskutieren Sie die Auswirkungen auf die verschiedenen Sozialversicherungszweige.

30 Errechnen Sie das Jahr, ab dem Sie vermutlich Altersruhegeld beziehen können.

31 Wer ist in der Rentenversicherung beitragspflichtig?

32 Was versteht man unter der „flexiblen Rente“?

33 Wie kann man nach dem Altersvermögensgesetz die höchsten Zulagen erhalten?

34 Mit 27 Jahren entschließen Sie sich, als Ledige eine private Altersvorsorge nach dem Altersvermögensgesetz abzuschließen. Sie wollen hieraus ab dem 67. Lebensjahr 511,00 € Zusatzrente erhalten. Mehr als 50,00 € wollen Sie monatlich nicht zusätzlich sparen. Erkundigen Sie sich über die Höhe des Sparaufwands in einer Anlageform.

35 Nennen Sie die Aufgaben der Bundesagentur für Arbeit.

36 Geben Sie an, unter welchen Voraussetzungen Arbeitslosengeld gewährt wird.

37 Errechnen Sie die Sozialversicherungsbeiträge (ohne Unfallversicherung) für Arbeitgeberin und Arbeitnehmerin bei folgenden monatlichen versicherungspflichtigen Bruttoentgelten:

a 1456,00 €
b 2134,00 €
c 2755,00 €
d 3442,00 €
e 4950,00 €
f 6700,00 €

38 Haben Sie nach Beendigung Ihrer Ausbildung Anspruch auf

a Arbeitslosengeld?
b Bürgergeld?

39 Inwiefern ergänzen Individualversicherungen Sozialversicherungen?

40 Wie kommt der Beitritt bei einer Individualversicherung zustande?

41 Welche drei Arten von Individualversicherungen unterscheidet man?

42 Wer bringt die Beiträge zu den Sozialversicherungen auf?

43 Wer bringt die Beiträge zu den Individualversicherungen auf?

8 Entgeltabrechnung für Auszubildende

Im Normalfall fallen bei der Entgeltabrechnung für Auszubildende keine Steuern an, da die Bruttovergütung in die Grundfreibetragszone des Einkommensteuertarifs fallen. Das bedeutet, dass ca. 10000,00 € zu versteuerndes Einkommen (nicht zu verwechseln mit dem Bruttoeinkommen) einkommensteuerfrei bleiben. Jedoch fallen immer Sozialversicherungsabgaben an.

Steuern →S. 371

Sozialversicherungsabgaben →S. 65

Neben dem Bruttoverdienst können auch zusätzliche Zahlungen des Arbeitgebers erfolgen, z. B. Fahrgeld, Essensgeld. Ob diese Zahlungen der Sozialversicherungspflicht unterliegen, muss man im Einzelnen in Erfahrung bringen. Neben den Abzügen der Sozialversicherungen können auch weitere Abzüge erfolgen, z. B. Kindergartenbeiträge.

Als Beispiel werden Abrechnungen der Auszubildendenvergütung im Anfangsmonat September von Martina Wunderlich und Anja Werder verglichen →Tab. 1, →Tab. 1, S. 80.

Zeile	Bezeichnung	Menge	Faktor	%	Betrag €
1	Auszubildendenvergütung				1100,00
2	Überstunden	2	15,00		30,00
3	Überstundenzuschlag	2	3,75	25	7,50
4	Vermögensw. Leistungen Zuschuss (VWL)				20,00
5	**Gesamtbrutto**				**1157,50**
6	Steuer von		1157,50		
7	Lohnsteuer		0,75		
8	Kirchensteuer		0,06		
9	**Steuergesamtabzug**				**0,81**
10	Sozialversicherungen von		1157,50		
11	Krankenversicherung		92,02		
12	Pflegeversicherung (ohne Zuschlag)		17,65		
13	Rentenversicherung		107,65		
14	Arbeitslosenversicherung		13,89		
15	**SV-Gesamtabzug**				**231,21**
16	**Nettoentgelt**				**925,48**
17	**Auszahlung-Überweisung**				
18	Zuschuss Berufskleidung		plus		15,00
19	Vorschuss erhalten		minus		100,00
20	VWL-Überweisung		minus		40,00
21	**Überweisung auf Konto**				**800,48**

Tab. 1 Entgeltabrechnung Martina Wunderlich, geboren am 15.10.2005, AOK Baden-Württemberg, Konfession rk, Steuerklasse 1

Zeile	Bezeichnung	Menge	Faktor	%	Betrag €
1	Auszubildendenvergütung				1100,00
2	Überstunden	2	15,00		30,00
3	Überstundenzuschlag Sonntag	2	7,50	50	15,00
4	Vermögensw. Leistungen Zuschuss (VWL)				20,00
5	Fahrgeld steuerfrei				70,00
6	**Gesamtbrutto**				**1235,00**
7	Steuer von		1165,00		
8	Lohnsteuer		1,58		
9	Kirchensteuer		0,12		
10	**Steuergesamtabzug**				**1,70**
11	Sozialversicherungen von		1165,00		
12	Krankenversicherung		93,79		
13	Pflegeversicherung (ohne Zuschlag)		17,77		
14	Rentenversicherung		108,35		
15	Arbeitslosenversicherung		13,98		
16	**SV-Gesamtabzug**				**233,89**
17	**Nettoentgelt**				**999,41**
18	**Auszahlung-Überweisung**				
19	Zuschuss Berufskleidung		plus		15,00
20	VWL-Überweisung		minus		50,00
21	**Überweisung auf Konto**				**964,41**

Tab. 1 Entgeltabrechnung Anja Werder, geboren 20.04.2005, DAK-Gesundheit, Konfession: ev, Steuerklasse 1

Die Auszubildendenvergütung ist übertariflich bei beiden gleich. Beide wollten einmal Überstunden leisten, Martina an einem Freitagnachmittag und Anja im Notdienst an einem Sonntag. Die Zuschläge sind dafür unterschiedlich geregelt (siehe Zeile 3). Anja wohnt weiter entfernt von der Praxis und bekommt das Fahrgeld vom Arbeitgeber steuerfrei erstattet (ähnlich Jobticket). Damit unterscheidet sich das Gesamtbrutto der beiden Auszubildenden. Beide erhalten die Zuschüsse zur VWL in Höhe von 20,00 €, die auch versteuert werden müssen.

Da die beiden übertariflich bezahlt werden, ergibt sich ein höheres zu versteuerndes Einkommen (pro Jahr gerechnet) und damit eine geringe Steuerbelastung. Das Programm (des Arbeitgebers oder Steuerberaters) ermittelt aufgrund der Monatseinkünfte die ungefähre jährlich anfallende Steuer. Da beide aber erst im September angefangen haben, bleibt die Vergütung unter der Grundfreibetragszone und am Ende des Jahres erhalten sie über die Lohnsteuerausgleichszahlung des Arbeitgebers die Steuerzahlungen zurück. Die Sozialversicherungsabgaben schwanken aufgrund der unterschiedlichen Bruttoeinkommen.

Martina hatte noch einen Vorschluss in bar von ihrem Arbeitgeber bekommen, weil sie sich ein neues Handy kaufen wollte. Martina spart 40,00 € und Anja 50,00 € für eine Anlage nach dem Vermögensbildungsgesetz. Diese Zahlungen müssen vom Arbeitgeber direkt abgeführt werden.

Aufgaben

1 Wodurch können sich in der Entgeltabrechnung bei Auszubildenden die ausgezahlten Beträge unterscheiden, wenn das Bruttoentgelt gleich ist?

2 Wodurch unterscheiden sich Entgeltabrechnungen für ZFA-Auszubildenden von Entgeltabrechnungen für ausgelernten ZFA?

9 Grundlagen des Vertragsrechts

In einer Zahnarztpraxis werden täglich Verträge abgeschlossen bzw. gelten „im Hintergrund". Dabei können sehr verschiedene **Vertragsarten** vorkommen. So werden mit Patientinnen Behandlungsverträge, mit Zahnmedizinischen Fachangestellten Arbeitsverträge und mit Auszubildenden Ausbildungsverträge geschlossen. Die Materialeinkäufe werden durch Kaufverträge und das Erstellen der Webseite über einen Werkvertrag geregelt.

Um einen Vertrag abschließen zu können, sind aber gewisse Voraussetzungen nötig.

Beispiel

Eine 6-Jährige und eine 12-Jährige sind seit Jahren bei einer Zahnärztin in Behandlung. Nach der Aufforderung der Schule zur zahnärztlichen Untersuchung erschienen sie erneut in der Praxis. Neben der Untersuchung wurden bei der 12-Jährigen Röntgenaufnahmen gefertigt, bei der 6-Jährigen erfolgte eine Fluoridierung und Fissurenversiegelung.

Die Honorarforderung der Zahnärztin wurde von den Eltern nicht beglichen. Das Gericht gab den Eltern recht, da zwischen der Zahnärztin und den Eltern kein Behandlungsvertrag zustande gekommen war.

Um das Gerichtsurteil nachvollziehen zu können, ist zu klären, wie Rechtsgeschäfte zustande kommen und wer welche Rechte und Pflichten hat.

9.1 Rechts- und Geschäftsfähigkeit

9.1.1 Rechtsfähigkeit

Video
Rechtsfähigkeit

Nach § 1 des **Bürgerlichen Gesetzbuches (BGB)** ist jeder Mensch mit Vollendung der Geburt rechtsfähig, das heißt sie oder er hat Rechte und damit immer verbundene Pflichten.

Menschen werden im Gesetz als **natürliche Personen** bezeichnet →Abb. 1. Die Rechtsfähigkeit kann einem Menschen von niemandem genommen werden. Die Rechtsfähigkeit erlischt erst mit dem Tod. Neben den natürlichen gibt es noch künstliche, vom Recht geschaffene Personen, die sogenannten **juristischen Personen**. Dies sind rechtliche Gebilde, wie z. B. Aktiengesellschaften, Gesellschaften mit beschränkter Haftung (GmbH), aber auch Vereinigungen des öffentlichen Rechts (Bund, Länder, Gemeinden), die ebenfalls die Rechtsfähigkeit besitzen →Abb. 2.

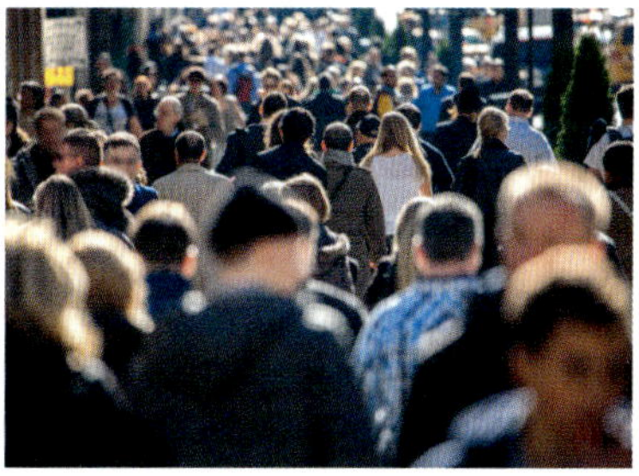

Abb. 1 Natürliche Personen

Eine Zahnarztpraxis ist keine juristische Person, auch wenn sie in der Form einer Berufsausübungsgemeinschaft (BAG) oder Partnerschaft geführt wird. Die Zahnärztin handelt für die Zahnarztpraxis. Sie ist, bis auf wenige Ausnahmen, immer haftbar und nur sie kann für Schäden verklagt werden, die die „Praxis" verursacht hat.

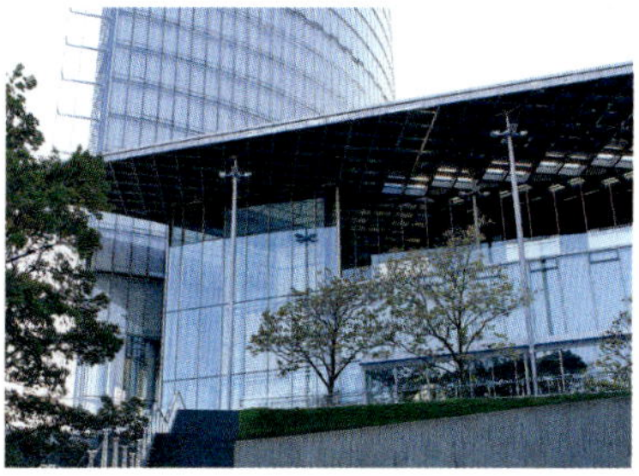

Abb. 2 Juristische Personen, z. B. Aktiengesellschaft

Dass die Kinder in dem Eingangsfall das Recht auf Behandlung haben, geht aus der Rechtsfähigkeit hervor. Können sie aber auch ein Einverständnis zu einer Röntgenaufnahme, einer Fissurenversiegelung oder einer Fluoridierung geben bzw. einen Kauf tätigen? Können sie also Rechtsgeschäfte selbstständig und voll wirksam abschließen? Dies ist die Frage nach der Geschäftsfähigkeit.

9.1.2 Geschäftsfähigkeit

Im BGB hat man die Geschäftsfähigkeit in drei Stufen eingeteilt:

Geschäftsfähigkeit
Fähigkeit, Rechtsgeschäfte selbstständig und rechtswirksam abzuschließen

Geschäftsunfähigkeit
- Kinder bis 6 Jahre
- Personen mit andauernder krankhafter Störung der Geistestätigkeit

Rechtsfolgen:
- Willenserklärung ist nichtig (Risiko trägt der Käufer)
- kann Bote sein
- gesetzlicher Vertreter oder Vormund handelt

Beschränkte Geschäftsfähigkeit
- 7 bis 18 Jahre

Rechtsfolgen:
- Zustimmung des gesetzlichen Vertreters notwendig
- Verträge sind schwebend unwirksam

Ausnahmen:
- Taschengeld
- kein rechtlicher Nachteil
- Arbeitsverhältnis

Unbeschränkte Geschäftsfähigkeit
- über 18 Jahre

Rechtsfolgen:
- alle Rechtsgeschäfte sind gültig
- Person handelt selbst

Merke
Rechtsgeschäfte, die nicht geschäftsfähige Personen tätigen, sind ungültig (nichtig).

Video
Geschäftsfähigkeit

Geschäftsunfähigkeit (§ 104 BGB)

- Kinder unter 7 Jahren
- Personen mit andauernder krankhafter Störung der Geistestätigkeit

Beispiel

a Eine 4-Jährige kauft sich ein Tafel Schokolade und isst sie auf. Der Kaufvertrag ist ungültig. Der Kaufmann muss den Kaufpreis den Eltern rückerstatten. Dass die Schokolade nicht mehr zurückerstattet werden kann, geht zulasten des Kaufmanns.

b Eine 4-Jährige wird von ihren Eltern mit einem Zettel zum Einkaufen geschickt. Den Einkaufszettel und den abgezählten Betrag übergibt sie dem Verkäufer. Dieser packt ihr die Sachen ein und nimmt das Geld an sich. Der Kaufvertrag ist gültig. Die 4-Jährige ist als Bote ihrer Eltern unterwegs und überbringt deren Willenserklärung.

Merke
Botengänge sind auch nicht geschäftsfähigen Personen erlaubt.

Ein 6-jähriges Kind kann kein Rechtsgeschäft (Behandlungsvertrag) schließen. Daraus folgt, dass das Rechtsgeschäft (Fluoridierung und Fissurenversiegelung bei der 6-Jährigen) ungültig ist und folglich die Zahnärztin keinen Honoraranspruch hat. Erscheint ein Elternteil mit zur Behandlung, gilt dies grundsätzlich als Einwilligung zur Behandlung. Erscheint ein Kind unter 7 Jahren und übermittelt mündlich die Einwilligung seiner Eltern zur Behandlung (als Bote), sollte dies durch einen Anruf bei den Eltern überprüft werden. Empfehlenswert ist in jedem Fall die schriftliche Einwilligung der Eltern. Eine nachträgliche Genehmigung ist in jedem Fall ausgeschlossen. Der Behandlungsvertrag kommt zwischen Eltern und Zahnarzt zustande.

Beschränkte Geschäftsfähigkeit (§ 106 BGB)

- Personen von 7 bis 18 Jahren
- Unter Umständen sind hiermit auch Personen vergleichbar, die unter Betreuung gestellt sind (s. § 1903 BGB).

Tätigen beschränkt Geschäftsfähige ein Rechtsgeschäft ohne vorherige Zustimmung, ist dieses schwebend unwirksam. Das bedeutet, dass die gesetzliche Vertreterin dem Rechtsgeschäft auch nachträglich zustimmen kann. Verweigert sie die Zustimmung, ist das Rechtsgeschäft von Anfang an nichtig (§ 107 BGB).

Auch zwischen der 12-Jährigen und der Zahnärztin ist kein Behandlungsvertrag zustande gekommen, da die Eltern die nachträgliche Zustimmung verweigern.

Merke
Alle Rechtsgeschäfte, die beschränkt Geschäftsfähige tätigen wollen, bedürfen der Einwilligung der gesetzlichen Vertreterin, auch vorherige Zustimmung genannt.

Beispiel
Eine 16-Jährige kauft sich ein gebrauchtes Fahrrad. Das Rechtsgeschäft ist schwebend unwirksam, da die Zustimmung der gesetzlichen Vertreterin nicht vorliegt. Die Händlerin fordert die Mutter der 16-Jährigen auf, die Zustimmung zu erteilen. Da sie aber nicht reagiert, gilt die Zustimmung als verweigert. Der Kauf ist somit ungültig. Das Fahrrad und der Kaufpreis müssen zurückerstattet werden. Wenn die Verkäuferin die Mutter nicht zur Zustimmung aufgefordert und die Mutter den Kauf stillschweigend geduldet hätte, wäre der Kauf gültig.

Der Behandlungsvertrag kommt zwischen der beschränkt Geschäftsfähigen und der Zahnärztin zustande.

Für die Zahnarztpraxis empfiehlt sich bei der Behandlung beschränkt Geschäftsfähiger folgende Vorgehensweise: Nach der Untersuchung sollte ein Schreiben an die gesetzliche Vertreterin geschickt werden mit der Bitte um Genehmigung der aufgeführten Behandlung. Erfolgt hierauf innerhalb von 14 Tagen keine Antwort, gilt die Zustimmung als verweigert.

Ab dem 14. Lebensjahr kann auch eine Jugendliche einen Behandlungsvertrag abschließen, wenn sie die nötige **Einwilligungsfähigkeit** besitzt. Das heißt, sie muss die Bedeutung des Eingriffs verstehen und die Tragweite der Entscheidung abmessen können.

Merke
Die Europäische Datenschutz-Grundverordnung (EU DSGVO) enthält eine neue 16-Jahres-Grenze zur Einwilligung in die Verarbeitung personenbezogener Daten.

Bestimmte Rechtsgeschäfte kann auch die beschränkt Geschäftsfähige tätigen, ohne dass sie die gesetzliche Vertreterin benötigt.

Dazu zählen:

- **Taschengeldparagraf**
  Für alle Geschäfte, die eine beschränkt Geschäftsfähige mit Mitteln bewirkt, die ihr zur freien Verfügung stehen, ist sie voll geschäftsfähig (z. B. Taschengeld, Ausbildungsvergütung). Dies gilt auch, wenn ihr größere Summen für einen bestimmten Zweck (z. B. Kauf eines Autos) überlassen werden. Dennoch wird die Verkäuferin sich in diesen Fällen immer bei den Erziehungsberechtigten rückversichern. Nicht durch den Taschengeldparagrafen abgedeckt sind Ratenkaufverträge. Auch wenn die Raten nicht hoch sind und die Jugendliche sie mit „eigenen" Mitteln bestreiten kann, sind diese Verträge von der Zustimmung der Erziehungsberechtigten abhängig.
  Unter den Taschengeldparagrafen fallen auch Zahnarztbesuche von Auszubildenden und Arbeitnehmerinnen, wenn es um die Wiederherstellung ihrer Arbeitsfähigkeit geht. Ebenso sind damit unaufschiebbare Behandlungsmaßnahmen (Schmerzpatientinnen) gedeckt. Hier besteht eine Pflicht der gesetzlichen Vertreterin zur nachträglichen (stillschweigenden) Genehmigung.
- **Rechtliche Vorteilsgeschäfte**
  Für alle Geschäfte, die der beschränkt Geschäftsfähigen nur einen rechtlichen Vorteil bringen, ist sie voll geschäftsfähig. Dies gilt nicht für wirtschaftliche Vorteilsgeschäfte, d. h. Geschäfte, die für sie „lukrativ" sein können, z. B. man erhält ein teures Auto für einen geringen Verkaufspreis.

– **Geschäfte im Rahmen eines Arbeits- oder Ausbildungsverhältnisses**
Geht eine beschränkt Geschäftsfähige ein Arbeits- oder Ausbildungsverhältnis mit Zustimmung ihrer gesetzlichen Vertreterin ein, so ist sie für alle Rechtsgeschäfte, die normalerweise damit zusammenhängen, voll geschäftsfähig. Beim Arbeitsverhältnis umfasst dies sogar die selbstständige Kündigung.

Beispiel
Eine auszubildende Zahnmedizinische Fachangestellte unter 17 Jahren willigt in eine Änderung der Praxisarbeitszeit ein.

– **Geschäfte im Rahmen eines selbstständigen Betriebs**
Wird eine beschränkt Geschäftsfähige von ihrer gesetzlichen Vertreterin und dem Vormundschaftsgericht ermächtigt, selbstständig einen Betrieb zu führen, ist sie für alle Rechtsgeschäfte voll geschäftsfähig, die der Betrieb mit sich bringt.

Volle (unbeschränkte) Geschäftsfähigkeit

Mit Vollendung des 18. Lebensjahres ist man voll geschäftsfähig. Das bedeutet, alle Rechtsgeschäfte sind voll wirksam.

Müssen Menschen betreut werden (z. B. ältere Menschen in Pflegeeinrichtungen), hat dies keine automatische Auswirkung auf die Geschäftsfähigkeit. Die Betreuung soll stärker als bisher auf das individuelle Betreuungsbedürfnis eingehen und die verbliebenen Fähigkeiten des Betroffenen berücksichtigen. Soweit die Teilnahme am Rechtsverkehr im Einzelfall eingeschränkt werden muss, kann das Gericht dies anordnen. Dann kann die Betreute nur mit Einwilligung einer Betreuerin rechtswirksame Willenserklärungen abgeben.

Willenserklärungen →S. 86

9.2 Delikts- und Schuldfähigkeit

9.2.1 Deliktsfähigkeit

Zivilrecht
regelt Ansprüche der Bürgerinnen untereinander

Strafrecht
regelt Ansprüche des Staates gegenüber Bürgerinnen

Die Deliktsfähigkeit legt fest, wer aus unerlaubten Handlungen zivilrechtlich den Schaden zu tragen hat. Die Schuldfähigkeit legt fest, wer aus unerlaubten Handlungen strafrechtlich zur Verantwortung gezogen werden kann.

Beispiel
Eine 6-Jährige fährt mit dem Auto ihrer Mutter gegen ein anderes Auto. In dieser Situation stellen sich folgende juristische Fragen:
a Ist die 6-Jährige deliktsfähig, d. h., muss sie für den Schaden haften?
b Ist die 6-Jährige schuldfähig, d. h., kann ein Gericht sie zu einer Strafe verurteilen?

Bei der **Deliktsfähigkeit** unterscheidet man drei Stufen:
– **Deliktsunfähigkeit**
  - Personen bis zum vollendeten 7. Lebensjahr
  - Kinder bis zum 10. vollendeten Lebensjahr, wenn sie bei einem Unfall mit einem Kraftfahrzeug, einer Schienenbahn oder einer Schwebebahn einen Schaden verursachen und nicht vorsätzlich handeln.
  - bewusstlose und psychisch kranke Menschen, sofern sie einen vorübergehenden Zustand solcher Art nicht selbst verschuldet verursacht haben.

Deliktsunfähige haften nicht für Schäden, die sie anderen zufügen. Unter Umständen haftet die gesetzliche Vertreterin, wenn sie die Aufsichtspflicht verletzt.

– **Beschränkte Deliktsfähigkeit**
  - Personen von 7 bis 18 Jahren

Beschränkt Deliktsfähige haften für den verursachten Schaden nur, wenn sie bei der Begehung der unerlaubten Handlung die zur Erkenntnis ihrer Verantwortlichkeit erforderliche Einsicht hatten. Unter Umständen haftet die gesetzliche Vertreterin für die Verletzung der Aufsichtspflicht.

– **Volle Deliktsfähigkeit**

Ab dem 18. Lebensjahr ist jeder Mensch für seine (unerlaubten) Handlungen zivilrechtlich voll verantwortlich.

9.2.2 Schuldfähigkeit

Im Strafrecht können Personen bis zum 14. Lebensjahr nicht bestraft werden (strafrechtliche Schuldunfähigkeit des Kindes nach § 19 des Strafgesetzbuches). Ab dem 14. Lebensjahr überprüft das Gericht, ob die Jugendliche die Einsicht in die Verantwortlichkeit ihrer unerlaubten Handlung hatte. Wird dies bejaht, wird die Jugendliche nach Jugendstrafrecht bestraft. Man spricht in diesem Fall von einer **bedingten Schuldfähigkeit** →Abb. 1.

Bei unerlaubten Handlungen, die zwischen dem 18. und 21. Lebensjahr begangen werden, überprüft das Gericht, ob das Jugendstrafrecht oder das schwerwiegendere Erwachsenenstrafrecht angewendet werden muss. Auch dies richtet sich nach der Einsichtsfähigkeit der jungen Erwachsenen.

Die 6-Jährige aus dem Eingangsfall ist somit weder delikts- noch schuldfähig. Es ist zu prüfen, ob die Eltern ihre Aufsichtspflicht verletzt haben.

In der Zahnarztpraxis spielt die Altersbegrenzung des Strafrechts u. U. eine wichtige Rolle. Haben die gesetzlichen Vertreter einer Behandlung zugestimmt, muss die Zahnärztin die beschränkt Geschäftsfähige auch über die Risiken des Eingriffs aufklären.
Unter 14 Jahren muss diese Aufklärung gegenüber den gesetzlichen Vertretern erfolgen. Über 14 Jahren steht die Zahnärztin vor der gleichen Entscheidung wie eine Richterin im Strafrecht: Hat die Jugendliche das Verständnis und die Einsicht, um die Aufklärung über den zahnärztlichen Eingriff zu verstehen?

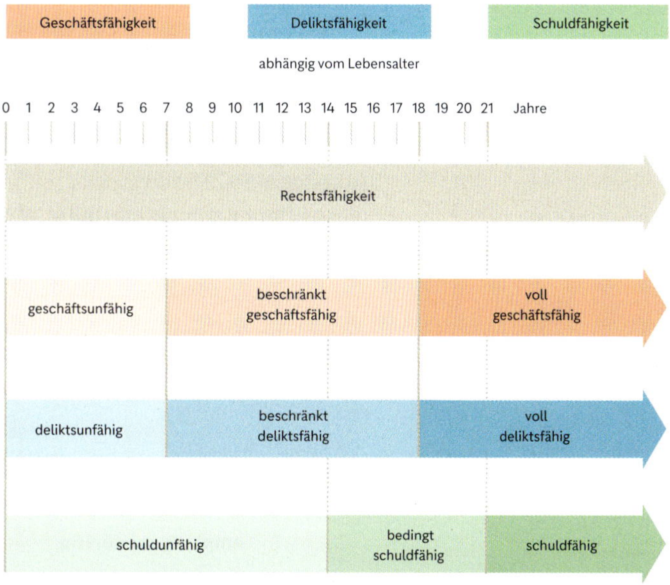

Abb. 1 Entwicklung der Geschäfts-, Delikts- und Schuldfähigkeit ab der Geburt

Hat die Jugendliche diese Einsicht nicht, muss die Aufklärung gegenüber den gesetzlichen Vertretern erfolgen. Andernfalls begeht die Zahnärztin eine unerlaubte Handlung.

9.3 Rechtsgeschäfte

Video
Rechtsgeschäfte

Rechtsgeschäfte entstehen durch die Erklärung eines Willens. Um rechtswirksam zu sein, muss die Willenserklärung auf einen rechtlichen Erfolg gerichtet sein.

Beispiel
Wer einer Freundin verspricht, aus dem Urlaubsort einen Brief zu schreiben, hat zwar eine Willenserklärung abgegeben, sie ist aber rechtlich ohne Bedeutung. Wenn aber ein Lieferer verspricht, die bestellte Sache zu einem bestimmten Termin zu liefern, so hat er sich verpflichtet, den Liefertermin einzuhalten.

Willenserklärungen können auf vielfältige Weise abgegeben werden →Abb. 1.

Willenserklärungen

ausdrückliche Äußerung	schlüssiges (konkludentes) Handeln	Schweigen
Sie kann mündlich, telefonisch oder schriftlich erfolgen. Beispiele: Onlinebestellung bei einem Versandhaus, mündliches Angebot an Käufer, Patient bittet um einen Behandlungstermin	Durch eine Handlung erklärt man, etwas zu wollen. Beispiele: Vorlage der Supermarkteinkäufe an der Kasse, Patient begibt sich ins Sprechzimmer	Auf bestimmte Erklärungen anderer erfolgt keine Reaktion. Beispiele: Schweigen nach Zusendung des Kontoauszugs durch das eigene Kreditinstitut, Patient duldet die Behandlung

Abb. 1 Abgabe einer Willenserklärung

Normalerweise bedeutet Schweigen Ablehnung. Jedoch unter Kaufleuten kann es in bestimmten Fällen als Zustimmung gelten (z. B. Nichtreaktion auf eine abgeänderte Auftragsbestätigung). Schweigt man als Privatperson auf die Zusendung einer unbestellten Ware, bedeutet dies Ablehnung. Man hat lediglich die Pflicht, die Ware so aufzubewahren, wie man ähnliche Waren aufbewahrt.

Arbeitet eine Zahnarztpraxis schon lange mit einem Dentaldepot zusammen, kann dieses Depot auch unbestellte Ware (zur Probe) zusenden. Schweigen bedeutet in diesem Fall Annahme und Pflicht zur Bezahlung.

Ein Rechtsgeschäft besteht aus mindestens einer Willenserklärung. Nach der Anzahl der Willenserklärungen unterscheidet man einseitige und mehrseitige Willenserklärungen →Abb. 2, →Abb. 1, S. 87.

einseitige Rechtsgeschäfte
eine Willenserklärung liegt vor

empfangsbedürftig	nicht empfangsbedürftig
Damit das einseitige Rechtsgeschäft wirksam wird, muss die Willenserklärung dem Empfänger zugehen. Beispiele: Kündigung, Anfechtung, Rücktrittserklärung	Das einseitige Rechtsgeschäft wird sofort wirksam. Beispiele: Testament, Auslobung

Abb. 2 Einseitiges Rechtsgeschäft

mehrseitige Rechtsgeschäfte
mindestens *zwei* übereinstimmende Willenserklärungen liegen vor

einseitig verpflichtend	**zweiseitig verpflichtend**
Die Verpflichtungen aus dem Rechtsgeschäft sind auf eine Seite beschränkt. Beispiele: Schenkungen, Bürgschaft	Hier verpflichten sich beide Seiten. Beispiele: Kaufvertrag, Mietvertrag, Leihvertrag, Behandlungsvertrag, Berufsausbildungsvertrag, Arbeitsvertrag

Abb. 1 Mehrseitiges Rechtsgeschäft

Mehrseitige Rechtsgeschäfte bezeichnet man als Verträge. Sie kommen nur zustande, wenn die Willenserklärungen übereinstimmen, d. h., wenn sie sich „vertragen".

Eine Willenserklärung wird als Antrag, die andere Willenserklärung als Annahme bezeichnet →Abb. 2.

Antrag (Willenserklärung) → **Übereinstimmung** ← **Annahme** (Willenserklärung)

↓

Vertrag

Abb. 2 Zustandekommen von Rechtsgeschäften

9.4 Stellvertretung

Die Möglichkeit, dass man als Stellvertreterin Willenserklärungen für eine andere abgibt, d. h., für sie handelt, ist in unserer arbeitsteiligen Wirtschaft nicht mehr wegzudenken →Abb. 3. Die ZFA gibt häufig Willenserklärungen für die Praxis ab.

Beispiel
Eine Zahnmedizinische Fachangestellte wird gebeten, bei der Bürohändlerin um die Ecke für die Zahnarztpraxis Papier und Schreibmaterial zu besorgen. Sie gibt eine Willenserklärung im Auftrag der Praxis (stellvertretend für die Praxis) gegenüber der Bürohändlerin ab.

Stellvertretung

vorgeschriebene gesetzliche	**herzustellende gesetzliche**	**rechtsgeschäftliche**
In einer Reihe von Fällen ordnet das Gesetz an, dass eine Person durch eine andere vertreten werden muss, z. B. Minderjährige handeln durch ihre Erziehungsberechtigten (i. d. R. Eltern).	Für juristische Personen muss die Handlungsfähigkeit durch Stellvertretung erst hergestellt werden. So kann z. B. eine GmbH durch eine natürliche Person (Geschäftsführer) handeln.	Jemand wird bevollmächtigt, einen anderen zu vertreten. Diese Stellvertretung ist lediglich für höchstpersönliche Anlässe (z. B. Eheschließung, Testament) nicht möglich. Die Erteilung der Vollmacht kann formlos geschehen.

Abb. 3 Stellvertretung

Erklärungsvollmacht	Duldungsvollmacht
Die Zahnärztin **erklärt** ausdrücklich, dass die ZFA Rechtsgeschäfte für sie tätigen dürfen.	Die Zahnärztin **duldet,** dass die ZFA Rechtsgeschäfte für sie tätigen.

Tab. 1 Vollmachten

Für die Zahnarztpraxis kommt hauptsächlich die rechtsgeschäftliche Stellvertretung infrage. Dazu ist eine Erklärungsvollmacht oder eine Duldungsvollmacht erforderlich →Tab. 1.

Für eine **wirksame** Stellvertretung sind drei Voraussetzungen notwendig:

- Die ZFA muss eine **eigene Willenserklärung** abgeben können. Sie bestimmt, welches Papier und welches Schreibmaterial sie einkauft. Ohne Spielraum für eigene Entscheidungen handelt sie als Bote.
- Die ZFA muss im **Namen der Zahnarztpraxis** (der Zahnärztin) handeln und dies ausdrücklich zu erkennen geben. Der Bürohändlerin muss klar sein, dass sie es mit einer Stellvertreterin der Zahnarztpraxis zu tun hat.
- Die ZFA muss die **Vertretungsmacht** auch tatsächlich besitzen (Erklärungs- oder Duldungsvollmacht).

Wenn diese drei Voraussetzungen vorliegen, spricht man von einer wirksamen Stellvertretung, d. h., die Auswirkungen des von der ZFA abgeschlossenen Rechtsgeschäfts gelten für und gegen die Zahnarztpraxis (z. B. die Zahnärztin).
Die Praxis muss die eingekauften Büromaterialien bezahlen, auch wenn sie der Zahnärztin nicht gefallen.
Die **Vollmacht erlischt**

- durch Erledigung, wenn sie nur für ein bestimmtes Rechtsgeschäft erteilt war,
- durch Widerruf der Vollmacht,
- mit dem Erlöschen des Grundgeschäftes zwischen Zahnarztpraxis und ZFA, in der Regel nach Beendigung des Arbeits- oder Ausbildungsvertrags.

Unter **Vertretung ohne Vertretungsmacht** versteht man die Verletzung der dritten Voraussetzung für die wirksame Stellvertretung. Das heißt, eine ZFA handelt für die Zahnarztpraxis, ohne dass sie eine Vollmacht besitzt. Ein Vertrag, der im Namen eines anderen ohne Vollmacht geschlossen wird, ist schwebend unwirksam. Das bedeutet, dass der Vertrag nicht zustande kommt, es sei denn, dass die Zahnärztin innerhalb von 14 Tagen den Vertrag bestätigt.

Beispiel

Die Auszubildende Petra bestellt für die Praxis im Versand einen Computer, der auch prompt geliefert wird. Folgende Rechtsfolgen sind möglich:

- Die Zahnärztin genehmigt das Rechtsgeschäft, indem sie bezahlt.
- Die Zahnärztin genehmigt das Rechtsgeschäft nicht. Folgen:
  - Wenn die Auszubildende wusste, dass sie nicht die Vollmacht der Praxis besaß, kann der Computerversand von ihr die Erfüllung des Vertrags (Annahme und Zahlung) oder Schadensersatz (Zu- und Rücksendung, entgangener Gewinn) verlangen.
  - Wenn die Auszubildende nicht wusste, dass sie einen Computer für die Praxis nicht kaufen durfte, haftet sie nur für den sogenannten Vertrauensschaden (die Kosten der Zu- und Rücksendung und die Kosten, die dem Computerversand dadurch entstanden sind, dass er darauf vertraute, dass es ein normales Rechtsgeschäft sei).
  - Die Haftung der Auszubildenden entfällt, wenn der Computerversand wusste, dass sie die Vollmacht nicht besaß, oder wenn die Auszubildende beschränkt geschäftsfähig war und ohne Zustimmung ihres gesetzlichen Vertreters handelte.

9.5 Form der Willenserklärungen (Rechtsgeschäfte)

Bei Willenserklärungen hat der Gesetzgeber grundsätzlich Formfreiheit vorgesehen. Nur für einige wichtige Willenserklärungen schreibt das Gesetz eine bestimmte Form bindend vor. Man unterscheidet:

– **Schriftform:**
  Sie ist vorgeschrieben bei Berufsausbildungsverträgen, Ratenkaufverträgen, Arbeitsverträgen, Schuldversprechen, Schuldanerkenntnissen, Testamenten, Miet- und Pachtverträgen (wenn die Dauer von vornherein über ein Jahr betragen soll) und Bürgschaften. In der Zahnarztpraxis ist die Schriftform bei Abdingungen erforderlich. Mindestens die Unterschriften unter den Erklärungen müssen handschriftlich geleistet werden.
  Durch das Signaturgesetz können auch über Computerverbindungen Unterschriften „geleistet" werden. Die Partner müssen hierbei an einen sogenannten Trustcenter angeschlossen sein (z. B. D-Trust GmbH der Bundesdruckerei). Über die Signaturkarte (z.B. Personalausweis), Lesegerät und Software wird die „Echtheit" der Unterschrift der Erklärung beigefügt (sogenannte Authentifizierung).
– **Öffentliche Beglaubigung:**
  Diese können nur von Notarinnen und Gerichten durchgeführt werden und sind z. B. erforderlich bei Antrag auf Eintrag in das Handelsregister, Antrag auf Eintrag in das Grundbuch sowie Ausschlagen einer Erbschaft.
  Beglaubigt wird von der Notarin nur, dass die Unterschrift von der betreffenden Person geleistet wurde. Normale Beglaubigungen, z. B. von Zeugnissen, können Behörden durchführen, die ein Dienstsiegel führen (z. B. Schulen).
– **Öffentliche Beurkundung:**
  Diese „höchste Stufe der Form" ist erforderlich bei Haus- und Grundstücksverträgen, Schenkungsversprechen, Belastung von Grundstücken, Adoptionsanträgen, Erbverträgen (ähnlich: Ehevertrag).
  Die Notarin fasst die Willenserklärung der Beteiligten schriftlich ab, nachdem sie deren Willen erfasst hat, und bestätigt, dass die Willenserklärungen in ihrer Gegenwart abgegeben und unterschrieben wurden.

Merke
Bei Verstößen gegen die gesetzlichen Formvorschriften gelten die Willenserklärungen nicht.

Grundsätzlich ist man an eine abgegebene Willenserklärung gebunden, wenn man nichts anderes vereinbart hat. Natürlich gilt diese nur, solange man im Gespräch ist oder unter normalen Umständen mit einer Antwort (Annahme) rechnen kann →Abb. 1.

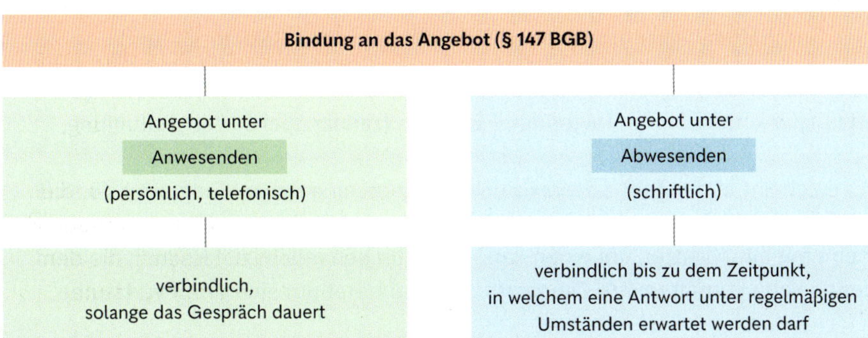

Abb. 1 Gültigkeit von Angeboten

Es gibt Willenserklärungen, die mit einem solchen Mangel behaftet sind, dass der Gesetzgeber sie von Anfang an als ungültig erklärt hat. Bei manchen Willenserklärungen hat der Gesetzgeber einen „Mittelweg" eingeschlagen. Diese Willenserklärungen sollen gelten, können aber durch **Anfechtung** vernichtet werden. Das daraus folgende Rechtsgeschäft **gilt zunächst,** kann aber aus bestimmten Gründen im Nachhinein für **nichtig** erklärt werden →Tab. 1.

Video
Nichtigkeit

Video
Anfechtbarkeit

Gründe für die Nichtigkeit eines Vertrages	Gründe für die Anfechtbarkeit eines Vertrages
– Mangel in der Geschäftsfähigkeit (Vertrag mit Geschäftsunfähigen). – Mangel im Willen, das Rechtsgeschäft abzuschließen (z. B. bei Bewusstlosigkeit oder vorübergehender Störung der Geistestätigkeit; beim Scheingeschäft z. B. wird im Grundstückskaufvertrag der Kaufpreis niedriger als tatsächlich vereinbart eingetragen, um Steuern und Gebühren zu sparen; beim Scherzgeschäft: ein Vertrag, bei dem eigentlich jeder sieht, dass er nicht ernst gemeint sein kann). – Der Inhalt des Vertrages verstößt gegen ein Gesetz (z. B. Drogenhandel) oder gegen die guten Sitten (z. B. Mietwucher). – Fehler in der Vertragsform (Verstoß gegen eine Formvorschrift, z. B. Kauf eines Hauses ohne Einschalten einer Notarin). – Unmöglichkeit der Leistung (z. B. Grundstücksverkauf auf dem Mond).	– Erklärungsirrtum (ein Vertragspartner hat sich verschrieben oder versprochen); vom Erklärungsirrtum zu unterscheiden ist der Motivirrtum, der keinen Anfechtungsgrund hergibt (z. B. hofft die Käuferin von Aktien, dass der Aktienkurs steigt; wenn der Aktienkurs tatsächlich sinkt, kann sie nicht wegen dieses Motivirrtums anfechten). – Arglistige Täuschung (die Verkäuferin eines Kraftfahrzeugs kennt eine nicht unmittelbar sichtbare Beschädigung des Fahrzeugs und verschweigt diese). – Widerrechtliche Drohung (unter Androhung körperlicher Gewalt wird eine Schülerin gezwungen, ihr Fahrrad zu einem Zehntel des Wertes zu verkaufen).

Tab. 1 Ungültigkeit von Verträgen

Aufgaben

1 Erklären Sie die Begriffe Rechtsfähigkeit und Geschäftsfähigkeit. Erläutern Sie anhand eines Beispiels die Unterschiede.

2 Nennen Sie die Stufen der Geschäftsfähigkeit und ordnen Sie Ihren gesamten Bekannten- und Verwandtenkreis zu.

3 Unter welchen Voraussetzungen kommt in den folgenden Fällen ein (zahnärztlicher Behandlungs-) Vertrag zustande?

a Die 5-jährige Frida Walter erscheint in der Zahnarztpraxis und bittet um eine Behandlung, weil sie sich beim Fußballspielen eine Zahnkante abgeschlagen hat.

b Die 6-jährige Maxi erscheint mit ihrer Mutter, um einen kariösen Zahn behandeln zu lassen.

c Die 17-jährige Auszubildende Petra kommt in Ihre Zahnarztpraxis und bittet um eine prophylaktische Behandlung.

d Bei der Patientin in Fall c) wurde bei der Behandlung in Ihrer Zahnarztpraxis eine Röntgenübersichtsaufnahme (Orthopantomogramm) angefertigt. Hierbei wurde eine ausgedehnte Zyste im Oberkiefer festgestellt. Nunmehr erscheint sie mit einem Überweisungsschein in der Universitätszahnklinik und bittet um Durchführung der großen Operation der Zyste.

e Die 16-jährige Gymnasiastin Oxana erscheint mit ihrer Krankenversicherungskarte (sie ist familienmitversichert) in der Zahnarztpraxis und bittet um eine konservierend-chirurgische Behandlung.

f Die 17 Jahre alte Janne ist privatversichert. Sie bittet in der Zahnarztpraxis um eine chirurgische Behandlung.

g Die 13-jährige Bettina wird schon seit Jahren in der Praxis behandelt. Heute ergibt die Untersuchung, dass eine größere Operation nötig ist.

h In der Schule gibt es auf dem Schulhof ein „Gerangel“. Dabei wird die 8-jährige Anita im Mundbereich verletzt. Die Sanitäts-AG der Schule geht mit ihr zur gegenüberliegenden Zahnarztpraxis. Dort wird eine Röntgenaufnahme gefertigt.

i Vor der Zahnarztpraxis geschieht ein Fahrradunfall. Ein 12-jähriges Mädchen blutet stark aus dem Mund. Es müssen zwei lockere Zähne vollständig entfernt werden, weil die Gefahr besteht, dass sie sie verschluckt.

4 Gelten hier die Ausnahmen von der Zustimmungspflicht bei beschränkt Geschäftsfähigen?

a Eine Auszubildende (17 Jahre) kauft sich ein gebrauchtes eBike von ihrer Ausbildungsvergütung.

b Eine Auszubildende (16 Jahre) kauft sich ein neues Fahrrad auf Raten, deren Höhe im Rahmen ihrer Ausbildungsvergütung liegen.

c In einer Zahnarztpraxis erhält die 17-jährige Auszubildende Monika den Auftrag, Blumen für das Wartezimmer zu besorgen.

d In einer Zahnarztpraxis stimmt auch die Auszubildende Petra für das neue Arbeitszeitmodell der Praxis, welches am Mittwochnachmittag und am Freitag ganztags freie Zeit bedeutet.

e Einer 16-Jährigen wird ein tolles Auto zu einem sagenhaften Preis angeboten. Sie willigt sofort ein, da sie weiß, dass das Auto viel mehr wert ist.

f Die Oma schenkt der 17-jährigen Enkelin ihr 2 Jahre altes Auto.

g Eine 16-Jährige wird zum Einkaufen geschickt. Dabei kauft sie Waren im Gesamtwert von 400,00 €.

5 Erklären Sie die Begriffe Deliktsfähigkeit und Schuldfähigkeit. Erläutern Sie anhand eines Beispiels die Unterschiede.

6 Handelt es sich im rechtlichen Sinne um eine Willenserklärung?

a Eine Verliebte: „Dein ist mein ganzes Herz!“

b Eine Klassenkameradin: „Mein Mofa bekommst du für 300,00 €.“

c Eine Politikerin: „Wenn ich die Wahl gewinne, senke ich die Steuern.“

d Sie zu Ihrem Chef: „Hiermit kündige ich fristlos.“

e Ware, die im Regal des Supermarkts liegt.

f Speisen auf einer Speisekarte in einem Restaurant.

g Sie legen Waren aus dem Supermarkt auf das Kassenband und wollen bezahlen.

h Waren in Automaten am Straßenrand.

i Ich liebe dieses Land.

j Dir würde ich gerne mein Auto verkaufen.

7 Finden Sie Beispiele aus Ihrem Alltag, wo Sie Ihren Willen durch schlüssiges Handeln und Schweigen erklären.

8 Sie ahnen, dass Ihnen Ihr Chef schriftlich kündigen möchte. Das Einschreiben mit Rückschein nehmen Sie daraufhin von der Postbotin nicht an. Gilt die Kündigung?

9 Die Äußerung unter 6d) haben Sie gemacht, weil Sie sehr wütend waren, die Kündigung aber eigentlich nicht wollten. Diskutieren Sie die Situation.

10 Ihre Chefin erklärt der Patientin die Vorgehensweise bei einer notwendigen Operation. Die Patientin daraufhin: „Ich weiß nicht so recht." Gilt dies als zustimmende Willenserklärung?

11 Einer Kassenpatientin wird erklärt, dass eine bestimmte Behandlung (Prothetik: Verblendung einer Krone am Zahn 27) nicht voll von der Kasse bezahlt wird. Sie stimmt dem zu. Beim Zugang der Rechnung erklärt sie, dass sie Kassenpatientin sei und sie durch die Vorlage der eGK alle Behandlungen bezahlt hätte.

a Ist der Behandlungsvertrag zustande gekommen?
b Ist die Patientin wirtschaftlich aufgeklärt worden?
c Sind mit der Vorlage der eGK immer alle Behandlungen bezahlt?
d In welcher Form muss die Zustimmung der Patientin erfolgt sein?
e Wie ist die Rechtslage, wenn die Zahnarztpraxis die Zustimmung nicht nachweisen kann?

12 Liegt in folgenden Fällen eine wirksame Stellvertretung vor? Begründen Sie Ihre Antwort.

a Die Zahnärztin Dr. Christa Meyer beauftragt ihre Auszubildende Ayse, die bestellten 10 kg Abformmaterial abzuholen. Neben den 10 kg Abformmaterial hat ihr die Verkäuferin auch noch zwei Pakete Einmalhandschuhe „aufgeschwatzt", wie sie sagt.

b Die ZMF Anita Schumacher, die seit Jahren den Einkauf für die Praxis Dr. Michaela Schuster macht, kauft 5 kg eines neuen Materials für provisorische Kronen. Ihre Chefin, die gerade einen negativen Bericht über dieses Material gelesen hat, möchte dieses Material aber nicht verwenden und nicht bezahlen.

c Die ZMV Jutta wird von einer Patientin um Geldrückgabe für die gekaufte elektrische Zahnbürste gebeten. Jutta habe ihr schließlich die defekte Maschine verkauft, argumentiert die Patientin.

d Die ZMF Nora erhält von ihrer Zahnärztin Claudia Winkler den Auftrag, ein paar Blumen für das Wartezimmer zu besorgen. Nora erscheint mit einem 50,00 € teuren Strauß Schnittblumen. Die Zahnärztin hatte aber Topfblumen gemeint, die nicht so teuer sein sollten. Das Blumengeschäft weigert sich, die Blumen zurückzunehmen.

13 Weshalb gilt für die meisten Rechtsgeschäfte des täglichen Lebens keine Formvorschrift?

14 Für manche Rechtsgeschäfte ist die Schriftform verbindlich bzw. wird empfohlen. Nennen Sie Gründe für diese Regelung und finden Sie Beispiele.

15 Eine Zahnärztin legt bei Anstellung einer Zahnmedizinischen Fachangestellten Wert auf einschlägige Berufserfahrungen in ihrem Fachgebiet. Ausgewählt wird unter den Bewerberinnen eine aus einem anderen Bundesland, die erklärt, sie verfüge über langjährige einschlägige Erfahrungen. Nach der Einstellung stellt sich heraus, dass diese Angaben nicht stimmen. Ist der Vertrag nichtig, anfechtbar oder gültig? Begründen Sie Ihre Antwort.

16 Pia, 17 Jahre alt, hat eine Ausbildung als Zahnmedizinische Fachangestellte begonnen. Sie versteht sich nicht sehr gut mit ihren Kolleginnen. In der Praxis einer Freundin wird eine Auszubildende gesucht. Pia kündigt bei ihrer alten Ausbilderin und unterschreibt den neuen Ausbildungsvertrag. Ihre Eltern sind dagegen. Können Pias Eltern den Wechsel rechtswirksam verhindern?

LF 2
Patienten empfangen und begleiten

1 Patientenbetreuung
2 Konfliktmanagement
3 Patientengruppen und Patiententypen
4 Behandlungsvertrag
5 Datenverarbeitung in der Zahnarztpraxis
6 Organisation der Fernkommunikation

1 Patientenbetreuung

1.1 Patienten empfangen

Video
Empfangsgespräch
(deutsch und englisch)

Sprüche wie „es war Liebe auf den ersten Blick" oder „es gibt keine zweite Chance für den ersten Eindruck" kommen nicht von ungefähr. Menschen machen sich innerhalb von wenigen Sekunden ein Bild von Personen, die sie noch nicht kennen →Tab. 1. Dazu reicht ein kurzer Augenkontakt, noch vor der ersten Begrüßung. Dieses **erste Bild eines Menschen** ist häufig entscheidend, ob man einen Menschen mag oder eben nicht sympathisch findet. Der Zahnmedizinische Fachangestellte am Empfang ordnet daher innerhalb weniger Sekunden einen neuen Patienten einem bestimmten Patiententypen zu.

Das gleiche passiert jedoch auch umgekehrt. Daher ist der erste Eindruck eines Neupatienten vom ZFA am Empfang von entscheidender Bedeutung. Körpersprache, Kleidung, Mimik und Gestik werden wahrgenommen und vom Patienten eingeordnet. Dieser **erste Eindruck einer Zahnarztpraxis** hinterlässt meist einen bleibenden Eindruck und kann das Fundament für eine lange Praxisbindung sein. Fühlt sich jedoch der neue Patient von Beginn an nicht wohl, kann das Auswirkungen auf die weitere Beziehung zur Praxis in allen Belangen haben.

1. Phase	Sekundenbruchteile	Einordnung in Raster: männlich/weiblich, bekannt/unbekannt, jung/alt, ansprechend/uninteressant
2. Phase	erste 30 Sekunden	Einordnung von Menschen nach Körpersprache, Verhalten, Mimik, Gestik, Kleidung, Wortwahl, Sympathie und Antipathie
3. Phase	erste 3 Minuten	während des ersten Gesprächs wird der Eindruck bestätigt oder korrigiert

Tab. 1 Der erste Eindruck

1.1.1 Gestaltung des Außenbereichs

Der erste Eindruck einer Zahnarztpraxis entsteht noch vor dem Betreten der Praxisräume. Ein ungepflegter Vorgarten, ein zu kleines Praxisschild, eine kaputte oder schmutzige Eingangstüre, eine schlecht beschriftete und nicht gut zu lesende Klingel, ein verschmutztes Treppenhaus ohne Handlauf werden vom Patienten, aber auch von Passanten wahrgenommen und bewertet. Daher ist es wichtig, auf die Gestaltung des Außenbereichs zu achten, um Patienten von Beginn an ein gutes Gefühl zu geben. Auch fällt ein schön gestalteter Außenbereich vorbeikommenden Passanten auf und ist somit eine gute Werbung für die Praxis.

1.1.2 Gestaltung des Empfangsbereichs

Anmeldung →S. 53

Der Empfangsbereich mit der Anmeldung ist der Ort der ersten persönlichen Kontaktaufnahme nach Betreten der Praxis. Daher ist es wichtig, dass der Empfangsbereich gut für den Patienten erkennbar ist.

Patienten kommen meist eher ungern oder sogar mit Angst vor einer geplanten Behandlung in die Zahnarztpraxis. Ein freundliches Lächeln und eine nette Begrüßung mit Namen geben dem Patienten Sicherheit und Vertrauen und nehmen ihm etwas das unangenehme Gefühl oder die Angst. Der Praxismitarbeiter am Empfang sollte daher immer aufmerksam für neu eintretende Patienten sein. Er sollte nach Möglichkeit seine volle Aufmerksamkeit dem eintretenden Patienten widmen und keine weiteren Tätigkeiten ausführen. Nach der Begrüßung eines Neupatienten kann ein Hinweis erfolgen, wo die **Garderobe** zu finden ist. Idealerweise ist die Garderobe vom Empfang einsehbar, sodass Patienten ein beruhigendes Gefühl haben. Trotzdem ist es ratsam, ein Hinweisschild anzubringen, dass für die Garderobe nicht gehaftet wird. Bei Patienten mit körperlichen Einschränkungen ist ein höfliches Hilfsangebot beim Ablegen von Jacken und Mänteln angebracht.

Der Empfangsbereich ist die Visitenkarte der Praxis. Daher ist die Gestaltung des Empfangsbereiches sehr wichtig. Helle Farben, ein ansprechendes Möbeldesign, eine angepasste Beleuchtung, frische Blumen und ein unaufdringlicher, angenehmer Geruch können zu einer Wohlfühlatmosphäre von Anfang an beitragen. Der Empfang soll ordentlich und aufgeräumt sein.

Merke
Aus Datenschutzgründen dürfen keine Patientenunterlagen herumliegen und ein möglicher Blick auf den Computerbildschirm muss unbedingt vermieden werden.

Datenschutz →S. 162

Leitsystem

Patienten, die zum ersten Mal in die Zahnarztpraxis kommen, müssen sich zunächst in der Praxis zurechtfinden. Zahnarztpraxen haben oft sehr viele verschiedene Räume. Praxisleitsysteme erleichtern dabei die Orientierung →Abb. 1. Raumbezeichnungen an den Türen oder Hinweisschilder an Wänden und Funktionsbereiche, die farblich unterschieden werden, können dabei gute Dienste leisten. Trotzdem sollte der Mitarbeiter am Empfang Patienten hilfsbereit zur Seite stehen, damit sie sich gut in der Praxis zurechtfinden und den angedachten Raum schnell finden.

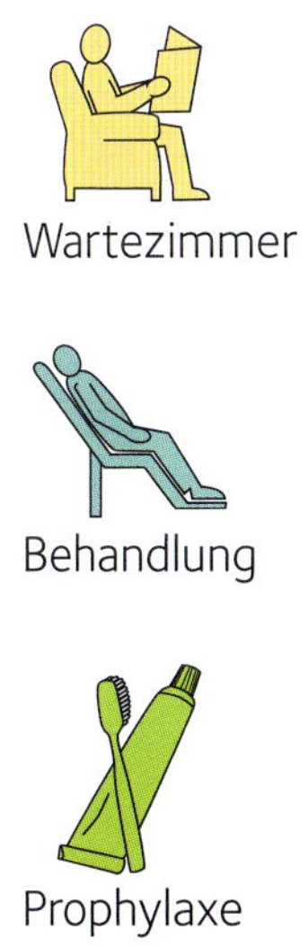

Abb. 1 Beispiel für ein Leitsystem

Patiententoiletten

In einer Zahnarztpraxis wird ein besonders großer Wert auf Hygiene und Sauberkeit gelegt. Dies betrifft auch die Toiletten. Regelmäßige Kontrollen, Reinigung und Desinfektion der sanitären Anlagen sind unbedingt notwendig. Um die regelmäßige Kontrolle der Patiententoilette zu gewährleisten, kann eine Checkliste benutzt werden, mit Datum und Uhrzeit, Name des Mitarbeiters und einer Auflistung von allen Dingen, die zu kontrollieren sind, z. B. Sauberkeit Toilette/Handwaschbecken, Seifenspender, Einmalhandtücher.

Wenn es die baulichen Voraussetzungen zulassen, ist eine behindertengerechte Toilette empfehlenswert.

1.1.3 Gestaltung des Wartebereichs

Häufig sind trotz einer guten Terminplanung Wartezeiten für den Patienten nicht zu vermeiden. Die Farbgestaltung, evtl. unter Berücksichtigung des Praxislogos und der Corporate Identity, Lichtverhältnisse und die Luftqualität sind wichtige Faktoren, die das Wohlbefinden beeinflussen. Daher müssen sie für einen **angenehmen Aufenthalt** im Wartebereich berücksichtigt werden. Nach Möglichkeit soll eine Ablenkung geschaffen werden, um die Nervosität der Patienten zu senken. Dies kann mit interessanten Informations- und Lesemöglichkeiten

Corporate Identity →S. 328

(auch über Fernseher/Bildschirme) erzielt werden. Das Lesematerial sollte beständig aktualisiert und bei sichtbarer Abnutzung/Verschmutzung ausgetauscht werden.

Kostenlose Getränke wie z. B. Wasser, Tee oder Kaffee werden von wartenden Patienten geschätzt. Ebenso ist es zeitgemäß, Patienten einen WLAN-Zugang zu ermöglichen.

Der Wartebereich sollte nach Möglichkeit ein geschlossener Raum sein, der durch ein Glaselement vom Empfangsbereich einsehbar ist. Dies hat verschiedene positive Effekte:
- Ein optischer Kontakt von Praxismitarbeitern und wartenden Patienten ist möglich.
- Gespräche am Empfang zwischen Patienten und Praxismitarbeitern (auch am Telefon) können ungestört und ohne Verletzung des Datenschutzes durchgeführt werden.
- Unliebsame Geräusche aus den Behandlungszimmern, wie z. B. Bohrgeräusche oder das Weinen von Kindern, sind nicht im Wartebereich zu hören.

Weitere Gestaltungsmöglichkeiten

Bilder, Fotografien und Fernsehgeräte/Bildschirme bringen Abwechslung und Ablenkung in den Raum. Dabei ist zu beachten, dass keine angsteinflößenden Darstellungen von Behandlungen, Materialien oder von Zahnersatz zu sehen sind.

Grünpflanzen lockern auf und wirken sich positiv auf das Befinden des Patienten aus.

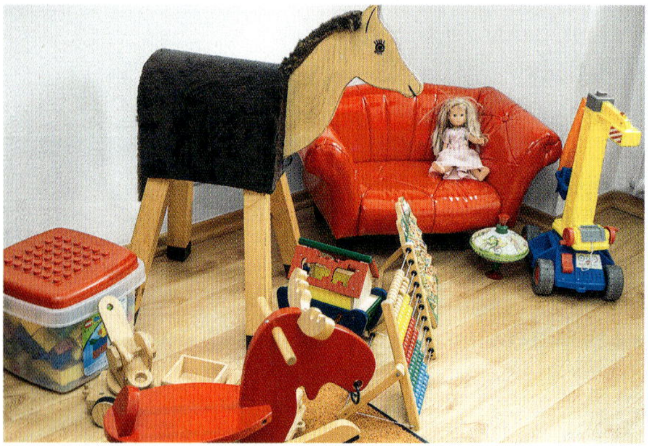

Abb. 1 Kinderecke im Wartebereich

Kinderecke

Da regelmäßig Kinder entweder als Patient oder als Begleiter ihrer Eltern oder Geschwister in Zahnarztpraxen kommen, ist eine Kinderspielecke zu empfehlen →Abb. 1. Die Wartezeit wird positiv beeinflusst und eventuell vorhandene Ängste können abgebaut werden. Wenn genügen Platz vorhanden ist, sind Kinderstühle und ein Kindertisch zum Lesen, Malen und Spielen von Vorteil. Die Spielsachen sollen frei von Schadstoffen, gut zu reinigen und auch für Kleinkinder geeignet sein. Lesematerialien und zur Verfügung gestelltes Spielzeug müssen regelmäßig kontrolliert und bei Beschädigung oder Verschmutzung ausgetauscht oder gereinigt werden.

Praxisordner

Um Informationen zur Praxis und zum Behandlungsspektrum an die Patienten weiterzugeben, kann man einen Praxisordner zusammenstellen und im Wartezimmer auslegen. Weiter Inhalte können z. B. Fotos der Praxismitarbeiter, Aufklärungsschriften, Behandlungsmethoden oder Empfehlungen, z. B. zur Ernährung oder für eine optimale Mundhygiene, sein.

Merke
Der Wartebereich hat eine wichtige Funktion in der Zahnarztpraxis. Die Mitarbeiter müssen daher regelmäßig lüften, Stühle wieder ordnen, Zeitschriften kontrollieren, ordnen und optisch ansprechend auslegen und die Kinderecke kontrollieren, aufräumen, eventuell reinigen.

1.2 Patienten begleiten

1.2.1 Gestaltung des Behandlungsraums

Idealerweise setzt sich die **Wohlfühlatmosphäre** des Empfangs- und Wartebereichs im Behandlungszimmer fort. Die Ausgestaltung der Behandlungsräume muss sich individuell den Anforderungen der jeweiligen Behandler und dem Tätigkeitsspektrum anpassen.

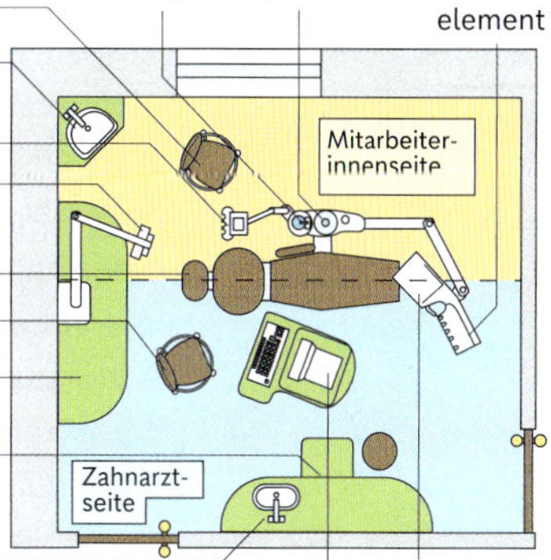

Abb. 1 Ausgestaltung eines Behandlungsraums

Hohe **hygienische Anforderungen** müssen umgesetzt werden. Möbel, Fußböden, Arbeits- und Behandlungsflächen müssen leicht zu reinigen und zu desinfizieren sein.

Aufgeräumte Flächen, geschlossene Schubladen und Schränke vermitteln ein Gefühl von Ordnung und Professionalität. Deckenbilder oder Fernseher an der Decke sind für auf dem Behandlungsstuhl liegende Patienten ein Blickfang, auf den sie sich konzentrieren und somit ablenken können.

Patienten erwarten einen **hohen Komfort** und ein **ansprechendes Design** der Behandlungseinheit, die mit modernster Technik ausgestattet sein soll.
Eine digitale Röntgentechnik an der Behandlungseinheit erspart dem Patienten den Raumwechsel. Sind einsehbare Bildschirme vorhanden, können die Befunde dem Patienten direkt gezeigt und erklärt werden. Intraorale Kameras ermöglichen dem Patienten einen Blick in die eigene Mundhöhle, wodurch eine optisch unterstützte Beratung möglich ist.

1.2.2 Vorbereitung des Behandlungsraums

Erst wenn der Raum hygienisch in einwandfreiem Zustand ist, wird der Patient aufgerufen und gesetzt. Der Patient betritt gemeinsam mit dem zahnmedizinischen Fachangestellten den für ihn vorbereiteten Raum. Bis der behandelnde Zahnarzt den Raum betritt, hat der Patient Zeit, sich im Raum umzusehen. Daher dürfen keine Patientendaten auf dem Bildschirm sichtbar sein und ein Sperrbildschirm muss vor dem Betreten aktiviert sein. Bereits vorbereitete Instrumente und Materialien sind verdeckt zu lagern. Der Behandlungsstuhl befindet sich in der Ausstiegsposition.

Sitzt der Patient auf dem Stuhl, beginnt man mit der **Behandlungsplatzvorbereitung**. Das ist von entscheidender Bedeutung, damit ganz klar erkennbar ist, dass alle Instrumente unbenutzt sind. Der Patient wird auf eventuell störende Gegenstände, wie z. B. Piercings und Zahnspangen aufmerksam gemacht. Brillen sind nicht unbedingt störend, können aber durch die Behandlung verschmutzt werden.

1.2.3 Vorbereiten der Behandlung

Zunächst wird dem Patienten ein Spritzschutz umgelegt, das zahnärztliche Grundbesteck wird bereitgelegt, Sauger werden aufgesteckt und der Mundspülbecher wird aufgestellt und mit Wasser befüllt. Während der Vorbereitung und bis der Behandler den Raum betritt, führt der ZFA ein **Gespräch** mit dem Patienten, wobei er sich auf den jeweiligen Patiententyp (z. B. Kind, Angstpatient) einstellen muss. Dabei antwortet er auch kompetent auf Fragen des Patienten. Bei Fragen, auf die er keine Antwort weiß oder die in die Zuständigkeit des Behandlers fallen, verweist er den Patienten auf das Gespräch mit dem behandelnden Zahnarzt.

1.3 Mit Patienten kommunizieren

Kommunikation bedeutet Austausch oder auch Übertragung von Informationen. Dies geschieht auf unterschiedliche Arten, z. B. verbal (mit Worten), nonverbal (ohne Worte), durch Reden, Schreiben, Gesten oder Berührungen. Eine gelungene Kommunikation (Verständigung) ist die Grundvoraussetzung für eine gute Zusammenarbeit zwischen allen in der Zahnarztpraxis Beteiligten. Eine schlechte Kommunikation unter Mitarbeitern oder zwischen Mitarbeitern und Vorgesetzten kann sich dabei ebenso auf die Zusammenarbeit mit dem Patienten auswirken, wie eine schlechte Kommunikation zwischen Praxismitarbeitern und Patienten. Der ZFA spielt eine wichtige Rolle bei der Patientenkommunikation. Beginnend mit der Terminvergabe am Telefon, am Empfang, vor, während und nach der Behandlung und nicht zuletzt bei der Verabschiedung. Der ZFA steht im ständigen Austausch mit dem Patienten. Auch bei Problemen und Beschwerden ist er oft der erste Ansprechpartner.

Daher ist für die Meinungsbildung des Patienten zu einer Zahnarztpraxis die kommunikative Kompetenz der Mitarbeiter von entscheidender Bedeutung.

1.3.1 Sender-Empfänger-Modell

Kommunikation umfasst alle Arten der Vermittlung, Aufnahme und des Austausches von Informationen. Grundsätzlich findet der Austausch oder die Übertragung von Informationen zwischen einem **Sender** und einem **Empfänger** statt →Abb. 1. Für die Übermittlung einer Nachricht stehen dem Sender dabei unterschiedliche Kommunikationswege zur Verfügung:

- Sprache
- geschriebene Worte
- Mimik
- Gestik
- Körpersprache

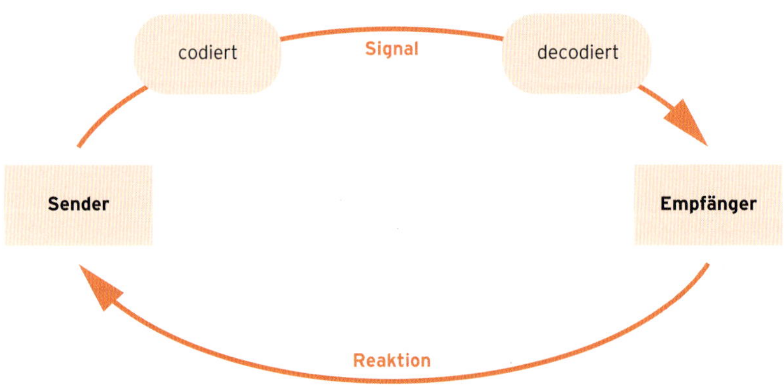

Abb. 1 Sender-Empfänger-Modell

Möchte ein Patient einem ZFA etwas mitteilen, ist der Patient der Sender und der ZFA der Empfänger der Nachricht. Die Nachricht des Senders „ich benötige einen Termin“ wird zum Versenden **codiert** (verschlüsselt). Das bedeutet, die Nachricht wird z. B. durch Sprache (Worte) oder Körpersprache zum Ausdruck gebracht. Der Empfänger einer

Nachricht **decodiert** (entschlüsselt) die Nachricht. Der Empfänger der Nachricht muss verstehen, was mit dem Wort „Termin" gemeint ist. Dies gelingt, wenn Sender und Empfänger einer Nachricht den gleichen **Code** (Schlüssel) verwenden oder anders ausgedrückt, Sender und Empfänger müssen die gleiche Sprache sprechen. Die übermittelten Signale werden dann in gleicher Art und Weise verstanden.

Vervollständigt wird die Kommunikation, wenn der Empfänger ein Feedback an den Sender zurücksendet. Mit einer Rückmeldung gibt der Empfänger zu verstehen, dass er die Nachricht verstanden oder falsch verstanden hat. Daher ist es oft ratsam, noch einmal nachzufragen: „Habe ich Sie richtig verstanden, dass ..."

Kommunikationsprobleme entstehen, wenn Sender und Empfänger nicht den gleichen Nachrichtencode beherrschen. Dadurch misslingen das Codieren und Decodieren und es kommt zu Missverständnissen.

1.3.2 Kommunikationsarten

Sobald zwei Personen aufeinandertreffen, findet eine Kommunikation statt. Beide senden Signale aus und kommunizieren miteinander. Die Signale können verbal, aber auch nonverbal sein. Man unterscheidet daher die verbale und nonverbale Kommunikation.

Merke
„Man kann nicht nicht kommunizieren" (Paul Watzlawick, Kommunikationsforscher). Auch wenn keine Worte gesprochen werden, kommt es zu einem Austausch durch Mimik, Gestik, Blickkontakt und Körperhaltung. Die nonverbalen Anteile bei einem Gespräch betragen ca. 50 Prozent.

Verbale Kommunkation

Verbale Kommunikation übermittelt eine Nachricht in Form von **Sprache** oder **geschriebenen Worten**.

Das Verstehen von Sprachimpulsen setzt bei einem Gespräch in der Zahnarztpraxis voraus, dass der Patient den gleichen **Sprachcode** besitzet, wie der ZFA oder der Zahnarzt. Patienten kennen und verstehen jedoch meistens keine zahnmedizinischen Fachbegriffe. So entstehen schnell Missverständnisse und es kommt zu einer Verunsicherung beim Patienten. Daher müssen sowohl der ZFA als auch der Behandler darauf achten, dass unbekannte Begriffe erklärt oder übersetzt werden, damit eine Codierung der Nachricht möglich ist.

Neben der rein inhaltlichen Botschaft kann das **Sprechverhalten** des ZFA die Kommunikation negativ beeinflussen. Missverständnisse entstehen, wenn eine Nachricht dadurch nicht verstanden wird. Dies kann durch ein zu schnelles Sprechen, eine undeutliche oder auch zu leise Aussprache passieren. Ein vermehrtes Nachfragen (Feedback) ist dann notwendig. Verzichtet der Empfänger auf Nachfragen, können neben Missverständnissen auch verhängnisvolle Fehler entstehen.

Nonverbale Kommunikation

Die nonverbale Kommunikation erfolgt **ohne Worte**. Auch wenn nicht gesprochen wird, findet ein Austausch, z. B. durch Mimik und Gestik statt. Selbst Schweigen und Nichthandeln haben Mitteilungscharakter. Zur nonverbalen Kommunikation gehören Mimik, Gestik, Körperhaltung, Blickkontakt und das äußere Erscheinungsbild eines Menschen.

Die Botschaften der nichtsprachlichen Verständigung werden oft **spontan und unbewusst** an einen Empfänger gesendet. Diese Art der Kommunikation kann für den Gesprächsempfänger besonders aussagekräftig sein und trägt in etwa zur Hälfte zu einem Gespräch bei.

Merke
Ein guter ZFA muss in der Lage sein, nonverbale Signale der Patienten zu erkennen und zu deuten. Dies erfordert viel Übung und Erfahrung im Umgang mit Patienten.

Mimik

Die Mimik entsteht durch sichtbare Bewegungen des Gesichts. Dafür ist die mimische Muskulatur verantwortlich, durch sie entsteht ein bestimmter Gesichtsausdruck. Lächeln, Stirnrunzeln, Augenbrauen hochziehen, Naserümpfen, auf die Lippen beißen sind Beispiele für ein Mienenspiel. So erfolgt oft das Zeigen von Verstehen, Zustimmen oder auch eine Ablehnung von Nachrichten mithilfe der Mimik (ohne Worte). Auch ist die Gefühlslage, z. B. Ärger, Freude, Trauer, Angst, eines Gesprächspartners an der Mimik erkennbar. Es ist wichtig, dass ein ZFA dies erkennt und richtig darauf reagiert.

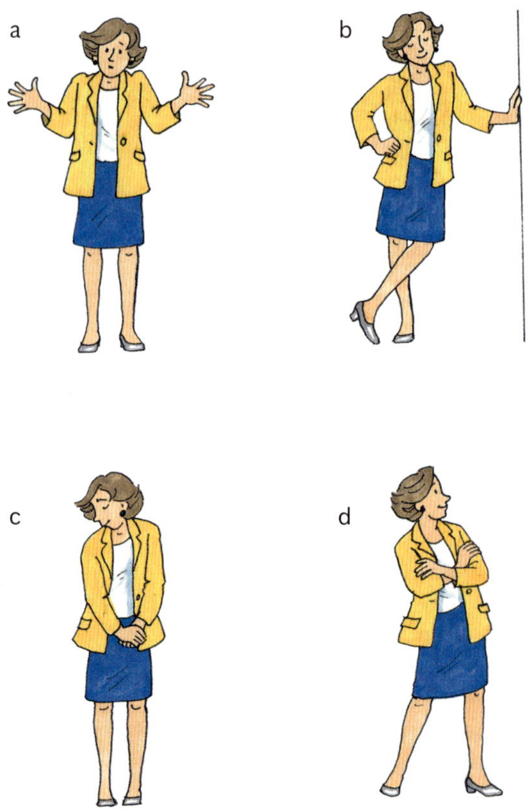

Abb. 1 Gestik und Körperhaltung. a) desinteressiert, resigniert, zweifelnd, fragend; b) selbstzufrieden, zwanglos; c) schüchtern, unsicher, bescheiden; d) erstaunt, unentschlossen, zurückhaltend

Gestik

Mit den Händen, den Armen und Kopfbewegungen kommentieren wir im Gespräch unsere Worte →Abb. 1 oder geben mithilfe von Gesten Antworten, bekunden Zustimmung oder Ablehnung. Kopfnicken oder Kopfschütteln, Faust mit Daumen nach oben, Hand vor den Mund halten, Schulterzucken und viele mehr sind dafür beispielhalft zu nennen.

Körperhaltung

Eine aufrechte Körperhaltung und unverkrampfte Bewegungen strahlen Selbstsicherheit aus. Hängende Schultern und eine gebeugte Haltung lassen eine niedergedrückte Stimmung vermuten und vermitteln Unsicherheit oder Angst. Das Verschränken der Arme vor der Brust zeigt eine Abwehrhaltung. Eine Zuwendung des Oberkörpers zum Gesprächspartner drückt Aufmerksamkeit aus →Abb. 1.

Blickkontakt

Mit Blickkontakt nehmen wir oft die erste Verbindung zu anwesenden Personen auf. Ein ruhiges in die Augen schauen erweckt Vertrauen. Schaut man jedoch starr und zu lange in die Augen des Gegenübers, kann dies eine bedrohliche Wirkung haben. Wird ein Blickkontakt vermieden, kann das auf fehlendes Interesse, Unsicherheit oder Ängstlichkeit hinweisen.

Erscheinungsbild

Das äußere Erscheinungsbild einer Person wird beim ersten Eindruck besonders stark bewertet und es werden Rückschlüsse auf die Person gezogen.
Eine Bedeutung haben dabei hauptsächlich:

- die Kleidung: sauber, passend, modern, schlampig
- die Haare und die Frisur: gepflegt, unordentlich, gestylt, aber auch die Haarfarbe
- Hände und Nägel: gepflegt, sauber, kurz, lackiert, Verwendung von künstlichen Nägeln
- Make-up: dezent, stark geschminkt
- Schmuck: protzig, modisch, abgestimmt, tragen von Piercings
- Tätowierungen

1.4 Verhalten und Umgangsformen in der Praxis

In die Praxis kommen viele verschiedene Patiententypen. Es kommen Menschen allen Alters, Patienten mit Einschränkungen, Patienten mit schweren Erkrankungen, Patienten mit verschiedenen Rollen (Eltern, Kinder, Partner) und Patientenbegleiter (z. B. Freunde, Fahrer, Übersetzer). Aber es erscheinen auch gestresste Patienten und Patienten mit Schmerzen oder mit Ängsten. Von einem ZFA ist daher ein besonderes Maß an psychologischem Geschick im Umgang mit den unterschiedlichen Patienten erforderlich. Er muss sich dabei äußerst sensibel und einfühlsam verhalten.

1.4.1 Verhalten gegenüber den Patienten

Im Praxisalltag mit seinen vielfältigen Herausforderungen und Routineabläufen ist es für den ZFA wichtig zu wissen, dass der **Umgangston** vom Patienten sehr genau wahrgenommen wird. Zeigt ein ZFA während einer Unterhaltung mit dem Patienten kein Interesse, gibt unverständliche, unfreundliche Antworten oder ein falsches Wort zum falschen Zeitpunkt, führt dies zu einem verärgerten Patienten. Eine schlechte Grundstimmung ist vorprogrammiert.

Folgende **Grundregeln** sind daher im Umgang mit dem Patienten zu beachten:

- Patienten freundlich empfangen, mit Namen ansprechen, Blickkontakt aufnehmen, lächeln.
- Nach Möglichkeit dem eintretenden Patienten sofort die volle Aufmerksamkeit schenken und keine anderen Tätigkeiten ausführen. Ist dies nicht möglich, wird beim Patienten um Verständnis gebeten.
- Bei Neupatienten erfolgt eine kurze Vorstellung mit Namen und Funktion innerhalb der Praxis, eventuell kann ein Praxisrundgang angeboten werden.
- Gut lesbare Namensschilder tragen.
- Patienten aktiv zuhören, durch Mimik und Gestik wird Verständnis signalisiert.
- Patienten aussprechen lassen und nicht unterbrechen.
- Empathie (Einfühlungsvermögen) und Verständnis zeigen, oft hilft ein Perspektivwechsel, indem man versucht, sich die Situation aus Patientensicht vorzustellen.
- Patienten über alle für ihn wichtigen Dinge informieren, dies gilt auch für „schwierige“ Patienten.

- Auf keinen Fall während eines Gespräches auf die Uhr schauen.
- Anrufe bei Patienten nach längeren Eingriffen, chirurgischen Behandlungen oder wenn es zu Zwischenfällen während einer Behandlung gekommen ist, stärken das Vertrauensverhältnis.

Merke
Freundlichkeit und Wertschätzung können nicht gespielt werden. Sie sollten von innen kommen. Mit etwas Übung und durch Feedback (z. B. von Kollegen oder Patienten) kann ein gutes patientenorientiertes Verhalten erlernt werden.

1.4.2 Verhalten gegenüber dem Arbeitsteam

Auch das Miteinander im Team prägt das Praxisklima entscheidend. Die Mitglieder kooperieren untereinander, tauschen sich regelmäßig aus, springen für einander ein und entwickeln einen Gemeinschaftsgeist, ein **„Wir-Gefühl“**. Höflichkeit, gutes Benehmen und ein respektvolles Miteinander sind dafür wichtige Vorauss-etzungen. Diese Harmonie im Team spürt auch der Patient und das gibt ihm ein Gefühl von Sicherheit.

Konflikte in der Zahnarztpraxis →S. 104

Private Gespräche oder das offene Austragen von Konflikten vor Patienten führen zu schlechten Gefühlen beim Patienten und es kommt zu Zweifel an der Kompetenz des gesamten Praxisteams.

Merke
Konflikte und private Gespräche mit Kollegen sind vor Patienten unbedingt zu vermeiden.

1.4.3 Umgangsformen

Zu einem professionellen Umgang mit Patienten gehören angemessene Umgangsformen. **Gutes Benehmen** und **Höflichkeit** gehören zum guten Ton, genauso wie die Verwendung von „Danke“ und „Bitte“ in einem passenden Tonfall.

Neben der Einhaltung und Beachtung der Grundregeln im Patientenumgang sind folgende Aspekte wichtig:
- Unaufgefordert Hilfe anbieten, diese soll unaufdringlich sein. Ist eine angebotene Hilfe nicht erwünscht, ist ein stillschweigendes, höfliches zur Kenntnis nehmen angebracht. Eventuell wird das in der Patientenakte vermerkt.
- An der Geraderobe behilflich sein.
- Patienten mit Einschränkungen begleiten und in erwünschtem Maß unterstützen.
- Während des gesamten Besuchs Ängste ab- und ein Vertrauensverhältnis zur Praxis und zur bevorstehenden Behandlung aufbauen.

1.4.4 Sprache

Bei jeder Unterhaltung in der Praxis ist bei der Wortwahl auf Freundlichkeit und Höflichkeit zu achten. Die passende Wortwahl kann durch Erlernen von bestimmten Formulierungen geübt werden.
- freundliche Formulierungen: „Was kann ich für Sie tun?“, „sehr gerne“.
- Höflichkeitsformulierungen benützen: „Ich freue mich sehr“, „Darf ich Sie bitten?“

- Kontrolle des eigenen Sprachstils: Verwendung von kurzen Sätzen, verständlichen Formulierungen, angenehmem Tonfall; Verzicht auf Fachsprache.
- Werden Fachbegriffe benutzt, sind diese korrekt auszusprechen und dem Patienten zu erklären.
- Negative Formulierungen vermeiden: „Das geht nicht“, „Heute auf keinen Fall“, „Sie müssen“.

Aufgaben

1	Erklären Sie, warum der erste Eindruck einer Zahnarztpraxis von Bedeutung ist.
2	Nennen Sie wichtige Aspekte, die bei der Gestaltung des Wartebereichs zu beachten sind.
3	Beschreiben Sie die Aufgabe eines Praxisleitsystems.
4	Zählen Sie wichtige Verhaltensregeln eines ZFA gegenüber Patienten auf.
5	Beschreiben Sie die Begriffe nonverbale Kommunikation und verbale Kommunikation.
6	Erläutern Sie, warum eine gute Kommunikation mit Patienten wichtig ist.
7	Erklären Sie, was man unter den Begriffen Mimik und Gestik versteht.
8	Zählen Sie Aspekte auf, die es Patienten in der Zahnarztpraxis erleichtern, sich wohl zu fühlen.

2 Konfliktmanagement

2.1 Konflikte in der Zahnarztpraxis

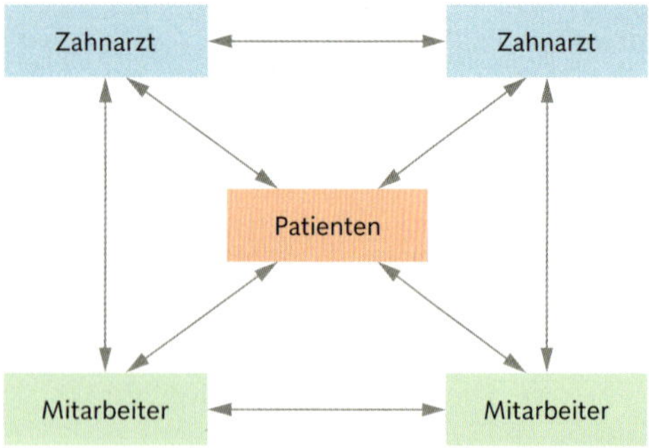

Abb. 1 Konfliktmöglichkeiten in einer Berufsausübungsgemeinschaft

In der Berufswelt stoßen verschiedene Persönlichkeiten mit unterschiedlichen Interessen und Erwartungen aufeinander. Konflikte gehören daher zum Berufsalltag.

In einer Zahnarztpraxis als mögliches Konfliktfeld treffen täglich Zahnarzt, zahnmedizinisches Personal, Arztkollegen, Dentallabore, Krankenkassen, Behörden, Apotheken, Krankenhäuser, Pharmareferenten, Patienten und viele mehr zusammen. Zwischen allen Parteien können Konflikte entstehen →Abb. 1.

Man kann dabei zwischen **internen Konflikten** (Konflikte innerhalb des Praxisteams) und **externen Konflikten** (Konflikte des Teams mit Außenstehenden, z. B. Patienten, Pharmareferenten, Dentallabor) unterscheiden.

2.1.1 Interne Konflikte

Die Ursachen interner Konflikte können sehr unterschiedlich sein.
Man unterscheidet

– Konflikte aufgrund unterschiedlicher Zielvorstellungen und Grundsätze **(Wertekonflikte).**

Beispiel

a) Für einen ZFA ist ein wichtiger Grundsatz (Wert), Patienten immer zuverlässig zu informieren. Er glaubt, dass ein anderer ZFA dies so nicht verfolgt, und wirft ihm dieses vor.

b) Ein Kollege macht auf Kosten der anderen immer pünktlich Feierabend, obwohl die Arbeiten und Vorbereitungen für den nächsten Tag noch nicht erledigt worden sind. Die anderen Mitarbeiter machen regelmäßig Überstunden, die sie zudem nicht vergütet bekommen.

– Konflikte aufgrund unterschiedlicher Rollenverteilungen im Praxisteam **(Beziehungskonflikte).** Die Kritik wird dabei in der Regel nicht sachlich, sondern auf persönlicher und emotionaler Ebene geäußert.

Beispiel

a) Ein Auszubildener trifft in einer Praxis Entscheidungen, die er gar nicht treffen darf.
Der ZFA fühlt sich dadurch gedemütigt und verletzt.
Er nimmt dies persönlich.

b) Ein ZFA zu einem Kollegen: „Da hast du ja wieder einmal am Freitagabend den Steri nicht abgeschaltet. Das Wasser kam mir schon entgegen heute früh!"

– Konflikte aufgrund verschiedener Vorstellungen, wie Aufgaben erfüllt oder Arbeitsschritte gestaltet werden sollen **(Sachkonflikte).**

Beispiel

a) Zwei Teammitglieder einer Zahnarztpraxis verfolgen dasselbe Ziel (z. B. Terminvergabe), nur der Einsatz der Mittel, der Einsatz von Ressourcen oder die Wahl der Methode sind unterschiedlich.

b) Sie haben in der Schule die Einsatzmöglichkeiten des Internets kennengelernt (z. B. Onlinebestellungen bei Dentaldepots, Downloaden des BKV-Verzeichnisses, Website der Zahnarztpraxis). Auf Ihre Anregung hin soll in der Praxis ein neuer Internetanschluss installiert werden. Ein langjähriger Mitarbeiter meint, dass man in den letzten 20 Jahren so etwas auch nicht gebraucht hat. Zudem verführe dies nur zum „Surfen".

Die Abgrenzung der verschiedenen Konflikttypen fällt oftmals schwer, da in diesem Bereich viele Überschneidungen möglich sind. Häufig entwickelt sich aus einem Sachkonflikt ein Beziehungskonflikt oder umgekehrt.

Ungelöste, stark emotionalisierte Konflikte können die Qualität der Arbeit herabsetzen und im Extremfall sogar einen wirtschaftlichen Schaden für das gesamte Praxisteam herbeiführen.

Folgendes Beispiel soll eine Kettenreaktion verdeutlichen →Abb. 1. Die Lösungsansätze zeigen, dass an den betreffenden Stellen immer noch eine „Rettung der Situation" durch bestimmte Maßnahmen möglich ist.

Eine Sonderform des internen Konfliktes stellt das **Mobbing** dar. Der Begriff Mobbing kommt aus dem Englischen („to mob" = anpöbeln, schikanieren) und bedeutet, dass ein Kollege am Arbeitsplatz von gleichgestellten, vorgesetzten oder untergebenen Kollegen schikaniert, belästigt, beleidigt, ausgegrenzt oder mit Arbeitsaufgaben bedacht wird, die ihn heruntersetzen. Die Personen, die gemobbt werden, fühlen sich mit der Zeit unterlegen.

Wenn die Mitarbeiter in einer Zahnarztpraxis unzufrieden sind, tritt Mobbing häufiger auf. Mobbing existiert jedoch nicht nur in der Arbeitswelt, sondern geschieht auch im Bildungsbereich, in Freizeitinstitutionen (z. B. Vereinen), in der Nachbarschaft oder innerhalb von Familien und Sippen.

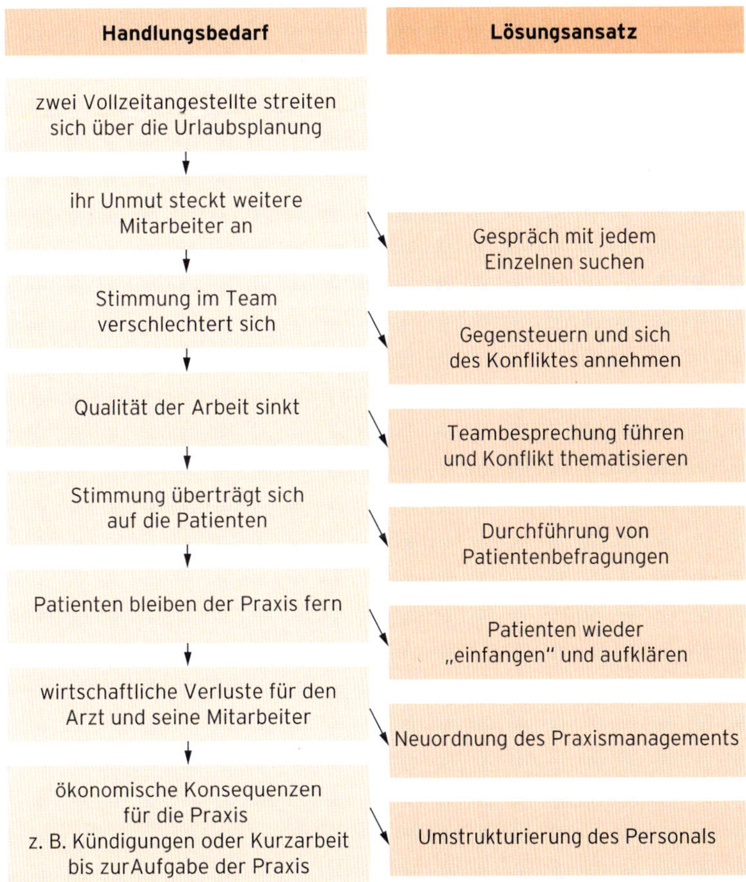

Abb. 1 Ablauf eines Konflikts mit Lösungsansätzen

Man spricht jedoch nur dann von Mobbing, wenn Mobbing-Handlungen
- systematisch stattfinden,
- häufig und wiederholt auftreten (z. B. mindestens einmal pro Woche) und
- sich über einen längeren Zeitraum erstrecken (mindestens ein halbes Jahr).

Einmalige Vorfälle sind also kein Mobbing. Man spricht nicht von Mobbing, wenn zwei etwa gleich starke Parteien in Konflikt geraten. Mobbing-Betroffene können Folgendes tun:
- Sich frühzeitig zur Wehr setzen und eine Beratungsstelle aufsuchen.
- Vorgesetzte informieren, denn Mobbing ist ein Kündigungsgrund.
- Eventuell eine Aussprache mit dem Mobber suchen.
- Ein Mobbing-Tagebuch führen, in dem die Angriffe mit Datum und Uhrzeit festgehalten werden.

Informationen zu Mobbing finden Sie unter:

www.macht-immer-sinn.de/mobbing-am-arbeitsplatz/

2.1.2 Externe Konflikte und Beschwerdemanagement

Video
Umgang mit Beschwerden

Der Patient hat eine bestimmte Rollenerwartung von einem Zahnmedizinischen Fachangestellten. Er sollte fachlich kompetent, hilfsbereit und einfühlsam sein sowie zwischen Patienten und Zahnarzt vermitteln.

Der Zahnmedizinische Fachangestellte hat seinerseits Erwartungen an das Verhalten des Patienten. Er sollte höflich und die Praxisorganisation betreffend kooperativ sein. Werden diese Rollenerwartungen nicht erfüllt (z. B. nörgelnder Patient, gestresster ZFA), kommt es sehr leicht zu Konflikten.

Häufige **Ursachen** externer Konflikte:
- Schmerzen nach der Behandlung, z. B. Druckstellen, Nachschmerzen nach OP, Nachblutungen, überempfindliche Zähne nach Keramikinlayeingliederung
- Patient muss länger als geplant warten, andere Patienten werden vor ihm behandelt.
- Die eGK-Vorlage erfolgt nicht rechtzeitig.
- Beschwerden über das Wartezimmer, z. B. zu kühl, zu dunkel, keine Lektüre
- Lautstärke des Radios
- Behandlungskosten: Eigenanteil nach §-28-Füllung, private Behandlungsvereinbarung (z. B. bei IP-Behandlung), Eigenanteil nach ZE-Behandlung

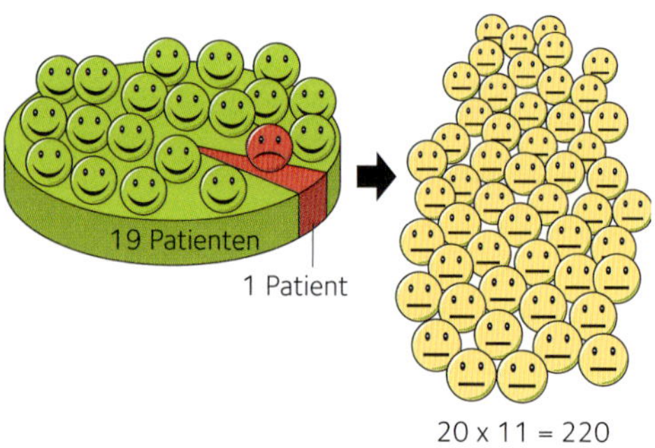

Abb. 1 Beschwerde als Chance. Auf einen Patienten, der sich beschwert, kommen ca. 19, die sich nicht beschweren. Enttäuschte Patienten berichten im Durchschnitt jeweils 11 weiteren Personen von ihrer Enttäuschung. So erreichen z. B. 20 enttäuschte Patienten mit ihrem Bericht ca. 220 weitere Personen. Diese 220 potentiellen Patienten kann man vielleicht gewinnen, wenn die Beschwerden ernst genommen werden.

Kommt es zu einem Konflikt, ist häufig der ZFA der Erste, bei dem sich der Patient beschweren wird, obwohl er sich freundlich und aufmerksam gegenüber dem Patienten verhalten hat. Hierin liegt auch eine Chance, Konflikte für die Praxis zu managen. Dies fällt insbesondere Berufsanfängern sehr schwer, weil sie oft nicht diejenigen sind, die für den Konflikt verantwortlich sind.

Man muss die Beschwerde eines Patienten als Chance begreifen. Nur wenige Patienten machen auf Missstände aufmerksam und geben der Praxis dadurch wertvolle Hinweise →Abb. 1. Oft kann man diesen Hinweis eines Patienten auch "provozieren", indem man bei der Verabschiedung nach der Zufriedenheit fragt. Patienten, die unzufrieden aus der Praxis gehen, beeinflussen viele weitere potenzielle Patienten (z. B. Freunde, Bekannte, Familienmitglieder) Für Patienten, die sich nicht "trauen" zu antworten, empfiehlt sich ein anonymer Fragebogen oder Beschwerdezettel im Wartebereich, den sie in einen Briefkasten werfen können.

Die wohl für den Patienten schlechteste Möglichkeit ist der Hinweis des ZFA, dass er den Konflikt nicht verursacht hat oder dass der Konflikt gänzlich geleugnet wird. Hier ist es natürlich von Vorteil, wenn es z. B. in Teambesprechungen gelungen ist, ein Team zu bilden, in dem jeder Verantwortung für das Ganze zu übernehmen bereit ist. Gerade in der Teambesprechung sollten eine Auswertung der Beschwerden und Lösungsmöglichkeiten im Sinne des QM besprochen werden.

2.2 Verhaltensregeln in Konfliktsituationen

Wer arbeitet, macht Fehler. Ein Zeichen von Reife ist, dies einzugestehen. Es wird keinem möglich sein, Konflikten im Arbeitsleben aus dem Weg zu gehen oder diese zu vermeiden. Konfliktmanagement bedeutet, dass eine Person die Kompetenz besitzt, Konflikte zu **erkennen**, zu **vermeiden** und ggf. zu **lösen**.

Ist eine Konfliktlösung in Form eines Gesprächs oder einer Verhandlung möglich, spricht man von einer **konstruktiven Handhabung.** Bleibt der Konflikt ungelöst und bricht eine streitige Auseinandersetzung aus, liegt eine **destruktive Handhabung** vor. Dies ist der Fall, wenn z. B. überhaupt keine Notiz vom unzufriedenen Patienten oder von einer gekränkten Kollegin genommen wird.

Stellt man fest, dass man selbst den Konflikt verursacht hat, ist eine **Entschuldigung** die beste Lösung. Dabei müssen der Ton, die Wortwahl, Mimik und Gestik stimmen, sodass der andere die Entschuldigung auch akzeptieren kann.

Für einen Patienten ist es wichtig, dass man sich seiner Fallschilderung ernsthaft annimmt. Dies sollte auch in einem separaten Raum möglich sein. Der Patient sollte Gelegenheit haben, den Fall ausführlich aus seiner Sicht darzulegen. Unter Umständen kann es hilfreich sein, wenn der ZFA den Patienten durch positives Feedback und Nachfragen in seiner Schilderung unterstützt.

Beispiel
Formulierungen für ein positives Feedback: „Ja, das kann ich gut verstehen.“, „Es tut mir leid, dass dies passiert ist.“, „An Ihrer Stelle wäre ich auch verärgert.“, „Ich kann mir vorstellen, wie Ihnen zumute ist.“

In streitigen Konfliktsituationen ist **Abwehrverhalten** der Beteiligten eine typisch menschliche Reaktion. Deshalb müssen beide Konfliktparteien aufeinander zugehen und miteinander über das bestehende Problem sprechen, um es lösen zu können.

Der Konflikt wird komplizierter, wenn starke Emotionen eine Rolle spielen und die Oberhand gewinnen. In solchen Situationen verliert man das eigentliche Problem aus dem Blick. Aggressionen und die daraus resultierenden möglichen Frustrationen erschweren das Aufeinanderzugehen immer mehr. Auf keinen Fall sollte man mit Emotionen einem erregten Patienten gegenübertreten, auch wenn dieser zu Beschimpfungen neigt.

Oberstes Ziel einer Konfliktlösung sollte daher eine Versachlichung des Problems sein und die Vermeidung der Emotionalisierung in diesem Zusammenhang. Dazu ist es erforderlich, dass beide Konfliktparteien ihre eigene Situation analysieren bzw. ihr Verhalten überprüfen.

Als **Adressat**, d. h. **Empfänger von Kritik**, sollte man sich folgende Fragen stellen:
- Welche Motive könnte der Kritiker haben?
- Was für Vorschläge zur Besserung des Problems könnte es geben? Versuchen Sie, einen Lösungsweg zu finden oder zu erfragen. Eine Abwehrhaltung oder ein Gegenangriff verschlimmern die Situation.
- Habe ich verstanden, warum ich eigentlich kritisiert wurde?
- Bin ich persönlich angegriffen worden oder gibt es sachlich etwas an meiner Arbeit auszusetzen? Wenn sachliche Kritik geäußert wird, so ist diese gerechtfertigt und man sollte sie nicht als persönlichen Angriff deuten.

Als **Sender von Kritik** sollte man den Rahmen und den Ton beachten:
- Niemals öffentlich vor anderen Kritik an einer Person üben oder Mitarbeiter kritisieren, ohne mit der betreffenden Person vorher gesprochen zu haben. Der Betroffene fühlt sich sonst hintergangen und verletzt.
- Kritik nicht emotional ausüben (persönlich, übertrieben, verärgert oder verletzend) und nicht mit übertriebener Lautstärke verkünden.
- Verallgemeinerungen vermeiden („Du machst ja sowieso immer alles falsch!").

2.3 Konflikte – eine gestörte Kommunikation

2.3.1 Grundregeln der Kommunikation

Ein Konflikt (Missstimmung, Auseinandersetzung) entsteht, wenn die Kommunikation, d. h., die Verständigung, zwischen zwei oder mehreren Parteien gestört ist. Man unterscheidet dabei die verbale Kommunikation (Sprache) und die nonverbale Kommunikation (Mimik und Gestik). Mithilfe der folgenden Faustregeln lassen sich bereits viele Konflikte entschärfen:
- Für ein ernstes Gesicht benötigen Sie 65 Muskeln, für ein Lächeln nur 10. Setzen Sie das Lächeln nur dosiert ein, Ihr Gegenüber darf es nicht so auslegen können, als ob Sie ihn auslachen oder nicht ernst nehmen.
- Die Stimme ist der „Leitstrahl der Ansicht". Sprechen Sie laut und deutlich. Machen Sie Pausen, um bestimmte Aussagen zu unterstreichen. Wechseln Sie die Lautstärke und den Tonfall.

Merke
In der gesamten Kommunikation mit dem Patienten darf es keinen Verlierer geben.

Ein chinesisches Sprichwort sagt: „Man darf sein Gesicht nicht verlieren."

Das Problem mangelhafter Kommunikation lässt sich in der juristischen Literatur über das Zahnarztrecht wiederfinden.

Viele Autoren kommen zu der Erkenntnis, dass die entscheidende Triebfeder des Patienten, eine entsprechende Auseinandersetzung mit dem Zahnarzt einzugehen, häufig die unzureichende Kommunikation ist. Deshalb empfehlen sie eine Vorbeugung gegen Haftpflichtfälle, indem die Praxis mit dem Patienten aktiv kommuniziert, auch wenn ein Fehler passiert sein sollte.

Man hat herausgefunden, dass bei jedem zweiten Patienten, der eine gerichtliche Auseinandersetzung mit der Praxis suchen könnte, diese durch die Schilderung der genauen Umstände des Falles sowie ein Ausdruck des Bedauerns vermieden werden kann. Ein Drittel der Patienten würde auf eine gerichtliche Auseinandersetzung verzichten, wenn er finanziell entschädigt würde.

Momentan erfolgen auf 1000 Behandlungsfälle etwa zehn gerichtliche Auseinandersetzungen. Man erkennt an der obigen Statistik die enorme Bedeutung der Kommunikation. Hier lassen sich zudem große Summen für z. B. Rechtsanwälte und Prozesskosten für die Zahnarztpraxis einsparen.

Die folgende Übersicht enthält Kommunikationsregeln, die den Arbeitsalltag erleichtern und freundlicher gestalten lassen →Tab. 1 S. 109.

Patienten ansprechen	Sprechen Sie den Patienten immer mit Namen an. Falls Sie sich nicht mehr sicher sind, wie der Patient heißt, fragen Sie nach Möglichkeit Ihr Praxisteam.
Grundregeln der Rhetorik beachten	1. „Ich-Aussagen" wie *„Ich meine"* und *„Ich denke"* mildern ab und schonen das Selbstwertgefühl des anderen. Man sollte versuchen Sätze, die mit *„Sie haben aber ..."* beginnen, zu vermeiden, da sich der Patient damit in die Enge getrieben fühlt und seine Kooperationsbereitschaft weiter sinken wird. 2. Vermeiden Sie nach Möglichkeit folgende Formulierungen: *Sie müssen ...* *Sie sollen ...* *Das geht nicht ...* *Das kann ich mir gar nicht vorstellen ...* *So schlimm wird es wohl nicht gewesen sein ...* *Da müssen Sie etwas falsch gemacht haben ...* *Da hätten Sie sich früher melden müssen ...* *Heute auf keinen Fall ...* *Unmöglich! Wissen Sie eigentlich, was hier los ist ...* *Das ist bei uns immer so ...* *Ich kann nichts dafür ...* *Sie müssen aber warten ...* *Wir machen keinen Unterschied ...* *Das hätten Sie früher sagen müssen ...* *Ich habe Ihnen doch schon zwei Mal gesagt ...* 3. Vermeiden Sie es, den Patienten bei seinen Schilderungen zu unterbrechen, lassen Sie ihn ausreden. 4. Bilden Sie möglichst kurze Sätze mit für den Patienten verständlichen Informationen. Fachbegriffe verwirren die meisten Patienten.
Blickkontakt aufnehmen	Nehmen Sie, wenn möglich, Blickkontakt mit dem Patienten auf und lächeln Sie, auch wenn Sie nicht sofort auf Patientenwünsche reagieren können, weil Sie gerade eine andere Arbeit (z. B. kopieren, telefonieren) erledigen müssen. Der Blick ist die „Brücke" zum Zuhörer. Bricht diese Brücke ab, fehlt ein Bestandteil der Kommunikation.
Aufmerksamkeit zeigen/ aktives Zuhören	Zeigen Sie dem Patienten, dass Sie ihn ernst nehmen und ihm aktiv zuhören, indem Sie z. B. Fragen stellen, falls Sie etwas noch nicht verstanden haben. Während Sie einem Patienten zuhören, sollten Sie keine Nebenarbeiten erledigen. Dies würde der Patient als unhöflich und kränkend empfinden. Achten Sie bei schüchternen Patienten darauf, dass Sie sie nicht „mundtot" reden oder unterbrechen. Hören Sie auch dann zu, wenn Ihnen die Beschwerden des Patienten lächerlich erscheinen.
Achten Sie auf Körperhaltung, Stimme, Gestik und Mimik	Es ist wichtig, auf die Körperhaltung im Stehen oder im Sitzen zu achten. Stehen oder sitzen sollte man aufrecht, wobei die Schultern gerade sein und die Hände nicht verkrampft z. B. den Kugelschreiber festhalten sollten. Die Arme sollten nicht hinter dem Rücken verschränkt, die Hände nicht gefaltet und nicht in die Taille gestützt sein. Stehen oder sitzen sollte man entspannt und dem Patienten zugewandt. Gestik und Mimik können zur Gesprächsunterstützung benutzt werden. Sie sprechen auch mit dem Gesicht (nonverbale Kommunikation).
Patienten beobachten	Versuchen Sie sich in die Situation des Patienten hineinzuversetzen. Ist er ängstlich, zornig, hektisch, ungehalten, steht er unter Zeitdruck?

Tab. 1 **Kommunikationsregeln** (Fortsetzung folgende Seite)

Datenschutz beachten	Gespräche sollten nur mit dem Patienten in einem separaten Raum erfolgen, ohne dass Dritte mithören können.
Sind Verhaltensanweisungen beim Patienten verständlich angekommen?	Bei Vorbereitungen und Nachbereitungen einer Behandlung ist es wichtig, dass der Patient mündlich und schriftlich Informationen bekommt, wie er sich am besten verhalten sollte.
Einfühlungsvermögen zeigen	Zeigen Sie dem Patienten, dass er Unterstützung von Ihnen erhält, indem Sie seinen Fall dem Zahnarzt noch einmal neutral schildern. Es ist wichtig, eine neutrale Meinungshaltung einzunehmen. Man muss nicht der gleichen Meinung wie der Patient sein, sollte aber Verständnis zeigen.
Informationen/Beobachtungen verwenden	Wenn Sie z. B. Fragen stellen, die den letzten Behandlungstermin mit aufgreifen, fühlt sich der Patient gut aufgehoben und gewinnt Vertrauen, da Sie sich mit seiner Behandlungsgeschichte befasst haben und ihn nicht isoliert als Patient Nr. XY betrachten. Stellen Sie Fragen wie: *„Geht es Ihnen heute schon besser?“, „Hat das Schmerzmittel geholfen?“, „Ich habe Ihnen das Informationsmaterial, wonach Sie in der letzten Sitzung gefragt haben, zusammengestellt. Sie können es heute mitnehmen.“* Als Hilfestellung kann man in die Kartei des Patienten wichtige Gesprächsnotizen mit eingeben. Die Eingabe sollte jedoch nach dem Gespräch in Abwesenheit des Patienten erfolgen.
Auf Patientengeschenke reagieren	Sie können kleinere Geschenke von Patienten an das Praxisteam wie Blumen, Trinkgeld, Schokolade oder Pralinen annehmen (sollte „praxisöffentlich“ gemacht werden). Oft sind sie als freundliche Geste gedacht. Falls es aber so sein sollte, dass der Patient damit Vergünstigungen (z. B. einen Termin vorrücken, günstigere Berechnung einer Behandlung) bekommen möchte, dürfen Sie diesem nicht nachgeben. Er muss wie alle anderen Patienten behandelt werden.

Tab. 1 Kommunikationsregeln

Aufgaben

1 Welche Regeln sind Ihnen für das Verhalten gegenüber Patienten in Konflikten besonders wichtig?

2 Warum ist es wichtig, Beschwerden und Kritik des Patienten ernst zu nehmen?

3 Weshalb sind Patientenbeschwerden auch Chancen?

4 Was versteht man unter „Mobbing“?

2.3.2 Beschwerden meistern

Im Bereich Kommunikation und Konfliktbewältigung ist es unbedingt erforderlich, dass für reale Fälle trainiert wird. Die besten Erkenntnisse gewinnt man hierbei durch **Rollenspiele**, die mit einer Videokamera aufgezeichnet und anschließend analysiert werden.

Im Folgenden werden Fallbeispiele aus der Zahnarztpraxis mit entsprechenden Hintergrundinformationen vorgestellt. Diese Beispiele sollten mit verteilten Rollen in der Klasse durchgespielt werden.

Alle Beispiele lassen Platz für individuelle Verhaltensmuster. Sie sind so aufgebaut, dass am Anfang die „leichten“ Fälle vorkommen, die noch wenig rechtliche Kenntnisse erfordern.

Konfliktmanagement

Das Konfliktmanagement soll hier beschränkt sein auf die Konfliktmöglichkeiten mit Patienten. Es lassen sich aber viele Übertragungen für andere Konfliktkonstellationen herstellen (z. B. Konfliktsituationen mit Ihren Kollegen).

Allgemeine Arbeitsanweisungen:

1. Informieren Sie sich über die gesetzlichen Bestimmungen in den einzelnen Fällen.

– Spielen Sie die Fälle als Rollenspiel (mit zwei Personen) in zwei Varianten:
  a) Ein ZFA, der schlecht gelaunt ist, den Patienten nicht mag und ihn auch provozieren will.
  b) Ein ZFA, der den Konflikt lösen möchte, ohne dass der Chef eingreifen muss. Die Patientin/der Patient soll in jedem Fall sehr verärgert sein.

– Analysieren Sie das Verhalten der ZFA und die Reaktionen des Patienten. Welches Verhalten, Gestik, Mimik, Sprache (auch des Körpers) verschärfen den Konflikt bzw. mildern ihn ab?

– Am Ende eines durchgeführten Rollenspiels können Sie eine Beurteilung für sich selbst oder für die Rollenspieler im Umgang mit Patienten anfertigen. Sie können dazu folgenden Vordruck einsetzen →Abb. 1.

Tätigkeit	+++	++	+	-	--	---
Zuhören						
Geduldig sein						
Aufmuntern						
Loben						
Gutes Gesprächsklima erzeugen						
Auf Patienten zugehen						
Mich entschuldigen						
Trösten						
Plaudern						
Ablenken						
Meine Meinung vertreten						
Mahnen						

Abb. 1 Analyse zum Umgang mit Patienten. Die Skalierung bedeutet: Drei Mal + ist ausgezeichnet, drei Mal – heißt deutliche Schwäche.

Erkennen Sie Ihre Stärken und Schwächen und lassen Sie sich auch von anderen beurteilen. Die Beurteilung durch Zuschauer bzw. Zuhörer ist oft ein besserer Spiegel der Wirklichkeit, da man sich selbst anders wahrnimmt als andere.

Fall 1

Ein Patient erscheint pünktlich zu seinem bestellten Termin um 15:00 Uhr. Bereits nach 10 Minuten meldet er sich aus dem Wartezimmer:
„Ich warte jetzt schon eine halbe Stunde, ich habe wichtige Termine, außerdem bin ich Privatpatient."
In der Vergangenheit ist er regelmäßig zu spät gekommen – hierauf hatten Sie ihn bei der letzten Sitzung aufmerksam gemacht und angedeutet, dass er damit den Praxisablauf erheblich störe.

Aufgaben

Versuchen Sie als ZFA den Patienten zu beruhigen.

Fall 2

Ein Patient erscheint am Montagmorgen in Ihrer Praxis: „So etwas habe ich noch nicht erlebt! Da bekomme ich am Samstagabend furchtbare Zahnschmerzen – so was passiert ja immer am Samstag, wenn keiner Zeit hat. Also was mache ich? Ich rufe Ihre Telefonnummer an und siehe da, natürlich keiner da. Da spricht lediglich der Anrufbeantworter mit mir. ... Vertretung Dr. Meisel, Tel. 76 49 73 ... Ununterbrochen rufe ich da an. Es meldet sich niemand ...
Endlich am Abend gegen 23:00 Uhr geht Frau Meisel an den Apparat. Ihr Mann habe aber gar keinen Notfalldienst – er sei auf einem Kongress, das habe sich vor ein paar Tagen so ergeben – berichtete mir Frau Meisel. Sie riet mir dann, mich an den Notdienst des Roten Kreuzes zu wenden. Das tat ich dann und erfuhr, dass Dr. Müller Notdienst habe.
Um 24:00 Uhr saß ich endlich in der Praxis. Das war ziemlich aufregend – den ganzen Abend telefoniert – und die Schmerzen ..."
Der ZFA hatte am Freitag den Anrufbeantworter mit der fehlerhaften Notdienstnummer besprochen.

Aufgaben

Führen Sie als verantwortliche ZFA das Gespräch mit dem Patienten.

Fall 3

Ein gesetzlich versicherter Patient hat eine zweite Mahnung von Ihrer Praxis bekommen, dass sie die eGK in diesem Quartal noch nicht vorgelegt habe. In der zweiten Mahnung heißt es, dass bei Nichtvorlage eine private Rechnung gestellt werde. Der Patient erscheint heute und trifft an der Rezeption auf den Auszubildenden Manuel, der, ziemlich patzig ist und zu ihm im breiten Dialekt sagt: „So isches halt bei de Kasse ..."
Der Patient wird daraufhin sehr wütend und laut. Ein ZFA kommt zur Klärung dieses Problems zum Gespräch hinzu.

Aufgaben

Gesetzestexte finden Sie im Internet unter:

www.gesetze-im-internet.de

Führen Sie das Gespräch mit dem Patienten und dem Auszubildenden vor dem Hintergrund der gesetzlichen und vertraglichen Abmachungen (SGB V und Material auf S. 113).

Vereinbarung zum Inhalt und zur Anwendung der elektronischen Gesundheitskarte zwischen der KZBV und der GKV

§ 1 Vertragsgegenstand
Die nachstehenden Regelungen dienen der Anwendung und Weiterentwicklung der elektronischen Gesundheitskarte nach den §§ 15und 291 SGB V. Sie dienen ferner der Beschreibung des Inhaltes der elektronischen Gesundheitskarte nach § 291 SGB V und regeln die Verwendung der elektronischen Gesundheitskarte in der Zahnarztpraxis. Die Einzelheiten werden im Anhang geregelt, der Bestandteil dieses Vertrages ist

§ 4 Ausstattung der Versicherten
(1) Versicherte, die bei Eintritt in die gesetzliche Krankenversicherung oder bei einem Wechsel der Krankenkasse eine (neue) elektronische Gesundheitskarte benötigen, sind zum Beginn der Leistungspflicht mit einer elektronischen Gesundheitskarte auszustatten. Die Krankenkassen informieren ihre Mitglieder über die Verpflichtung zur Vorlage der elektronischen Gesundheitskarte in der Zahnarztpraxis sowie über die Folgen bei Nichtbeachtung.

§ 5 Verwendung der elektronischen Gesundheitskarte
(1) Die elektronische Gesundheitskarte ist von dem Zahnarzt bei jeder ersten Inanspruchnahme im Quartal einzulesen. Nur in den in §§ 6 bis 8 genannten Ausnahmefällen kann ein Ersatzverfahren durchgeführt werden.

Anhang
(1) Der Versicherte ist verpflichtet, bei jedem Zahnarztbesuch die eGK oder einen Anspruchsnachweis gemäß § 4 Abs. 2 mitzuführen und auf Verlangen vorzulegen. (2) Die eGK ist von dem Zahnarzt bei jeder ersten Inanspruchnahme im Quartal einzulesen. Der Zahnarzt überprüft die Identität des Versicherten anhand der auf der eGK aufgebrachten Identitätsdaten. Die Überprüfung beschränkt sich auf offensichtliche Unstimmigkeiten zwischen der vorgelegten eGK und der vorlegenden Person hinsichtlich des Alters, des Geschlechts und eines aufgebrachten Lichtbildes. ...
(5) Solange der Versicherte die eGK oder einen Anspruchsnachweis nicht vorlegt oder die Überprüfung nach Nr. 1 ergibt, dass die vorgelegte eGK der vorlegenden Person offensichtlich nicht zugeordnet werden kann, finden die Regelungen nach § 18 BMV-Z entsprechende Anwendung.

BMV-Z § 18 Anspruchsberechtigung und Zahnarztwahl
(2) Solange der Versicherte die eGK nicht vorlegt oder die Anspruchsberechtigung auf andere Weise nicht nachweist, darf der Vertragszahnarzt eine Privatvergütung für die Behandlung verlangen. Wird die eGK oder die Anspruchsberechtigung innerhalb einer Frist von 10 Tagen nach der ersten Inanspruchnahme vorgelegt, so muss die entrichtete Vergütung zurückgezahlt werden.
(3) Die Versicherten haben die freie Wahl unter den Vertragszahnärzten und den weiteren in § 6 Absatz 1 dieses Vertrages genannten Leistungserbringern und dürfen hierbei nicht beeinflusst werden. Dies gilt auch, wenn der Vertragszahnarzt und der Versicherte Vereinbarungen nach § 8 Absatz 7 dieses Vertrages.

Fall 4
Ein Patient beschwert sich, dass er überhaupt nicht weiß, welche Vergütung der Zahnarzt für seine konservierende Behandlung erhalten habe. Diese Ungewissheit führe schließlich auch zu vielen Fehlabrechnungen in Zahnarztpraxen, wie er heute wieder in der Zeitung gelesen hat.

Aufgaben

1 Analysieren bzw. schätzen Sie zunächst die in Fall 4 geschilderte Situation anhand folgender Fragestellungen ein:
a Stimmt die zentrale Behauptung des Patienten (siehe SGB V §§ 12, 13, 28; RL-GBA)?
b Wirft der Patient Ihrer Ausbildungspraxis Fehlabrechnungen vor?
c Will der Patient tatsächlich über die Kosten seiner Behandlung informiert werden oder möchte er nur über Verdienste von Zahnärzten diskutieren?

2 Legen Sie sich nun eine Strategie zurecht, wie Sie in diesem Fall mit dem Patienten umgehen. (Hinweis: Erstellen einer BEMA-Rechnung!)

3 Ändern Sie Ihre Einschätzung der Situation und spielen Sie den Fall erneut durch.

RL-GBA III. Konservierende Behandlung (Auszug)

3. Die konservierende Behandlung der Zähne soll so erfolgen, dass a) die Kavitäten unter Beachtung der Substanzschonung präpariert werden, b) die Karies vollständig entfernt wird, c) notwendige Maßnahmen zum Pulpenschutz durchgeführt werden, d) Form und Funktion der Zähne wiederhergestellt werden, e) die Füllungsoberflächen geglättet werden.

4. Es sollen nur anerkannte und erprobte plastische Füllungsmaterialien gemäß ihrer medizinischen Indikation verwendet werden. Die aktuellen Gebrauchs- und Fachinformationen und Aufbereitungsmonographien sollen berücksichtigt werden.

5. Alle nach Nummer 4 indizierten plastischen Füllungen sind auch im Seitenzahnbereich im Rahmen der vertragszahnärztlichen Versorgung zu erbringen. (BMVZ: Im Seitenzahnbereich sind selbstadhäsive Materialien, im Ausnahmefall Bulkfill-Komposite, Gegenstand der vertragszahnärztlichen Versorgung. Versicherte, die im Sinne von § 28 Abs. 2 SGB V eine darüber hinausgehende Versorgung wählen, haben die Mehrkosten selbst zu tragen; hierüber ist vor Beginn der Behandlung eine schriftliche Vereinbarung zwischen dem Zahnarzt und dem Versicherten zu treffen. Seit 01.01.2025) Mehrfarbentechnik im Sinne einer ästhetischen Optimierung ist nicht Bestandteil der vertragszahnärztlichen Versorgung.

6. Zur form- und funktionsgerechten Füllungsgestaltung sind gegebenenfalls geeignete Hilfsmittel anzuwenden (wie z. B. Matrizen/Keile).

7. Das Legen einer Einlagefüllung, ebenso die gegebenenfalls im Zusammenhang mit der Herstellung und Eingliederung erbrachte Anästhesie oder durchgeführten besonderen Maßnahmen sind nicht Bestandteile der vertragszahnärztlichen Versorgung, wohl aber eine vorausgegangene Behandlung des Zahnes.

Merke
Viele gesetzliche Krankenkassen geben für die private Leistung „Professionelle Zahnreinigung“ mittlerweile Zuschüsse.

Fall 5

Ein Patient einer gesetzlichen Krankenkasse möchte nach Abschluss seiner Behandlung eine professionelle Säuberung seiner Zähne mit einer leichten Aufhellung.
Der Behandelnde ist stark in Zeitdruck und kann nur kurz auf eine private Abrechnung verweisen, was den Patienten in Rage bringt. Er bezahle schließlich hohe Beträge an seine Krankenkasse. Der Behandelnde verweist an den ZFA, der dem Patienten die Sachlage erläutern soll.

Aufgaben

Führen Sie das Gespräch mit dem Patienten unter Beachtung der Gesetzeslage (SGB V §§ 12, 13).

Fall 6

Ein junger auszubildender Bankkaufmann (19 Jahre) erscheint in Ihrer Ausbildungspraxis. Er ist seit seinem 12. Lebensjahr Patient in der Praxis. Nachdem er bei der Anmeldung angibt, seine Prophylaxe behandlung fortsetzen zu wollen, erklären Sie ihm, dass dies nur auf Grundlage privater Bezahlung nach GOZ gehe. Er ereifert sich daraufhin, dass dies wohl an seinem Beruf liege – er sei zwar Bankkaufmann – die Bank gehöre ihm aber nicht.

Aufgaben

Führen Sie ein Gespräch auf Grundlage der folgenden gesetzlichen Bestimmungen.

SGB Band V
§ 22 Verhütung von Zahnerkrankungen
(Individualprophylaxe)

§ 22 Verhütung von Zahnerkrankungen (Individualprophylaxe)
(1) Versicherte, die das sechste, aber noch nicht das achtzehnte Lebensjahr vollendet haben, können sich zur Verhütung von Zahnerkrankungen einmal in jedem Kalenderhalbjahr zahnärztlich untersuchen lassen.
(2) Die Untersuchungen sollen sich auf den Befund des Zahnfleisches, die Aufklärung über Krankheitsursachen und ihre Vermeidung, das Erstellen von diagnostischen Vergleichen zur Mundhygiene, zum Zustand des Zahnfleisches und zur Anfälligkeit gegenüber Karieserkrankungen, auf die Motivation und Einweisung bei der Mundpflege sowie auf Maßnahmen zur Schmelzhärtung der Zähne erstrecken.
(3) Versicherte, die das sechste, aber noch nicht das achtzehnte Lebensjahr vollendet haben, haben Anspruch auf Fissurenversiegelung der Molaren.
(5) Der Gemeinsame Bundesausschuss regelt das Nähere über Art, Umfang und Nachweis der individualprophylaktischen Leistungen in Richtlinien nach § 92.

IP-Vereinbarung als Anlage zum BMV-Z

(2) Die zahnmedizinische Individualprophylaxe soll der Vorbeugung gegen Karies und Parodontalerkrankungen dienen und die Maßnahmen der Gruppenprophylaxe sinnvoll ergänzen und fortführen. Die Individualprophylaxe soll der Erhaltung der Zahngesundheit dienen und ggf. Neuerkrankungen oder ein Fortschreiten der Erkrankung verhindern.
Mit dem Individualprophylaxe-Programm sollen insbesondere die Versicherten betreut werden, die von der Gruppenprophylaxe nicht erfasst werden
(5) Die Individualprophylaxe beginnt mit der Erstellung des Mundhygienestatus, dem die eingehende Untersuchung auf Zahn-, Mund- und Kieferkrankheiten vorangegangen sein soll. Erforderlichenfalls folgt die Motivationsphase. Eine ggf. notwendige Intensivmotivation mit der Aufklärung über Krankheitsursachen und ggf. Remotivationen sollen zeitnah möglichst innerhalb von vier Monaten abgeschlossen sein
(13) In ein Bonusheft ist bei den 12- bis 17jährigen für jedes Kalenderhalbjahr das Datum der Erhebung des Mundhygienestatus einzutragen. Das Bonusheft dient dem Versicherten als Nachweis für seinen Anspruch auf erhöhte Zuschüsse zum Zahnersatz gem. § 55 Abs. 1 SGB V. In das Bonusheft sind daher auch die jährlichen Untersuchungen nach Vollendung des 18. Lebensjahres einzutragen

Fall 7

Der Patient Prof. Gert Reich erhält nach Abschluss seiner Behandlung eine zahnärztliche Rechnung. Er versteht nicht, weshalb er jetzt auch noch privat an die Praxis zahlen soll. Er ist doch Mitglied der TKK-Südbaden. Füllungen gehören doch wohl zur Standardversorgung? Auf Ihren Einwand, dass er das doch unterschrieben habe, sagt er, dass er das nicht so genau gelesen habe. Hinweis: Prof. Gert Reich wünscht an 36, 45, 46 Keramikinlays.

Aufgaben

Versuchen Sie im Nachhinein eine Akzeptanz des Patienten zu erreichen. Berücksichtigen Sie dabei auch die gesetzlichen Bestimmungen (SGB V §§ 27, 28).

Dr. Dirk Hollister

Zahnarzt

Ekkebertstr. 12 - 79117 Freiburg - Tel: 0761 80 700 - Fax: 0761 80 7921
E-Mail: dr.dirk.hollister@beispiel.de

Dr. Dirk Hollister-Ekkebertstr. 12 - 79117 Freiburg

Herrn
Prof. Gert Reich
Wihler Weg 1
79110 Freiburg

04.08.2022

Vereinbarung gemäß achtes SGB V Änderungsgesetz §28(2), HKP-Nr. 1/ 5/ 1
für: Herrn Prof. Gert Reich, geb. am: 09.09.1964 / 5 / Techniker Krankenkasse >Südbdn

Ich bin von meinem Zahnarzt über die bei Füllungstherapie ausreichende, zweckmäßige und wirtschaftliche Form der Versorgung unterrichtet worden. Ich wünsche eine darüber hinausgehende Versorgung unter Zugrundelegung der Gebührenordnung für Zahnärzte (GOZ). Ich verpflichte mich die Mehrkosten, die durch die aufwendigere Behandlung außerhalb der Kassenrichtlinien entstehen, selbst zu tragen. Von den Kosten der gewählten Füllungstherapie verpflichtet sich der Zahnarzt, die Kosten der vergleichbaren preisgünstigeren Füllung (Sachleistung) in Abzug zu bringen. Mir ist bekannt, dass ich gegenüber meiner Krankenkasse keine weiteren Ansprüche auf Kostenübernahme geltend machen kann.

Es werden Mehrkosten wie nachstehend aufgeführt vereinbart:

Gebiet	Anz.	Nr.	Leistungsbeschreibung	Faktor	Betrag
36	1	2170	Einlagefüllung, mehr als zweiflächig		221,07
36	1	MKF	abzüglich Bema-Sachleistung (13c)		- 57,11
46,45	2	2160	Einlagefüllung, zweiflächig		350,82
46,45	2	MKF	abzüglich Bema-Sachleistung (13b)		- 90,90
45,36	2	2040	Anlegen von Spanngummi je Kieferhälfte oder Frontzahn ber.		16,82
46,45	1	2030	Besondere Maßnahmen beim Präparieren oder Füllen		8,41
46,45,36	3	2197	Adhäsive Befestigung		50,46

voraussichtliche Gesamtsumme der Honorarleistungen €: 499,57
voraussichtliche Gesamtsumme der Material- und Laborkosten €: 850,00
Voraussichtlicher Betrag der Mehrkosten €: 1.349,57

Der vorliegende Therapieplan ist auf Grund derzeitiger diagnostischer Unterlagen erstellt. Laborkosten können nur geschätzt werden. Bei Leistungen, die den 2,3-fachen Satz der GOZ überschreiten, werden entsprechende medizinische Begründungen in der Liquidation ausgewiesen.

Freiburg, 04.08.2022

Ort, Datum — Unterschrift des Zahnarztes

Ort, Datum — Unterschrift des Zahlungspflichtigen

3 Patientengruppen und Patiententypen

3.1 Patientengruppen

Die moderne Zahnarztpraxis muss als **Dienstleistungsunternehmen** vielen Anforderungen gerecht werden. Oberstes Ziel ist es dabei, Patienten zu gewinnen und langfristig an die Praxis zu binden. Dafür muss eine hohe Patientenzufriedenheit erreicht werden. Unterschiedliche Patientengruppen mit verschiedenen Bedürfnissen erfordern einen professionellen, individuellen Umgang, um jedem einzelnen Patienten eine optimale Betreuung und Behandlung zu bieten. Dazu muss der ZFA die jeweiligen Bedürfnisse der unterschiedlichen Patientengruppen und -typen kennen.

3.1.1 Kinder

Die Behandlung von Kindern gehört mit zu den schwierigsten zahnärztlichen Aufgaben. Dem ZFA kommt dabei eine enorm wichtige Aufgabe zu. Er muss es schaffen, die Kinder optimal auf eine Behandlung vorzubereiten, indem er ihnen die **Angst vor der Behandlung** nimmt und so eine Einwilligung und Mitarbeit zur Behandlung erreicht.

Der ZFA geht freundlich und möglichst gelassen mit den Kindern um. Die **Sprache** ist altersentsprechend angepasst. Oberstes Ziel ist es, bereits zu Beginn das benötigte **Vertrauen** beim Kind aufzubauen.

Auch die **Begleitpersonen** sind mit einzubinden und genau zu beobachten. Häufig scheitert eine Behandlung an den Eltern, wenn sie die eigene Nervosität und die eigenen Ängste vor oder während der Behandlung auf die Kinder übertragen. Auch zu viel Verständnis kann bei der Kinderbehandlung schaden. Es muss den Eltern, aber auch dem Kind klar gemacht werden, dass eine Behandlung notwendig und unumgänglich ist, da eine Nichtbehandlung schwerwiegende Folgen, wie z. B. starke Schmerzen oder eine Zahnlücke zur Folge haben können.

Zur Vorbereitung auf eine Behandlung eignen sich Bilderbücher, die Eltern mit Kleinkindern zu Hause ansehen können.

Bevor das Kind behandelt wird, müssen alle Vorgänge **kindgerecht erklärt** werden. Instrumente und Geräte werden dem Kind gezeigt und wenn möglich auch einmal in die Hand gegeben →Abb. 1. Sauger, Luftbläser und weitere Geräte werden dem Kind in Funktion gezeigt, damit es sieht, wie bestimmte Geräte arbeiten und vor allen Dingen, dass es die zum Teil sehr lauten Geräusche kennen lernt und als unbedenklich einstuft. Häufig sind es laute Geräusche, die kleinen Kindern Angst machen. Während der Behandlung ist es wichtig, auch für kleinste Schritte, die Kinder für ihren Mut und für ihre gute Mitarbeit zu loben. Vor allen Dingen am Ende der Behandlung ist es wichtig, dass die Kinder mit einem guten Gefühl die Praxis verlassen, auch wenn die Behandlung nicht ganz wie geplant verlaufen ist. Deshalb gibt es auch für eine gute Mitarbeit immer ein **kleines Geschenk** zum Mitnehmen.

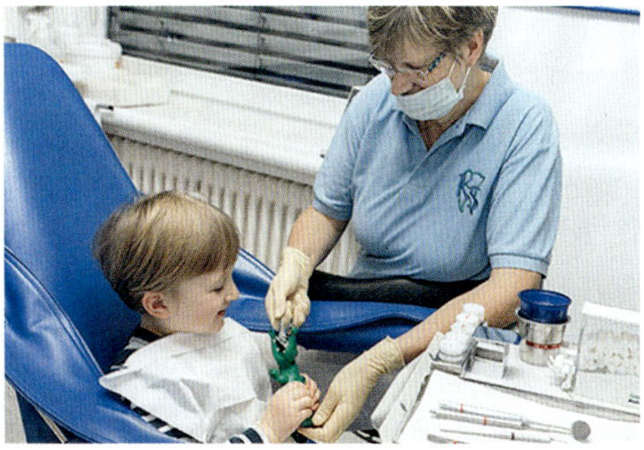

Abb. 1 Dem Kind werden spielerisch zahnärztliche Instrumente demonstriert, z. B. für eine Extraktion.

Beispiele für kindgerechte Formulierungen:
- Spritze: der Zahn wird zum Einschlafen gebracht, damit er tief und fest schläft.
- Luftbläser: Puster, der wie der Wind ganz fest pusten kann.
- Wasser-Luft-Spray: der Zahn wird jetzt gut gewaschen, wie beim Duschen.
- Sauger: Arbeitet wie ein Staubsauger, saugt das Wasser weg, damit man nicht so viel Wasser im Mund hat.
- Röntgenbilder: Es wird ein Foto vom Zahn gemacht.
- Polymerisationslampe: Ein blaues Licht, das die Füllung fest macht.
- Rosenbohrer: Rumpelt ganz laut und verjagt „Karius und Baktus".
- Matrize: Förmchen, wie beim Kuchenbacken, damit der Zahn eine schöne Form bekommt.

Trotz aller Bemühungen kann es sein, dass Kinder sich nicht behandeln lassen möchten. In solchen Fällen ist eine Vorstellung bei einem **Spezialisten für Kinderzahnheilkunde** möglich. Diese Praxen sind auf Kinder spezialisiert. Der Wartebereich ist optimal für Kinder ausgestattet. In den Behandlungsräumen gibt es kleinere Behandlungsstühle. An der Decke ist meistens ein Fernseher angebracht, damit die Kinder während der Behandlung kindgerechte Filme schauen können und zusätzlich abgelenkt werden. Außerdem arbeiten viele Kinderzahnarztpraxen mit Anästhesisten zusammen und bieten Behandlungen mit einer Sedierung an, bei der die Kinder in einen schlafähnlichen Zustand versetzt werden. Auch Behandlungen in Vollnarkose sind möglich.

3.1.2 Jugendliche

Während sich viele Praxen sehr gut auf Kleinkinder eingestellt haben, werden die Jugendlichen oft ein wenig vernachlässigt, da die Behandlungen meistens gut toleriert werden. Es ist ratsam Jugendliche zu fragen, ob sie möchten, dass eine Begleitperson mit dabei ist oder ob sie gerne allein ins Behandlungszimmer mitkommen möchten. Schwierig ist es, wenn Jugendliche bereits ohne Erziehungsberechtigte in die Praxis kommen, da viele Behandlungen, wie z. B. Röntgen, Anästhesien, Füllungen, Zahnextraktionen und kostenpflichtige Behandlungen nicht ohne die Einwilligung eines oder beider Erziehungsberechtigten (z. B. bei getrenntlebenden Eltern, die beide das Sorgerecht besitzen) gemacht werden dürfen.

3.1.3 Erwachsene

Die Erwachsenen „nehmen" sich die Zeit zum Zahnarztbesuch und planen ihn zwischen Berufstätigkeit, Kinderbetreuung, Urlaub und Freizeitaktivitäten ein. Sie erwarten daher einen reibungslosen organisatorischen Ablauf ohne lange Wartezeiten. Im Vordergrund stehen aber neben der zahnmedizinischen Qualität die Aufmerksamkeit und Zuwendung des Praxisteams.

3.1.4 Senioren

Nach einer Definition der Weltgesundheitsorganisation (WHO) gilt man als „alt", wenn das **65. Lebensjahr** vollendet wurde. Seit vielen Jahren nimmt die Zahl älterer Menschen in Deutschland zu. Der Anteil von Personen, die 65 Jahre und älter sind betrug im Jahr 2022 bereits 22 %. Vorsichtige Schätzungen vermuten, dass der Anteil dieser Personengruppe im Jahr 2050 bereits 35,9 % betragen könnte.

Alterungsprozesse bewirken eine Einschränkung vieler organischer Funktionen und das Auftreten von chronischen Erkrankungen. Psychische Veränderungen des alternden Menschen wirken sich für die Betroffenen häufig im Sinne einer verminderten Anpassungsfähigkeit aus. Der Umgang erfordert deshalb vom ZFA ein hohes Maß an **Einfühlungsvermögen**.

Auch in der Praxis müssen bestimmte Dinge beachtet werden:
- Eine gute Lesbarkeit von z. B. Hausnummer, Praxisschild, Raumbezeichnungen in der Praxis.
- Eventuell farblich gekennzeichnete Funktionsräume.
- Alle Praxisräume sollen auch mit einem Rollstuhl oder Rollator zu erreichen sein. Daher sind eventuell ein Aufzug oder auch eine Rampe im Außenbereich notwendig.

Bei der **Betreuung älterer Patienten** ist insbesondere auf die folgenden Punkte zu achten:
- eine ruhige Atmosphäre ohne störende Geräusche (z. B. Telefon, Drucker, Turbine) oder Hintergrundmusik herstellen
- ausreichend Zeit für ein Beratungsgespräch nehmen, z. B. bei geplanten prothetischen Behandlungen
- nur so viel Informationen wie notwendig geben, damit der Patient nicht gleich im ersten Gespräch überfordert wird
- möglichst wenig Fachbegriffe und Fremdwörter verwenden
- den Patienten auffordern, bei Unklarheiten zur Behandlung Fragen zu stellen
- Kostenvereinbarungen verständlich vermitteln und eindeutig über Eigenanteile informieren
- Informationen und Verhaltensanweisungen schriftlich mitgeben, dann können Patienten in Ruhe noch einmal alles zu Hause durchlesen
- bei der Terminvergabe muss man darauf achten, ob eventuell Begleitpersonen benötigt werden
- Behandlungen möglichst kurz einplanen
- bereits am Empfang den Anamnesebogen überprüfen und nach neu hinzugekommenen Erkrankungen und Medikamenteneinnahmen fragen
- Patienten ins Recall-System einbinden
- nach Möglichkeit ist immer der gleiche ZFA bei den Behandlungen dabei
- Ältere Patienten reagieren oft empfindlich auf das Zurückneigen der Rückenlehne. Nach Möglichkeit sollte bei der Lagerung darauf geachtet werden.
- Auf mögliche Seh- und Höreinschränkungen ist zu achten und gegebenenfalls darauf zu reagieren. Dies ist in der Patientenakte zu vermerken.

Video

Umgang mit älteren Patientinnen und Patienten

3.1.5 Patienten mit körperlichen Einschränkungen

Angeborene und krankheitsbedingte Einschränkungen beeinflussen die Lebensführung in allen Altersstufen. Trotz vorhandener körperlicher Einschränkung sind viele Menschen durch Training und Selbstdisziplin in der Lage, ihren Alltag zu meistern. Gut gemeinte Hilfsangebote werden manchmal abgewiesen und führen zu Verunsicherung. Diese Erfahrung machen auch die Mitarbeiter in der Zahnarztpraxis und sie sollten deshalb immer abklären, ob Hilfe gewünscht wird.

Merke
In der Patientenakte wird die Form der Einschränkung und die Art der Unterstützung, die vom Patienten benötigt und gewünscht wird, dokumentiert.

Patienten mit eingeschränkter Bewegungsfähigkeit

Patienten mit einer eingeschränkten Bewegungsfähigkeit benötigen häufig eine **fachgerechte Hilfe** des ZFA. Dies kann beim An- und Auskleiden an der Garderobe oder aber auch bei der Begleitung ins Wartezimmer oder in den Behandlungsraum notwendig sein.

Aber auch bei weniger deutlich erkennbaren körperliche Einschränkungen kann ein ZFA die Patienten unterstützen. Dies kann z. B. beim Ein- und Aussteigen auf den Behandlungsstuhl notwendig sein oder man kann Patienten den Spülbecher anreichen.

Patienten mit Sehbehinderung

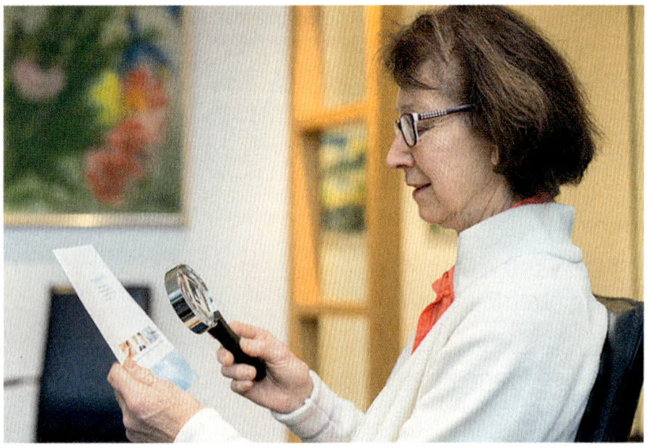

Abb. 1 Leselupe

Dem Patienten muss während seines Praxisaufenthaltes das **Gefühl von Sicherheit** vermittelt werden. Personen mit Sehbehinderung sollen nach Möglichkeit immer mit Namen angesprochen werden, bevor man Hilfe anbietet, z. B. beim Geleiten ins Warte- oder Behandlungszimmer. Beim Setzen auf den Behandlungsstuhl ist es hilfreich, die Hand des Patienten zur Orientierung auf die Lehne zu legen. Im Behandlungszimmer informiert man den Patienten, welche Vorbereitungen getroffen werden. Das Verlassen des Raumes wird dem Patienten mitgeteilt und dass er sich notfalls durch Rufen bemerkbar machen kann.

Auch ohne Sehbehinderung kann es dem Patienten eine Hilfe sein, wenn ihm ein Anamnesebogen mit größerer Schrift angeboten wird oder eine Auswahl von günstigen Lesebrillen bzw. eine Leselupe →Abb. 1 bereitliegt.

Patienten mit Hörbehinderung

Schwerhörige Patienten sind meist in der Lage, ihre Gesprächspartner zu verstehen, indem sie durch Lippenlesen, Mimik und Gestik den **Inhalt des Gesagten** erfassen. Der ZFA muss dabei den Patienten direkt ansehen und er muss langsam und deutlich sprechen. Auch ist diese Art des Verstehens nur möglich, wenn keine Atemschutzmaske getragen wird.

Komplizierte Erklärungen, z. B. Behandlungsinhalte, können zum eindeutigen Verständnis aufgeschrieben oder aufgezeichnet werden.

3.1.6 Fremdsprachige Patienten

Der Anteil von Patienten, die wenig oder gar keine Deutschkenntnisse besitzen, nimmt in den letzten Jahren ständig zu. Darauf haben auch die Zahnärztekammern, Kassenzahnärztliche Vereinigungen und die Krankenkassen reagiert und stellen eine Vielzahl an **Merkblättern in verschiedenen Sprachen** zur Verfügung. Auch Übersetzungsprogramme von Mobilfunkgeräten können hilfreich sein.

Zusätzlich kann durch Mimik oder Gestik eine Zustimmung zur Behandlung abgefragt werden. Durch Aufmalen von Informationen können bestimmte Inhalte verständlich gemacht werden. Im Zweifelsfall aber muss der Patienten sich von einem Übersetzter begleiten lassen.

3.2 Patiententypen

Jeder Patient braucht eine individuelle Betreuung in der zahnärztlichen Praxis, unabhängig davon, welcher Altersgruppe er angehört. Die allgemeine Meinung, dass ältere Patienten und Kinder mehr Zuwendung benötigen und schwieriger zu behandeln sind, ist so pauschal nicht richtig. Es gibt nicht nur **den** alten Menschen oder **die** Jugendgeneration, sondern innerhalb dieser Gruppen eine Vielzahl unterschiedlichster Typen und Persönlichkeiten.

3.2.1 Patienten mit Ängsten

Viele Menschen müssen sich überwinden, zum Zahnarzt zu gehen und haben echte **Angstgefühle.** Sie vermeiden deshalb den oft dringend notwendigen Zahnarztbesuch. Der Patient mit Ängsten kommt oft nur in äußerster Not in die Praxis. Häufig sind viele zerstörte Zähne vorhanden, weshalb sich diese Patienten oft schämen. Haben diese Patienten sich überwunden, die Zahnarztpraxis aufzusuchen, wäre es nun fatal, sie mit Vorwürfen zu überhäufen: „Warum kommen Sie denn erst jetzt?“, „das sieht ja schlimm aus, da hätten Sie früher kommen müssen!“

Besser ist es, wenn man sie **positiv unterstützt**: „Das ist großartig, dass Sie sich jetzt trotz der großen Angst getraut haben!“ Oder indem man sie nach der Behandlung lobt, dass sie gut mitgemacht haben. Viele Patienten sind so erleichtert, den ersten Schritt gewagt zu haben und geben zu, dass die Behandlung gar nicht so schlimm war, wie sie befürchtet haben. Wichtig ist, dass man den Patienten über alle Schritte gut aufklärt und auf alles vorbereitet. Eine schmerzfreie Behandlung ist dabei unbedingt anzustreben. Folgetermine sollten zeitnah ausgemacht werden, damit die Patienten nicht wieder in ihr Angstmuster verfallen und nicht zu den Terminen erscheinen.

Mögliche Ursachen einer Zahnarztangst sind:
- Unkenntnis der zu erwartenden Behandlungsmaßnahmen
- Gefühl des Ausgeliefertseins
- Angst vor Injektionen
- vernachlässigte Mundhygiene mit allen Folgen
- Angst vor Kritik durch den Zahnarzt oder durch das Behandlungsteam
- Angstverhalten bei Familienangehörigen
- negative Erfahrungen mit Zahnarztbesuchen, verbunden mit schmerzhaften Behandlungen (meist in der Kindheit)

Erkennbar wird Angst häufig an einem unsicheren Blick oder einer eher hektischen Sprache. Patienten mit Ängsten neigen oft zu pausenlosem Reden. Körperliche Angstreaktionen sind z. B. Schwitzen, feuchte Hände, Schweißperlen auf der Stirn oder das Verkrampfen der Hände, bzw. des gesamten Körpers.

Es hilft nicht, wenn versucht wird die Angst herunterzuspielen („Das ist wirklich nicht schlimm, da brauchen Sie keine Angst zu haben.“). Hilfreicher ist es, **geduldiges Verständnis** aufzubringen und dass man dem Patienten zeigt, dass man sein Problem ernst nimmt. Um dem Gefühl der Hilflosigkeit entgegenzuwirken, wird ein Stoppsignal mit dem Patienten vereinbart, z. B. gehobener Arm, der bei Bedarf gesenkt wird und damit einen sofortigen Behandlungsstopp auslöst.

Merke
Manche Menschen leiden unter einer Angsterkrankung, der sogenannten **Zahnbehandlungsphobie**. Dies äußert sich z. B. in Herzrasen, Übelkeit, Brechreiz oder Panik. Eine zahnärztliche Behandlung ist häufig nur unter Vollnarkose möglich. Ein Abbau der Phobie kann z. B. mithilfe einer Verhaltenstherapie versucht werden.

3.2.2 Patienten mit Schmerzen

Merke
Zahnärzte unterliegen nach der Berufsordnung und den Kassenverträgen der Behandlungspflicht.

Patienten mit Schmerzen kommen häufig ohne Anmeldung in die Praxis. Sie befinden sich in einer extremen **Ausnahmesituation**, oft haben die Patienten mehrere Nächte nicht oder nur wenig geschlafen und wissen vor lauter Schmerzen nicht mehr weiter. Sie wollen daher möglichst schnell von ihrem Schmerz befreit werden. Einem besonders fordernden oder unfreundlichen Verhalten sollte der ZFA daher mit Verständnis begegnen. Sinnvoll ist es, bevor der Zahnarzt das Behandlungszimmer betritt, eine Schmerzanamnese zu erheben und das Ergebnis dem Zahnarzt bereits vorab mitzuteilen.

3.2.3 Herausfordernde Patienten

Als **„Besserwisser“** werden häufig Patienten bezeichnet, die einen ausgeprägten Drang zum Reden und das Bedürfnis nach Beachtung und Anerkennung haben. Häufig wird dabei auch angelesenes Wissen oder Halbwissen aus dem Bereich der Zahnmedizin vorgetragen. Zweifel oder Kritik an der angeblichen Kompetenz bezieht der Patient auf seine Person und reagiert sehr empfindlich. Für den ZFA besteht die Aufgabe darin, mit den Patienten sachlich zu diskutieren, diplomatisch zu „bremsen“ und möglichst rasch den unterbrochenen Praxisablauf wieder in Gang zu bringen.

Als **„Nörgler“** werden oft Patienten empfunden, denen zu jeder Situation etwas Negatives einfällt, sei es die Wartezeit oder der Heil- und Kostenplan. Der ZFA sollte sich durch die Beschwerde nicht persönlich angegriffen fühlen, da der geäußerte Ärger meist eine andere Ursache hat. Man sollte gelassen und sachlich reagieren. Besteht allerdings ein begründeter Anlass zur Beschwerde, wird eine Lösung gesucht und das Problem behoben.

Merke
Das Verhalten der einzelnen Patienten kann nicht in einem Schema zusammengefasst werden und lässt sich auch nicht verändern. Was sich aber ändern lässt, ist die eigene Einstellung gegenüber „herausfordernden Patienten“ und damit das Kommunikationsverhalten des Einzelnen und des ganzen Praxisteams.

Aufgaben

1 Zählen Sie verschiedene Patientengruppen einer Zahnarztpraxis auf.

2 Nennen Sie wichtige Aspekte, die bei der Betreuung von Senioren beachtet werden müssen und begründen Sie diese.

3 Erklären Sie den Begriff Zahnbehandlungsphobie.

4 Behandlungsvertrag

4.1 Zustandekommen des Behandlungsvertrags

Ein zahnärztlicher Behandlungsvertrag kommt durch zwei übereinstimmende Willenserklärungen zustande. Diese Willenserklärungen können in einer Zahnarztpraxis über unterschiedliche Stationen zu einem Behandlungsvertrag führen →Abb. 1.

Patient/Zahnarzt 1. Willenserklärung (Antrag)	Zahnarzt/Patient 2. Willenserklärung (Annahme)
Bitte um Termin	Terminvergabe
Betreten der Praxis	Führen in das Wartezimmer
Führen in das Behandlungszimmer	Platz nehmen im Behandlungsstuhl
Erklärung der Behandlung	Duldung der Behandlung
Bitte um Behandlung	Durchführung der Behandlung

übereinstimmende Willenserklärung

↓

Behandlungsvertrag

Abb. 1 Zustandekommen eines Behandlungsvertrages

Für die Zahnarztpraxis besteht kein „Kontrahierungszwang“, d. h., der Zahnarzt muss einen Patienten nicht zwangsläufig behandeln. Die Behandlung kann aus folgenden Gründen abgelehnt werden:

- Überbeanspruchung der Zahnarztpraxis
- fehlende Fachgebietskenntnisse des Zahnarztes (Fachzahnarztbereiche)
- gestörtes Vertrauensverhältnis (z. B. fehlende Mithilfe)

Behandlungspflicht →S. 134

4.2 Vertragsarten

4.2.1 Werkvertrag (§§ 631 ff. BGB)

Hierbei geht es um die Lieferung eines Werkes (z. B. Prothese), welches nicht mit Mängeln behaftet sein darf. Es wird also der **Erfolg** (der Behandlung) geschuldet. Der Zahnarzt oder der Zahntechniker ist verpflichtet, das „Werk“ so herzustellen, dass es die zugesicherten Eigenschaften hat und nicht mit Fehlern behaftet ist. Der Zahnarzt ist nach dem Werkvertragsrecht berechtigt, etwaige Fehlergebnisse seiner Behandlung selbst zu korrigieren. Ausnahmen sind möglich, z. B. bei einem gestörten Vertrauensverhältnis zum Patienten.

Video
Vertragsverhältnisse zwischen Zahnarzt und Patient

4.2.2 Dienstvertrag (§§ 630a und b BGB)

In diesen Paragrafen wird die Dienstleistung zwischen Zahnarzt und Patient beschrieben. Diese Vertragsart kennt kein eigenes Gewährleistungsrecht, d. h., sie schuldet keinen Erfolg. Der zur Dienstleistung Verpflichtete (Zahnarzt) muss seine **Dienste** nach „bestem Wissen und Gewissen“ sowie lege artis erbringen. Diese Vertragsart ist typisch bei Privatpatienten →Abb. 1, S. 124). Der Erfolg hängt hierbei nicht nur von der zahnärztlichen Kunst ab, sondern auch von besonderen, vom Zahnarzt nur beschränkt beeinflussbaren physischen und psychischen Faktoren beim Patienten.

lege artis
kunstgerecht, nach den Regeln der (zahnärztlichen) Kunst

positive Vertragsverletzung
Ein Schuldner verletzt durch aktives Handeln im Rahmen der Erfüllung seine vertraglichen Pflichten.

Zivilrechtlich kann der Zahnarzt nur in Anspruch genommen werden, wenn ihn ein Verschulden bei der Behandlung im weitesten Sinne trifft. Er muss eine positive Verletzung seines Vertrags begangen haben. Bei einer Verletzung der Gesundheit gilt die 30-jährige Verjährungsfrist des BGB. Haftet der Zahnarzt aus positiver Vertragsverletzung, muss er den Schaden durch Geldzahlung regulieren.

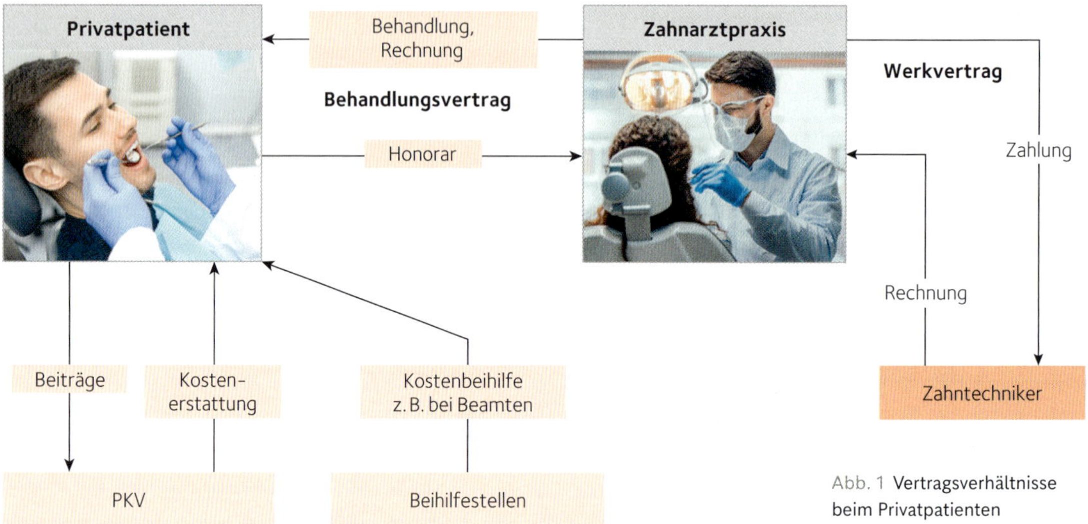

Abb. 1 Vertragsverhältnisse beim Privatpatienten

4.2.3 Sorgfaltspflichtverhältnis

Durch § 76 im SGB V wird das besondere Sorgfaltspflichtverhältnis aufgrund des Behandlungsvertrags mit einem Kassenpatienten auch durch die Krankenkassen unterstützt. Im § 66 SGB V werden die Krankenkassen sogar zur Unterstützung des Kassenpatienten gegenüber dem Zahnarzt verpflichtet →Abb. 2.

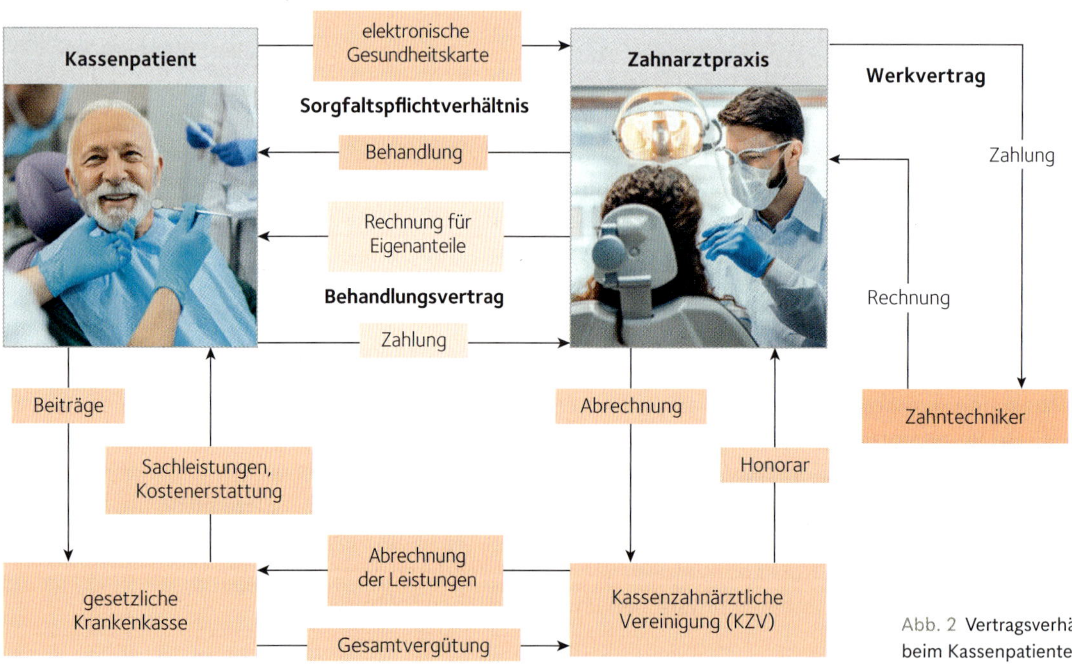

Abb. 2 Vertragsverhältnisse beim Kassenpatienten

4.3 Rechte und Pflichten aus dem Behandlungsvertrag

Aus dem Behandlungsvertrag ergeben sich sowohl für den Zahnarzt als auch für den Patienten Rechte und Pflichten →Abb. 1.

Behandlungsvertrag

↓

Pflichten des Zahnarztes
= Rechte des Patienten

- Behandlungspflicht
- Informationspflicht (§ 630 c mit § 630 h BGB)
- Aufklärungspflicht (§ 630 e mit § 630 h BGB)
- Holen der Einwilligung (§ 630 d mit § 630 h BGB)
- Dokumentationspflicht (§ 630 f mit § 630 h BGB)
- Schweigepflicht

↓

Pflichten des Patienten
= Rechte des Zahnarztes

- Mitwirkungspflicht (§ 630 c BGB)
- Pflicht zur Zahlung des Honorars (§ 630 a BGB)

Abb. 1 Rechte und Pflichten

4.3.1 Pflicht zur sorgfältigen Behandlung

Unter Sorgfalt wird jene sachkundige Umsicht verstanden, die
- durch eine besondere berufliche Ausbildung erworben worden ist
- durch praktische Erfahrung ausgebaut ist
- am jeweiligen Stand der Erkenntnis und des Fachwissens orientiert ist
- aber auch durch an den Grundsätzen der höchstrichterlichen Rechtsprechung zum Arztrecht und zum Selbstbestimmungsrecht des Patienten orientierte Fortbildung geschärft wird.

Hieraus ersieht man, dass die Richtschnur der Behandlung „nach den allgemeinen anerkannten fachlichen Standards (§ 630a BGB) und „der im Verkehr erforderlichen Sorgfalt“ (§ 276 BGB) für Zahnärzte und Ärzte sehr weit ausgelegt wird. Neben den „klassischen Kunstfehlern“ gehören auch Fehler aus dem Behandlungsumfeld zu den Sorgfaltspflichtverletzungen.

Behandlungsfehler

Folgende **Behandlungsfehler** unterscheidet man im Einzelnen:
- **Diagnosebereich:** Alle zahnärztlichen Maßnahmen (Behandlungen, Operationen) dürfen nur aufgrund einer Diagnose durchgeführt werden. Der Zahnarzt muss alle ihm zur Verfügung stehenden Erkenntnisquellen nutzen, deren Anwendung unter Berücksichtigung des Standes der medizinischen Erkenntnis möglich ist. Er darf hierbei nicht von den anerkannten Regeln abweichen.
- **Einsatz technischer Mittel:** Der Zahnarzt muss modernste Geräte einsetzen, deren Funktionsweise er beherrscht und die er laufend kontrolliert und überwacht. Die Kontrolle und Wartung ist grundsätzlich delegierbar (auf andere Personen übertragbar). Je größer der potenzielle Schaden an der Gesundheit von Patienten ist, desto höher sind auch die Anforderungen an die Delegation dieser Aufgaben.
- **Prüfungs-, Konsultations- und Belehrungspflichten:** Auch die Vernachlässigung der unter den ersten beiden Punkten genannten Pflichten kann zu einem Behandlungsfehler des Zahnarztes führen. So muss beispielsweise ein Zahnarzt, der eine Diagnose aufgrund fehlender Fachkenntnisse nicht stellen kann, den Patienten an einen Spezialisten überweisen. Patienten müssen über bestimmte Verhaltensmaßnahmen vor, während und nach Behandlungen belehrt werden (z. B. Fahruntauglichkeit nach Anästhesie).
- **Klassische Behandlungsfehler („Kunstfehler“):** Hierbei wird unterschieden zwischen einem Abweichen von den Grundsätzen der zahnmedizinischen Erkenntnisse (z. B. Abdruckmaterial in die Kieferhöhle) und der Unterlassung einer sachgerechten Heilbehandlung (z. B. Ablehnung eines Hausbesuchs).

Zur Unterlassung einer sachgerechten Heilbehandlung zählt auch der regelwidrige Einsatz von Auszubildenden und Zahnmedizinischen Fachangestellten. Unter Aufsicht und Anleitung des Zahnarztes dürfen Hilfspersonen in der Zahnarztpraxis beschäftigt werden.

Fort- und Weiterbildung →S. 320

Ihr Einsatz erfolgt im Rahmen der jeweiligen Ausbildungs- und Fortbildungsordnung (Zahnmedizinischer Fachangestellter, Fortgebildeter Zahnmedizinischer Fachangestellter, Zahnmedizinischer Fachassistent [Prophylaxeassistent], Zahnmedizinischer Verwaltungsassistent, Dentalhygieniker, Auszubildender).

Je geringer die Qualifikation, desto höher muss die Anforderung an die Aufsichts- und Anleitungspflicht sein.

Zusammenhang zwischen Behandlungsfehler und Behandlungsschaden (§ 630h BGB)

Die Haftung des Zahnarztes tritt nur ein, wenn der Fehler ursächlich für den Schaden war.

> **Beispiel**
> Ein Zahn musste vom Zahnarzt devitalisiert werden. Dabei wurde der Patient darauf hingewiesen, dass er den Folgetermin unbedingt einhalten muss (eine entsprechende Dokumentation lag vor). Der Patient ist aber nicht wieder in der Praxis erschienen, da er die anschließenden Termine "vergessen" hatte. Nach der Devitalisierung entwickelte sich am Zahn eine Gingivanekrose.

Der Patient muss nachweisen können, dass der Schaden ohne den Fehler des Zahnarztes nicht eingetreten wäre. Jede Partei muss dabei die für sie günstigen Behauptungen beweisen.

Dies ist für Patienten in der Regel sehr schwierig bis unmöglich. Die Gerichte haben im Sinne der „Waffengleichheit vor Gericht“ eine Reihe von Regeln erarbeitet, die dem Patienten Beweiserleichterungen bringen. Dies geht sogar bis zur Beweislastumkehr, d. h., der Zahnarzt muss den Beweis für die korrekte Behandlung erbringen.

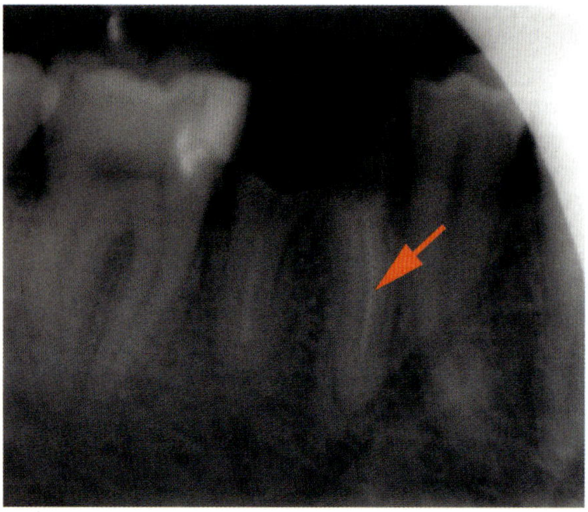

Abb. 1 Zurückgelassenes Instrumentenbruchstück nach einer Zahnwurzelbehandlung

So ergeben sich Beweiserleichterungen für den Patienten in folgenden Fällen:

- **Nichterheben von Befunden:** Bestimmte diagnostische Maßnahmen sind vom Zahnarzt außer Acht gelassen worden oder nicht durchgeführt worden.
- **Grobe Behandlungsfehler:** Der Zahnarzt hat gegen fundamentale Grundzüge der zahnmedizinischen Heilbehandlung verstoßen (z. B. Durchführen einer Osteotomie ohne Röntgenbild, Zurücklassen von Instrumenten, →Abb. 1).
- **Beherrschbare Risiken:** Hier geht es insbesondere um die Bereiche Hygiene und technische Einrichtungen bei zahnärztlichen Behandlungen. Beispiele: Zurücklassen eines Tupfers in der Wunde bei Osteotomie des Zahnes (durch Rückrechnung hätte die ursprünglich benötigte Menge an Tupfern leicht wieder rekonstruiert werden können); Arbeiten ohne Handschutz; unsterile Injektionen.

- **Verletzung der Dokumentationspflicht:** Hierunter versteht man jede Verfälschung in den Aufzeichnungen der Behandlung. Schon der Verdacht sollte vermieden werden, z. B. Vermeidung von Radierungen, Korrekturflüssigkeiten, „Skalpellbehandlung“ in Karteikarten der Patienten (Wegkratzen der ursprünglichen Eintragung mit dem Skalpell). Bei der elektronischen Dokumentation muss der korrigierte Text im Archiv noch sichtbar sein.
- **Anscheinsbeweis:** Bei typischen Geschehensabläufen kann der Anscheinsbeweis greifen, d. h., es kann ein ursächlicher Zusammenhang zwischen Behandlungsfehler und Behandlungsschaden typischerweise vermutet werden. Beispiel: Intraalveolare Perforation (= Durchbohrung des Zahnfachs) lässt eine unsachgemäße Wurzelkanalaufbereitung vermuten.

4.3.2 Informations- und Aufklärungspflicht, Einwilligung

Fast jeder ärztliche und zahnärztliche Heileingriff ist eine Körperverletzung (§ 223 StGB = aktive Körperverletzung, § 13 StGB = Unterlassung). Diese Körperverletzung kann nur durch die wirksame Einwilligung des Patienten „geheilt“ werden, der vorher sachgerecht und individuell aufgeklärt wurde.

Dies folgt aus dem Selbstbestimmungsrecht des Einzelnen gemäß Grundgesetz der Bundesrepublik Deutschland Artikel 1 und 2.

> **Grundsätze der Aufklärung**
> *„Sinn und Zweck der ärztlichen Aufklärung über die Risiken eines bevorstehenden Eingriffs ist, dem Patienten, der selbst bestimmen darf und soll, ob er sich einer Operation unterziehen will, die für seine Entscheidung notwendigen Fakten in einer für den medizinischen Laien verständlichen Form mitzuteilen.“*
> *(BGH vom 19.11.85)*

Fehlt die rechtswirksame Einwilligung des Patienten, hat der Zahnarzt eine Körperverletzung begangen. Gleichzeitig ist eine Pflicht aus dem Behandlungsvertrag verletzt.

Einige Besonderheiten sollten beachtet werden:
- Es gibt keine Einwilligung zu einem zahnmedizinisch nicht indizierten Eingriff.
- Der Patient muss über alternative Behandlungsmethoden aufgeklärt werden.
- Dem Patienten muss eine angemessene Überlegungsfrist nach der Aufklärung gegeben werden.
- Der Zahnarzt muss die Aufklärung durchführen.
- Die Schriftform ist für die Aufklärung nicht vorgeschrieben. Wenn schriftliche Einverständniserklärungen verwendet werden, sollte der Patient eine Kopie erhalten.
- Der Bildungsstand und die Erfahrung des Patienten sind bei der Aufklärung zu berücksichtigen.
- Bei Sprachschwierigkeiten sollte ein Dolmetscher hinzugezogen werden.
- Formulare können das Aufklärungsgespräch nicht ersetzen.

Die Einwilligung zu einem Eingriff muss vom Zahnarzt „geholt“ werden. Ohne dass der Patient weiß, worin er einwilligt, darf er von keinem Zahnarzt behandelt werden. Dazu muss der Patient zunächst informiert und aufgeklärt worden sein. Bei nicht einwilligungsfähigen Personen (z. B. Kindern) muss die Einwilligung der Erziehungsberechtigten eingeholt werden. Die Einwilligung kann jederzeit ohne Form widerrufen werden.

4.3.3 Schweigepflicht

Die Schweigepflicht des Zahnarztes findet sich in mehreren Gesetzen und Verordnungen:
- Berufsordnung der Landeszahnärztekammern
- Strafgesetzbuch § 203
- Zivilprozessordnung
- Strafprozessordnung
- Abgabenordnung
- Datenschutzgesetze

Sie folgt aus dem Prinzip der Achtung der menschlichen Würde im Grundgesetz der Bundesrepublik Deutschland.
Von der zahnärztlichen Schweigepflicht werden alle Tatsachen erfasst, die einem Zahnarzt in seiner Eigenschaft als Arzt anvertraut oder bekannt gegeben worden sind.

Das beinhaltet unter anderem folgende Informationen:
- medizinische Fakten
- Art der Behandlung
- persönliche Mitteilungen (z. B. Urlaubsziele)
- persönliche Verhältnisse des Patienten gesellschaftlicher, wirtschaftlicher oder sonstiger Natur
- Besuch der Praxis überhaupt

Der Schweigepflicht unterliegen neben dem Zahnarzt folgende Personen:
- Vertretung des Zahnarztes
- Assistenten
- zahnmedizinisches Personal
- mithelfende Familienangehörige
- Praktikanten
- Reinigungskräfte
- Zahntechniker

Hierüber sind die Betroffenen schriftlich zu belehren. Eine schriftliche Bestätigung über diese Belehrung sollte in der Praxis aufbewahrt werden. Die Schweigepflicht gilt über den Tod des Patienten hinaus. Sie gilt gegenüber jedermann, insbesondere auch gegenüber dem Ehegatten, den Eltern erwachsener Kinder, dem Arbeitgeber des Patienten, den Behörden (Polizei), den Körperschaften und den Gerichten.

Schweigepflichtentbindung

Meinen Behandler

Herrn Dr. Zahn
Hamburger Str. 13
79118 Freiburg

entbinde ich gegenüber der Allianz-Versicherung (KV-Nr. 4577) von der gesetzlichen Schweigepflicht.
Er darf an den beratenden Zahnarzt die geforderten Unterlagen (Karteikartenauszug, Röntgenbilder, Modelle) aushändigen.
Diese Schweigepflichtentbindung hat nur für den aktuellen Fall Gültigkeit.

Matthias Patient, Freiburg, 02.04.2023

Abb. 1 Beispiel für eine Schweigepflichtentbindung

Aufhebung der Schweigepflicht

Eine Aufhebung der Schweigepflicht kommt in verschiedenen Fällen in Betracht.

Entbindung durch den Patienten: Der Patient (auch ein Minderjähriger, der die Einsichtsfähigkeit einer solchen Erklärung hat) kann den Zahnarzt ganz oder teilweise von der Schweigepflicht entbinden. Hier empfiehlt sich die Schriftform →Abb. 1. Sie kann auch durch „schlüssiges Handeln“ erfolgen (z. B. durch Aushändigen der eGK).

Durch Vorlage der elektronischen Gesundheitskarte ist der Zahnarzt nach BMV-Z verpflichtet, den Krankenkassen Auskünfte zu erteilen. Gleiches gilt für die Pflicht des Zahnarztes, Auskunft über den Patienten als Unfallversicherungspflichtigen zu geben.
Selbst hier wird heute empfohlen, den Patienten um Entbindung von der Schweigepflicht zu bitten.

BMV-Z
Bundesmantelvertrag – Zahnärzte

In jedem Fall muss bei Anfragen folgender Versicherungen um Entbindung von der Schweigepflicht nachgefragt werden:
- Lebensversicherung
- Haftpflichtversicherung
- private Unfallversicherung
- private Krankenversicherung u. Ä.

Dies gilt, obwohl der Patient bei Abschluss der Versicherungen diesen meist zugestanden hat, bei Ärzten Auskünfte einzuholen.

Interessen des Zahnarztes: Geht es um die Durchsetzung zivilrechtlicher oder strafrechtlicher Ansprüche des Zahnarztes gegen den Patienten, darf der Zahnarzt die Schweigepflicht ebenfalls verletzen. Ebenso beim Schreiben eines wissenschaftlichen Buches, insoweit die Daten des Patienten dabei verborgen bleiben (z. B. Fotos mit Balken). Bei Gesprächen unter Kollegen (Kasinogespräche) geht dies nur mit Entbindung von der Schweigepflicht, es sei denn, es dient der besseren Behandlung des Patienten.

Anzeigepflicht: Mord, Totschlag, Völkermord sowie erpresserischer Menschenraub, Geiselnahme oder ein Angriff auf den Luftverkehr durch eine terroristische Vereinigung müssen vom Zahnarzt angezeigt werden (§§ 138, 139 StGB). Dies gilt auch gegenüber Polizei und Gerichten zur Verbrechensverhütung.

Gefährdung höherwertiger Rechtsgüter: Es gelten hier die Kriterien des **rechtfertigenden Notstandes** nach § 34 StGB. Werden höherwertige Rechtsgüter gefährdet, darf der Zahnarzt beispielsweise seine Schweigepflicht brechen:
- Teilnahme am Straßenverkehr, obwohl der Patient dazu nicht mehr in der Lage ist
- Ansteckungsgefahr durch den Patienten
- Verhinderung schwerwiegender Verbrechen (falls durch den Zahnarzt möglich)

Es muss jedoch immer ein persönliches Gespräch mit dem Patienten vorausgehen. Die Gefährdung höherwertiger Rechtsgüter und die Kriterien des rechtfertigenden Notstandes kommen in der Zahnarztpraxis nur recht selten vor.

Beispiel
Ein Patient wird nach einer Anästhesie darauf hingewiesen, dass er nicht im unmittelbaren Anschluss Auto fahren sollte. Er sagt aber, dass er jetzt auf jeden Fall mit dem Auto auf die Autobahn fährt.

Gesetzliches Gebot: In Sozialversicherungsgesetzen, z. B. § 294 Sozialgesetzbuch (SGB) Band V und darauf aufbauend § 16 BMV-Z sowie in § 60 SGB Band I verzichtet der Patient auf die Schweigepflicht des Zahnarztes gegenüber den Sozialversicherungsträgern. Der Zahnarzt ist teilweise verpflichtet, Behandlungsdaten an die Sozialversicherungsträger weiterzugeben. Die Mitwirkungspflicht des Kassenpatienten ergibt sich auch aus den §§ 6 ff. SGB Band I.

Nach den §§ 55 ff. SGB Band V ergibt sich die Verpflichtung des Zahnarztes, dem gewerblichen Labor mitzuteilen, ob es sich um eine Leistung für einen gesetzlich versicherten Patienten handelt. Die Entbindung von der Schweigepflicht wird trotzdem empfohlen.

Meldepflicht: In bestimmten Fällen kann der Zahnarzt zur Offenbarung bestimmter Tatsachen verpflichtet sein, z. B. wenn er bei einem Patienten eine ansteckende Krankheit im Sinne des Bundesseuchengesetzes feststellt (Meldepflichten nach §§ 3, 4 Bundesseuchengesetz). Geschlechtskrankheiten sind nach dem Gesetz zur Bekämpfung der Geschlechtskrankheiten zu melden.
Es besteht weiterhin eine Meldepflicht für alle stoffbezogenen Erkrankungen (gesundheitliche Schäden, die auf chemische Stoffe und Zubereitungen zurückgeführt werden) beim Bundesinstitut für Arzneimittelprodukte und Arzneimittelsicherheit nach dem Chemikaliengesetz.

Finanzbehörden dürfen die Patientenunterlagen nicht beschlagnahmen.

Sonderfälle der Weitergabe von Daten an Dritte

- Beim Verkauf der Zahnarztpraxis darf die Patientenkartei nicht mit übergeben werden. Dies wäre ein Verstoß gegen die Schweigepflicht. Die Patienten müssen mündlich oder schriftlich ihre Zustimmung geben. Dies kann durch „schlüssige Handlung“ erfolgen, d. h., der Patient erscheint in der Praxis des Nachfolgers zur weiteren Behandlung.
- Tritt ein Zahnarzt in eine Berufsausübungsgemeinschaft neu ein, gilt die Schweigepflicht auch gegenüber dem neuen Partner. Die Patienten müssen mit der Behandlung durch den neuen Partner einverstanden sein und dem zustimmen.
- In einer Praxisgemeinschaft müssen die Programme mandantenfähig sein, d. h., die Patientendaten der Partner müssen getrennt geführt werden. Hier gilt die Schweigepflicht auch gegenüber den Partnern. An das gewerbliche Zahnlabor dürfen keine Daten der Patienten ohne deren Zustimmung weitergegeben werden.
- An die KZV und an berufsständische Organisationen dürfen zu Abrechnungszwecken Daten von Patienten weitergeben werden.
- Im Gutachterverfahren dürfen Daten des Patienten an den Gutachter weitergegeben werden, soweit dies für das Verfahren notwendig ist.

Elektronische Speicherung der Patientendaten

Der Zahnarzt benötigt zur Speicherung der Patientendaten keine schriftliche Einwilligung des Patienten, da dieser weiß, dass er die Pflicht zur Dokumentation der Daten hat. Die Genehmigung zur elektronischen Speicherung der Daten lassen sich Zahnarztpraxen mittlerweile dennoch vom Patienten unterschreiben. Ein Hinweis im Anamnesebogen genügt nicht.

Datenschutz →S. 162

Den bei der Datenverarbeitung beschäftigten Personen ist untersagt, personenbezogene Daten unbefugt zu verarbeiten oder zu nutzen (Datenschutz). Diese Personen sind bei Aufnahme ihrer Tätigkeit auf das Datengeheimnis zu verpflichten (§ 8 des Bundesdatenschutzgesetzes und Europäische Datenschutz-Grundverordnung). Diese Belehrung geschieht zweckmäßigerweise zusammen mit der Belehrung über die Schweigepflicht.

Der Zahnarzt muss in seiner Praxis folgende technische und organisatorische Maßnahmen ergreifen, um die Bestimmungen der Datenschutzgesetze zu erfüllen:
- Unbefugten den Zugang zu Datenverarbeitungsanlagen verwehren (**Zugangskontrolle**).
- Maßnahmen ergreifen, um unbefugte Kenntnisnahme, Veränderung oder Löschung zu verhindern (**Speicherkontrolle**).

Eine Datenübermittlung an Dritte (z. B. private Rechenzentren, Privatzahnärztliche Verrechnungsstellen, Inkassobüros) darf nur nach einer schriftlichen Einwilligung des Patienten erfolgen.

4.3.4 Dokumentationspflicht

Die Pflicht des (Zahn-)Arztes zur Aufzeichnung von Behandlungsdaten resultiert aus dem § 630f BGB. Daneben finden sich weitere Begründungen für die Aufzeichnungspflicht:
- **Musterberufsordnung § 5:** Dies ist die älteste Begründung für die Aufzeichnungspflicht der Ärzte und Zahnärzte. Schon vor Jahrhunderten musste sich ein Arzt bestimmte Aufzeichnungen über die Krankheitsgeschichte eines Patienten machen, damit keine Informationen verloren gehen.
- **Abrechnungsgrundlage § 8 BMV-Z** vom 01.07.2018: Die gesetzlichen Krankenkassen fordern in den Verträgen die Niederschrift über die Behandlung. Bei Streitigkeiten über Abrechnungsmodalitäten werden in der Prüfungsstelle und im Beschwerdeausschuss die Vorlage der entsprechenden Aufzeichnungen vom Zahnarzt gefordert. Vor Gericht dienen sie als Beweisgrundlage.

Prüfungsstelle und Beschwerdeausschuss →S. 139

Einsichtsrecht des Patienten

Dem Patienten steht grundsätzlich am Ende einer Behandlung oder eines Behandlungsabschnitts ein Einsichtsrecht in die Unterlagen zu (§ 630g BGB). Er kann auch Abschriften seiner Akte verlangen. Einen Anspruch auf Herausgabe hat er nicht. Diesen Anspruch kann er jedoch mit dem Zahnarzt vereinbaren.

Form der Aufzeichnung

Die Aufzeichnung kann durch manuelle oder elektronische Führung von Karteikarten erfolgen. Die Eintragungen sollen übersichtlich und deutlich sowie chronologisch sein. Bei Verschreiben soll leserlich durchgestrichen werden. Es sollen möglichst keine praxisinternen Kürzel verwendet werden, damit gegebenenfalls auch eine zahnärztliche Vertretung den Fall rekonstruieren kann. Die elektronische Aufzeichnung wird vor Gerichten anerkannt, wenn sichergestellt ist, dass diese unabänderlich erfolgt und Änderungen daran deutlich gemacht werden können (Wer? Wann? Was?). Nur wenn die Aufzeichnungen dieser Form entsprechen, haben sie vor Gericht Beweiskraft und gelten als wahr.

Karteikarten →S. 150

Umfang der Aufzeichnungen

Die Aufzeichnungen müssen alle Angaben enthalten, die der Zahnarzt benötigt, um die Leistungen korrekt abzurechnen. Sie müssen ihn darüber hinaus in den Stand versetzen, über den einzelnen Behandlungsfall die notwendigen Auskünfte vor den Prüfungsinstanzen geben zu können (siehe auch § 295 SGB V).

Die Aufzeichnungen sollten in der Regel folgende Punkte umfassen:
- Behandlungsdatum
- Befund und Anamnese
- Diagnose und Zahn
- Leistungsziffer, ggf. mit weiteren Erläuterungen
- Aufklärungsgespräch mit kurzer Inhaltsangabe
- Patientenerklärungen zur Behandlung
- Untersuchungsergebnisse (z. B. Röntgenbefund)
- Behandlungsplanung (insbesondere bei Parodontalbehandlung, Prothetik und kieferorthopädischer Behandlung)
- konsiliarischer Befund, Zahnarztbrief
- Rezeptausstellung
- Überweisungen, sonstige Bescheinigungen
- nicht wahrgenommene Termine
- Bemerkungen des Patienten zur Behandlung
- Fremdleistungen und Vorschüsse

Aufbewahrungsfristen

Aufbewahrungsfristen → S. 180

Die Aufzeichnungen müssen nach den Kassenverträgen (und nach den Berufsordnungen) **10 Jahre** nach Abschluss der Behandlung aufbewahrt werden. Werden in den Aufzeichnungen auch Angaben gemäß der Strahlenschutzverordnung gemacht, z. B. Röntgenbefunde, ist die Aufbewahrungsfrist ebenfalls 10 Jahre nach Abschluss der Behandlung. Das Gleiche gilt für Aufzeichnungen gemäß Einkommensteuergesetz (z. B. Zahlungen des Patienten sind auf der Karteikarte vermerkt). Weitere Fristen sind in →Tab. 1 vermerkt.

Art des Materials	Bestimmungen	Aufbewahrungsfrist
Karteikarten und andere Aufzeichnungen über zahnärztliche Behandlung (konservierende, chirurgische und prothetische Behandlung von Primärkassen- und Ersatzkassenpatienten)	§ 8 BMV-Z Patientenrechtegesetz (§ 630f Abs. 3)	10 Jahre*
Diagnostische Unterlagen bei Kfo-Behandlung (Kiefermodelle, ggf. Fotografien und HNO-Befunde)	§ 8 BMV-Z	10 Jahre*
Röntgenaufnahmen und Röntgenunterlagen einschließlich der Angaben nach der Röntgenverordnung	§ 28 Abs. 4 der Röntgenverordnung	10 Jahre ab dem 18. Lebensjahr des Patienten
Röntgenbehandlungen (Strahlentherapie)	§28 Röntgenverordnung	30 Jahre
Durchschriften der Arbeitsunfähigkeitsbescheinigungen, auch eAU	§ 15 BMV-Z und Anlage 14a Muster 1	12 Monate
Modelle für Zahnersatz	Empfehlung wegen zweijähriger gesetzlicher „Garantie“	2 Jahre*
Alle zur Steuererklärung notwendigen Belege	Einkommensteuergesetz	10 Jahre

Tab. 1 Aufbewahrungsfristen

*nach Abschluss der Behandlung

Verletzung der Dokumentationspflicht

Zu einer Verletzung der Dokumentationspflicht kann es von zwei Seiten kommen:

- **durch den Zahnarzt:** Sie stellt eine grobe Verletzung von berufsrechtlichen Pflichten sowie einen Verstoß gegen vertragszahnärztliche Pflichten dar. Hieraus kann der Patient Schadensersatzansprüche geltend machen, zum Beispiel bei Weiterbehandlung durch einen anderen Zahnarzt bei Fehlen wichtiger Aufzeichnungen.
  Im Gerichtsprozess kann dies zur Beweislastumkehr führen, d. h., nicht der Patient muss einen behaupteten Behandlungsfehler oder Aufklärungsmangel beweisen, sondern der Zahnarzt muss beweisen, dass er die Behandlung lege artis erbracht bzw. die Aufklärung durchgeführt hat.
- **durch die Zahnmedizinische Fachangestellte:** Hier kann der Zahnarzt Rückgriff auf die Zahnmedizinische Fachangestellte nehmen, wenn diese **vorsätzlich** oder zumindest **grob fahrlässig** bestimmte Eintragungen, die für die Abrechnung oder den Gerichtsprozess erforderlich sind, nicht gemacht hat. Hierbei muss auf den Einzelfall abgehoben werden.

4.3.5 Mitwirkungspflicht des Patienten

Der Patient ist verpflichtet, die zahnärztliche Behandlung aktiv zu unterstützen. Dazu zählt:

- **Erscheinen zum Termin:** Der Patient ist verpflichtet, sich an vereinbarte Termine zu halten, d. h., in der Zahnarztpraxis zu erscheinen. Bei Nichterscheinen kann der Zahnarztpraxis unter Umständen ein Verlust entstehen. Will man für diesen Fall den Patienten eine Ausfallgebühr bezahlen lassen, muss dies mit ihm vorher schriftlich vereinbart werden (Termineinverständniserklärungen). Die Erhebung der Ausfallgebühr ist nur möglich, wenn der Patient ohne wichtigen Grund fernbleibt. Eine Abrechnung zulasten der gesetzlichen Krankenkassen ist nicht möglich.

Termineinverständniserklärungen →S. 302

- **Mitwirkung bei der Behandlung:** Dies gilt insbesondere bei der Prophylaxe, der Parodontosebehandlung und der kieferorthopädischen Behandlung. Die mangelhafte Mitwirkung und Unterstützung der Behandlung durch den Patienten kann den Erfolg der gesamten Behandlung infrage stellen. Hieraus ergibt sich die Kritik der Zahnärzte an der sogenannten 2-Jahres-Garantie für bestimmte Leistungen.

4.3.6 Pflicht zur Zahlung des Honorars

Die Pflicht zur Zahlung des Honorars ergibt sich durch § 630a BGB. Sie kann erfolgen durch:

- **Vorlage der elektronischen Gesundheitskarte (eGK) bei Kassenpatienten:** Die Patienten, die Mitglieder der gesetzlichen Krankenkassen sind, werden in den entsprechenden Verträgen und Vereinbarungen zur Vorlage der Behandlungsausweise (elektronischen Gesundheitskarte) verpflichtet.
- **Zahlung der zahnärztlichen Rechnung beim Privatpatienten:** Die Bezahlung einer zahnärztlichen Rechnung unterliegt den gleichen rechtlichen Grundsätzen wie die Bezahlung von Rechnungen im sonstigen Wirtschaftsleben. Die Unterschiede zwischen zahnärztlichen Rechnungen und sonstigen Rechnungen sind:

zahnärztliche Rechnung →S. 243

Skonto
Preisnachlass auf den Rechnungsbetrag bei Zahlung innerhalb einer bestimmten Frist.
Rabatt
Allgemeiner Nachlass vom Preis einer Dienstleistung oder Ware.

- Zahnärztliche Rechnungen sind nicht skontierfähig.
- Zahnärztliche Rechnungen sind nicht rabattfähig.
- Zahnärztliche Rechnungen müssen nach § 10 GOZ bestimmte Angaben enthalten.
- Zahnärztliche Rechnungen müssen eine bestimmte Form haben.
- Zahnärztliche Rechnungen werden im Insolvenzverfahren als persönliche, nicht nachrangige Schulden behandelt.

Nach BGB gilt hier: Alle Rechnungen werden 30 Tage nach Zustellung zur Zahlung fällig. Dies muss allerdings auf der Rechnung vermerkt sein. Soll die Rechnung früher fällig werden, muss dies in Tagen oder als Datum auf der Rechnung vermerkt sein.

kaufmännisches Mahnverfahren →S. 257

Bei Nichtzahlung steht dem Zahnarzt ein Zins von 5 % über dem Basiszinssatz der Europäischen Zentralbank zu. Bei Nichtzahlung leiten die meisten Zahnarztpraxen ein kaufmännisches Mahnverfahren ein. Für die Weiterbehandlung eines Patienten kann die Nichtzahlung auf ein gestörtes Vertrauensverhältnis hinweisen und zur Ablehnung der Behandlung führen. Eine zahnärztliche Rechnung verjährt nach 3 Jahren. Die Frist beginnt am jeweiligen Jahresende.

4.4 Beendigung des Behandlungsvertrags

Der Behandlungsvertrag endet durch
- **Abschluss der Behandlung:** Ist die Behandlung abgeschlossen und sind alle Leistungen bewirkt, ist der Behandlungsvertrag beendet. Die Gewährleistungsfristen beginnen mit diesem Datum.
- **Tod eines Vertragschließenden:** Stirbt ein Partner des Vertrags, gilt dieser als beendet.
- **Kündigung:** Die Kündigung durch den Zahnarzt ist nur unter erschwerten Bedingungen möglich, z. B.
  - wenn kein Notfall vorliegt und die Behandlung durch einen anderen Zahnarzt fortgeführt werden kann oder
  - wenn das Vertrauensverhältnis nachhaltig gestört ist.

Grundsätzlich unterliegt jeder (Zahn-)Arzt der **Behandlungspflicht**, d. h., er muss den zu ihm kommenden Patienten auch behandeln. Er macht sich andernfalls strafbar wegen **unterlassener Hilfeleistung.**
Bei Ärzten kann auch noch die **Geschäftsführung ohne Auftrag** hinzukommen, d. h., der Patient muss behandelt werden, ohne dass er selber in der Lage ist, dem Behandlungsvertrag zuzustimmen (z. B. nach einem Autounfall).

Die Kündigung durch den Patienten ist jederzeit formlos möglich. Bei Nichterscheinen zu einem Termin muss der Patient diesen absagen.

4.5 Haftung und Schadensersatz

4.5.1 Allgemeine Grundsätze

Unter Haftung versteht man das Einstehen einer Person für einen Schaden, den sie durch eigenes oder fremdes Verschulden verursacht hat. Man unterscheidet die Haftung aus einem Vertrag, die Haftung aus einer schuldhaften Vertragsverletzung und die Haftung aus einer unerlaubten Handlung.

Vertragliche Haftung

Jemand verpflichtet sich durch Vertrag, für einen Schaden zu haften, obwohl er weder gesetzlich dazu verpflichtet ist noch schuldhaft gehandelt hat. Beispiele hierfür sind Garantieerklärungen und Versicherungsverträge.

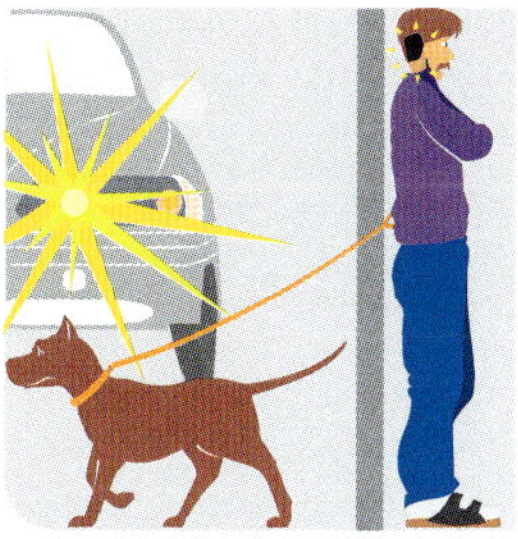
Fahrlässigkeit

Haftung aus schuldhafter Vertragsverletzung

Wer sich aufgrund eines Vertrags zu Leistungen verpflichtet hat, kann dem Vertragspartner einen Schaden zufügen, wenn er seine Vertragspflichten schuldhaft nicht erfüllt. Beispiele sind die Lieferung von Ware mit einem arglistig verschwiegenen Mangel und die Zuspätlieferung einer Ware.

Haftung aus unerlaubter Handlung

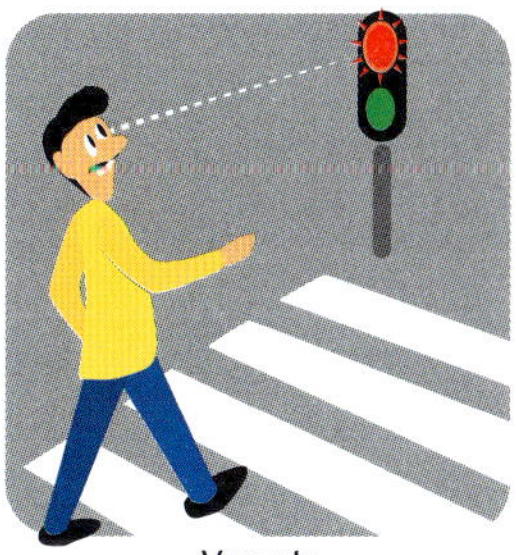
Vorsatz

Handlungen, die gegen das Gesetz verstoßen, sind sogenannte unerlaubte Handlungen. Sie ziehen in den meisten Fällen nicht nur strafrechtliche Verfolgung nach sich, sondern auch zivilrechtlichen Schadensersatz. Man spricht auch von deliktischer Haftung.

> **Schadensersatz**
> *„Wer vorsätzlich oder fahrlässig das Leben, den Körper, die Gesundheit, die Freiheit, das Eigentum oder ein sonstiges Recht eines anderen widerrechtlich verletzt, ist dem anderen zum Ersatz des daraus entstehenden Schadens verpflichtet."*
> *(BGB § 823)*

Derjenige, der den Schaden verursacht hat, muss danach den Zustand wiederherstellen, der bestehen würde, wenn der zum Ersatz führende Umstand nicht eingetreten wäre. Diese Wiedergutmachung ist in vielen Fällen nur schwer möglich, weshalb das Gesetz den Schadensersatz in Geld vorsieht.

Wegen der schwierigen Berechnung von Schäden werden in den Verträgen sogenannte Konventionalstrafen festgelegt. Bei Verstoß gegen Vertragspflichten werden diese Summen zur Zahlung fällig.

Es gibt seit 2002 einen allgemeinen Anspruch auf Schmerzensgeld bei der Verletzung von Körper, Gesundheit und sexueller Selbstbestimmung (BGB § 253 Abs. 2).

Beispiel
Nach einem Urteil des Koblenzer Oberlandesgerichts (AZ:10U692/01) steht einem Patienten auch dann Schmerzensgeld zu, wenn eine Operation an einer falschen Stelle erfolgt. Auch wenn die Operation lege artis durchgeführt wird und keine negativen Folgen für den Patienten hatte.

Produkthaftungsgesetz

Nach diesem Gesetz gibt es eine aus dem amerikanischen Recht stammende verschuldensunabhängige Herstellerhaftung für fehlerhafte Produkte.

Arzneimittelgeschädigte erhalten Beweiserleichterungen für ihren Anspruch gegen Pharmafirmen. Außerdem müssen Pharmahersteller den Betroffenen Auskunft über alle Erkenntnisse zu schädlichen Wirkungen des Arzneimittels erteilen.

4.5.2 Haftung des Zahnarztes

Neben den allgemeinen Grundsätzen über die Haftung und den Schadensersatz gelten für die Zahnarztpraxis verschiedene Besonderheiten. Die Haftung des Zahnarztes ist dadurch zweigeteilt (→Tab. 1, →Abb. 1).

Haftung aus dem Behandlungsvertrag (Vertragshaftung)	**Haftung wegen unerlaubter Handlung (Deliktshaftung)**
Aufgrund des geschlossenen Behandlungsvertrags haftet der Zahnarzt für Behandlungsfehler (positive Vertragsverletzung) und sonstige Pflichtverletzungen des Behandlungsvertrags.	Für diese Art der Haftung muss zwischen Patient und Zahnarzt kein Vertrag zustande gekommen sein. – Haftung für Körperverletzung – Haftung für unterlassene Hilfeleistung
Der Zahnarzt hat die Verpflichtung, die Ausgangssituation wiederherzustellen, z. B. durch Übernahme – der Heilungskosten, – der Rehabilitationskosten, – des entgangenen Gewinns (Lohn bzw. Gehalt) des Patienten. **Schmerzensgeldanspruch** Die Verjährung beträgt 3 Jahre.	Der Zahnarzt hat die Verpflichtung, die Ausgangssituation wiederherzustellen, z. B. durch Übernahme – der Heilungskosten, – der Rehabilitationskosten, – des entgangenen Gewinns (Lohn bzw. Gehalt) des Patienten. **Schmerzensgeldanspruch** Die Verjährung beträgt 3 Jahre.

Tab. 1 Zweigeteilte Haftung des Zahnarztes

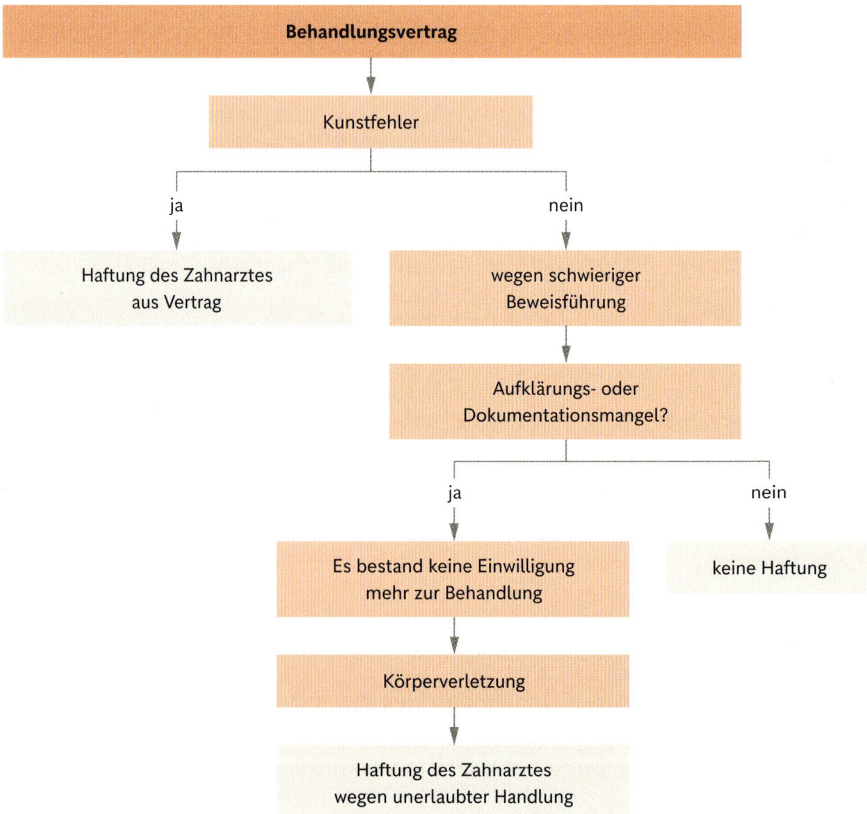

Abb. 1 Haftung für Pflichtverletzungen aus dem Behandlungsvertrag

4.5.3 Haftung des Zahnarztes für das Praxispersonal

Auch hier ist die Haftung des Zahnarztes wiederum zweigeteilt →Tab. 1.

Haftung aus dem Behandlungsvertrag	Haftung wegen unerlaubter Handlung
Erfüllt der Zahnarzt den Behandlungsvertrag mit Hilfskräften, spricht man in diesem Fall von sogenannten **Erfüllungsgehilfen.**	Begehen Hilfskräfte unerlaubte Handlungen während ihrer Beschäftigung, spricht man von **Verrichtungsgehilfen.**

Tab. 1 Haftung für das Praxispersonal

Diese Unterscheidung soll an vier Fällen verdeutlicht werden.

Fall 1

Peter Murder ist ausgelernter ZFA in der Praxis Dr. Koller. Im Rahmen einer prothetischen Behandlung bereitet er das Abdruckmaterial falsch zu mit der Folge, dass der Gebisszustand nicht exakt dargestellt werden kann. Der Patient reklamiert später die Prothese, die daraufhin neu gefertigt werden muss.

Kann der Zahnarzt vom ZFA Schadensersatz für den Material- und Zeitausfall verlangen?

Aufgrund des Verschuldens des Fachangestellten ist tatsächlich ein Fehler passiert. Aus dem Behandlungsvertrag gegenüber dem Patienten haftet der Zahnarzt für den ZFA als Erfüllungsgehilfen. Gegenüber dem Zahnarzt könnte der Fachangestellte nur aus dem Arbeitsvertrag haften, dies jedoch nur bei Vorsatz und grober Fahrlässigkeit, was hier nicht vorliegt.

Fall 2

Im Rahmen der Überprüfung der Rechnungen eines Zahnarztes fällt auf, dass dieser grundsätzlich die Entfernung von harten Zahnbelägen sowie die anschließende Kontrolle bei sämtlichen Zähnen berechnet, obwohl dies nachweislich nicht der Fall war. Der Zahnarzt gibt an, dass sein ZMV diese Eintragungen so in der Karteikarte vorgenommen und dies anschließend so abgerechnet habe.

Hier haftet ebenfalls allein der Zahnarzt aus dem Behandlungsvertrag gegenüber den Patienten den ZMV als Erfüllungsgehilfen.

Fall 3

Der Zahnarzt Dr. Lemke beauftragt seinen ausgelernten, nicht fortgebildeten Zahnmedizinischen Fachangestellten Ralf Schmal mit der selbstständigen Entfernung von Zahnbelägen, dem Legen von Füllungen sowie der Eingliederung von Zahnersatz. Bei der Entfernung supragingivaler Konkremente verletzt der ZFA einen Patienten. Der Patient will Schadensersatz und Schmerzensgeld von dem Zahnarzt. Er lehnt ab mit der Begründung, dass der ZFA den Schaden verursacht habe.

In diesem Fall haftet der Fachangestellte zunächst aus dem Behandlungsvertrag, weil er fahrlässig den Patienten verletzt hat. Jedoch führte er Arbeiten im Rahmen des Behandlungsvertrags aus, die er aufgrund seiner Ausbildung nicht ausführen darf. Damit liegt keine Einwilligung des Patienten mehr vor. Er begeht eine Körperverletzung, eine unerlaubte Handlung. Hierfür haftet jedoch sein Arbeitgeber für ihn als Verrichtungsgehilfen.

exkulpieren
Aus der Haftung wegen unerlaubter Behandlung durch Verrichtungsgehilfen kann sich der Zahnarzt befreien (exkulpieren), wenn er nachweist, dass er bei der Auswahl der Hilfsperson oder bei der Ausführung der Verrichtung die im Verkehr übliche Sorgfalt hat walten lassen.

Fall 4
Der Zahnarzt Dr. Sommer beschäftigt seit 8 Jahren den zuverlässigen Zahnmedizinischen Fachangestellten Kevin Meiner. Eines Morgens verspätet sich Herr Dr. Sommer. Der Patient wartet bereits seit einer halben Stunde. Er bittet den ZFA Kevin, die Füllungen zu polieren, da er keine Zeit mehr habe. Der ZFA poliert die Füllungen. Dabei bricht infolge einer Unachtsamkeit die Polierscheibe, die den Patienten verletzt. Der Patient fordert Schmerzensgeld vom Zahnarzt Dr. Sommer.

In diesem Fall gilt das Gleiche wie in Fall 3. Jedoch besteht hier die Möglichkeit des Zahnarztes, sich zu exkulpieren. Das bedeutet, dass der Fachangestellte für sein Tun haftet.

4.6 Strafrechtliche Verantwortung des Zahnarztes und seiner Mitarbeiter

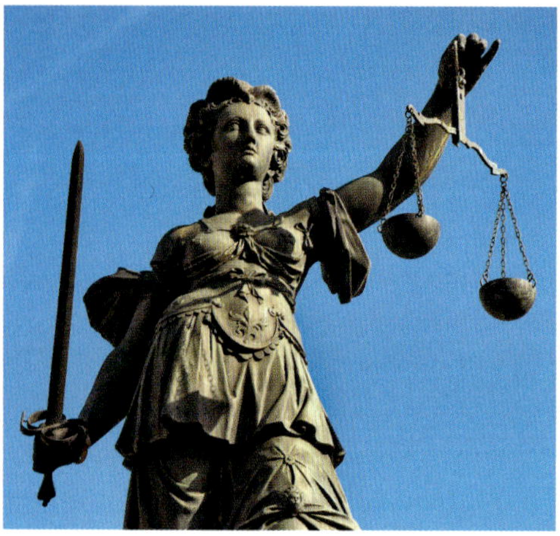

Abb. 1 Justitia

Neben der zivilrechtlichen Haftung kann es für den Zahnarzt und seine Mitarbeiter bei Verstößen gegen Pflichten aus dem Behandlungsvertrag auch zu strafrechtlichen Konsequenzen kommen (Abb. 1).

Wird zum Beispiel ein Verstoß als **Körperverletzung** betrachtet, kann dies nach den §§ 223 und 230 Strafgesetzbuch (StGB) mit Freiheitsstrafe bis zu 3 Jahren oder Geldstrafe bestraft werden. Daraus können sich u. U. für den Zahnarzt noch berufsrechtliche Konsequenzen ergeben (z. B. Entzug der Approbation). Für die Mitarbeiter des Zahnarztes gilt dies ebenso.

Wie schon dargestellt, unterliegt der Zahnarzt nach der Berufsordnung und den Kassenverträgen sowie seinem ärztlichen Eid der **Behandlungspflicht.** Bei Verstoß hiergegen kann eine Bestrafung nach § 323c StGB wegen unterlassener Hilfeleistung bis zu einem Jahr Freiheitsstrafe oder Geldstrafe erfolgen. Die häufigsten Prozesse finden wegen nicht ausreichender Präsenz des Zahnarztes im Notdienst statt. Dies bedeutet, er ist seiner Behandlungspflicht nicht nachgekommen.

Bei **Verletzung der Schweigepflicht** durch den Zahnarzt oder durch seine Mitarbeiter können sie nach § 203 StGB mit einer Freiheitsstrafe bis zu einem Jahr oder Geldstrafe bestraft werden.

4.7 Schiedsstellen (Schlichtungsstellen)

Kassenzahnärztliche Vereinigung →S. 51

Ähnlich wie im Handwerk sind auch im Bereich der zahnärztlichen Versorgung Schiedsstellen eingerichtet, die bei Streitigkeiten um Zahlungs-, Qualitäts- und Mängelfragen zu schlichten versuchen. Im Vorfeld haben einige Kammern und Kassenzahnärztliche Vereinigungen sogenannte Zweitmeinungsmodelle und Patientenberatungen installiert. Hier können sich Patienten kostenlos und unabhängig beraten lassen oder eine zweite Meinung (neben der des behandelnden Zahnarztes) einholen.

4.7.1 Streitigkeiten aus zahnärztlichen Rechnungen

Handelt es sich um Streitigkeiten, die die Rechnung mit Privatpatienten betreffen, ist bei den Bezirkszahnärztekammern oder der Landeszahnärztekammer eine Art Schiedsstelle (GOZ-Referent) eingerichtet, die zu vermitteln versucht. Gelingt dies nicht, muss beim Amts- oder Landgericht geklagt werden. Auch Patienten können jederzeit einen Privatgutachter beauftragen. Die Listen für Privat- und Gerichtsgutachter findet man im Internet auf den Seiten der Landeszahnärztekammern.

Landeszahnärztekammer
→S. 50

Informationen über Gutachter finden Sie auf den Websites der Landeszahnärztekammern, z. B. der von Baden-Württemberg:

www.lzk-bw.de

→ Zahnärzte

→ Gutachterwesen

4.7.2 Abrechnungsstreitigkeiten mit gesetzlichen Krankenkassen

Für den Bereich der konservierend-chirurgischen Abrechnung ist eine unabhängige Prüfstelle zuständig, die zwei verschiedene Gremien eingerichtet hat:
- Prüfungsstelle
- Beschwerdeausschuss

Die Aufgabe der Prüfungsstelle ist die Überwachung der Wirtschaftlichkeit der vertragszahnärztlichen Abrechnung (z. B. ein Zahnarzt fällt in seiner Spiegelkartei durch eine übermäßig hohe Anzahl von Beratungen auf).

Spiegelkartei
Vergleich aller zahnärztlichen Leistungen einer Praxis mit dem Durchschnitt der Praxen im selben Bezirk.

Über den Beschluss der Prüfungsstelle kann beim **Beschwerdeausschuss** Beschwerde eingelegt werden. Der Beschluss des Beschwerdeausschusses ist ein Verwaltungsakt. Hiergegen kann beim Sozialgericht geklagt werden.

Im Bereich der **kieferorthopädischen**, der **Prüfungsstelle** und **prothetischen Behandlungen** wird bei Streitigkeiten ein Gutachterverfahren durchgeführt. Bei den Krankenkassen besteht eine Gutachterliste, aus der die Kasse einen Gutachter auswählt. Ist man mit diesem Gutachten ebenfalls nicht zufrieden, besteht die Möglichkeit, ein Obergutachten zu beantragen und im Bereich der Prothetik den Prothetik-Einigungsausschuss anzurufen oder ein Obergutachten zu beantragen. Die Krankenkassen können auch den Medizinischen Dienst mit Gutachten beauftragen. Letzten Endes kann bei Nichteinigung wiederum das Sozialgericht angerufen werden.

Werden von Patienten **Mängel ohne Gesundheitsschaden** in der Behandlung durch einen Zahnarzt reklamiert, kann ein KZV-Gutachter benannt werden.

Eine **Gutachterkommission zur Klärung zahnärztlicher Haftungsfragen** wird tätig, wenn die behaupteten Mängel zu einem Gesundheitsschaden beim Patienten geführt haben. Die Kommission entscheidet nach eingehender Würdigung des Falls, ob ein Mangel und ein Gesundheitsschaden vorlagen, den der behandelnde Zahnarzt zu vertreten hat. In den meisten Fällen können die Streitigkeiten hier beendet werden, wenn die Beteiligten sich vergleichen (einigen). Wird der Fall vor Gericht gebracht, stützen sich die Gerichte bei Verhandlungen häufig auf die Entscheidungen der Gutachterkommission, obwohl sie an deren Entscheidung nicht gebunden sind.

4.7.3 Gutachter vor Gericht

Gerichte bedienen sich in Verfahren gegen Zahnärzte häufig eines Gutachters, weil ihnen die zahnmedizinischen Sachkenntnisse fehlen. Dies gilt insbesondere bei der Feststellung eines Behandlungsfehlers. Da es grundsätzlich schwierig ist, einen Behandlungsfehler später festzustellen, verlagern sich viele Prozesse hin zur Behauptung eines Aufklärungsmangels.

4.7.4 Medizinischer Dienst (MD)

Den Medizinischen Dienst finden Sie unter: *www.medizinischerdienst.de*

Der MD mit seinen 15 Niederlassungen im Bundesgebiet bietet Beratung und Begutachtung für alle gesetzlichen Krankenkassen an. Bei diesem „Gutachterdienst" handelt es sich nicht um einen neutralen Schiedsrichter im Interessenkonflikt zwischen Kassen und Ärzten/Zahnärzten, sondern um einen sachverständigen Berater der Krankenkassen. Dennoch bedarf der MD der partnerschaftlichen Zusammenarbeit mit niedergelassenen Ärzten und Zahnärzten.

Aufgaben

1 Beschreiben Sie mit eigenen Worten,
a wie weit die Aufklärung eines Patienten über einen Eingriff gehen muss,
b wer die Aufklärung durchzuführen hat,
c wann die Aufklärung durchzuführen ist und
d wann die Aufklärung als nicht erbracht angesehen wird.

2 Entscheiden Sie in den folgenden Fällen, ob eine Aufklärung im Sinne des Gesetzgebers stattgefunden hat.
a Ein Patient möchte alle Zähne des Oberkiefers gezogen haben, weil sie seiner Meinung nach Kopfschmerzen verursachen. Nach umfangreichen Beratungen und Aufklärungsgesprächen extrahiert der Zahnarzt die Zähne ohne zahnmedizinischen Befund auf ausdrücklichen Wunsch des Patienten (liegt schriftlich vor).
b Nachdem ein Patient schon anästhesiert ist, wird er noch kurz über die Risiken des Eingriffs aufgeklärt.
c Der Patient willigt in eine Behandlung durch einen nicht fortgebildeten ZFA ein. Bei der Zahnsteinentfernung rutscht ihm der Scaler aus und er verletzt den Patienten am Mundboden.
d Im Rahmen einer prothetischen Behandlung wird der Patient über alle Risiken aufgeklärt. Bei der Bezahlung stellt sich heraus, dass die Höhe des Eigenanteils dem Patienten nicht klar war.
e Ein Patient wird über die Risiken einer Zahnextraktion aufgeklärt. Nach der Extraktion erfährt er, dass auch eine Wurzelbehandlung möglich gewesen wäre.
f Ein Patient möchte nicht aufgeklärt werden, weil er dann noch mehr Angst vor dem Eingriff bekommt.
g Um die Aufklärung zu rationalisieren, werden in einer Praxis nur noch Formulare verwendet, die der Patient jeweils unterschreiben muss.

3 In welchen Gesetzen und Verordnungen finden sich Bestimmungen zur Schweigepflicht der Zahnarztpraxis?

4 Welche Informationen der Praxis unterliegen der Schweigepflicht?

5 Für welche Personen in der Zahnarztpraxis gilt die Schweigepflicht?

6 Wie lange gilt die Schweigepflicht?

7 Wird in folgenden Fällen die Schweigepflicht verletzt?
a Sie bestätigen telefonisch die Anwesenheit eines Patienten ohne Rücksprache.
b Auf Anfrage sagen Sie dem Ehemann, dass seine Frau Patientin in Ihrer Praxis ist.
c Auf schriftliche Anfrage der gesetzlichen Krankenkasse geben Sie die geforderten persönlichen Daten des Patienten an die Kasse weiter.
d Auf schriftliche Anfrage einer privaten Krankenkasse geben Sie die geforderten persönlichen Daten des Patienten an die Kasse weiter.
e Im Zuge der Verbrechensermittlung werden von Ihnen Patientendaten an die Polizei weitergegeben.
f Da Sie Ihre zahnärztlichen Rechnungen von einem privaten Rechenzentrum schreiben lassen, geben Sie die Patientendaten an dieses Rechenzentrum online weiter.

g Sie geben die Abrechnungsdaten mit den Patientendaten über das Internet im Zuge des Uploads an die Kassenzahnärztliche Vereinigung weiter.

h Ihre Praxis wird verkauft und Sie werden von dem Nachfolger übernommen. Die Patientendaten werden vom neuen Praxisinhaber natürlich eingesehen.

i In der neuen Praxis gibt der Inhaber grundsätzlich alle Patientendaten an das zahntechnische Labor weiter, damit im Falle eines Zahnersatzes eine optimale Versorgung erfolgen kann.

j Der Unfallversicherung teilen Sie mit, dass ein Patient, der Bäcker ist, bei Ihnen wegen Karies behandelt wurde.

k Der Zahnarzt verwendet Patientendaten für ein wissenschaftliches Buch.

8 Muss eine Meldung erfolgen?

a Ein Patient erklärt vor der Behandlung, dass er HIV-infiziert ist.

b Ein Patient will eine lange Wegstrecke mit dem Auto fahren, nachdem er für eine große Operation anästhesiert war.

9 Wie begründet man die Pflicht des Zahnarztes zur Aufzeichnung von Behandlungsdaten?

10 Müssen die Karteikarten (Krankenblätter) auf Anfrage an die Patienten ausgegeben werden?

11 Sie haben sich bei der Aufzeichnung verschrieben. Wie ändern Sie die Aufzeichnung?

12 Diskutieren Sie den folgenden Fall nach Aktenlage. Es liegt die Karteikarte der Patientin im Original vor →Abb. 1.

Nach Darstellung der Patientin: Am 01. Mai 2020 bekam sie rasende Zahnschmerzen. Sie rief daraufhin bei ihrem Zahnarzt an, der sie sofort einbestellte. Nach einer Röntgenaufnahme teilte der Zahnarzt mit, dass der Weisheitszahn entfernt werden müsse. Der Zahnarzt bemerkte noch, dass dies nicht ganz schmerzlos sein werde und sie wohl am nächsten Tag nicht zur Arbeit gehen könne. Ein Jahr nach dem Eingriff hat sie immer noch kein Gefühl im Gesicht unterhalb der Unterlippe. Sie verlangt vom Zahnarzt Schmerzensgeld.

Nach Darstellung des Zahnarztes: Die Patientin erschien als Schmerzfall (SS) am 01. Mai 2020 um 10:00 Uhr in meiner Praxis. Nachdem ich ein Röntgenbild gemacht habe, wurde die Patientin über die Risiken des Eingriffs aufgeklärt (Ä1). Den verlagerten Zahn 38 habe ich dann nach Anästhesie mit ihrer Einwilligung entfernt. Die Gefühllosigkeit der Unterlippe ist ein seltener Fall der Nervverletzung des Nervus mandibularis, der aber auch bei sorgfältiger Arbeit manchmal nicht zu verhindern ist. Weiterhin liegt das Krankenblatt im Original vor:

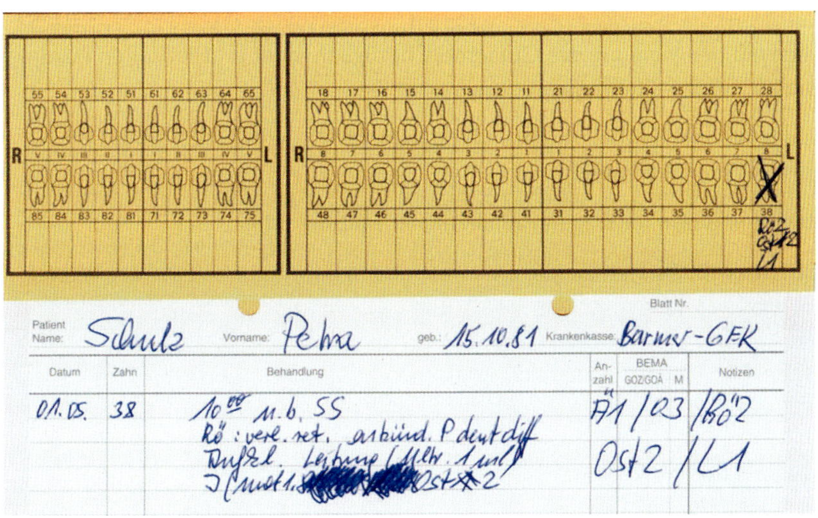

Abb. 1 Krankenblatt

13 Beurteilen Sie folgende Fälle:
a Ein Patient erscheint mit ungeputzten Zähnen in der Zahnarztpraxis und möchte behandelt werden.
b Ein Patient erscheint zum wiederholten Male nicht zu einem zweistündigen Präparationstermin.
c Ein Patient legt auch nach dreimaliger Mahnung seine eGK nicht vor.
d Ein Patient zieht von einer Rechnung 10 % Rabatt wegen hoher Schmerzen ab.
e Ein Patient bezahlt eine Rechnung nicht, weil das Behandlungsdatum fehlt.
f Der Zahnarzt sieht sich außerstande, die vom Patienten gewünschte Behandlung vorzunehmen.

14 Wie kann der Behandlungsvertrag vom Patienten beendet werden? Ist hierzu eine besondere Form notwendig?

15 Ein Schmerzpatient möchte vom Zahnarzt behandelt werden. Kann der Zahnarzt die Behandlung ablehnen? Begründen Sie Ihre Antwort.

16 Nennen Sie die beiden Haftungsgrundlagen des Zahnarztes.

17 Wann kann ein Patient von einem Zahnarzt Schmerzensgeld fordern?

18 Wann spricht man in der Haftung des Zahnarztes für das Praxispersonal von Erfüllungs- und wann von Verrichtungsgehilfen?

19 Entscheiden Sie in den folgenden Fällen, ob der Zahnmedizinische Fachangestellte, der Zahnmedizinische Verwaltungsassistent bzw. der Zahnmedizinische Fachassistent haften müssen:
Ein Zahnmedizinischer Fachangestellter fertigt eine Röntgenaufnahme, die keine Diagnose zulässt. Nachdem eine zweite Aufnahme gefertigt werden muss, verklagt der Patient den Fachangestellten auf Schadensersatz wegen erhöhter Strahlenbelastung.
Einem Zahnmedizinischen Verwaltungsassistenten, der seit Jahren die Abrechnung einer Zahnarztpraxis „schmeißt“, ist ein großer Abrechnungsfehler unterlaufen. Die Krankenkasse verlangt von ihm den Ersatz des Schadens für zu viel abgerechnete Leistungen in Höhe von 784,34 €.
Ein Zahnmedizinischer Fachassistent legt bei einem Patienten einen Kofferdam an und verletzt infolge einer Unachtsamkeit den Patienten mit der Kofferdamzange.

20 Aufgrund eines Gerichtsbeschlusses muss ein Zahnarzt wegen Körperverletzung einem Patienten Schadensersatz leisten. Welche weiteren Konsequenzen muss er befürchten?
Kann diese Konsequenz auch für einen Zahnmedizinischen Fachangestellten eintreten?

21 Welche beiden Gremien bei der KZV überwachen die Wirtschaftlichkeit der vertragszahnärztlichen Praxen im konservierend-chirurgischen Bereich?

22 Die Ersatzkrankenkasse ist mit der Meinung des Gutachters bezüglich einer prothetischen Planung nicht einverstanden. Wie kann das weitere Vorgehen aussehen?

23 Ein Patient behauptet einen Mangel an der Prothese, der behandelnde Zahnarzt bestreitet ihn. Welche „Einigungsinstanz“ ist hier zuständig?

24 Wann wird die Gutachterkommission für Fragen zahnärztlicher Haftung tätig?

25 Nennen Sie die Aufgaben des MD. Suchen Sie die entsprechenden Informationen auf der Website des MD.

5 Datenverarbeitung in der Zahnarztpraxis

5.1 Neue Patienten empfangen und registrieren

Ein Patient bekommt nach der ersten Begrüßung in den meisten Praxen ein **Anmeldeformular** ausgehändigt, in welches er neben seinen persönlichen Daten (Name, Anschrift, Krankenkasse, Arbeitgeber) auch weitere Angaben eintragen kann, die für die Behandlung wichtig erscheinen. Dazu zählen Fragen nach bestehenden Krankheiten und Behandlungen, einer Schwangerschaft bei Frauen sowie den letzten Röntgenaufnahmen (Röntgenpass). Ebenso kann es von Interesse sein, wer dem Patienten die Praxis empfohlen hat.

Bei einem Kassenpatienten ist der Versichertenstatus zu erfragen, ggf. die Anschrift des Mitgliedes. Bei einem Privatpatienten ist zu klären, ob dieser z. B. tatsächlich privatversichert ist, ob er beihilfeberechtigt ist. In immer mehr Praxen erhalten die Patienten bei der Neuaufnahme ein Tablet, auf dem sie die Daten in Ruhe eintragen können. Die Anamnesedaten werden schließend über Bluetooth in das PVS eingelesen. Ein weiterer Schritt ist hier die Verbindung mit dem Web-basierten Terminprogramm der Praxis: Hat ein Patient einen Termin auf der Website der Praxis gebucht, bekommt er über einen QR-Code den Zugang zum PVS, in dem er die Anamnesedaten zu Hause in aller Ruhe eintragen und an die Praxis versenden kann.

Im Handel werden zahlreiche **Anamnesebögen** angeboten. Die Praxis kann natürlich auch ein eigenes Formular entwickeln. Auch Praxisverwaltungsprogramme bieten Anamnesebögen an →Abb. 1. Ein Teil der Daten kann mit den Daten der eGK abgeglichen werden.
Der Patient sollte Gelegenheit haben, in Ruhe den Anamnesebogen auszufüllen. Er ist die Grundlage des ersten Gesprächs mit dem Behandler und eine wichtige Ergänzung.

Bei den im Anamnesebogen erfragten Daten handelt es sich um Stammdaten und Bewegungsdaten. Sie sollten alle zwei bis drei Jahre aktualisiert werden:
- **Stammdaten** sind Daten, die für eine relativ lange Zeit fest und unverändert bestehen (z. B. Name, Geburtsdatum, Krankenkasse, Adresse). Sie befinden sich meist außen auf der Karteikarte (falls diese noch verwendet werden).
- **Bewegungsdaten** werden dagegen ständig geändert bzw. ergänzt. Hierzu zählen z. B. laufende Eintragungen der Behandlungen, Befunde, verabreichte Medikamente. Sie stehen im Inneren der Kartei, mit Erweiterungsmöglichkeiten.

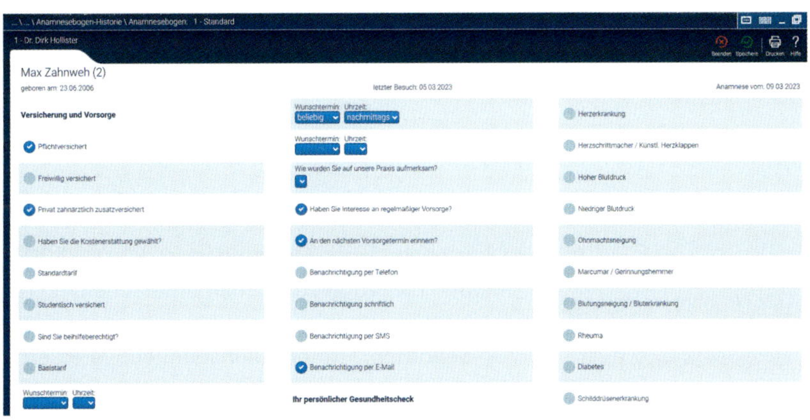

Abb. 1 Anamnesebogen in einem Praxisverwaltungsprogramm

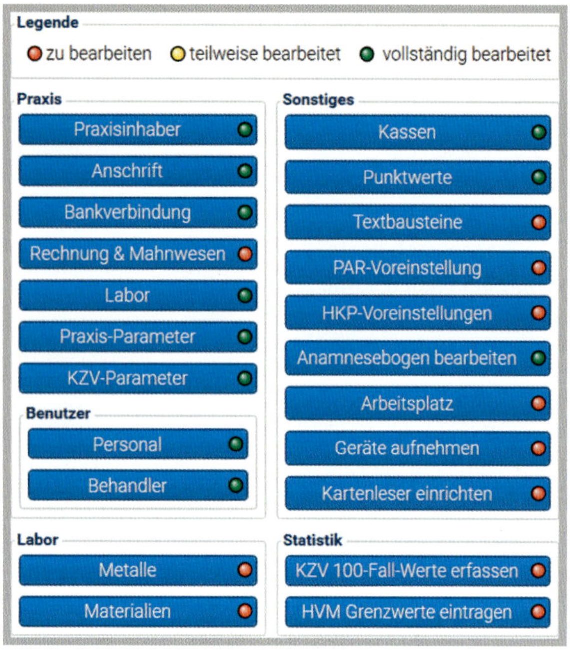

Abb. 1 Stamm und Bewegungsdaten im PVS

Dass es sich bei den hier genannten Daten um sehr persönliche Angaben handelt, die selbstverständlich der Schweigepflicht des Praxisteams unterliegen, sei noch einmal besonders betont. Ebenso sollte es keinem Patienten möglich sein, in die Daten anderer Patienten Einblick zu nehmen. In einem PVS finden sich zahlreiche Stamm- und Bewegungsdaten in unterschiedlichen Unterpunkten →Abb. 1.

Neben den Daten der Patienten fallen in der Zahnarztpraxis zahlreiche weitere Daten an, zum Beispiel im Bereich
- medizinische Dokumentationen (z. B. Anamnesen, Befunde, Diagnosen, Therapien, Medikationen, die nach verschiedenen Kriterien ausgewertet werden können),
- Textverarbeitung (Gutachten, Briefe, Rezepte, Bescheinigungen, Atteste),
- Material- und Maschineninformationen (Fachkataloge, Preis- und Mengenlisten von Praxismaterial, Hinweise zu Medikamenten, Bedienungsanleitungen, Liefereranschriften),
- Abrechnungswesen (Quartalsabrechnung mit KZV, eGK-Mahnungen, zahnärztliche Rechnungen, Zahlungseingang, Mahnwesen),
- Buchführung (Einnahme- und Ausgabebelege, Liquiditätsstatus, Kostenübersicht, Gehaltsabrechnungen, steuerliche Unterlagen).

Bei allen Daten, die in den genannten Bereichen vorkommen, lassen sich wiederum Stamm- und Bewegungsdaten unterscheiden.

5.2 Ordnen von Daten (Ordnungssysteme)

Damit die Vielzahl von Daten, die in einer Zahnarztpraxis anfallen, auch schnell wiedergefunden werden können, sollte man sich an eine Ordnung halten.
Man unterscheidet folgende Ordnungssysteme:
- alphabetische Ordnung
- numerische Ordnung
- alphanumerische Ordnung
- chronologische (zeitliche) Ordnung
- sachliche (mnemotechnische) Ordnung

In den meisten Praxen werden fast alle Ordnungssysteme angewandt.

5.2.1 Alphabetische Ordnung

Merke
DIN-Normen werden vom Deutschen Institut für Normung e. V. (DIN) festgelegt.

Die alphabetische Ordnung ist in der DIN 5007 geregelt. Die wichtigsten Regeln werden hier vorgestellt. Man unterscheidet grundsätzlich die Ordnung von
- Namen,
- Behörden, Firmen, Dienststellen, Vereinen usw.,
- Ortsnamen,
- Straßennamen.

Die wichtigste Ordnung für die Praxis ist die Ordnung von Namen in der Patientenkartei. Die Regeln für diese und andere Ordnungen werden auf den folgenden Seiten erklärt →Tab. 1, →Tab. 1, 2, 3, S. 146.

Regel	Beispiel
Die Ordnung wird bestimmt durch die Anfangsbuchstaben des Alphabets. Stimmen die Anfangsbuchstaben überein, so ist die Reihenfolge der Buchstaben innerhalb der einzelnen Wörter zu berücksichtigen.	Amelung Anelan Anusch Arndt Arno
Die Buchstabenfolgen ch, ck, sp, sch, st werden wie einzelne Laute behandelt (Ausnahme: Es sind Registerblätter für s, sch, st vorhanden.).	**ohne Register:** Sattel Schäfer Schilz Sperber Strehler Szimaniak **mit Register:** Sattel Sperber Szimaniak Schäfer Schilz Strehler
Familiennamen ohne Vornamen stehen vor Familiennamen mit Vornamen. Abgekürzte Vornamen gelten als selbstständige Wörter.	Schulz Schulz, A. Schulz, Alb. Schulz, Albert Schulz, B. Schulz, Bernd Schulz, Christian
Die DIN 5007 sieht als Ordnungsvariante vor, die Umlaute wie die Grundlaute zu behandeln (ä = a, ö = o, ü = u). Das ß wird wie ss behandelt.	Bäcker, Berta Bäcker, Emil Baecker, August Baecker, Emil Baecker, Paul Keßler, Anton Kessler, Franz Keßler, Franz
Vorsatzwörter wie von, van, von der, zur, de, du und Akzente bleiben unberücksichtigt. Ebenso werden akademische Grade nicht berücksichtigt.	Bergen, Helge (von der) Moliére, Jean Pont, Jaques (du) Schilz, Erna (Dr.) Straeten, Jürgen (van der) Ummhoff, Klaus (Dipl.-Volkswirt)
Zusammengesetzte Familiennamen folgen auf einfache Familiennamen.	Meyer, Peter Meyer-Schulz, Gertrud Meyer-Treu, Anita

Tab. 1 Ordnung der Namen

Merke
Für die Ordnung von Adressen gilt nach DIN 5007:
- Erstes Ordnungswort ist der Familienname.
- Zweites Ordnungswort ist der Vorname.
- Drittes Ordnungswort ist der Ort.
- Viertes Ordnungswort ist die Straße.
- Fünftes Ordnungswort ist die Hausnummer.
- Sechstes Ordnungswort kann die Berufsbezeichnung, der akademische Grad oder Ähnliches sein.

Regel	Beispiel
Grundsätzlich ist das erste Wort für die Ordnung maßgebend. Unberücksichtigt bleiben: • Präpositionen (am, zum, für), es sei denn sie stehen am Anfang • Konjunktionen (und, &) • Artikel (der, die, das)	Berufsverband (für) Apotheker Berufsverband (der) Arzt- und Tierarzthelferinnen und Zahnmedizinischen Fachangestellten Verband (für das) Baugewerbe Verein (für) Bürowirtschaft
Vornamen in Betriebsnamen, die mit gleicher Sachbezeichnung beginnen, haben erst nach dem Familiennamen Ordnungswert.	Andrea-Zorn-Praxisbedarf Küchengeräte Roeder Küchengeräte H. Roeder Küchengeräte Helmut Roeder
Bei Wörtern, die durch Bindestriche verbunden sind, ist jeder Teil ein selbstständiges Ordnungswort.	Dental-Huber Dental-Technik Zahnmedizintechnik-Einrichtungshaus
Feststehende Abkürzungen werden wie selbstständige Wörter behandelt.	AG (für) Dentalprodukte BÄK-Pfalz DAG-Schulungsheim KV-Freiburg LÄK-Stuttgart

Tab. 1 Ordnung von Behörden, Firmen, Dienststellen, Vereinen und anderen Organisationen

Regel	Beispiel
Die einzelnen Namensbestandteile gelten zusammen als ein Wort. Das Gleiche gilt für Vorsatzwörter bei Orten.	Baden-Baden Bad Schönborn Bad Überlingen St. Blasien Sankt Peter

Tab. 2 Ordnung von Ortsnamen

Regel	Beispiel
Alle Namensbestandteile sind zusammen ein Ordnungswort. Nicht ausgeschriebene Straßennamen gelten immer als ausgeschrieben.	Gothaer Pl. (= Platz) In der Breite Insterburgerstr. Kaiser-Louis-A. (= Allee) Wilh.-Hauff-Str. (Wilhelm-Hauff-Straße)

Tab. 3 Ordnung von Straßennamen

In Zahnarztpraxen wird häufig von der hier beschriebenen Ordnung abgewichen. Sind beispielsweise Name und Vorname identisch und sind noch der Ort und die Straße gleich (z. B. bei Mutter und Tochter bzw. Vater und Sohn), bietet sich das Geburtsdatum als drittes Ordnungskriterium zur schnellen Unterscheidung an. In Zukunft kann auch der Geburtsort, der nach dem neuen Strahlenschutzgesetz (ab 01.01.2019) zu erfassen ist, ein Ordnungskriterium sein.

Die PVS halten sich an die DIN 5007, die auch durch die eGK vorgegeben wird. Äußerst problematisch ist die Aufnahme im Ersatzverfahren bei GKV-Patienten oder Privatpatienten, wenn die Aufnahme fehlerhaft mit einer Leertaste beginnt. Ein Auffinden ist dann oft nur schwer möglich.

5.2.2 Numerische Ordnung

Unter numerischer Ordnung versteht man die Ordnung nach den Zahlen, d. h., die Daten werden nummeriert. Sehr häufig wird dies auch von PVS neben der alphabetischen Ordnung angewandt →Abb. 1.

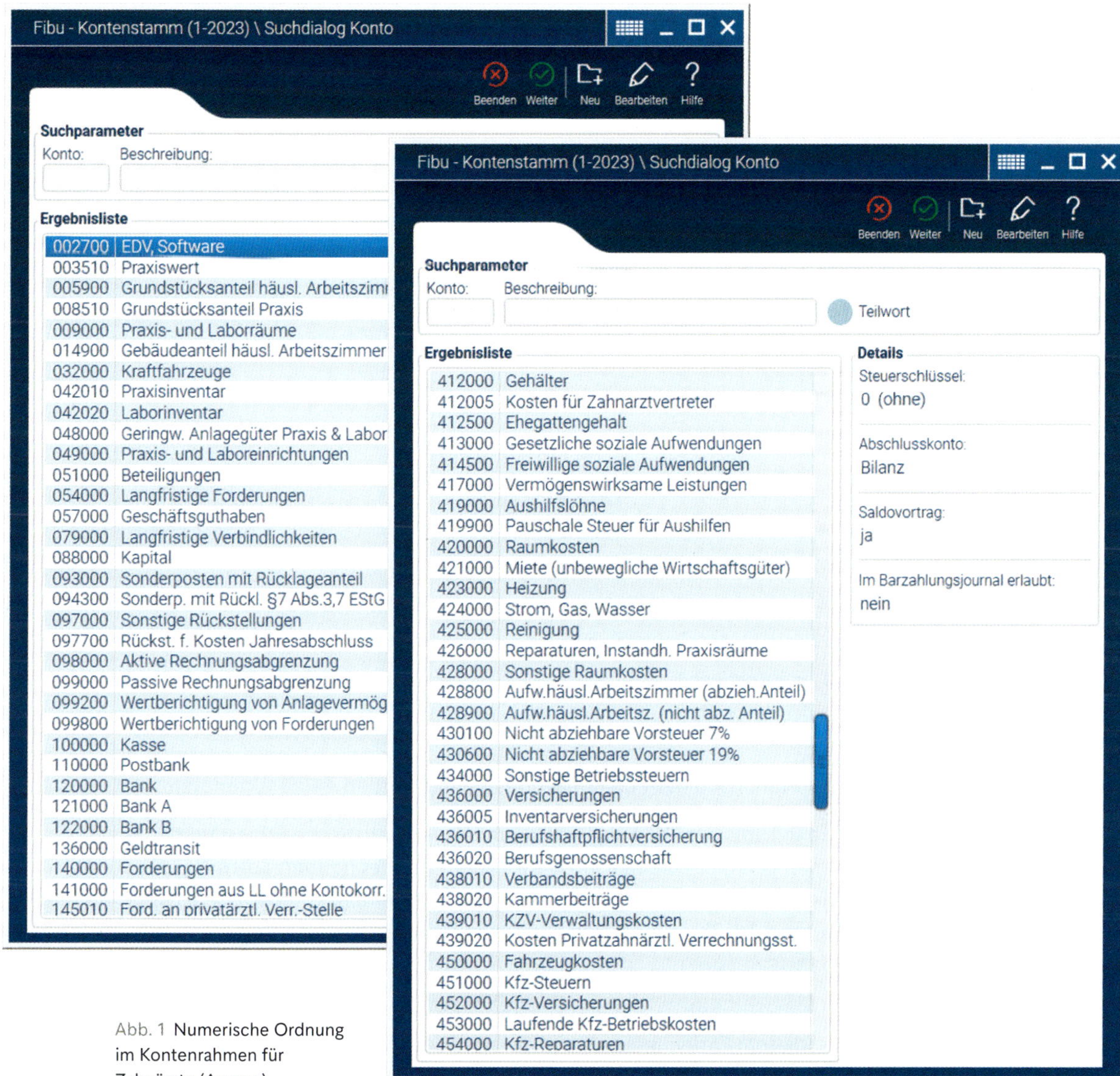

Abb. 1 Numerische Ordnung im Kontenrahmen für Zahnärzte (Auszug)

Die einfachste Form ist die **Durchnummerierung.** Zum Beispiel erhalten in Computerprogrammen alle neuen Patienten in der Reihenfolge, wie sie die Praxis aufgesucht haben bzw. von der Zahnmedizinischen Fachangestellten erfasst wurden, eine Nummer. Ebenso können Röntgenbilder fortlaufend nummeriert werden, z. B.:

Rö Maxer, Achim 234
OPG Arnold, Manfred 235
Rö Kolummna, Carla 236
Rö Mayer, Alfred 237

Bei der **dekadischen Ordnung** werden nur die Ziffern 0–9 verwendet, die halbdekadische Ordnung geht bei der Nummerierung der Untergruppen über 9 hinaus. Außerdem erhalten die Ziffern bestimmte Bedeutungen →Abb. 1.

1 Kassenpatient			**(Hauptgruppe)**
	10 Primärkasse		**(Gruppe)**
		100 AOK-Baden-Württemberg	**(Untergruppe)**
		101 AOK-Bayern	
		(...)	
		106 BKK-Aktiv	
		(...)	
	11 Ersatzkassen		
		110 Barmer Brandenburg	
		111 DAK-Gesundheit	
		112 KKH	
		113 TK	
		(...)	
	12 Sonstige		
		120 Bundeswehr	
		121 KVB	
		122 Postbeamtenkrankenkasse	
		123 Berufsgenossenschaft	
		(...)	
2 Privatpatient			

Abb. 1 Dekadische Nummerierung

Der Plan, nach dem die Ziffern festgelegt werden, heißt Aktenplan.

Die dekadische Ordnung wird auch für die statistische Erfassung der abgerechneten Leistungen eingesetzt. Mit einer entsprechenden Software kann relativ leicht z. B. die unterschiedliche Vergütung der einzelnen Kassenarten errechnet werden. Im BKV findet sich auch eine dekadische Ordnung.

5.2.3 Alphanumerische Ordnung

Bei diesem Ordnungsprinzip ist die alphabetische Ordnung mit der numerischen kombiniert. Sie findet sich in allen Bereichen des Lebens, so zum Beispiel im Kfz-Verkehr bei den Autokennzeichen oder bei der Klassenbezeichnung in der Berufsschule.

Hierbei gibt es viele praxisindividuelle Formen. Man beginnt meist mit den Buchstaben, z. B.:

LQ 23/1–11/356	Rechnungen aus dem Jahre 2023, Nummern 1–356
AR 22/1–12/439	Ausgangsrechnungen aus dem Jahr 2022, Nummern 1 bis 439
DD 22	Dentaldepotrechnungen des Jahres 2022
KZV RS 22/1–23/1	Rundschreiben der KZV vom 1. Quartal 2022 bis zum 1. Quartal 2023

5.2.4 Chronologische (zeitliche) Ordnung

Hierbei werden die Daten (auch Schriftstücke) der Zeit nach geordnet (Tagesdatum). Dieses Ordnungsprinzip ist für sich allein in einer Praxis nicht anwendbar, da man nach kurzer Zeit kaum noch etwas wiederfinden würde. Meist wird chronologische Ordnung mit der alphabetischen oder numerischen Ordnung kombiniert angewandt.

Beispiele:
- Praxisbuchführung: Eintragungen müssen chronologisch erfolgen.
- Kontoauszüge: Auszüge sollten chronologisch abgeheftet werden.
- Recall-Kartei: kann chronologisch geordnet sein.

Es gibt dabei zwei Möglichkeiten der chronologischen Ablage:
- Absteigende Reihenfolge: Oben liegt immer das älteste Exemplar (älteste Daten). Neue Schriftstücke werden danach eingeordnet (= Amtsablage).
- Aufsteigende Reihenfolge: Das neueste Schriftstück (die neuesten Daten) finden sich obenauf.

5.2.5 Sachliche (mnemotechnische) Ordnung

Dieses Ordnungsprinzip ist in Zahnarztpraxen sowie kleineren und mittleren Betrieben weit verbreitet. Die Ordnung erfolgt hier zunächst nach Merkhilfen (Stichwörtern) oder Sachgebieten. Wird das Datenmaterial sehr umfangreich, kann dieses Ordnungsprinzip auch unübersichtlich werden bzw. erfordert einen Aktenplan.

Ein Beispiel sind Ordner mit bestimmten Aufschriften (Stichwörter = Sachgebiete):

Ordner Steuer
Ordner KZV-Rundschreiben
Ordner ZR (zahnärztliche Rechnungen)
Ordner ZR bezahlt
Ordner Dentaldepot Willo
Ordner Andere Dentaldepots

Innerhalb der Ordner erfolgt dann eine chronologische (z. B. bei Kontoauszügen) oder eine alphabetische Ordnung (z. B. bei bezahlten Rechnungen).

5.3 Auf dem Weg zur elektronischen Datenverarbeitung

5.3.1 Aufgaben der Patientenkartei

Die Patientenkartei ist in den Zahnarztpraxen der zentrale Datenspeicher sämtlicher Patienteninformationen und das wichtigste Organisationshilfsmittel. Ihre Aufgabe umfasst die Dokumentation der gesamten Behandlung eines Patienten
- zur Gedächtnisstütze,
- zur Abrechnung der zahnärztlichen Leistungen,
- zur Beweisführung bei Streitigkeiten,
- als Unterlage für spätere Behandlungen und Praxisvertretungen,
- zur Identifizierung von Personen und
- als Querverbindung zur Buchführung.

Um diese Aufgaben erfüllen zu können, muss die Kartei übersichtlich geführt sein. Da seit dem Patientenrechtgesetz auch eine elektronische Speicherung gesetzlich vorgegeben ist, wird die Papier-Karteikarte bald ausgedient haben.

elektronische Speicherung
→S. 130

5.3.2 Aufbau einer Patientenkartei

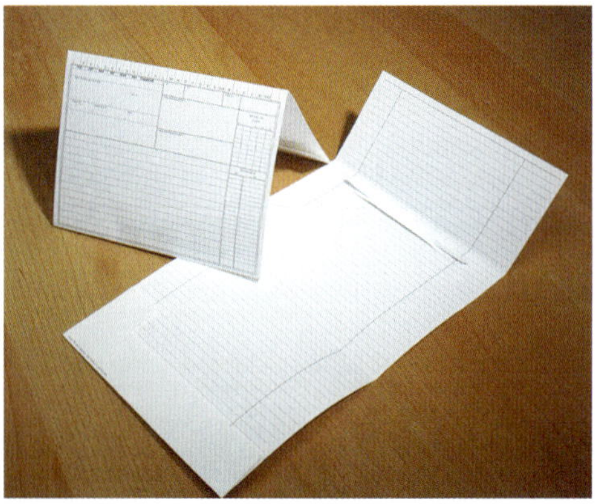

Abb. 1 Klassische Karteikarte für handschriftliche Eintragungen

Traditionelle Karteikarten finden sich bis heute in Zahnarztpraxen. Bevor man sich auf die digitale Patientenkartei einlässt, wird häufig „doppelt gebucht". Das bedeutet, dass neben der digitalen Dokumentation auch noch handschriftlich Daten in einer Karteikarte eingetragen werden →Abb. 1.

Die früher verwendeten **Hilfsmittel**, wie Farbe der Karteikarte, Alphabetleiste, Leitkarten, Reiter, Tabe und Kerben sind heute in jeder PVS-Patientenkartei in anderer Form enthalten. Grundsätzlich ist der Aufbau einer Karteikarte auch in allen PVS an der ursprünglichen Karteikarte ausgerichtet →Abb. 2.

Die Aufteilung in Datum/Gebiet oder Zahn/Anzahl mit den Leistungen sowie die Dokumentation (die über einen Knopf weiter ausgebaut werden kann), sind aus der klassischen Patientenkartei übernommen. Auch der Leistungserbringer (bei mehreren Zahnärzten), bei Privatleistungen der Faktor und eine eventuelle Planzuordnung finden sich in der Karteikarte wieder. Alle Dokumente, die sich in der Karteikarte befinden sind ebenfalls angezeigt.

Die ursprünglichen Hilfsmittel (z. B. Reiter setzen bei geschriebener Rechnung) sind alle auf der elektronischen Karteikarte unter verschiedenen „Knöpfen" zu finden.

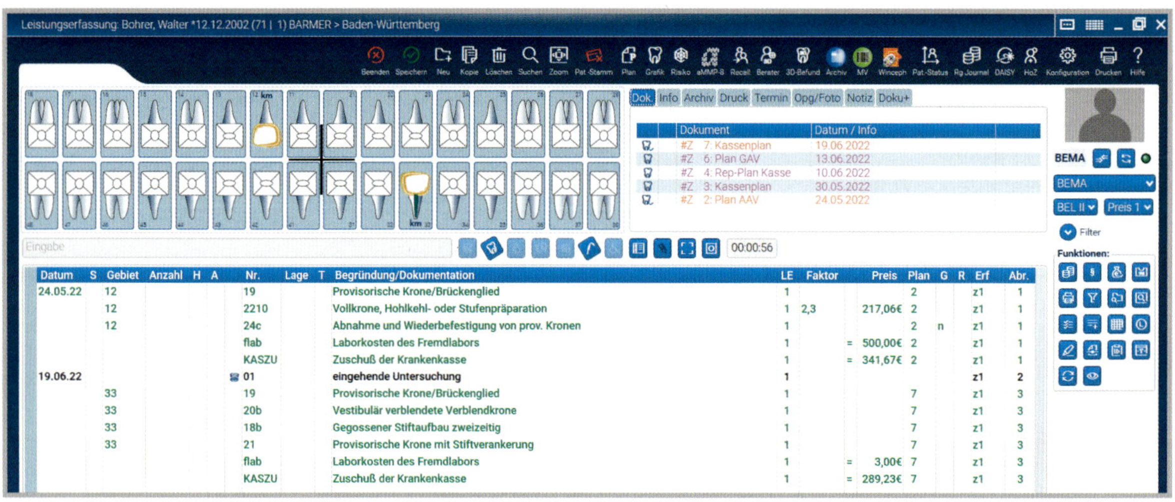

Abb. 2 Elektronische Karteikarte

Die **Patientensuche** über die Alphabetleiste übernimmt ebenfalls der Rechner.

Sämtliche Bilder, Röntgenaufnahmen, Schriftstücke, IP-Programme und Notizen werden in der elektronischen Patientenakte gespeichert. Wenn ein Patient lange Zeit nicht mehr in Behandlung war, kommt die Akte ins Archiv.

Die unterschiedlichen Karteisysteme mit Unterscheidung nach Röntgenkartei, Mahnkartei, Altkartei, Recall-Kartei oder einer Entsprechung nach dem Status des Patienten (Primär-, Ersatzkassen, sonstige, Privat) werden nicht mehr benötigt.

5.3.3 Elektronische Gesundheitskarte (eGK)

Die eGK ist der Nachweis, dass ein Patient in einer gesetzlichen Krankenkasse versichert ist. Sie löste die Krankenversichertenkarte von 2015 und davor den Krankschein ab. Viele Privatpatienten haben eine ähnliche „Mitgliedskarte", die aber nicht die umfangreichen Funktionen der eGK hat.
Wenn die eGK nicht eingelesen werden kann (Lesegerät defekt, Patient hat einen Berechtigungsschein oder eine Ersatzbescheinigung, TI defekt, Hausbesuch) kommt es zum Ersatzverfahren. Hierbei werden die Daten des Patienten per Hand in das PVS eingegeben.

Bei einer eGK handelt sich um eine Karte aus Kunststoff mit dem Bild des Versicherten (ab dem 15. Lebensjahr), einer Blindenaufschrift und einem Prozessorchip →Abb. 1. Die Rückseite gilt als Europäische Krankenversicherungskarte. Auf der Rückseite muss die Karte vom Versicherten unterschrieben werden.

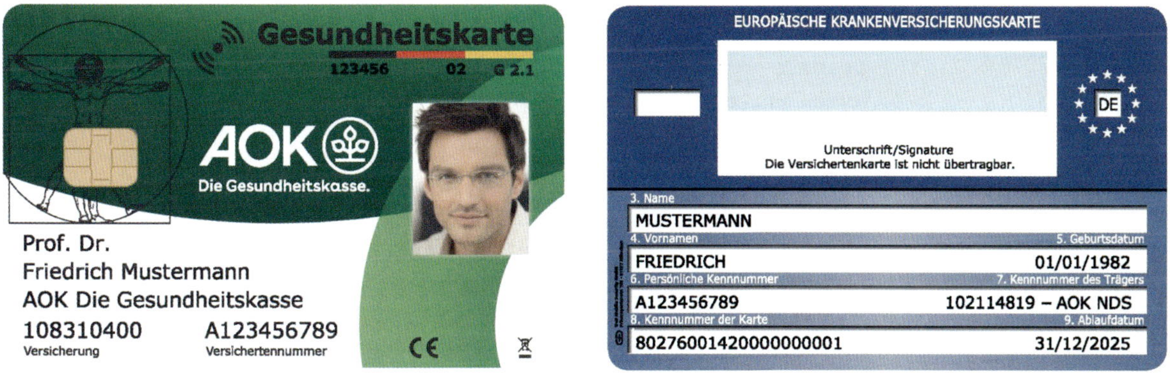

Abb. 1 Elektronische Gesundheitskarte (eGK) mit Vorder- und Rückseite

Folgende Daten des Versicherten stehen auf der Karte und sind sichtbar:
- Familienname und Vorname
- Geburtsdatum
- Krankenkasse mit Kostenträgerkennung
- Versichertennummer und Gültigkeit
- Angabe der **Kartengeneration**, z. B. G2.1. Oft muss eine neue Karte angefordert werden, wenn die vorhandene aus einer älteren Generation stammt.
- Ein Funksymbol links oben auf der Vorderseite weist auf den **NFC-Datenübertragungsstandard** hin. Ist das Symbol vorhanden, kann die Karte zur Datenübertragung zwischen Lesegerät oder Smartphone verwendet wird. Dabei darf die Entfernung von Karte und Gerät nur wenige Zentimetern betragen.
- Der Hinweis **Europäische Krankenversicherungskarte** zeigt an, dass die Karte in Europa verwendet werden kann.
- Das **CE-Zeichen** zeigt an, dass die Karte den geltenden Anforderungen genügt, die in der Richtlinie zur Beschränkung der Verwendung bestimmter gefährlicher Stoffe in Elektro- und Elektronikgeräten (RoHS) der Europäischen Gemeinschaft festgelegt sind.
- Das **durchgestrichene Papierkorbsymbol** auf der Rückseite weist darauf hin, dass abgelaufene Karten Elektroschrott sind und nicht im Papierkorb entsorgt werden dürfen.
- Die **Kartennummer** auf der Rückseite der Karte – auch CAN (Card Access Number) genannt – dient zum Einlesen von Daten mittels Lesegerät.

Auf dem Prozessorchip sind zusätzlich von außen nicht sichtbare Daten wie die **Anschrift** und der **Status des Versicherten** gespeichert, sie bestehen aus:
- Versichertenart (1. Stelle: Mitglied 1, Familienangehöriger 3, Rentner 5),
- Angaben zu besonderen Personengruppen (2. Stelle) und
- Angaben zur Teilnahme an besonderen Behandlungsprogrammen (3. Stelle).

An **zweiter Stelle der Statusangabe** finden sich ggf. folgende Ergänzungen:
- 4 = Sozialhilfeempfänger nach dem Bundessozialhilfegesetz (BSHG)
- 6 = Kriegsopfer nach dem Bundesversorgungsgesetz/Kriegsopferversorgung
- 7 = Person aus dem Ausland mit Wohnsitz im Inland nach dem Sozialversicherungsabkommen, Abrechnung nach Aufwand
- 8 = Person aus dem Ausland mit Wohnsitz im Inland nach dem SVA, Abrechnung pauschal
- 9 = Empfänger von Gesundheitsleistungen nach §§ 4 und 6 des Asylbewerberleistungsgesetzes (AsylbLG)

Die Karte muss vom Versicherten auf Verlangen vorgelegt werden. Sie ist für jedes Quartal einmal in die Software einzulesen. Ist es einmal nicht möglich, die eGK vorzulegen (z. B. bei einer Notfallbehandlung), kann die Karte innerhalb von zehn Tagen nachgereicht werden. Wird die eGK nicht vorgelegt, kann die Zahnarztpraxis eine Privatvergütung verlangen.

Merke
Viele Patienten haben mehrere Karten. Die Vorlage einer falschen Karte kann mehrere Ursachen haben, z. B. versehentlich eGK eines Familienmitglieds vorgelegt, versehentlich eGK der alten Versicherung vorgelegt.

Bei **Vorlage der eGK** in der Praxis müssen „offensichtliche Unstimmigkeiten" überprüft werden:
- Stimmt das Bild mit der Person überein?
- Stimmt das Geburtsdatum?

Wenn diese Daten stimmen, haftet bei einem möglichen Missbrauch immer die ausstellende Krankenkasse, wenn es sich z. B. um eine gestohlene Karte handelt. Mit der eGK und dem elektronischen Heilberufsausweis des Zahnarztes sind im Rahmen der Telematikinfrastruktur viele Funktionen möglich.

Telematikinfrastruktur →S. 158

5.4 Elektronische Datenverarbeitung

Erst in den 1980er-Jahren zog die elektronische Datenverarbeitung in die Zahnarztpraxen ein. Zunächst beschränkte sich der Einsatz auf das Aufnehmen der Patientendaten und das Schreiben von Rechnungen (früher: Liquidationen).

Später wurden zahlreiche Programme entwickelt, die schließlich auch das komplizierte Ausfüllen des damaligen Krankenscheins ermöglichten.

Bis Mitte der 1990er-Jahre handelte es sich bei der auf dem Markt angebotenen Software um reine Abrechnungsprogramme. Die zeitaufwendige Arbeit der Zusammenstellung der Abrechnungsunterlagen, insbesondere am Quartalsende, wurde rationalisiert.

Mit Einführung der Telematikinfrastruktur kam es 2020 bis 2022 zu einem großen „Digitalschub" in den Zahnarztpraxen. Ohne Computer mit Anbindung an das Internet kann keine Zahnarztpraxis, die Kassenpatienten behandelt, mehr betrieben werden.

Heute ist der Computer integraler Bestandteil der Zahnarztpraxis und wird als multimediales Kommunikationsinstrument mit dem Patienten und anderen Partnern der Zahnarztpraxis eingesetzt.

5.4.1 Beispiele für den Computereinsatz in der Zahnarztpraxis

Im Bereich der **Organisation** und **Patientenbetreuung** gibt es viele Möglichkeiten für den Einsatz des Computers:

- **Terminplaner:** Die gesamte Terminvergabe und die Personaleinsatzplanung erfolgen mithilfe eines Programms. Häufig können Termine auch schon auf der Website der Praxis gebucht werden.
- **Dokumentationsprogramme („Karteilose Praxis"):** Die Aufnahme der Patientendaten und die Dokumentation der Behandlung erfolgen mittels elektronischer Karteikarte. Eine Karteikarte (aus Papier) ist nicht mehr erforderlich.
- **Patienteninformationsprogramme:** Die Programme unterstützen die Beratung des Patienten. Sie können auch auf einem Rechner im Wartezimmer installiert werden. Dies ermöglicht dem Patienten, sich während der Wartezeit individuell zu informieren.
- **Wartezimmerprogramme für Kinder:** Hier können die Kinder verschiedene Lern- und Unterhaltungsprogramme nutzen.

Im Rahmen der **Beratung** und **Diagnostik** werden folgende computergestützten Hilfsmittel angewendet:

- **Intraorale Kamera:** Die Kamera ermöglicht die Demonstration der individuellen Mundverhältnisse des Patienten am Bildschirm →Abb. 1.
- **Videofilme (DVD oder Filmdateien):** Sie unterstützen die Beratung des Patienten direkt am Behandlungsstuhl.
- **Kephalometrie (Kfo):** Mithilfe einer Fernröntgenaufnahme und einem Profilfoto kann die Zahn- und Kieferstellung für einen Patienten errechnet und ein postoperatives Bild gezeigt werden.
- **Fotobearbeitungsprogramme:** Ein Foto des Patienten wird im Programm gespeichert. Durch Bearbeitung des Fotos können die durch eine geplante Behandlung eintretenden Veränderungen (z. B. Zahnstellung) demonstriert werden. Dabei kann auch ein Aufklärungsatlas am Bildschirm das Beratungsgespräch durch individuelle (Farb-)Ausdrucke unterstützen.
- **Digitales Röntgen:** Die Röntgenaufnahmen des Patienten werden nicht mehr entwickelt, sondern digitalisiert im Computer gespeichert →Abb. 2. In Speicherfoliensystemen werden die Speicherfolien mit einem Röntgengerät „belichtet" und dann mit einem speziellen Scanner ausgelesen. Die Bilder können anschließend am Computermonitor dargestellt werden. Mittlerweile werden hier auch Systeme mit Künstlicher Intelligenz (KI) (z. B. dentalXrai Pro) im Röntgen angeboten, die den Zahnarzt bei der Befundung und Diagnose unterstützen.

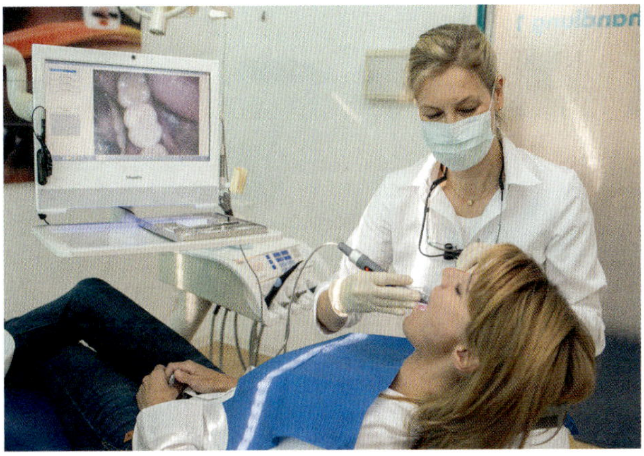

Abb. 1 Intraorale Kamera

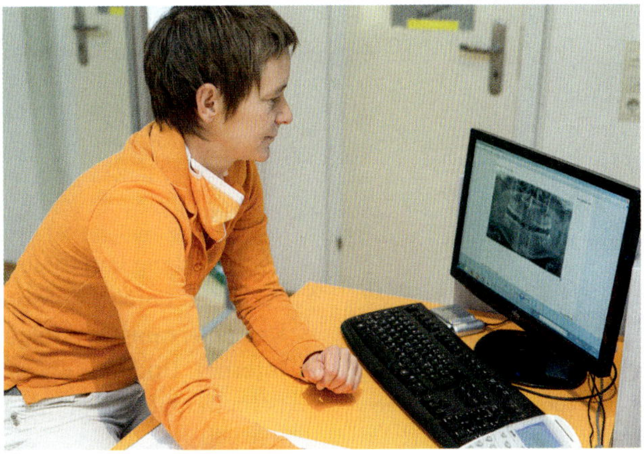

Abb. 2 Befundung einer DVT-Aufnahme (digitale Volumentomografie)

Hier finden Sie zahlreiche Programme zur Unterstützung der zahnärztlichen Arbeit.

https://dentalwelt.spitta.de/zahnmedizin/apps-fuer-zahnmediziner

Zur **Behandlung** können beispielsweise diese Geräte eingesetzt werden:

- **Aufnahme- und Konstruktionsgeräte:** Mit einer Messkamera →Abb. 1 wird der präparierte Zahn vermessen und mittels Computer ein Zahnersatz konstruiert →Abb. 2. Mit diesen Daten wird aus einem Keramikblock in einer Schleifeinheit der Zahnersatz hergestellt →Abb. 3. Dies geschieht mit einem computerisierten numerischen Steuerungsverfahren (CAD- oder CNC-Verfahren), wie es aus der Industrie bekannt ist.

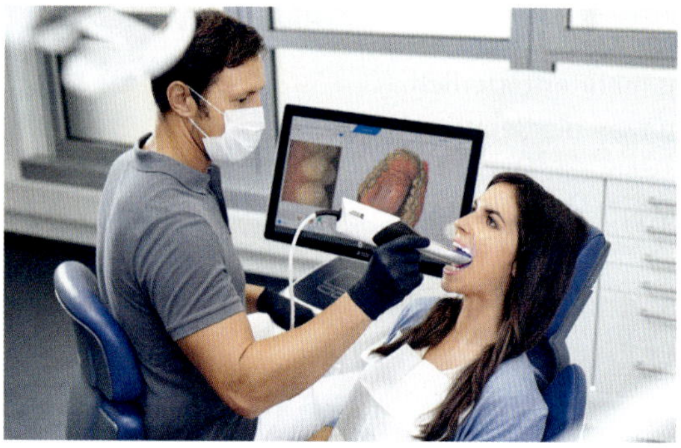

Abb. 1 Mit einer speziellen Kamera wird der präparierte Zahn vermessen

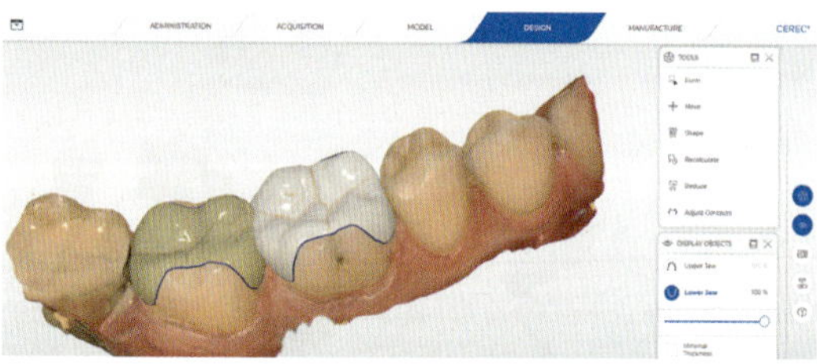

Abb. 2 Konstruktion durch den Computer

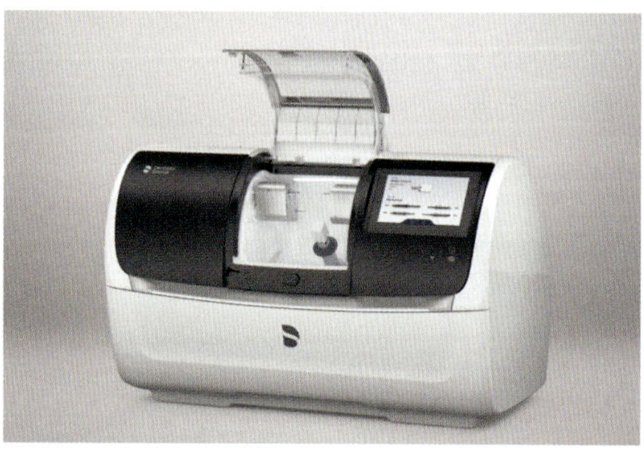

Abb. 3 Die Schleifeinheit erstellt anhand der Daten den Zahnersatz

- **Taschentiefenmessung bei der PA-Behandlung:** Mithilfe einer Sonde (Florida-Probe) werden die Taschentiefen gemessen und die Daten in das Programm eingelesen.
- **Positionierungsprogramm** für Implantate: Nach Herstellung eines Computertomogramms beim Radiologen werden die Daten in ein Programm eingelesen, welches den Kiefer dreidimensional abbildet und eine exakte Positionierung der Implantate in den 2-D- und 3-D-Ansichten ermöglicht.
- **Digitale Okklusionsprüfung:** Erfassung der okklusalen Druckverhältnisse im zeitlichen Ablauf als Ersatz für das klassische Okklusionspapier.

Der unbestreitbare Vorteil der CAD-Geräte ist, dass der Patient schon nach 2–3 Stunden seinen Zahnersatz eingegliedert erhält. Zudem fällt bei der digitalen Abformung die für die meisten Patienten unangenehme Abformung mit Abformmassen weg. Der Nachteil ist, dass die „Kunst" des Zahntechnikers durch die individuelle Farbgestaltung mit der Anpassung an die übrigen Zähne etwas in den Hintergrund tritt.

Gerade in der **Verwaltung** kann auf den Einsatz des Computers nicht verzichtet werden:

- **Patientenarchivierungssoftware:** Alle Daten, die zu einem Patienten gehören, werden unter seinem Namen archiviert und können beliebig lange aufbewahrt werden. Hierüber können Bilder mit der Software verknüpft und patientenbezogen gespeichert werden. Die Software muss so konstruiert sein, dass Änderungen an Eintragungen ersichtlich bleiben (z. B. WORM-Verfahren). Über das Internet und die TI werden die eGK des Patienten eingelesen, im EBZ können Pläne innerhalb kurzer Zeit genehmigt werden sowie die ePA des Patienten befüllt, Rezepte und AU erstellt werden. Auch die Abrechnung der Kassenleistungen erfolgen über den Internetzugang an die KZV (Upload).
- **Internet:** Updates, weltweite Informationsbeschaffung, Onlinebestellungen beim Dentaldepot und Onlineaufträge für das Fremdlabor erfolgen über das Internet.
- **Warenwirtschaftsprogramme:** Die Organisation des Warenlagers und die Bestellung werden vom Programm übernommen.

WORM
engl. Write Once Read Many = einmal schreiben, mehrmals lesen; Verfahren zur manipulationssicheren Speicherung von Daten

5.4.2 Konfiguration einer EDV-Anlage für eine Zahnarztpraxis

Mittlerweile finden es die meisten Anwender selbstverständlich, Daten in einen Rechner einzugeben, sie zu verarbeiten und meist nach der Speicherung wieder ausgeben zu lassen. In diesem Kapitel soll der Frage nachgegangen werden, wie die Aufnahme, Verarbeitung und Ausgabe der Daten durch eine Maschine (Computer) erfolgen kann.

Hardware

Die materiellen Bestandteile einer EDV-Anlage werden als Komponenten (Einzelteile) oder als Konfiguration (Zusammenstellung von Komponenten) unter dem Oberbegriff **Hardware** zusammengefasst →Abb. 1. Zur Hardware zählt auch der benötigte Konnektor, der die Daten beim Versand verschlüsselt und bei Empfang wieder entschlüsselt. Er kann durch eine Softwarelösung ersetzt werden.

Hardware

Ein-/Ausgabegeräte	**Zentraleinheit**	**Externe Speicher**
Dateneingabe: – Tastatur – eGK-Lesegerät – Maus oder Touchpad – Touchscreen – Scanner *Datenausgabe:* – Bildschirm – Drucker	Prozessor Steuerwerk Rechenwerk interne Speicher, Arbeitsspeicher (RAM) Busse/Kanäle Schnittstellen (Karten)	Holografische Speicher CDs und DVDs Festplatten (SSD-Platten) USB-Sticks Speicherkarten Cloud

Abb. 1 Hardware-Komponenten

Software

Computer sind dumm. Gemeint ist, dass die gesamte Hardware eine Maschine ist, die nur auf Anweisungen (Befehle) reagiert. Diese Anweisungen erhält die Hardware durch Programme, die man als Software bezeichnet. Man unterscheidet System- und Anwenderprogramme.

Systemprogramme werden auch als Betriebssysteme bezeichnet. Ohne sie ist der Rechner nicht lauffähig. Sie werden heute bei jedem Computerkauf mitgeliefert. Weit verbreitet sind Windows 10 und Windows 11. Neben den Microsoft-Produkten findet man u. a. Linux und Mac OS (Apple) auf dem Markt.

Anwenderprogramme werden häufig beim Computerkauf mit angeboten. Meist handelt es sich um branchenübergreifende Software, wie z. B. Word oder Excel. Als Branchensoftware bezeichnet man spezielle Anwenderprogramme, die als Lösungen für eine bestimmte Branche (z. B. spezielle Programme für Bäcker, Friseure, Maler) angeboten werden. Für den Bereich Zahnarzt existieren in der Bundesrepublik ca. 30 bis 40 solcher Programme. Die wichtigsten sind in der folgenden Übersicht dargestellt →Tab. 1, S. 156.

Alle Anwender arbeiten mittlerweile auch an Cloud-Lösungen für Zahnarztpraxen. Dabei muss ein neues System der Verschlüsselung der Daten entwickelt werden, da es um hochsensible Informationen geht. Die Daten müssen bereits in verschlüsselter Form auf dem Praxisrechner vorliegen und dürfen nur vom **Praxisinhaber** (und nicht vom Cloud-Betreiber) entschlüsselt werden. Die Software steht dann morgens in der Praxis in der aktuellen Version mit allen Daten zur Verfügung. Software-Updates und Datensicherungen gehören dann der Vergangenheit an.

Rang	Programm und Hersteller	Anteil elektronisch eingereichter Abrechnungen (%)
1	DS-WIN-PLUS, Dampsoft GmbH	34,17
2	Z1, CompuGroup Medical Dentalsysteme GmbH	24,48
3	Charly, Solutio	9,91
4	Evident, Evident GmbH	7,11
5	DENSoffice, DENS GmbH	5,07
6	ChreMaSoft, CompuGroup Medical Dentalsysteme GmbH	2,54
7	LinuDent, Pharmatechnik GmbH & Co. KG	3,17
	Sonstige	ca. 15

Tab. 1 Rangliste der wichtigsten Praxisverwaltungsprogramme (nach KCH-Fällen, Stand 2023)

Die meisten Zahnarztverwaltungsprogramme laufen nur unter Windows-Betriebssystemen.

Organisation der EDV in der Zahnarztpraxis

Um die Vorteile einer EDV-Anlage in der Zahnarztpraxis optimal zu nutzen, wurden verschiedene Organisationsformen entwickelt und realisiert. Jede Praxis ist bestrebt, ihre EDV-Anlage ihren speziellen Bedürfnissen anzupassen.

Einzelplatzsystem (Stand-alone-System) haben nur ein einzelner Rechner, der meist an der Rezeption oder im Büro des Zahnarztes steht. Ebenso stehen die zugehörigen Peripheriegeräte (z. B. Bildschirm, Drucker) nur an diesem Arbeitsplatz zur Verfügung. Verbindungen oder Vernetzungen zu anderen Arbeitsplätzen oder Rechnersystemen bestehen nicht. Neben der Hardware verfügt der Einzelarbeitsplatz auch über die gesamte Software. Diese auch als „Insellösung“ bezeichnete Organisation findet sich heute kaum noch, da bei diesem System nicht die Möglichkeit besteht, von jedem Arbeitsplatz auf benötigte, zentral gespeicherte Daten zuzugreifen. Zudem müssten für jeden Arbeitsplatz alle Einzelgeräte angeschafft werden, damit jeweils ein vollwertiger Arbeitsplatz entsteht.

Mehrplatzsysteme (Multiuser-System) bestehen aus einem Zentralrechner und den angeschlossenen Terminals. Diese „nicht intelligenten Terminals“ bestehen lediglich aus Bildschirm und Eingabegerät (Tastatur, Maus). Sie ermöglichen die gemeinschaftliche Nutzung von Dateien, Programmen und Peripheriegeräten.

Der Zentralrechner wird auch als „Server“ (Diener) bezeichnet. Ein Ausfall des Servers legt die gesamte Datenverarbeitungsanlage der Praxis lahm.

Beispiel
Der Server mit einem Terminal steht in der Rezeption (oder im Büro), hier sind auch die Peripheriegeräte angeschlossen. In den Behandlungszimmern stehen Terminals, die eine Eingabe der Behandlung gestatten. Auch Ausdrucke können von den Behandlungszimmern gesteuert werden.

Datenverarbeitung in der Zahnarztpraxis

Wegen des geringen Platzes in den Behandlungsräumen bietet sich ein Touchscreen an, bei dem die Eingabe über das Berühren des Bildschirms mit einem Stift erfolgt →Abb. 1. Die Übertragung zum Rechner erfolgt mittels Funktechnologie (Bluetooth), sodass keine Kabel stören.

Computernetzwerke sind eine Verbindung zwischen mehreren Rechnern. Die Rechner sind durch spezielle Netzwerkkabel oder durch Funk (WLAN) miteinander verbunden →Abb. 2.

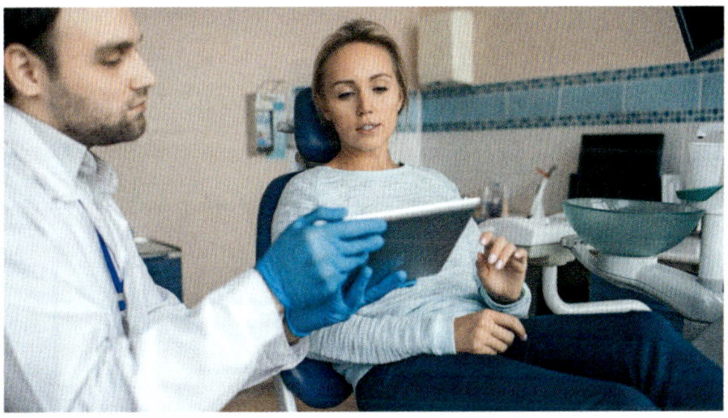

Abb. 1 Befundsichtung

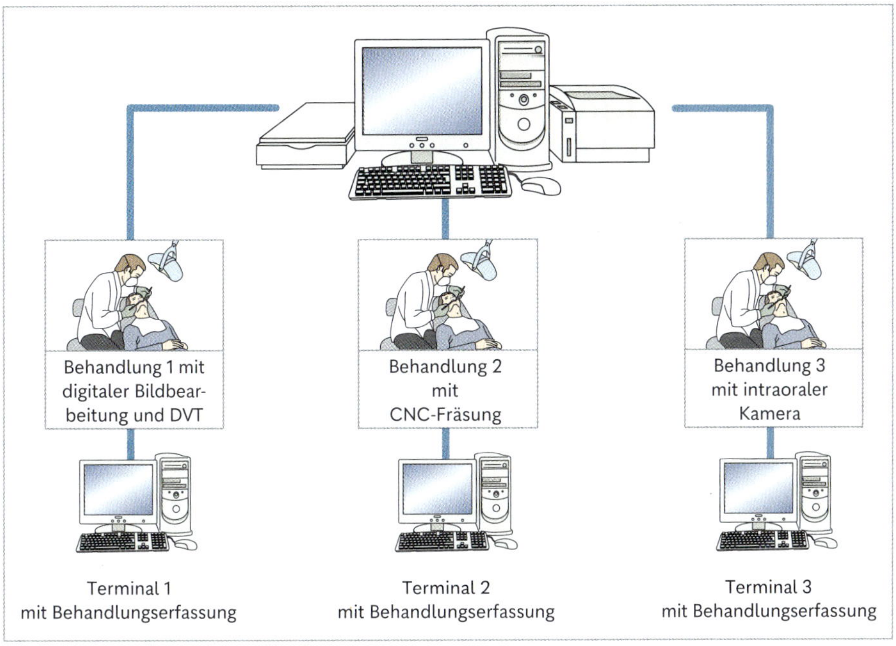

Abb. 2 Computernetzwerk einer Zahnarztpraxis

Das Internet ist ein weltweites Netzwerk. Die Rechner sind über die Telefonleitung, spezielle Datenleitungen oder über Satellit miteinander verbunden. Über die Telefonleitung können Sie sich in das Internet einwählen. Sobald Sie diese Verbindung, z. B. mit Ihrem privaten PC oder dem Netzwerk der Zahnarztpraxis, hergestellt haben, sind Sie online.

Internet, s. auch S. 197

Heute besteht das Internet aus ca. 13 Miliarden Netzen und ca. 26 Milliarden Computern, die über die gesamte Welt verstreut sind.

Es gibt keine steuernde Zentrale. Jeder hat freien Zugang und kann an allen Einrichtungen teilnehmen. Niemand besitzt bzw. verwaltet das Internet. Das Informationsangebot wird von Zentralrechnern **(Servern)** zur Verfügung gestellt. Diese Server verfügen über sogenannte Standleitungen zum Netz, sodass die Informationen jederzeit durch Eingabe der entsprechenden Internetadressen abgerufen werden können. Unterhalten werden die Server des Internets von Universitäten, Forschungseinrichtungen, Behörden und Firmen. Diese Anbieter vermieten auch Speicherplätze auf ihren Servern, damit Kunden (z. B. Zahnarztpraxen) auch ihre eigenen Seiten im Internet veröffentlichen können.

Merke
Ein Intranet liegt vor, wenn Rechner mit denselben Technologien vernetzt sind wie im Internet, aber nur intern (z. B. im Computernetz einer Zahnarztpraxis) kommunizieren können.

5.4.3 Telematikinfrastruktur (TI)

Video
Telematikinfrastruktur

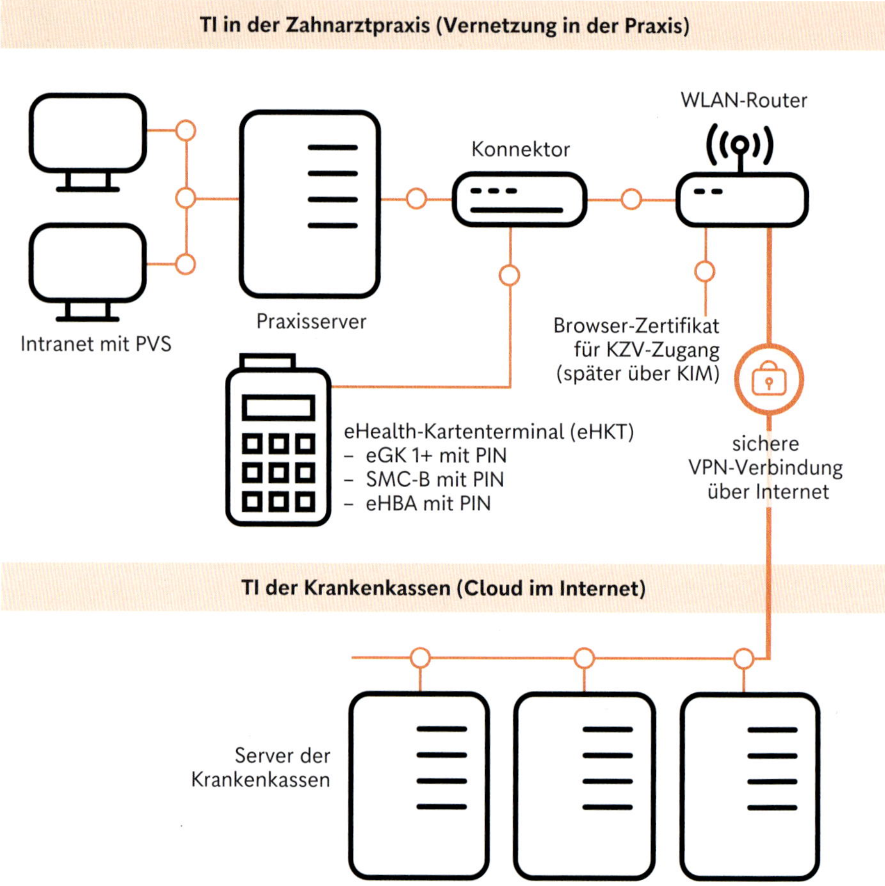

Abb. 1 Aufbau der Telematikinfrastruktur, KZV: Kassenzahnärztliche Vereinigung, PVS: Praxisverwaltungssoftware, KIM: Kommunikation im Medizinwesen, VPN: virtuelles privates Netzwerk

Bis 2019 war es möglich, ohne Internetanbindung in der Zahnarztpraxis zu arbeiten. Seitdem muss für das Einlesen der eGK zwingend eine Internetverbindung aufgebaut werden →Abb. 1. Hierfür ist verschiedene **Hardware** erforderlich. Neben den Rechnern in der Praxis und einem Server werden mindestens ein e-Health-Lesegerät (für die eGK und den eHBA) sowie ein Konnektor (mit der SMB-C-Karte) und ein WLAN-Router benötigt. Die Zertifizierung der Konnektoren muss alle 5 Jahre erneuert werden. Aus diesem Grund werden die ersten Konnektoren durch eine Softwarelösung ersetzt, z.B. e-Connect. Das verwendete PVS muss TI-fähig sein.

Mit der eGK sind folgende **Funktionen** möglich:
- Versichertenstammdatenmanagement (VSDM)
- Notfalldatenmanagement (NFDM)
- Elektronischer Medikationsplan (eMP)
- Kommunikation im Medizinwesen (KIM)
- Einführung des Elektronischen Beantragungs- und Genehmigungsverfahren (EBZ)
- Elektronisches Zahnbonusheft
- Elektronische Patientenakte (ePA)
- Elektronisches Rezept (eRezept)
- elektronische Arbeitsunfähigkeitsbescheinigung (eAU)

Versichertenstammdatenmanagement

Das VSDM erfolgt nach Einlesen der eGK über das e-Health-Lesegerät und den Konnektor. Die SMC-B-Karte steckt im Konnektor und weist die Zahnarztpraxis nach PIN-Eingabe als solche aus. Die Daten werden verschlüsselt und über den Konnektor an die Krankenkassen zur Überprüfung und ggf. Änderung übermittelt. Anschließend erfolgt weitgehend automatisch das Einlesen in das PVS (Dauer 3 bis 8 Sekunden). Das Ersatzverfahren bleibt möglich. Über die Krankenkassenserver erfolgt eine Rückmeldung zur eGK. Haben sich Änderungen für die eGK ergeben, werden diese auf der eGK abgespeichert. Ist die eGK nicht mehr gültig, wird diese gesperrt. Im Falle einer Sperrung kann der Patient im Ersatzverfahren aufgenommen und behandelt werden. Innerhalb von 10 Tagen muss der Patient eine neue eGK vorlegen.

Damit geklärt ist, ob eine eGK wirksam eingelesen wurde, werden in der TI Zusatzkennzeichen in der Upload-Datei eingebaut: 1 = Ersatzverfahren, 2 = offline eingelesen, 3 = online geprüft und eingelesen). Wird zu oft offline eingelesen, kann es zu Strafzahlungen kommen.

Die Zahnarztpraxen erhalten Kostenerstattungen (Pauschalen für Hardware und Betrieb) für e-Health-Lesegerät, SMC-B-Karte, Konnektor, VPN-Verbindungen, eHBA und eine Startpauschale.

Alle Geräte und Karten müssen von der Gematik zertifiziert sein. Für Zusatzanwendungen muss jeweils ein Konnektor-Update eingelesen werden.

Notfalldatenmanagement (NFDM)

Die Abspeicherung der Notfalldaten eines Patienten (z. B. Blutgruppe, schwere Erkrankung) sind im Notfalldatensatz (NFD) auf der eGK möglich. Zusätzlich können auch Verfügungen des Patienten enthalten sein (z. B. Nichtbehandlung nach schweren Verletzungen). Dies ist der Datensatz Persönliche Erklärung (DPE). Das Anlegen dieser Datensätze ist eine freiwillige Wahlmöglichkeit der Patienten. Der DPE ist für Zahnärzte nicht einsehbar. Neben der eGK benötigt der Patient auch eine PIN. Der Zahnarzt benötigt seinen eHBA und ebenfalls eine PIN.

Hier finden Sie Informationen zu NFDM, eMP und weiteren Themen

www.cgm.com/deu_de

→Plattformen

→Telematikinfrastruktur

→Anwendungen

Elektronischer Medikationsplan (eMP)

Zur Arzneimitteltherapiesicherheit (AMTS) erhält der Patient zunächst einen Ausdruck der Medikamente, die er nimmt. Später können diese Daten ebenfalls auf der eGK gespeichert werden.

Kommunikation im Medizinwesen (KIM)

Der E-Mail-Dienst für Gesundheitsberufe KIM sorgt für einen sicheren Austausch von Nachrichten und Dateien innerhalb der Telematikinfrastruktur. Dies soll eine gesicherte und zertifizierte Kommunikation aller Leistungserbringer (Ärzte, Zahnärzte Psychotherapeuten und Krankenhäuser) über einen Patienten ermöglichen. Die Informationen werden beim Versenden automatisch per SMC-B-Karte im eGK-Kartenleser verschlüsselt. Die qualifizierte elektronische Signatur (QES) kann per eHBA erfolgen. Die Praxis kann sich bei KIM registrieren und wird dann bei den anderen Leistungserbringern in einem speziellen Adressbuch gelistet. Man braucht eine KIM-Adresse. Ab 01.01.2021 ist KIM in jeder Praxis Pflicht, da ab diesem Zeitpunkt die eAU-Bescheinigungen an die Kassen elektronisch per KIM übermittelt werden sollen. Der Arbeitgeber kann die eAU bei der Kasse anfordern. Der Patient erhält auf Wunsch einen Ausdruck.

Elektronisches Beantragungs- und Genehmigungsverfahren (EBZ)

Das bedeutet, dass die Leistungsbereiche KBR/KGL, KFO, PAR und ZE in elektronische Verfahren überführt werden, die bisher in Papierform übermittelt werden mussten. Es wird dann direkt aus dem PVS ein elektronischer Antrag an die GKV verschickt. Die Genehmigung führt die GKV dann auch elektronisch durch und sendet die Information zurück an die Zahnarztpraxis.

Hierzu muss der KIM-Dienst installiert sein. Das Verfahren wird dadurch erheblich vereinfacht und ist seit 2022 in Betrieb. Hierzu ist ebenfalls der eHBA erforderlich.

Elektronisches Zahnbonusheft

Da eZahnbonusheft wird elektronisch geführt und soll ab dem Jahr 2025 in der ePA gespeichert und aktualisiert werden. Man spricht hierbei von einem medizinischen Informationsobjekt (MIO).

Elektronische Patientenakte (ePA)

Krankenkassen müssen ihren Versicherten einen Zugriff auf eine elektronische Patientenakte verschaffen (bis 2025). Zahnarztpraxen, die an der vertragszahnärztlichen Versorgung teilnehmen, sollen gegenüber ihrer zuständigen Kassenzahnärztlichen Vereinigung (KZV) nachweisen, dass sie die notwendige Ausstattung für den Zugriff auf die ePA besitzen. Sollten Zahnarztpraxen dieser gesetzlichen Forderung nicht nachkommen, wäre die Vergütung vertragszahnärztlicher Leistungen pauschal um ein Prozent so lange zu kürzen, bis der Nachweis gegenüber der zuständigen KZV erbracht ist.

Die Einstellung der Daten soll jede Praxis leisten. Der Patient kann dem widersprechen. Dazu werden die eGK und der eHBA mit jeweils der PIN benötigt.

Elektronisches Rezept (eRezept)

Das eRezept führt zum Wechsel vom bisher papiergeführten Rezeptformular hin zu einer elektronischen Verordnung, die z. B. mittels Smartphones in jeder Apotheke eingelöst werden kann. Die Rezepte werden an den Fachdienst MIO (Medizinische-Informations-Objekte) über das PVS übermittelt. Auf Wunsch erhält der Patient noch einen Ausdruck. Mit einer App der Gematik und einer NFC-fähigen eGK kann er auch mit dem Smartphone das Rezept in der Apotheke einlösen. Die Apotheke hat auch Zugriff auf den Fachdienst. Hierfür ist ein KIM-E-Mail-Dienst sowie der eHBA für die qualifizierte digitale Signatur erforderlich.

Elektronische Arbeitsunfähigkeitsbescheinigung (eAU)

Das Ausstellen einer eAU muss in jeder Zahnarztpraxis möglich sein. Hierfür ist ein KIM-E-Mail-Dienst sowie der eHBA für die qualifizierte digitale Signatur erforderlich. Mit der Umstellung werden zahnärztliche Diagnosen auf den ICD-10-Standard gesetzt, wie das bei Ärzten schon seit langer Zeit gilt. Mund- und Zahnerkrankungen werden unter Verdauungssystemerkrankungen im Kapitel X1 geführt, hier unter K00 bis K14 (Krankheiten der Mundhöhle und des Zahndurchbruchs), z. B. K01.1: Impaktierter Zahn, K01.5: Karies mit freiliegender Pulpa. Jedes aktuelle PVS bietet die Aufzählung in einer Datenbank.

ICD-10
International Statistical Classification of Diseases and Related Health Problems; wichtigstes, weltweit anerkannte Klassifikationssystem für medizinische Diagnosen

5.4.4 Cloud-basierte Praxisverwaltungssysteme (CB-PVS)

Momentan existieren nach Auskunft der KZBV nur wenige CB-PVS, z. B. Claire, DS4, Teemer und CGM XDENT.

Die Programme befinden sich nicht mehr auf den praxisinternen Rechnern, sondern in einer Cloud →Abb. 1. Die Server (der Cloud) stehen alle in Deutschland. Alle CB-PVS benötigen einen Internetzugang. Hier gilt: je schneller, desto besser.

Jeder Praxismitarbeiter erhält einen **Zugang über ein Passwort** – das regelmäßig gewechselt werden muss – mit eingeschränktem oder vollem Zugriff. Der Zugriff kann von überall erfolgen. Im Moment wird der Außenzugriff insbesondere für die Abrechnung im Home-Office genutzt. Eine Vernetzung der Rechner bzw. ein Server sind in der Praxis ist nicht mehr erforderlich. Alle Rechner müssen lediglich mit dem Internet verbunden sein.

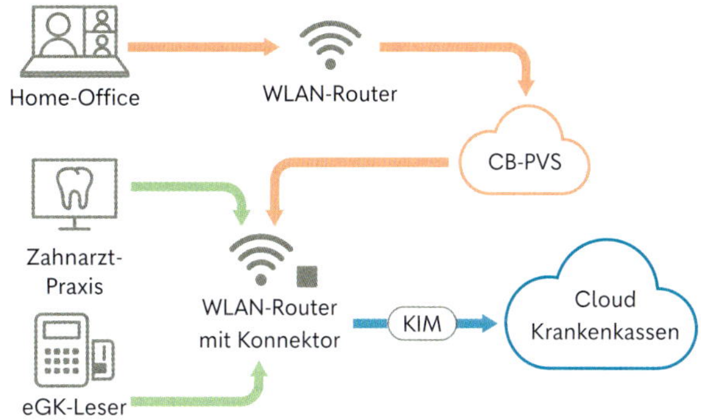

Abb. 1 Cloud-basiertes Praxisverwaltungssystem (CB-PVS) in der TI

Updates für das PVS sind nicht mehr erforderlich, ebenso entfällt die Datensicherung. Beim Einschalten des Rechners stehen nach dem Zugang die aktuellen Daten der Zahnarztpraxis in der neuesten Version des Programms zur Verfügung. Alle **Eingaben werden verschlüsselt gesichert**. Sie können auch vom Anbieter nicht ausgelesen werden. Dieser Schlüssel wird ausschließlich dem Betreiber zur Verfügung gestellt und sollte sicher aufbewahrt werden. Für die CB-PVS ist eine Zertifizierung (wie bei allen PVS) durch die KZBV erforderlich. Die Daten werden auf zwei bis drei Servern an unterschiedlichen Standorten „gespiegelt". Beim Ausfall eines Servers, stehen die Daten also immer noch zur Verfügung. Die Kommunikation zwischen den CB-PVS und der Cloud der Krankenkassen geschieht immer über die Praxis.

Der **Anschluss an die Telematikinfrastruktur**, das EBZ, ist ebenfalls integriert. Ausdrucke über einen Drucker sind auch noch möglich. z. B. eRezept, eAU.

Für die Nutzung fallen **monatliche Gebühren** an. Die Ersteinrichtung und eine Datenübernahme müssen gesondert bezahlt werden. Ebenfalls fallen für besondere Module, z. B. Web-basierte Terminierung, Extragebühren an.

Die CB-PVS sind idealerweise mit einem **Web-basierten Terminsystem** gekoppelt. Der Patient greift hier über das Internet auf die freigegebenen Termine der Zahnarztpraxis zu. Der Termin wird im Terminsystem der Zahnarztpraxis geblockt und nach Genehmigung durch die Praxis definitiv mit der entsprechenden Behandlung bestätigt.

Bei Ausfall des Anbieters des CB-PVS steht ein Modul zur Verfügung, dass den Zugriff auf den Server sicherstellt und einen Export der Daten in den Rechner der Zahnarztpraxis ermöglicht. Hier können die Daten in ein anderes Programm eingepflegt werden. Diese Exportfunktion ist verschlüsselt und mit mehreren PIN-Eingaben gesichert. Sie muss zukünftig von allen PVS-Anbietern angeboten werden.

Es bestehen immer noch „Nichtempfehlungen" der KZV/LZK bezüglich Web-basierter Zahnarzt-Software.

5.5 Europäische Datenschutz-Grundverordnung (EU DSGVO) in der Zahnarztpraxis

5.5.1 Datenschutz

Der Begriff Datenschutz ist missverständlich. Nicht die Daten sollen geschützt werden, sondern der Bürger vor den nachteiligen Folgen der Datenverarbeitung. Diese resultieren im Wesentlichen aus der mangelnden Sorgfalt beim Umgang mit personenbezogenen Daten, aus ihrer zweckwidrigen Verwendung, zu langer Aufbewahrung, Weitergabe an Unbefugte und Verknüpfung von Daten zum Nachteil einer Person.
In der EU DSGVO wurden die Regeln zum Datenschutz in Europa vereinheitlicht.

In Zahnarztpraxen galten schon immer einschlägige berufsrechtliche und strafrechtliche Bestimmungen einer strengen Schweigepflicht.

> **Eid des Hippokrates**
> *„... Was ich in meiner Praxis sehe oder höre oder außerhalb dieser im Verkehr mit Menschen erfahre, was niemals anderen Menschen mitgeteilt werden darf, darüber werde ich schweigen, in der Überzeugung, dass man solche Dinge streng geheim halten muss ..."*
> *Quelle: Capelle 1955, S. 179 ff., in: B. Irrgang, Grundriss der medizinischen Ethik, München 1995, S. 12*

Hier finden Sie die Richtlinie zur IT-Sicherheit
www.kzbv.de
→Zahnärzte
→Digitales
→IT-Sicherheit
→Datenschutz und IT-Sicherheit in der Zahnarztpraxis

Zusätzlich gelten heute die Bestimmungen der EU DSGVO und der Bundes- und Landesdatenschutzgesetze, die die Verarbeitung und Nutzung personenbezogener Daten und Dateien im öffentlichen und nicht öffentlichen Bereich regeln. Die Zahnarztpraxis zählt zum nicht öffentlichen Bereich. Dennoch haben die KBV und die KZBV eine Richtlinie zur IT-Sicherheit in der vertragsärztlichen und vertragszahnärztlichen Versorgung erlassen, um die Arzt- und Zahnarztpraxen bei der Umsetzung der IT-Sicherheit und den Vorschriften zur EU DSGVO zu unterstützen.

Die **Richtlinie zur IT-Sicherheit in der vertragsärztlichen und vertragszahnärztlichen Versorgung** unterscheidet in ihren Empfehlungen nach Praxen (bis fünf ständig mit der Datenverarbeitung beschäftigten Personen), mittleren Praxen (6 bis 20 Personen) und Großpraxen (über 20 Personen). Dabei geht man davon aus, dass alle Angestellten mit der Datenverarbeitung befasst sind. (Ausnahme Reinigungskräfte).

Im Empfehlungskatalog steht in der Anlage 1 der Umgang mit Software, mobilen Apps und Internetanwendungen und der Umgang mit Hardware.

In der Anlage 2 stehen die zusätzlichen Anforderungen für mittlere Praxen, in der Anlage 3 die zusätzliche Anforderung für Großpraxen und in der Anlage 4 die zusätzlichen Anforderungen bei der Nutzung medizinischer Großgeräte. In der Anlage 5 sind die Anforderungen für dezentrale Komponenten der Telematikinfrastruktur aufgeführt. In der Anlage 6 finden sich die informatorischen Quellen des BSI zu den Anforderungen (sichere Web-Browser, sicher Konfiguration von MS-Office, Outlook und Betriebssystemeinstellungen).

Der Unterschied zwischen personenbezogenen Daten und Dateien wird aus Tab. 1 (S. 163) ersichtlich.

Datenverarbeitung in der Zahnarztpraxis

Personenbezogene Daten	Einzelangaben wie Name, Anschrift, Geburtsdatum; Angaben über sachliche und persönliche Verhältnisse des Bürgers (Betroffener), z. B. Krankheiten (siehe Anamnesebogen), Vermögen, Beruf, Hobby, Zahlungsverhalten, politische Anschauungen.
Personenbezogene Dateien	Dies sind Sammlungen von personenbezogenen Daten, die durch automatisierte Verfahren (z. B. Computer, Magnetbänder oder -platten, DVD) oder durch nicht automatisierte Verfahren („herkömmliche Kartei“) ausgewertet werden können.

Tab. 1 Unterschied Daten und Dateien

Unter Datenverarbeitung verstehen die EU DSGVO und das Bundesdatenschutzgesetz

- die Speicherung
- die Übermittlung
- die Veränderung
- das Sperren
- das Löschen

von personenbezogenen Daten.

Merke
Geschützte Daten sind in Dateien gespeicherte personenbezogene Daten.

Die Zahnarztpraxis, die personenbezogene Daten speichert, darf die Daten an Dritte (z. B. Rechenzentrum, Computerfirma bei Reparatur des Computers) nur unter folgenden Bedingungen weitergeben:

- Eine Rechtsvorschrift erlaubt dies im Gesetz ausdrücklich oder ordnet es an oder
- der Betroffene willigt ein (schriftlich).
- **Auftragsdatenverarbeitung:** Wird ein Softwareanbieter mit der Reparatur oder Konfiguration vor Ort oder per Fernwartung beauftragt, besteht die Möglichkeit, dass er Einblick in die gespeicherten Daten der Praxis erhält. Aus diesem Grund muss mit ihm eine Vereinbarung gemäß Art. 28 DSGVO abgeschlossen werden. Hierin verpflichtet sich der Anbieter, dass er die gleichen Pflichten aus der DSGVO wie die Zahnarztpraxis erfüllt.
- Bei der **Datenweitergabe an Fremdlabore** wird in den Bundesländern unterschiedlich verfahren. Manche Datenschutzbehörden verlangen für die Zusammenarbeit den Abschluss eines entsprechenden Auftragsverarbeitungsvertrags. In jedem Fall ist bei der Übermittlung von Patientendaten an das zahntechnische Labor zu überlegen, ob tatsächlich alle personenbezogenen Daten vom externen Labor benötigt werden. Gegebenenfalls kann es datenschutzrechtlich geboten sein, personenbezogene Daten, z. B. Name des Patienten, zu pseudonymisieren.

Der Weitergabe der Abrechnungsdaten über Upload an die KZV bzw. die Krankenkasse hat der Versicherte durch die Aufnahme in einer gesetzlichen Krankenkasse zugestimmt. Dies gilt nicht für Privatpatienten.

Momentan ist man sich nicht sicher, wie lange die Daten auf den unterschiedlichen Datenträgern überhaupt gespeichert (gesichert) werden können. Früher verwendete Disketten hatten eine „Lebensdauer“ von knapp 30 Jahren. Bei Festplatten geht man von etwa 100 Jahren aus. Die längste Aufbewahrung ist zurzeit nur mit Mikrofilmen (etwa 1000 Jahre) möglich.
Wenn auch die gesetzlichen Aufbewahrungsfristen damit weit überschritten werden, kann es durchaus vorkommen, dass ältere Daten gebraucht und wiederhergestellt werden müssen.

In jeder Praxis mit mehr als 19 Mitarbeitern, die in der Regel ständig mit der automatisierten Verarbeitung personenbezogener Daten beschäftigt sind, muss ein **Datenschutzbeauftragter** (DSB) benannt sein, der sich mit der Überwachung und Kontrolle der Einhaltung der Datenschutzgesetze und Datenschutzregeln befasst. Durch diese Bestimmung sind die meisten Zahnarztpraxen von der Bestellung eines DSB befreit.
In größeren Gesundheitszentren sind dies oft **extern bestellte** Personen, die entsprechend fortgebildet sein müssen.

Innerbetrieblich sind alle mit der EDV befassten Mitarbeiter vom Praxisinhaber oder vom Datenschutzbeauftragten über den Datenschutz zu belehren. Der DSB unterliegt einem besonderen Kündigungsschutz und muss an die entsprechende Behörde gemeldet werden.

Man spricht in diesem Zusammenhang auch von der „Human Firewall", weil der Mensch (Mitarbeiter) alle sensiblen Daten unter seiner Kontrolle haben sollte. Bei der Aufklärung über den Datenschutz sollte auch erklärt werden, was im Falle einer Datenpanne zu tun ist. Handelt es sich bei einer Panne um eine Verletzung des Schutzes personenbezogener Daten, die nicht zu einem Risiko für die Rechte und Freiheiten einer Person führt, muss keine Meldung erfolgen. Innerhalb von 72 Stunden muss jedoch eine Meldung an die Datenschutzbehörde erfolgen, wenn das nicht der Fall ist.

Alle Bürger sind mittlerweile sehr sensibilisiert, wenn es um ihre persönlichen Daten geht. Dies muss auch in der Zahnarztpraxis bedacht werden. Hinsichtlich seiner Daten hat jeder Bürger bestimmte Rechte →Tab. 1.

Im Internet finden Sie die Datenschutzbeauftragten der einzelnen Bundesländer, z. B.:

www.datenschutz.sachsen-anhalt.de/landesbeauftragte

oder

www.thueringen.de/datenschutz

Im Bund ist die zuständige Bundesbeauftragte für den Datenschutz:
Louisa Specht-Riemenschneider
Husarenstr. 30
53117 Bonn

www.bfdi.bund.de
(mit einem Lexikon zum Datenschutz)

Das Bundesamt für Sicherheit in der Informationstechnik finden Sie unter:

www.bsi.bund.de

Auskunft	Der Betroffene hat ein Auskunftsrecht über alle Daten, die über ihn gespeichert und an Dritte weitergegeben worden sind. Der Zweck der Speicherung muss ihm angegeben werden. Damit hat der Patient ein Einsichtsrecht in seine Krankheitsakte (elektronisch oder herkömmlich gespeichert). Hiervon ausgenommen sind persönliche Bemerkungen des Zahnarztes zum Patienten, die er gesondert speichern kann.
Berichtigung	Sind falsche Daten gespeichert, hat der Betroffene das Recht zu verlangen, dass diese Daten korrigiert werden.
Sperrung	Ist der Wahrheitsgehalt der Daten umstritten, dürfen diese Daten nicht weiter benutzt werden. Sie sind vorhanden, aber gesperrt.
Löschung	Sind die Voraussetzungen für die Speicherung entfallen oder ist die Speicherung unzulässig, müssen die Daten gelöscht werden.
Schadensausgleich	Sind Fehler, z. B. durch unrichtige Datenverarbeitung, entstanden, hat der Betroffene ein Recht auf Schadensersatz.
Anrufung	Jedem Bürger steht das Recht zu, sich an den Landes- oder Bundesbeauftragten für Datenschutz zu wenden.

Tab. 1 Die Rechte des Bürgers (des Betroffenen)

Die Einhaltung der Datenschutzbestimmungen wird im nicht öffentlichen Bereich (z. B. Zahnarztpraxen) überwacht. Die zuständige Stelle für Beschwerden der Bürger ist in den einzelnen Bundesländern meist das Innenministerium.

Darüber hinaus hat die Bundesregierung das Bundesamt für Sicherheit in der Informationstechnik (BSI), Godesberger Allee 183, 53175 Bonn, gegründet. Hier können Sicherheitstipps, Sicherheitsberatung, Erstellung eines Sicherheitskonzepts (z. B. Informationen zu Computerviren und Hoaxes) auch für Zahnarztpraxen erfragt werden.

Beim Versand von **E-Mails** muss man sich im Klaren sein, dass sie jeder lesen kann. Es handelt sich um „Postkarten im Internet". Will man das nicht, muss man sie vor dem Versand verschlüsseln. Man versieht die E-Mail mit einem Schlüssel, den nur der gewollte Empfänger der Nachricht erhält.

Gleichzeitig kann man auch eine qualifizierte digitale Signatur verwenden, die als Schriftform gesetzlich anerkannt ist. Hierzu muss mithilfe eines speziellen Verfahrens sichergestellt werden, dass ein Schriftstück von einer genau bestimmten Person verfasst worden ist. Dies ist mit dem neuen Personalausweis und einem speziellen Lesegerät möglich.

Um E-Mails als verschlüsselte und digital signierte Nachrichten zu verschicken, können verschiedene Programme genutzt werden, z. B. Pretty Good Privacy (PGP). Dieses Programm der PGP-Corporation ist derzeit für Privatanwender als 30-Tage-Testversion unentgeltlich nutzbar. Daneben gibt es eine dazu kompatible, zeitlich unbegrenzt nutzbare, Open-Source-Implementierung.

Hier können Sie Programme zur Verschlüsselung von E-Mails herunterladen:

www.openpgp.org

www.gnupg.org

Der Versand von Röntgenbildern (als DICOM-Datei) muss ab dem 1.1.2019 unbedingt verschlüsselt erfolgen. Zur Sicherheit der Kommunikation im Medizinwesen hat man das KIM-Verfahren eingeführt. Hierbei werden die E-Mails verschlüsselt und sind nur von Mitgliedern dieser Institutionen lesbar. Mit der SMB-C-Karte und dem eHBA ist auch eine qualifizierte elektronische Signatur möglich.

5.5.2 Datensicherung

Zur Datensicherung gehören alle Verfahren, die gegen den Verlust einzelner Daten, ganzer Datenbestände bzw. deren Verfälschung durch technische Ursachen, menschliches Versagen, unberechtigte Eingriffe oder durch höhere Gewalt schützen. Man unterscheidet verschiedene Maßnahmen →Tab. 1.

Organisatorische Maßnahmen	Technische Maßnahmen	Programmtechnische Maßnahmen
Alle Maßnahmen, die Daten vor Verlust und Verfälschung sowie vor unberechtigtem Zugriff schützen.	Alle baulichen und technischen Sicherungsmaßnahmen zum Schutz der Daten.	Alle Sicherungsmaßnahmen, die zum Schutz der Software vor Missbrauch getroffen werden.

Tab. 1 Maßnahmen zum Datenschutz

Organisatorische Maßnahmen

Erstellen von Sicherungskopien: In jedem Zahnarztverwaltungsprogramm ist heute ein Daten- und Archivsicherungsprogramm enthalten. Hiermit können die eingegebenen Daten und/oder das Programm gesichert werden. Es werden zudem im Handel Datensicherungsprogramme angeboten.

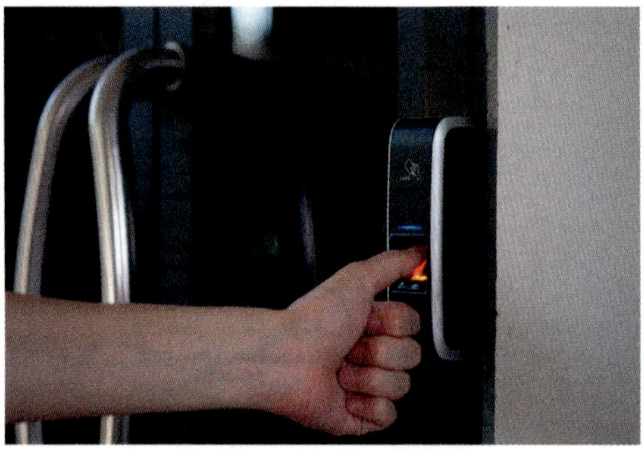

Abb. 1 Zutrittskontrolle mit Fingerabdruck

Nutzt eine Praxis den Rechner lediglich zur Abrechnung, ist eine halbtägliche oder tägliche Sicherung ausreichend. Handelt es sich jedoch um eine „karteilose" Praxis, sollten häufigere Datensicherungen erfolgen. Die Sicherung kann auf Magnetbändern, CD-RWs, DVDs, Sticks, weiteren Festplatten oder besonderen Rechnern durchgeführt werden.

Zutrittskontrollsysteme: Der Zutritt zum Rechnerraum (zumindest des Servers) kann mit Ausweiskarten, Chipkarten, visueller und akustischer Identitätskontrolle gesichert werden (Closed-Shop-Betrieb). Einzelne Rechner können auch ein- oder abgeschlossen werden.

In Ihrer KZV dürfen Sie den Rechnerraum nur nach vorheriger Anmeldung besuchen.

In Unternehmen setzen sich bestimmte Erkennungsverfahren durch, z. B. Fingerabdruck-Scan mittels Tastatur, Maus oder spezieller Lesegeräte →Abb. 1.

Protokollierung: Auf einem speziellen Protokollband werden alle Benutzeraktivitäten aufgezeichnet, sodass verfolgt werden kann, wer am Rechner gearbeitet hat (Logbuch). In den meisten Zahnarztverwaltungsprogrammen müssen Sie sich mit einem Passwort anmelden. So kann immer zurückverfolgt werden, wer welche Eingaben wann im Rechner gemacht hat.

Datenträgertransport: Es wird geregelt, wer die Datenträger (z. B. Bänder, Festplatten) transportiert. Dabei muss sichergestellt sein, dass diese gegen unbeabsichtigtes Lesen, Verändern oder Löschen gesichert sind.

Raumschutz: Die Raumtemperatur im Rechnerraum sollte 30 °C nicht überschreiten. Magnete und Elektrogeräte mit starkem Magnetfeld sollten nicht in der Nähe von Computern und Datenträgern stehen (z. B. Telefon nicht neben Bildschirm, Lautsprecher nicht neben Bildschirm).

Vertrauensbildende Maßnahmen: Hierbei muss den Mitarbeitern bewusst werden, dass der Umgang mit Daten, und vor allem mit persönlichen Daten, besondere Gewissenhaftigkeit erfordert. Hilfsmittel hierzu sind z. B. Klassifikationen von Arbeitsplatzfunktionen und der dazugehörigen Datenbestände. Ein Beispiel kann die Zuordnung bestimmter Sicherheitsstufen sein →Tab. 1.

Schutzerfordernis	Stufe	Beispiel
kein Schutz notwendig	1	Rechner im Wartezimmer
bedingter Schutz notwendig	2	Rechner zu Demonstrationszwecken im Behandlungszimmer
vertraulich	3	Rechner zur Datenerfassung und -verarbeitung im Behandlungszimmer (ohne sonstige Zugriffsmöglichkeiten)
sehr vertraulich	4	Rechner in der Zentrale (Rezeption), ohne Zugriff z. B. auf Umsätze der Praxis
geheim	5	Rechner im separaten Büro mit Zugriff auf alle Daten

Tab. 1 Sicherheitsstufen für Daten

Technische Maßnahmen

Hierunter versteht man physikalische Maßnahmen, um die Daten des Rechners zu schützen, wie zum Beispiel:

- Sicherung des Rechners durch Schlüsselschalter
- Aufbewahrung von Sicherungskopien bzw. Installation eines separaten Rechners in einem speziellen feuerfesten und einbruchsicheren Raum (Praxistresor)
- Einbau von Alarmanlagen (mit Bewegungsmelder)
- Türsicherungen
- unterbrechungsfreie Stromversorgungen (USV)
- Notstromaggregate
- Schutz der Datenträger durch mechanische Sicherung

Programmtechnische Maßnahmen

Benutzerkennungen und Passwortverfahren: Hierbei werden bestimmte Programmteile durch Passwörter oder Benutzerkennungen gesperrt bzw. geöffnet. In Zahnarztverwaltungsprogrammen kann dies für fast alle Programmteile separat geregelt werden →Abb. 1. Nach mehrmaliger Falscheingabe sollte der Rechner gesperrt werden. Zu den häufigsten Passwörtern zählen noch immer z. B. „123456“, „Hallo“ oder „Passwort“. Das sollte man unbedingt vermeiden. Je länger ein Passwort ist, desto schwieriger ist es zu knacken. Um das Passwort „Pass$$WOrtHallo987“ (bitte nicht verwenden!) zu knacken, brauchen Rechner Jahrzehnte. Verwenden Sie Sonderzeichen, Groß- und Kleinbuchstaben sowie Zahlen. Zudem sollten Passwörter zumindest monatlich gewechselt werden. Sehr sicher in der Verwendung sind auch die Anfangsbuchstaben aus einem Satz in einem Buch. Beispiel: Ich heiße Nadja und bin am 12.05.2001 in Nürnberg geboren. Passwort: „IhNuba12052001iNg“.

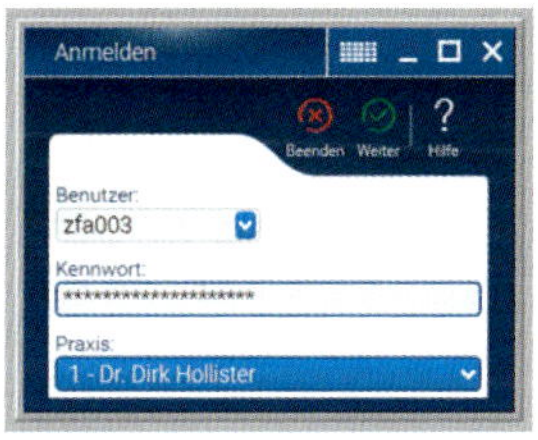

Abb. 1 Benutzer und Kennwort vor Programmstart

Nutzung von Datenbeständen: Zu allen Dateien können für jeden Benutzer bestimmte Zugriffsberechtigungen festgelegt werden →Abb. 2. Mögliche Kriterien können sein:

- Einschränkungen auf bestimmte Benutzerkreise
- Zugriff (Lesen und Schreiben)
- Kennwort (für Lesen und/oder Schreiben)

> **Beispiel**
> Die ZFA Petra kann nur auf das Terminprogramm zugreifen, ihre Kollegin kann die gesamte Leistungserfassung vornehmen, die ZMV kann auf die Buchführung zugreifen, die Statistik ist nur für die Zahnärztin zugänglich.

Kopierschutz: Häufig sind Programme geschützt, um unberechtigtes Kopieren zu verhindern. Die Abrechnungsdaten (Quartalsabrechnung) werden verschlüsselt als Upload über ein Zertifikat an die KZV übermittelt oder in Zukunft auch über KIM.

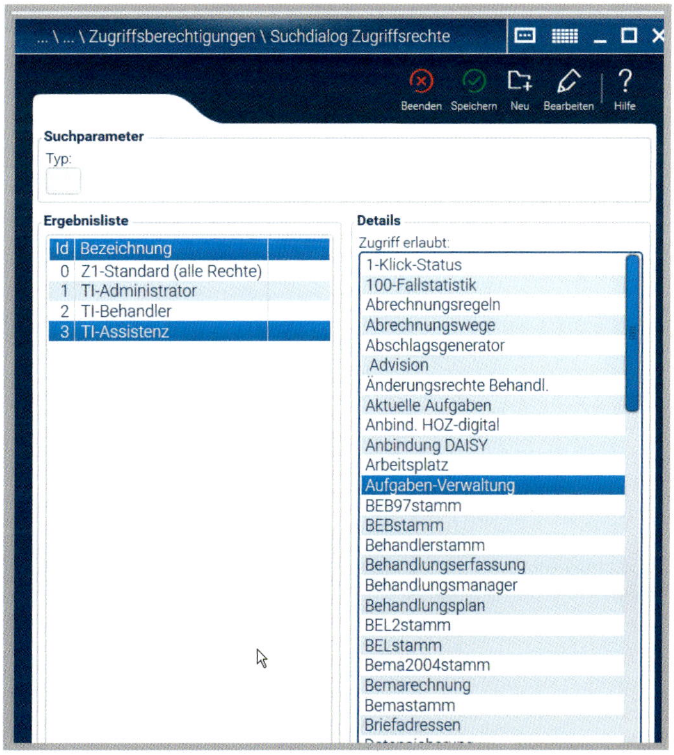

Abb. 2 Festlegung der Zugriffsberechtigungen in einem Zahnarztverwaltungsprogramm

Plausibilitätsprüfung: Sie besteht in der Erkennung von inhaltlichen Fehlern, die plausibel sind. Alle zahnärztlichen Programme sind damit ausgestattet.

Beispiel
Das Programm Z1 macht z. B. bei Eingabe der Leistung X2 an Zahn 21 durch ein akustisches Signal und/oder einen Bildschirmhinweis auf den Fehler aufmerksam. Wenn ein Patient angibt, er habe am 29.02.61 Geburtstag, wird das Programm dies ebenfalls nicht akzeptieren.

Ein eigenes Plausibilitätsprogramm stellt das BEMA-Prüfmodul dar, welches die Leistungseingaben auf Abrechenbarkeit prüft. Dieses BEMA-Prüfmodul wird von Zeit zu Zeit erneuert und den Softwarefirmen zum „Einbau" in ihre Software von der KZBV zur Verfügung gestellt.
Das von der KZBV zur Verfügung gestellte BEMA-Prüfmodul prüft alle Eingaben in allen Zahnarztprogrammen, ob sie BEMA-konform sind.

Virenschutz (Virenscanner): Viren sind Programme, die bestimmte Dateien sowie ganze Datenbestände löschen oder manipulieren können. Es gibt auch harmlose Viren, die sich lediglich im Rechner „einnisten". Antivirenprogramme (Virenscanner) können Viren erkennen und vernichten →Abb. 1. Sie können dauernd aktiviert sein, damit keine Datei ungeprüft in den Rechner eindringen kann. In der Regel führt man aber nur in bestimmten Abständen eine Virenprüfung des Rechners durch. Alle Datenträger, die von außen in die Praxis kommen, müssen mit einem Virenscanner geprüft werden.

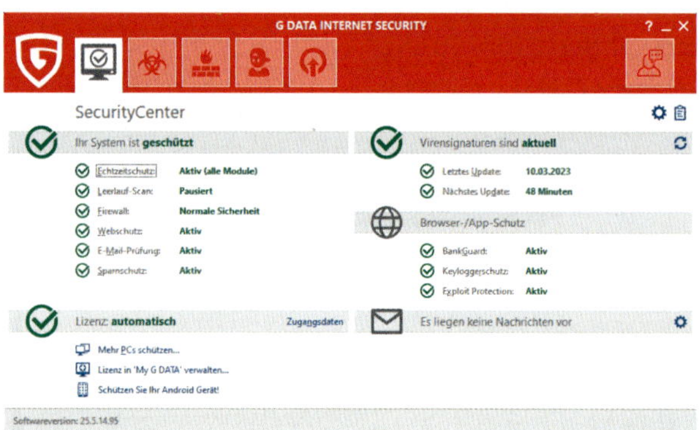

Abb. 1 Virenscanner

Beim Downloaden (Herunterladen) von Dateien und Programmen aus dem Internet ist ebenfalls höchste Vorsicht geboten. Durch das Internet werden mittlerweile die meisten Viren verbreitet. Besonderer „Beliebtheit" erfreuen sich auch sogenannte Trojaner. Dies sind in normalen Programmen, häufig kostenlose Programme aus dem Internet (Shareware), versteckte Virenprogramme. Der „Produzent" (Hacker) kann sie aktivieren, wenn der Betreffende online geht. Auf diese Weise kann ein Rechner ausspioniert („Phishing") werden, z. B. um Geheimzahlen zu erfahren.

Regeln zum **Schutz vor Viren:**
- Keine ungeprüften Datenträger verwenden.
- Keine Dateien von Fremden annehmen. Die meisten Cyber-Attacken erfolgen über Anhänge in E-Mails an die Praxis. Beim Öffnen eines solchen Anhangs werden alle Daten im PVS verschlüsselt und man kann sie nicht mehr lesen (Ransome-Software).
- Im Startprogramm des Rechners (BIOS) das Booten von Datenträgern deaktivieren.

Merke
Da die Regeln zum Datenschutz und zur Datensicherung in einer Zahnarztpraxis nun auch dokumentiert werden müssen, empfiehlt sich eine Integration in das QM-System der Praxis.

Firewall: Auch eine Firewall ist eine wichtige Schutzmaßnahme vor fremden und unberechtigten Verbindungsversuchen aus dem Internet in das Praxisnetzwerk. Mit einer Firewall lässt sich der ankommende und abgehende Datenverkehr nach festen Regeln kontrollieren, protokollieren, sperren und freigeben.

Aufgaben

1 Welche Daten erheben Sie von neuen Patienten in Ihrer Praxis?

2 Unterscheiden Sie Stamm- und Bewegungsdaten bei einer Rechnung des Dentaldepots.

3 Nennen Sie Ordnungssysteme, die in Ihrer Praxis verwendet werden.

4 Ordnen Sie folgende Namen nach der alphabetischen Ordnung:
Hans Bauer, Friedel Bauermann, Emil Bauer aus Crailsheim, Christian Bauer, Albert Bauer, Ernst Bauer-Mann aus Stuttgart, Peter Richard Bauer, Dr. Otto Freiherr von Bauer, Peter Paul Bauer, Bauer, Alf Bauer, A. Bauer, Emil Bauer junior, Emil Adolf Bauer, Emil Bauer aus Aalen, Manfred Bauer, Zacharias Bauer, A. Bauer, Gerhard Bauer, Manfred Bäuer, Bertram Bauer.

5 Weshalb wird in Zahnarztpraxen als 3. Ordnungswort häufig das Geburtsdatum verwendet?

6 Welche Bedeutung haben in Ihrem PVS Farben in der Patientenkartei?

7 Wie werden in Ihrer Praxis im PVS folgende Informationen deutlich gemacht:
a Ein Patient hat eine Rechnung erhalten.
b Ein Patient ist Privatpatient.
c Ein Patient hat eine Mahnung für die eGK erhalten.
d Ein Patient hat die Rechnung bezahlt.
e Ein Röntgenbild wurde erstellt.
f Ein Heil- und Kostenplan ist abgerechnet worden.
g Eine Mehrkostenvereinbarung wurde geschlossen.

8 Wie wird die ursprüngliche Alphabetleiste der klassischen Karteikarte in ihrem PVS ersetzt?

9 Welche Vorteile bietet eine rein elektronisch geführte Karteikarte?

10 Welche Risiken ergeben sich aus der elektronischen Karteiführung?

11 Welche Risiken ergeben sich aus der elektronischen Karteiführung?

12 Lesen Sie den Text und geben Sie an, welche der beschriebenen Praxisvorgänge Sie
a in der Zukunft für realisierbar halten.
b sich bereits heute für Ihren Berufsalltag wünschen.

Praxis 2030
Ein Vater betritt mit seinem sechsjährigen Sohn die Praxis. Den Termin hatte er über die Internetseite der Praxis online gebucht. Dabei hat er online einen QR-Code von der Praxis erhalten, über den er einen Anamnesebogen auf dem Handy öffnet. Diesen sendet er nach dem Ausfüllen im Wohnzimmer an die Praxis zurück. Er wird vom Zahnmedizinischen Fachassistenten freundlich mit Namen begrüßt, da der Rechner aufgrund der Gesichtsidentifizierung am Eingang seine Kartei bereits auf den Bildschirm „gelegt“ hat. Die Sensoren haben ebenfalls erkannt, dass der Patient eine gültige GIK (Gesundheitsidentifizierungskarte) mit sich führt.

Der Patient wird in den Entspannungsraum geleitet. Hier kann er entweder ein für ihn individuell zusammengestelltes zahnmedizinisches Programm oder ein Video am Bildschirm verfolgen oder eine Entspannungsübung durchführen. Der Kleine versucht unterdessen am Rechner mit dem Programm „EXI“ die Zähne aus einem Mund zu entfernen und Brücken zu bauen. Er merkt dabei nicht, dass der Vater über Bildschirm aufgerufen wurde.

Der ZFA platziert den Patienten in eine Behandlungseinheit, wo der Patient sein „Programm“ weiter bearbeiten kann. Der Zahnarzt betritt den Behandlungsraum und erläutert anhand der MORT-Aufnahmen (**M**agnet-**O**ptische **R**esonanz-**T**omografie), die in der vorangegangenen Sitzung gemacht wurden, auf dem Bildschirm die geplante Behandlung. Der Zahnarzt erklärt dem ängstlichen Patienten noch einmal, dass dabei keinerlei Strahlen mehr auftreten. Fragen des Patienten nach der weiteren Behandlung können ebenfalls am Bildschirm mittels intraoraler Kamera demonstriert werden. Nach Eingabe der Art des Eingriffs fährt die Behandlungseinheit in die entsprechende Lage und versorgt den Patienten mit seinen gewünschten Programmen (z. B. Musik, Video). Diagnosen, Befunde und Therapien werden während der Behandlung über die Spracherkennung eingegeben. Während der Behandlung werden am Stuhl Ultraschallaufnahmen zur Diagnose der Wurzelkanalbehandlung gefertigt, ohne dass der Patient aufstehen muss. Der ZFA überwacht während der Assistenz die Aufnahme des Rechners insbesondere der abrechnungsrelevanten Daten.

Mittlerweile hat der Kleine das Fehlen seines Vaters bemerkt und wird zu ihm in den Behandlungsraum gebracht. Neben seinem Vater spielt er nun mit dem Programm „EXI“ weiter.

Nach der Behandlung erhält der Patient per elektronischer Post eine Zusammenstellung der Kosten seiner bisherigen Behandlung. Da die gesamte Behandlung zur sogenannten „Grundversorgung“ gehört, werden die Kosten seiner „Gesundheitskasse“ über die VZA (Vertragszahnärztliche Abrechnungsstelle) per elektronischer Post am Monatsende übermittelt. Beim Verlassen der Praxis wird die gesamte Behandlung auf die GIK des Patienten drahtlos übertragen und der Kleine erhält „für seine Tapferkeit“ das Programm „EXI“ mit seinem aktuellen Spielstand auf DVD mit nach Hause.

Auf einen Ausdruck der intraoralen Mundverhältnisse hatte der Patient verzichtet.

c Was versteht man unter MORT?
d Kann eine Wurzelbehandlung mittels Laser erfolgen?
e Welche Bedeutung hat die Ultraschalldiagnostik in der Wurzelkanalbehandlung?
f Suchen Sie im Internet Spracherkennungssoftware und benennen Sie diese.
g Gibt es drahtlose Übertragung von Daten auf Karten?
h Kann mit Karten drahtlos bezahlt werden?
i Wofür wird Gesichtserkennungssoftware eingesetzt?

13 Benennen Sie die Hardware, die Sie auf der Abbildung erkennen.

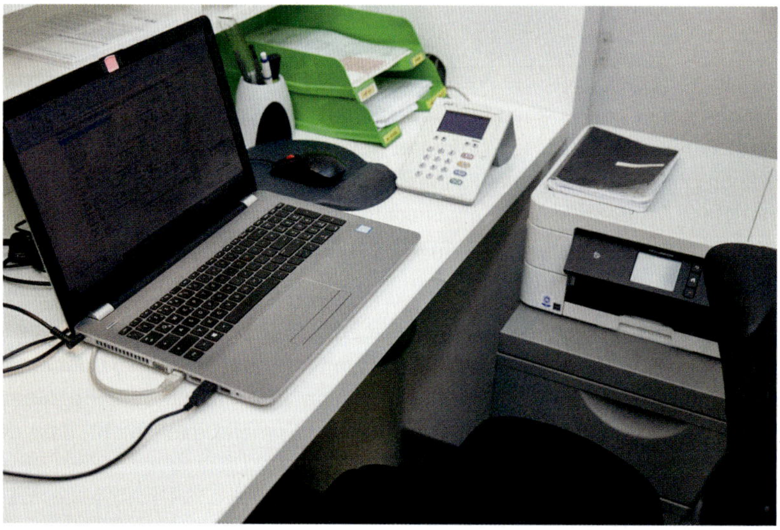

Abb. 1 EDV-Arbeitsplatz in einer Zahnarztpraxis

14 Nennen Sie mindestens vier Einsatzmöglichkeiten von zahnärztlichen Programmen.

15 Was versteht man unter einer „karteilosen“ Praxis?

16 Auf welchen externen Speichern werden in Ihrer Praxis die Daten gesichert? Wie werden sie aufbewahrt?

17 In Ihrer Praxis soll ein neues Zahnarztverwaltungsprogramm eingeführt werden. Ihr Chef möchte die Hardware und die Betriebssystemsoftware von Apple kaufen. Worauf muss geachtet werden?

18 Nennen Sie mindestens sechs Zahnarztverwaltungsprogramme.

19 Unterscheiden Sie: Datenschutz und Datensicherung.

20 Bringen Sie die Allgemeinen Geschäftsbedingungen Ihres Handy-Vertrags (gilt auch für Pre-paid-Cards) in den Unterricht mit und erklären Sie die Bestimmungen zum Datenschutz.

21 Was versteht man unter einem Virenscanner?

22 Muss in Ihrer Praxis ein Datenschutzbeauftrager benannt sein?

23 Ein Patient fragt bei Ihnen an, welche Daten über ihn in der Praxis gespeichert sind. Müssen Sie ihm die Frage beantworten?

24 Welche Probleme sehen sie bei einem zahnärztlichen Cloud-Programm?

25 Früher verwendete man zur Datenspeicherung Steintafeln, die seit Jahrtausenden erhalten geblieben sind. Womit behilft man sich heute, wenn man Daten längerfristig speichern will?

26 Was versteht man unter einer „Human Firewall“?

27 Nennen Sie Beispiele, was in der IT-Sicherheitsrichtlinie der KZBV geregelt ist.

28 Welche Vorteile hat ein Cloud-Programm für die Zahnarztpraxis?

29 Nennen Sie zwei Beispiele für sichere Passwörter.

30 Nennen Sie drei Unterschiede zwischen einer Karteikarte aus Papier und einer elektronischen Karteikarte.

31 Ihr Chef bittet Sie, die Sicherungskopie der Praxis auf einem Stick am Freitagnachmittag mitzunehmen. Wie reagieren Sie?

6 Organisation der Fernkommunikation

6.1 Kommunikation per Brief- und Schriftverkehr

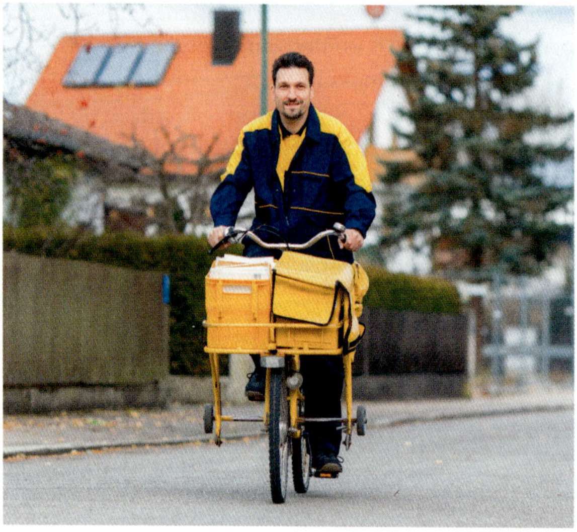

Abb. 1 Briefzusteller

Die älteste Möglichkeit, mit anderen Menschen „über die Ferne“ zu kommunizieren, ist der Brief- und Schriftverkehr.

Damit die Nachricht auch bei dem richtigen Empfänger ankommt und dieser antworten kann, sollte man sich an ein entsprechendes Dienstleistungsunternehmen wenden →Abb. 1.

Das Monopol zur Briefbeförderung durch die Deutsche Post ist vor einigen Jahren entfallen. Es gibt oft regionale Anbieter für Brief- und Paketaufgabe und -zustellung.

Mit dem sogenannten De-Mail-Gesetz soll die rechtsverbindliche und gesicherte elektronische Kommunikation gewährleistet werden. In diesem Bereich der elektronischen Briefbeförderung gibt es mehrere Anbieter. Die Deutsche Post hat den Dienst für Privatkunden eingestellt. Es gibt aber weiterhin private Anbieter auf diesem Gebiet (z. B. Easy Nova oder mentana-claimsoft). Für Geschäftskunden gibt es den E-Post Mailer.

Nachdem man sich seine exklusive Adresse bei einem Anbieter gesichert hat, kann man Briefe oder E-Mails sicher (auch mit Zusatzleistungen wie z. B. Einschreiben) über das Internet in einem speziell gesicherten Verfahren an einen Empfänger versenden →Abb. 2. Dieser kann den Brief am PC empfangen (wenn er am Verfahren teilnimmt) oder durch den Briefträger übergeben bekommen (sogenanntes Hybridverfahren).

So funktioniert der E-Brief:

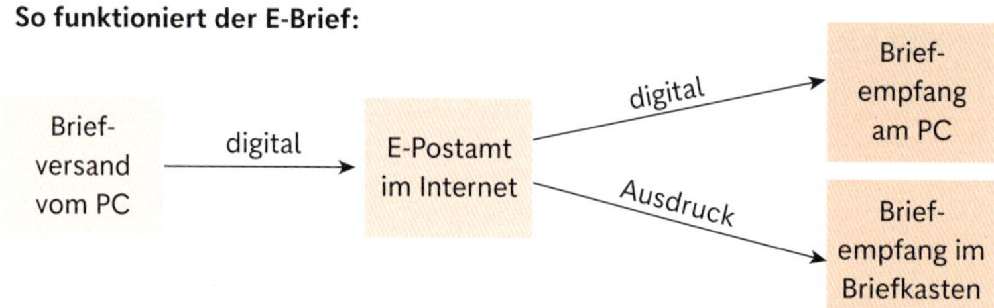

Abb. 2 Funktionsweise des E-Briefes

Es entfällt der Briefmarkenkauf, der Dienst ist sicherer als eine gewöhnliche E-Mail und die Briefe werden elektronisch gespeichert. Die Gebühren der De-Mail-Anbieter sind unterschiedlich: pro Nachricht zwischen 0,10 und 0,90 € sowie monatliche Pauschalen und Einrichtungsgebühren. Für die Einrichtung sind bestimmte Sicherungsverfahren notwendig. Dadurch wird die gesetzlich geforderte Identifikation gewährleistet. Das Verfahren konnte sich bisher in der Wirtschaft nicht durchsetzen.

6.1.1 Versendungsformen

Im Folgenden werden verschiedene Versendungsformen der Deutschen Post vorgestellt. Auf Preisangaben wird in der Regel verzichtet, da die aktuellen Preise zu den verschiedenen Versendungsformen, Zusatzleistungen und Haftungshöhen im Internet eingesehen werden können.

Informationen zu den Versendungsformen finden Sie unter:

www.deutschepost.de

Die gebräuchlichste Versendungsform in der Praxis ist der Brief. Der Brief wird in einem geschlossenen Umschlag zur Übermittlung schriftlicher, vertraulicher Nachrichten verwendet. Bei der Beschriftung des Umschlags müssen für den ordnungsgemäßen Versand bestimmte Regeln beachtet werden →Abb. 1.

Die Kosten der Beförderung hängen vom Format (Länge und Breite), von der Höhe und dem Gewicht der Sendung ab. Man unterscheidet Standard-, Kompakt-, Groß- und Maxibrief. Bei Warensendungen gibt es nur Kompakt, Groß und Maxi. Bei der Büchersendung gibt es nur Groß und Maxi. Die „Dialogpost" (früher Infopost) gibt es für viele gleiche Sendungen. Die genauen Bestimmungen finden Sie im Internet. Es gibt neben der Deutschen Post auch Alternativversender, z. B. Arriva.

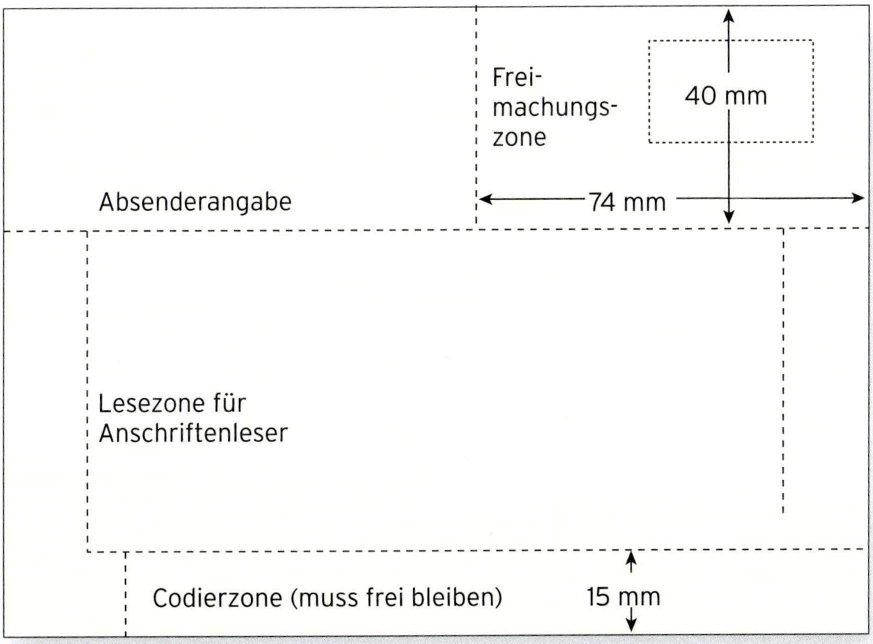

Abb. 1 Empfohlene Beschriftung eines Briefes in einer C6-Hülle

Im Praxisalltag werden häufig Standardbriefe z. B. für zahnärztliche Gutachten und Befunde verwendet. Der Zahnarzt kann die Briefe dem ZFA diktieren (direkter Weg) oder er nimmt die Briefe erst mithilfe eines Diktiergerätes (indirekter Weg) auf. Die von ihm diktierten aufgenommenen Briefe werden dann vom ZFA zu einem späteren Zeitpunkt geschrieben. Der Vorteil eines Diktiergerätes ist, dass der Zahnarzt außerhalb der Praxiszeiten Briefe aufnehmen kann. Der ZFA hat wiederum die Möglichkeit, die Briefe dann zu schreiben, wenn die Praxis weniger frequentiert wird. In den PVS sind viele Standardbriefe, z. B. Mahnungen, bereits enthalten.

6.1.2 Besondere Versendungsformen und Dienste

Einschreiben

Briefe und Postkarten können auf Wunsch des Absenders „eingeschrieben“ werden. Das Einschreiben dient zum Nachweis, dass eine Sendung termingerecht abgeschickt wurde oder dass sie beim Empfänger angekommen ist. Zudem ist die Sendung bis zu einem bestimmten Betrag versichert. Für Einschreiben wird ein zusätzliches Entgelt erhoben. Alle Einschreiben können auch Online aufgegeben werden, inklusive Sendungsverfolgung. Man unterscheidet hierbei

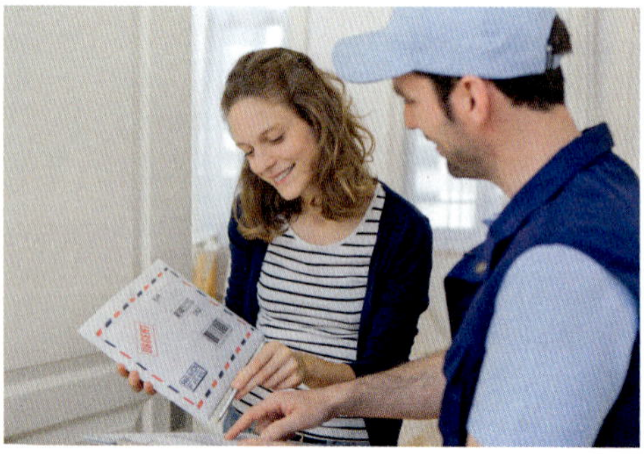

Abb. 1 Dokumentation der Übergabe eines Einschreibens

- **Einschreiben Einwurf:** Der Einwurf des Einschreibens wird dem Einlieferer durch die Post bestätigt.
- **Einschreiben mit Rückschein:** Die Übergabe an den Empfänger wird dem Einlieferer bestätigt. Die Auslieferung durch die Deutsche Post AG erfolgt gegen Empfangsbestätigung →Abb. 1. Die Empfangsbestätigung wird ab 2023 nur noch digital an den Kunden weitergeleitet.
- **Einschreiben:** Der Postbote dokumentiert die Übergabe.

Serviceleistungen der Deutschen Post AG

Die Deutsche Post bietet noch weitere Serviceleistungen im Briefversand an:

- **Transportversicherung:** Briefe und Pakete können mit Wertangabe befördert werden. Diese ist auf einen bestimmten Betrag begrenzt. Für die Wertangabe wird je nach Wert ein zusätzliches, gestaffeltes Entgelt erhoben. Die Einlieferung wird bescheinigt. Die Auslieferung erfolgt gegen Empfangsbestätigung. Die Deutsche Post AG haftet in Höhe des angegebenen Wertes.
- **Eigenhändig:** Briefe mit Wertangabe und eingeschriebene Sendungen werden auf Wunsch des Absenders nur dem Empfänger „eigenhändig“ ausgeliefert. Hierfür wird ein zusätzliches Entgelt erhoben. Ein Ersatzempfänger kommt nur infrage, wenn eine besondere Vollmacht ausgestellt wurde.
- **Nachnahme:** Der Empfänger erhält Brief, Postkarte oder Paket erst nach Aushändigung des Nachnahmebetrages. Der Nachnahmebetrag wird von der Deutschen Post AG eingezogen und auf das Konto des Absenders gutgeschrieben. Es gilt eine Höchstgrenze. Nachnahme und Geldübersendung müssen gesondert bezahlt werden.
- **Express:** Soll ein Schreiben unbedingt am nächsten Tag vor 9:00 Uhr, vor 10:00 Uhr, vor 12:00 Uhr oder samstags bzw. sonn- und feiertags beim Empfänger sein, erfolgt eine gesonderte Zustellung. Je früher das Schreiben zugestellt wird, desto höher ist der Preis.
- **Postzustellungsauftrag:** Die Deutsche Post AG kann beauftragt werden, Schriftstücke, deren förmliche Zustellung gesetzlich vorgesehen, gerichtlich oder behördlich angeordnet ist, durch einen Beschäftigten der Deutschen Post AG nach den Vorschriften der Zivilprozessordnung (ZPO) zustellen zu lassen. Hierfür sind besondere Briefumschläge vorgesehen. Bei Nichtannahme muss sich der Empfänger so behandeln lassen, als ob der Brief zugestellt worden wäre.
- **Postfach:** Gegen eine Gebühr wird von der Deutschen Post AG ein Postfach bereitgestellt. Die ankommende Post wird zuerst in die Postfächer verteilt. Man muss sie dann selbst abholen.

- **Bring- und Abholservice:** Die Deutsche Post AG bringt Päckchen und Pakete in einem vereinbarten Zeitfenster und holt sie auch beim Absender in einem vereinbarten Zeitfenster ab.
- **Postident:** Die Deutsche Post AG kann beauftragt werden, die Identität eines Empfängers zu prüfen. Das geschieht im Regelfall durch den Briefzusteller oder in einer Postfiliale und durch Vorlage des Ausweises. Im Zeitalter des Internets werden hochwertige Waren gegen Rechnung an Empfänger geliefert, deren Identität dem Absender nicht bekannt ist. Um sich vor „faulen Kunden" zu schützen, ist dies ein wirksames Mittel. Die Identifikation mit Postident ist in der Regel kostenlos. Postident erfüllt gesetzliche Vorschriften zur Identifikation z.B. bei der Eröffnung eines Online-Bankkontos. Die Feststellung der Identität kann durch Video-Chat oder in einer Postfiliale durchgeführt werden.
- **Nachsendeauftrag:** Bei Umzug kann auf Antrag die noch eingehende Post an die neue Adresse nachgesandt werden (gilt maximal 12 Monate).
- **Anschriftenprüfung:** Die Deutsche Post AG darf einem Dritten auf dessen Verlangen zum Zwecke des Postverkehrs Auskunft darüber erteilen, ob die Anschrift eines am Postverkehr Beteiligten richtig ist. Der Antrag ist an die Postfiliale am Bestimmungsort mit einer Postkarte nach einer bestimmten Form zu richten.
- **Vorausverfügungen:** Durch einen Vermerk oberhalb der Anschrift kann der Absender vorausverfügen, dass
  - die Sendung nicht nachgesandt werden soll (z. B. durch „nicht nachsenden") oder
  - die Sendung nicht nachgesandt, sondern mit neuer Anschrift zurückgesandt werden soll (z. B.: „Wenn Empfänger verzogen, bitte mit neuer Anschrift zurück").
- **Luftpost:** Briefe, Postkarten, Päckchen und Pakete können zur schnelleren internationalen Beförderung gegen Luftpostzuschlag versandt werden. Innerhalb von Deutschland ist Luftpost nicht mehr möglich.
- **Internetmarken:** Mit diesem Service der Deutschen Post können Sie eine Portokasse anlegen und die gewünschten Briefmarken jederzeit ausdrucken →Abb. 1. Markenmotive können Sie selbst auswählen. Sie können fast alle Dienstleistungen der Deutschen Post in Anspruch nehmen (z. B. Einschreiben Einwurf). Die Bezahlung kann durch PayPal, Giropay oder per Lastschrift erfolgen. Der Service ist kostenlos. Mit dem kostenlosen E-Porto-Add-in können sie auch aus dem Programm Word heraus Ihre Briefe direkt frankieren.

Abb. 1 Internetmarke

Versand medizinischen Untersuchungsmaterials

Verpackungen für medizinische Untersuchungsmaterialien dürfen beim Transport nicht durch auftretende Belastungen zerstört werden →Abb. 2. Die Verpackung muss folgendermaßen aufgebaut sein:
- wasserdichtes Primärgefäß (z. B. Monovette, Schraubröhrchen)
- wasserdichte Sekundärverpackung
- ausreichend feste Außenverpackung (mindestens 100 x 100 mm)

Bei flüssigen Stoffen muss zwischen der Primär- und Sekundärverpackung saugendes Material verwendet werden. Anschließend muss die Sekundärverpackung abgepolstert werden.

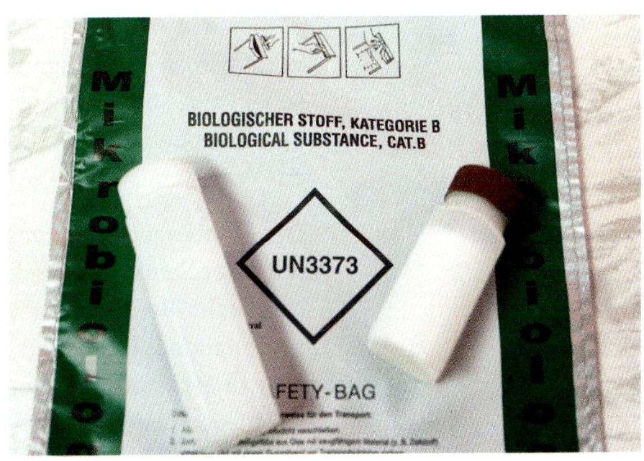

Abb. 2 Versandmaterial für medizinische Proben

6.2 Organisation Posteingang

Täglich kommt in der Zahnarztpraxis verschiedene Post an. Da der Zahnarzt im Praxisalltag keine Zeit haben wird, die Post persönlich entgegenzunehmen, zu bearbeiten und zu sortieren, ist dies die Aufgabe des ZFA oder eines anderen Ersatzempfängers. Für die Zustellung und Annahme von Sendungen muss der Empfänger verschiedene rechtliche Regeln beachten:

Briefe gelten als **zugestellt**, wenn sie vom Zusteller in den Praxisbriefkasten eingeworfen wurden (Mindestmaße des Briefkastens: →Abb. 1). Wird die Zustellung vom Empfänger verhindert, gilt dies als Ablehnung (z. B. Postbote kann das Grundstück nicht betreten). Bei unverhältnismäßig großen Schwierigkeiten muss nicht zugestellt werden. Besitzt die Zahnarztpraxis ein Postfach, gilt eine Sendung mit der Einlage in dieses Fach als zugestellt.

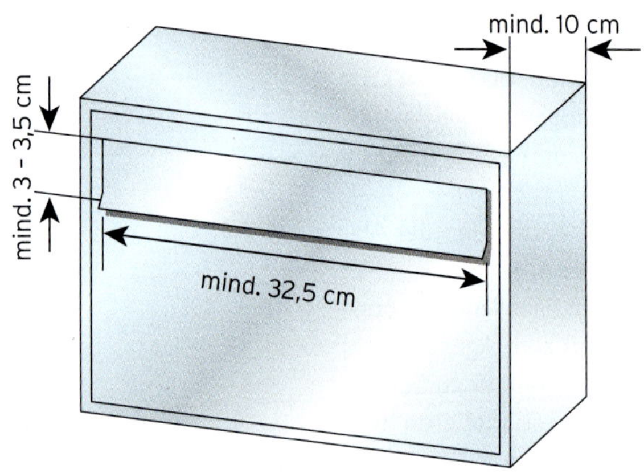

Abb. 1 Mindestmaße des Briefkastens

Grundsätzlich gilt, dass der genannte Empfänger die Post **annehmen** darf. Anstelle des Empfängers können auch andere Personen Sendungen entgegennehmen:
- Ehegatte
- Postbevollmächtigte

Wird der Ehegatte oder Postbevollmächtigte nicht angetroffen, kann die Sendung einem Ersatzempfänger ausgehändigt werden. Dies können sein:
- Angehörige des Empfängers bzw. des Ehegatten
- angestellte Personen des Empfängers (z. B. ZFA in der Zahnarztpraxis)
- Inhaber oder Vermieter der Wohnung oder der Praxis
- Hausbewohner oder Hausnachbarn, falls keine der o. a. Personen erreicht werden kann

Bei Einschreiben gilt die Ersatzempfängerregelung nur für die ersten drei Personengruppen. Bei Sendungen mit Transportversicherung (Wertangabe über 1500,00 €) und Sendungen mit dem Vermerk „Eigenhändig" ist keine Ersatzregelung gültig.

Der Empfänger kann eine oder mehrere Personen mit einem Formblatt der Deutschen Post AG zum Empfang bevollmächtigen **(Postvollmacht).** Die Bevollmächtigung für Sendungen mit dem Vermerk „Eigenhändig" muss gesondert erfolgen.

Wird man zu Hause nicht angetroffen, stellt der Zusteller einen Benachrichtigungsschein aus. Hier kann auf der Rückseite ein bestimmter Abholer bevollmächtigt werden. Die oben beschriebene Vollmacht kann dazu ebenfalls verwendet werden. Für das **Postfach** gilt der Postfachschlüssel als Vollmacht.

Der Empfänger, sein Ehegatte oder sein Postbevollmächtigter können die Annahme einer Sendung verweigern **(Annahmeverweigerung).** Ersatzempfänger können dies nicht. Bei Annahmeverweigerung muss sich der Empfänger unter Umständen so behandeln lassen, als ob er die Sendung empfangen hätte. Ein Aufkleber am Hausbriefkasten mit der Aufschrift „Keine Werbung" oder Ähnliches gilt als Annahmeverweigerung für Wurfsendungen.

6.2.1 Posteingang verwalten

Die Post erreicht die Zahnarztpraxis über das Postfach oder den Zusteller →Abb. 1. Anhand des Absenders oder der Empfängeranschrift lässt sich meist schon eine Vorsortierung in Praxis- und Privatpost durchführen. Ebenso können hier bereits Irrläufer aussortiert werden. Irrläufer werden dem Postboten am nächsten Tag ausgehändigt. Die Praxispost wird anschließend geöffnet.

Video

Post verwalten

Zur Vermeidung von Beschädigungen des Inhalts bietet sich ein Brieföffner als Hilfsmittel an. Der Brief sollte sofort mit einem Eingangsstempel versehen werden, aus dem hervorgeht, wann der Brief die Praxis erreicht hat, wer ihn geöffnet hat und ggf. wohin er geht. Es sollte kontrolliert werden, ob der Absender auf dem Briefbogen steht. Falls dies nicht der Fall ist, muss die Absenderadresse vom Briefumschlag abgeschrieben oder dieser angeheftet werden.

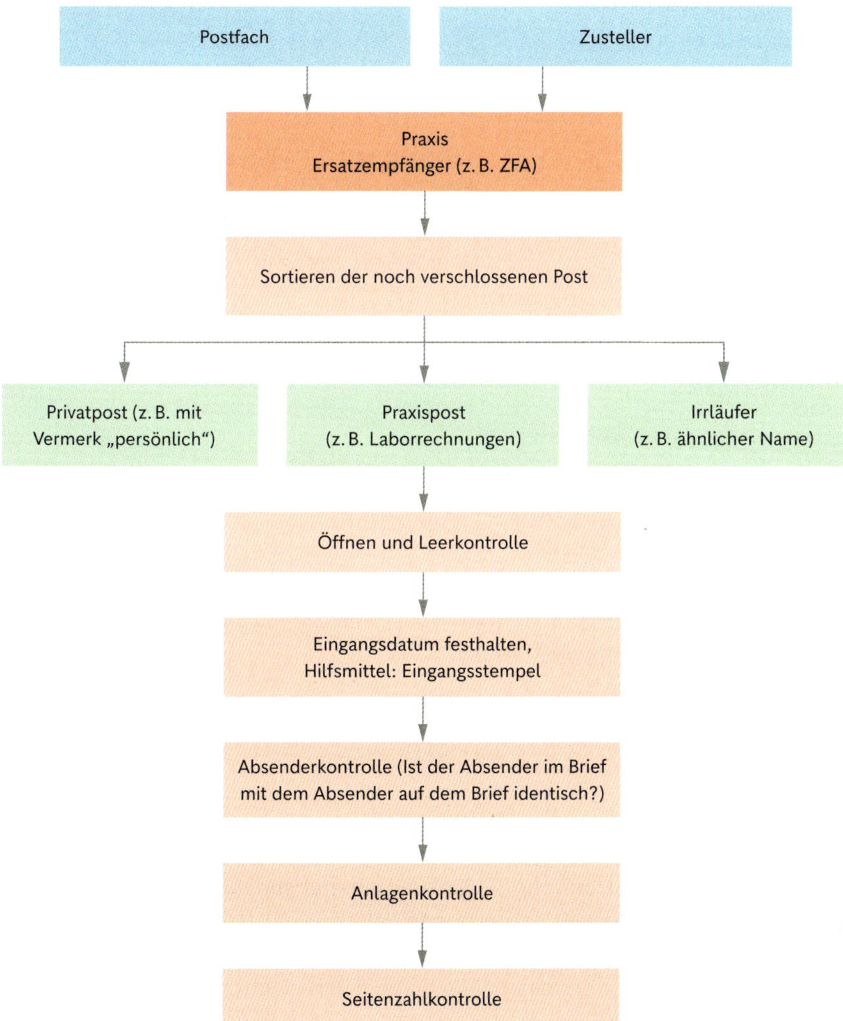

Abb. 1 Der Weg der Post vom Postfach oder Zusteller in die Zahnarztpraxis

Die Kontrolle der Anlagen und der Seitenzahl des Briefes muss ebenfalls erfolgen. Bei starkem zeitlichem Abweichen des Poststempels von dem Absendedatum oder bei einem Zustellungsvermerk auf dem Briefumschlag sollte dieser dem Briefbogen angeheftet werden.

Danach können eine Sortierung der geöffneten Post nach Sachgebieten und die Bearbeitung erfolgen →Tab. 1.

Sachgebiet	Bearbeitung
Rechnungen	zur Zahlung vorbereiten (z. B. Überweisung schreiben oder im Computer ausfüllen), dem Zahnarzt vorlegen
Begutachtungen	Unterlagen vorbereiten, dem Zahnarzt vorlegen
Banken/Sparkassen Kontoauszüge	Zahlungseingang in der Karteikarte vermerken bzw. ausbuchen
Zeitschriften	austauschen (z. B. im Wartezimmer)
Angebote	aus Katalogen und Prospekten für Besprechung vormerken
Krankenkassen (gesetzlich/privat)	Zahnarztbriefe in Kartei einsortieren bzw. im Programm vermerken
Terminierungen (z. B. Vertreterbesuche)	Vermerke im Terminsystem vornehmen, für Besprechung vorbereiten
Rundschreiben (BZK/KZV)	für Besprechung aufbereiten, einsortieren
Ergänzungslieferungen	für Besprechung aufbereiten, einsortieren
Updates mit Ergänzungen des Handbuchs	Einspielung vorbereiten, einordnen

Tab. 1 Postsortierung

An dieser Aufzählung ist erkennbar, dass es für den Zahnarzt nicht unbedingt notwendig ist, die gesamte Post zu bearbeiten. Grundsätzlich sollten jedoch alle Posteingänge, soweit keine anderen Absprachen mit dem Zahnarzt gelten, diesem zumindest zur Ansicht vorgelegt werden.

Merke
Über wichtige Informationen sollten regelmäßige Besprechungen stattfinden.

Viele oben aufgeführte ausgedruckte Briefe kommen heute als E-Mail oder E-Mail-Anhang. Die Rundschreiben der KZV/BZK beispielsweise werden elektronisch geordnet gespeichert. Elektronische „Ergänzungslieferungen“ von BEMA, GOZ u. Ä. werden als Update eingespielt. Mitteilungen der Krankenkassen im EBZ werden elektronisch in der Patientenakte gespeichert, ebenso z. B. eRezepte oder eAU. Kontoauszüge der Banken werden häufig durch einen elektronischen Zugriff auf das Bankkonto ersetzt.

6.2.2 Einteilung des Schriftgutes

Fast täglich gibt es in der Zahnarztpraxis neue Schriftgutdaten, die aufbewahrt werden müssen (z. B. wird eine neue Vorschrift erlassen, dass gesetzlich Versicherte eine „Quasirechnung" erhalten sollen oder es ergibt sich aufgrund der Röntgenverordnung für Patienten unter 18 Jahren eine verlängerte Aufbewahrungsfrist).

Da eine Zahnarztpraxis trotz modernster EDV-Fortschritte nur begrenzte Aufbewahrungsmöglichkeiten hat, stellt sich die Frage, wie lange welche Art von Schriftgut aufbewahrt werden muss.
Aus diesem Grund teilt man Daten zunächst nach ihrem Wert ein.

Es gibt vier Wertstufen →Tab. 1:
- Daten mit Tageswert (ohne Wert)
- Daten mit Prüfwert
- Daten mit Gesetzeswert
- Daten mit Dauerwert

Wertstufe	Beispiel
Daten mit Tageswert Hierbei handelt es sich um Daten, die häufig unverlangt zugesandt werden und die der einmaligen Information dienen. Sie können nach Kenntnisnahme vernichtet werden (Papierkorb).	Werbebriefe, Einladungen zu Kongressen, Vertreterankündigungen, Prospekte, unverlangte Angebote
Daten mit Prüfwert Hierunter versteht man Datenmaterial, welches für Rückfragen, Überprüfungen und zur Auswertung weiterbearbeitet werden sollte. Je nach Bearbeitung kann die Vernichtung sofort oder praxisbedingt nach ein bis zwei Jahren erfolgen.	Angebote, eigene Anfragen, Rechnungsmahnungen, Bewerbungsschreiben, Vertreterankündigungen, Rundschreiben der KZV und BZK
Daten mit Gesetzeswert Hierbei handelt es sich um Daten, die nach gesetzlichen Bestimmungen oder nach vertraglichen Abmachungen für bestimmte Zeit aufbewahrt werden müssen (s. Übersicht S. 180). Dieses Schriftgut muss mindestens die angegebene Dauer aufbewahrt werden. Danach kann es vernichtet werden. Wegen des Datenschutzes empfiehlt sich ein Aktenvernichter.	Karteikarten, Rechnungsdurchschläge, Kassenbücher, Spendenbescheinigungen, Röntgenbilder
Daten mit Dauerwert Dies sind Daten, die für die Praxis (für den Einzelnen) einen größeren Wert haben, als das Gesetz oder ein Vertrag es vorschreiben. Diese Daten werden nur unter besonderen Umständen vernichtet. Die Aufbewahrung sollte möglichst im Tresor stattfinden.	Praxiskaufvertrag, Approbationsurkunde, Zeugnisse, Arbeitsverträge, Testamente, Patente

Tab. 1 Wertstufen von Schriftstücken

6.2.3 Gesetzliche und vertragliche Aufbewahrungsfristen

Die Daten mit Gesetzeswert müssen mindestens die in der Tabelle angegebene Zeit aufbewahrt werden →Tab. 1. Bei Übergabe der Praxis geht diese Pflicht auf den Nachfolger, bei Tod des Praxisinhabers auf die Erben über.

Art der Daten	gesetzliche Grundlage	Frist in Jahren
Krankenblätter, auch mit Kfo- und PA-Aufzeichnung	BMV-Z	10 Jahre nach Abschluss der Behandlung
Planungsmodelle, Fotos, Analysen	BMV-Z	10
Gutachten	BMV-Z	10
Röntgenaufnahmen	Röntgenverordnung	10, evtl. länger (die Zeit vor dem 18. Lebensjahr des Patienten zählt nicht mit)
Aufzeichnung über Belehrung von Praxismitarbeitern	Röntgenverordnung	5
Röntgentherapie	Röntgenverordnung	30
Prothetische Planungsmodelle	BMV-Z	10
Kfo-Modelle	BMV-Z	10
PA-Modelle	BMV-Z	10
Durchschriften der Arbeitsunfähigkeitsbescheinigung	BMV-Z	12 Monate
Geschäftsbücher, Inventare, Bilanzen, Kassenbücher, elektronische Speichermedien (z. B. CDs) mit gleichem Inhalt	Handelsgesetzbuch, Abgabenordnung, Einkommensteuergesetz	10
Alle Belege (z. B. Rechnungsdurchschriften, Quittungen, Spendenbescheinigungen, Verträge, Postabschnitte, Kontoauszüge, Angebote, Rechnungen, Praxisbriefe, Lohnabrechnungen, Wechsel, Versicherungspolicen, Zinsabrechnungen, KZV-Abrechnungen)	Handelsgesetzbuch, Abgabenordnung, Einkommensteuergesetz	10

Tab. 1 Aufbewahrungsfristen für Daten mit Gesetzeswert

Bei den Fristen, die nach Jahren bezeichnet sind, läuft die Zeit am Ende des entsprechenden Jahres ab. Die obigen Fristen gelten auch für die elektronische Speicherung der Daten.

Die Vernichtung von Daten sollte vor dem Hintergrund des Datenschutzes sehr sorgfältig, z. B. mithilfe eines Aktenvernichters, geschehen.

6.3 Schriftgutablage

Bei der Kostenzusammenstellung für die Ablage von Schriftgut fallen die enormen Personalkosten auf. Ziel der Zahnarztpraxis muss daher sein, die administrativen Registraturarbeiten möglichst zeit- und kostensparend zu organisieren.

administrativ
zur Verwaltung gehörend

Registraturarbeiten
geordnete Ablage von Schriftgut

In diesem Zusammenhang ist folgende Frage zu beantworten: Wie aufwendig ist es, angeforderte Unterlagen zu finden, wieder abzulegen oder neues Schriftgut in bestehende Ordnungssysteme zu integrieren?

Das Schriftgut kann entweder in der Patientenkartei oder in separaten Ordnern, die nach bestimmten Prinzipien geordnet sind, abgelegt werden. Abb. 1 zeigt verschiedene Aufbewahrungsorte (Registraturen) für z. B. Karteien und Akten. Hier liegt auch der große Vorteile der elektronischen Speicherung von Daten. Die Personalkosten werden enorm gesenkt.

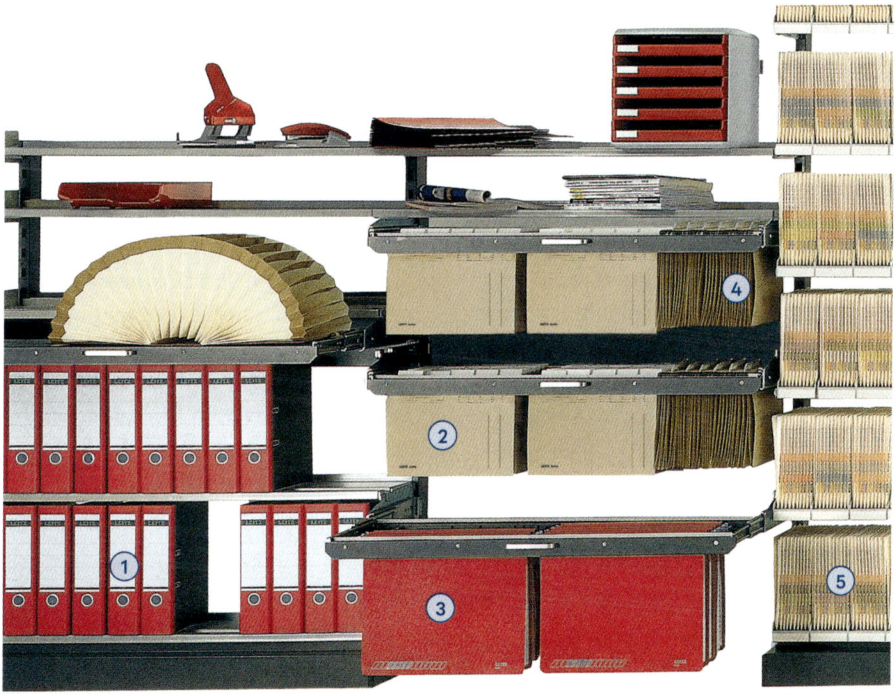

1. Bibliothekarische Ordnung
2. Hängeregistratur lateral mit Aufsicht
3. Hängeregistratur lateral ohne Aufsicht
4. Hängeregistratur vertikal mit Aufsicht
5. Stehsammler

Abb. 1 Registraturen im Überblick

6.4 Dokumentenmanagement

Unter dem Dokumentenmanagement im engeren Sinne versteht man die elektronische Archivierung großer Datenbestände. Wesentliches Element ist die elektronische Akte. Der Gesetzgeber verlangt, dass alle in einer Zahnarztpraxis anfallenden Unterlagen entsprechend den vorgeschriebenen Zeiten aufbewahrt werden.

So müssen z. B. die Quartalsabrechnungen der KZV, die Krankenakten der Patienten, die DMP-Unterlagen und die Buchführungsunterlagen 10 Jahre, die Durchschrift der Arbeitsunfähigkeitsbescheinigung 1 Jahr aufbewahrt werden. Das benötigt Lagerplatz und es erfordert viel Zeit zum Heraussuchen, wenn auf bestimmte Daten, z. B. Röntgenbilder, zurückgegriffen werden soll.

Durch Einscannen des Originals und die anschließende Archivierung auf einer Festplatte, CD oder Mikrofilm kann die herkömmliche Papierarchivierung ersetzt werden. Dies ist einfach und benötigt keine speziellen EDV-Kenntnisse. Viele Softwarehäuser bieten hier spezielle Programme für den Zahnarzt an.

Dieses Verfahren hat mehrere **Vorteile:**
- weniger Aktenregale und Karteischränke
- Wahrung der Schweigepflicht, da keine Unterlagen sichtbar herumliegen
- schnelles Auffinden der Unterlagen
- Verringerung des Postein- und -ausgangs durch digitales Versenden
- Personalkostenersparnis

Bei der papierlosen Aufbewahrung müssen alle Belege im vollen Umfang so gescannt sein, dass der Urheber und der Inhalt vollständig und eindeutig erkennbar sind. Jedes Dokument muss in der gleichen Form, wie es erfasst wurde, wieder angezeigt bzw. gedruckt werden können. Die Übereinstimmung mit dem Original wird mittels einer elektronischen Signatur garantiert. Sie dient der eindeutigen Authentifizierung des Absenders und dem Schutz der Daten vor Manipulation (Gewährleistung der Datenintegrität).

Die Archivierung sollte folgende Kriterien erfüllen:
- Die Sortierung erfolgt sachlogisch und in richtiger zeitlicher Reihenfolge.
- Es ist keine Manipulation der Daten möglich, z. B. durch WORM-Verfahren, dies sind Dokumentencontainer, die nur das Hinzufügen von Dokumenten erlauben; außerdem eine bestimmte Größe haben, und damit exakt auf eine CD oder eine DVD passen. Prinzipbedingt ist eine nachträgliche Manipulation des archivierten Beleggutes durch den Einsatz dieser Technologie nicht möglich. So können nachträglich keine einzelnen Dokumente aus dem Container entfernt bzw. durch manipulierte Dokumente überschrieben werden.
- Die Daten sind jederzeit verfügbar.

WORM
write once read many

So sind eine rechtssichere Ablage der Dokumente und ein schneller Zugriff auf die Patientenunterlagen in der Zahnarztpraxis möglich. Viele Programme erfüllen diese gerichtlich bereits festgestellten Ansprüche.

Beispiel

Dokumentenmanagement

Die Aufnahme der Daten des Patienten sowie die Behandlungsdokumentation erfolgen in allen Zahnarztprogrammen elektronisch, Gleiches gilt für die Speicherung. Daneben können z. B. Arztbriefe, Rechnungen, Bilder von speziellen Untersuchungen, Röntgenbilder ebenfalls in der Patientenakte oder auch separat abgespeichert werden. In diesen Datenbeständen kann man auch nach bestimmten Kriterien suchen. So werden z. B. alle offenen Rechnungen in einer Offene-Posten-Liste dargestellt. Nach Bezahlung wandern sie in die Datei „Bezahlten Rechnungen“ und werden ebenfalls in der Patientenakte als bezahlte Rechnung vermerkt. Liegen Briefe vom Patienten oder von Versicherungen als Schriftstück vor, werden sie gescannt und in der Patientenakte abgelegt. Dies kann auch mit Faxen geschehen. Oft liegen Faxe auch elektronisch vor.

6.5 Organisation Postausgang

Bestimmte ausgehende Sendungen (z. B. Mahnung zur Vorlage der eGK) können von Angestellten der Praxis bearbeitet werden. Andere Postausgänge (z. B. Heil- und Kostenpläne an die Krankenkasse) müssen dem Zahnarzt vorgelegt (im EBZ zur qualifizierten elektronischen Signatur mit dem eHBA) und können dann weiterbearbeitet werden.
Zunächst muss der Zahnmedizinische Fachangestellte kontrollieren, ob
- die Absender- und Empfängeranschriften auf der Sendung vermerkt sind,
- der Brief unterschrieben ist,
- die Blattzahl stimmt und
- die Anlagen vorhanden sind.

Wenn dies alles gegeben ist, wird der Brief gefalzt (gefaltet). Die Art der Falz wird bestimmt durch die Briefhülle und die Größe des Briefbogens →Abb. 1. In der Zahnarztpraxis verwendet man meist Briefbögen in DIN A4 und DIN A5. Als Briefhüllen werden meist DIN C6 mit und ohne Fenster sowie DIN lang mit und ohne Fenster und die größeren Hüllen DIN C5 verwendet. Der Vorteil des Fensterbriefumschlags liegt darin, dass nicht kontrolliert werden muss, ob der Briefbogen zur Briefhülle gehört, und dass die Empfängeranschrift nicht noch einmal geschrieben werden muss.

Briefbogen	DIN A4				DIN A5
Falz	Kreuzfalz	Zickzackfalz	Wickelfalz	Einfachfalz	
	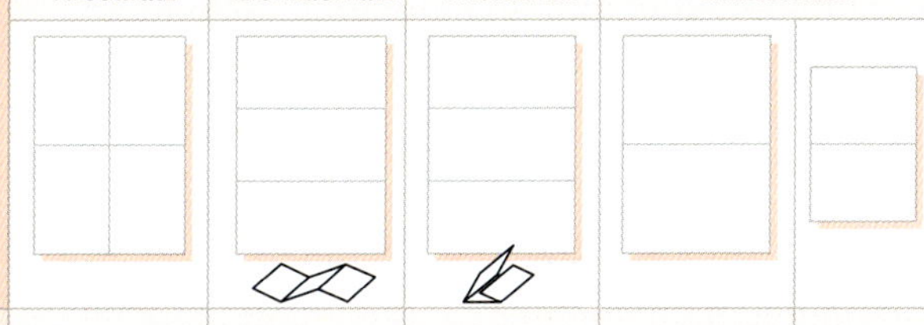				
Briefhülle	DIN C6	DIN lang	DIN lang	DIN C5	DIN C6

Abb. 1 Falzarten

Nach dem Falzen erfolgt das Kuvertieren (Brief mit einem Briefumschlag versehen) und Schließen der Post. Das Frankieren beginnt mit dem Wiegen der Sendung. In Abhängigkeit von Gewicht und Größe wird die Sendung freigemacht (→Abb. 1, S. 184). Dies kann durch Briefmarken (Postwertzeichen) oder Freistempler geschehen. Briefmarken (oder Codierungen) müssen bei der Postfiliale, an Automaten oder im Internet erworben werden. Das Freistempeln kann mithilfe von digitalen Frankiermaschinen in der Praxis erfolgen. Der Weg zur Postfiliale entfällt, da die Portokasse mittels Internet aufgeladen wird.
Die Vorteile von Frankiermaschinen sind im Wesentlichen:
- kein Über- oder Unterfrankieren
- kein Kleben
- „Werbeaufdruck" möglich
- schnellere Bearbeitung

Diese Vorteile von Frankiermaschinen kommen bei einem Versand von 8 bis 10 Sendungen pro Tag zur Geltung. Auch Päckchen und Pakete können damit frankiert werden.

Nach dem Frankieren wird die Ausgangspost zum Briefkasten oder zu einer Postfiliale gebracht. Mit der Nutzung eines DE-Mail-Services entfallen viele der oben genannten Schritte. Die Vorlagenkontrolle, z. B. die Anlagenkontrolle, bleibt aber ein wichtiger Bestandteil in der Organisation des Postausgangs.

Frankiermaschinen finden Sie unter:

www.quadient.com
www.francotyp.de
www.neopost.de
www.telefrank.de
www.pitneybowes.com/de

Internetmarken der Deutschen Post finden Sie unter:

www.shop.deutschepost.de/internetmarke

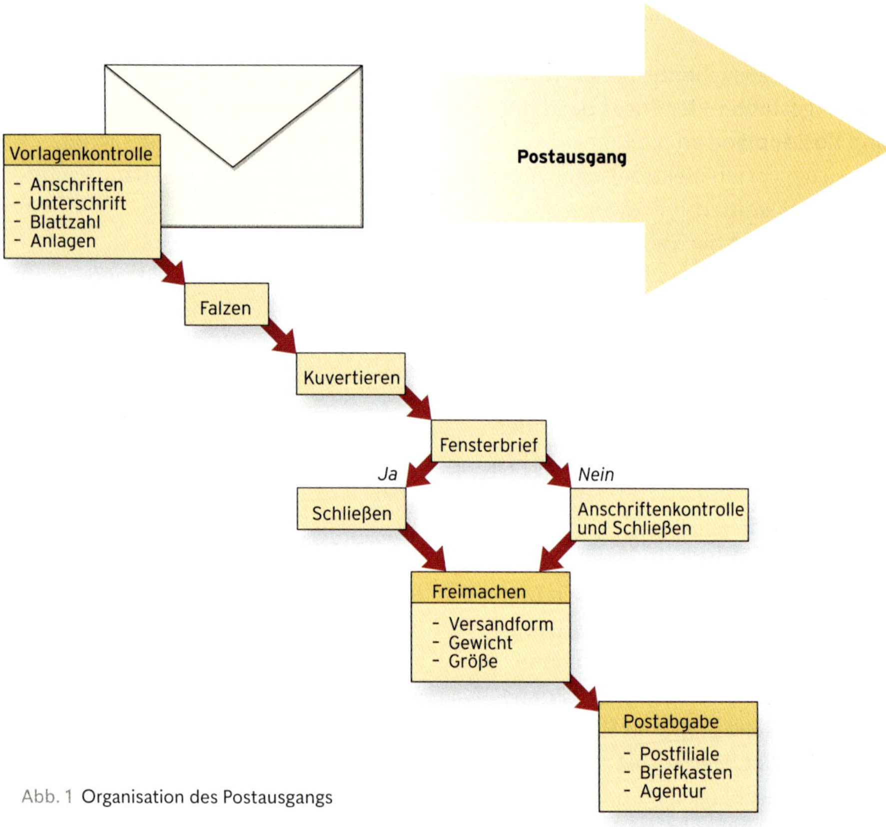

Abb. 1 Organisation des Postausgangs

6.6 Telekommunikation

6.6.1 Fortschritte in der Telekommunikation

Das Telefon wurde 1876 von dem Engländer Alexander Graham Bell erfunden. Er entdeckte, dass akustische Signale in elektrische Impulse umgewandelt werden können, die über Leitungen zu einem gewünschten Empfänger gelangen. Dort werden sie wieder in akustische Signale umgewandelt.

Weil eine „feste" Leitung zu jedem Telefonanschluss führen muss, spricht man vom Festnetz – im Gegensatz zum Mobilnetz. Die Telekommunikation hat sich im Zuge der letzten Jahre durch technische Erfindungen im Bereich der Funktechnik (Satelliten, Antennenstationen), der Kabeltechnik (Glasfaserkabel) und der Methoden der Datenübertragung rasant entwickelt.

Es können jetzt Daten mit einer hohen Datenübertragungsrate weitergeleitet werden. Dabei kann es sich um beliebige Daten handeln, also auch um Sprache und Videos. Die analoge Datenübertragung sowie die ISDN-Datenübertragung sind seit 2020 nicht mehr möglich. Immer mehr Haushalte (ca. 90 %) haben mittlerweile einen Breitbandzugang über das Kabelinternet.

Im Folgenden sollen die für die Zahnarztpraxis wichtigsten Kommunikationsformen erläutert werden. Der größte Anbieter auf diesem Sektor ist die Deutsche Telekom AG. Ihre Leistungen werden nachfolgend kurz vorgestellt und es bleibt Aufgabe des Lesers, diese Leistungen mit denen der Wettbewerber zu vergleichen.

6.6.2 Festnetzangebot

Gab es früher nur einen Anbieter für die Nutzung des Leitungsnetzes (Software) und die Telefonapparate (Hardware), besteht heute in diesem Bereich ein starker Wettbewerb. Dieser Wettbewerb wird von der Bundesnetzagentur überwacht.

Informationen zur Regulierungsbehörde finden Sie unter:

www.bundesnetzagentur.de

Der Telefonhauptanschluss muss auch bei erstmaliger Bereitstellung nicht mehr bei der Deutschen Telekom AG beantragt werden. Bei der Übernahme eines bereits bestehenden Telefonhauptanschlusses ist ebenfalls ein Antrag erforderlich. Die Deutsche Telekom AG ist bundesweit vertreten. Mittlerweile kann jede bestehende Telefongesellschaft mit der Übernahme beauftragt werden, wenn sie in der Region aktiv ist. Die Telefongesellschaften werden auch als Provider bezeichnet.

Da die Hausanschlüsse von der Deutschen Telekom AG hergestellt werden, müssen die Provider von ihren Gebühreneinnahmen eine Pacht an die Deutsche Telekom AG bezahlen.

Provider (= Telefongesellschaft)
für die Nutzung eines Festnetzanschlusses

erstmalige Bereitstellung und Übernahme eines bereits bestehenden Festnetzanschlusses

↓ Deutsche Telekom AG, 1&1, Vodafone, O_2

↓ andere Provider (z. B. Talkline, Tele2, Versatel, Kabel Deutschland) sowie regionale Anbieter: BreisNet, HeLi NET, Teleos, osnatel, BITel, NetCologne

Reine Festnetzanschlüsse ohne Internet kann man nicht mehr bei den bundesweiten Anbietern Deutsche Telekom, Vodafone, 1&1 oder O2 buchen. Die Telekom bietet reine Sprachtelefonie-Anschlüsse nur noch für Bestandskunden an. Die Komfortleistungen der Anschlüsse (z. B. Anklopfen, Rückfragen/Makeln, Dreierkonferenz, Rufnummernanzeige/Rufnummernübermittlung, Anrufweiterleitung, T-NetBox) und die Tarife finden Sie im Internet.

Festnetzanschlüsse der Deutschen Telekom AG finden Sie unter:

www.telekom.de

Bei der Entscheidung für eine Telefongesellschaft sind verschiedene Faktoren zu berücksichtigen. Dazu zählen die Höhe der Grundgebühren, eventuelle Gebührenmodelle, entfernungsabhängige Tarifbereiche und tageszeitabhängige Tarifzeiten, Gespräche ins Festnetz oder Mobilnetz sowie die Telefongewohnheiten.

Telefonanlagen

Möchte man mehrere Telefone in der Zahnarztpraxis anschließen, benötigt man eine Telefonanlage, die auch eine Steuerung bestimmter Funktionen ermöglicht.

Beispiele für Funktionen einer Telefonanlage:
- Es sollen nicht alle Telefone beim Anruf klingeln.
- Von einer Nebenstelle darf nur intern, d. h. innerhalb des Hauses oder der Praxis, telefoniert werden. Die internen Gespräche sind gebührenfrei.
- Eine Nebenstelle soll nur für das Faxgerät gelten. Ebenso kann die Anlage mit der Türfreisprecheinrichtung verbunden sein.

IP
englisch: Internet Protocol; in Computernetzwerken genutztes Protokoll, das die Grundlage des Internets bildet

Für Zahnarztpraxen empfiehlt sich als Telefonanlage ein IP-basierter Anschluss →Abb. 1. Dies ermöglicht eine reibungslose Kommunikation der Mitarbeiter untereinander und nach außen. Die Praxis verfügt dann über drei Rufnummern und zwei Leitungen. Wird z. B. auf der einen Leitung gesprochen oder eine Internetbestellung versandt, wird der Anruf automatisch auf die nächste Leitung gelegt.

Wenn ein zweiter Apparat klingelt (Anruf über die zweite Rufnummer weitergeleitet), weil auf dem ersten Apparat telefoniert wird, sollte sichergestellt sein, dass dieser Apparat auch bedient wird. Der Anrufer meint sonst, dass die Praxis nicht besetzt ist, weil für ihn das Freizeichen ertönt.

Vom Hauptanschluss wird der Router über WLAN direkt angeschlossen. Hierüber läuft dann die gesamte Kommunikation mittels Telefon und Fax, aber auch Kameras, Radios und Fernseher können hier angeschlossen werden. Alte analoge Telefone und z. B. ein Analogfax können noch direkt am Router angeschlossen werden →Abb. 1.

Für Unternehmen und Praxen mit hohem Gesprächsaufkommen ist eine Telefonanlage mit Durchwahlmöglichkeit zu den einzelnen Telefonen (Nebenstellen) sinnvoll. Die Sammelrufnummer lautet dann beispielsweise 2825-0 für die Zentrale und für die Nebenstellen z. B. 2825-205, 2825-206.

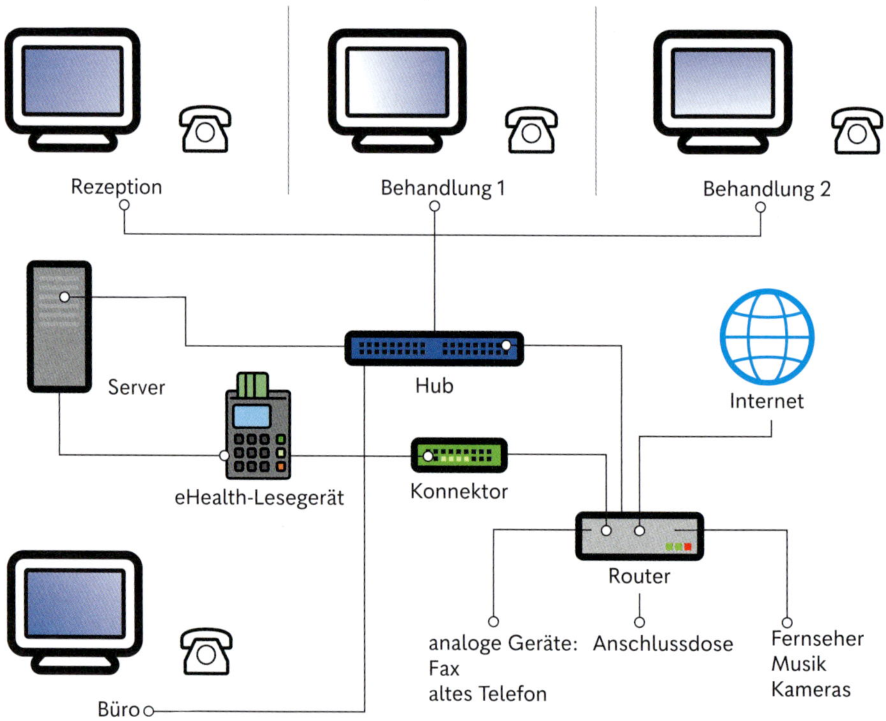

Abb. 1 Telefonanlage mit zwei Leitungen und drei IP-basierten Rufnummern mit Internetzugang

Die Rechner sind über den Hub/Switch direkt mit dem Router und damit mit dem Internet verbunden. Die Telefone sind über WLAN mit dem Router verbunden. Telefonieren über das Internet und Internetzugang der Rechner sind parallel möglich.

Telefonanlagen und Telefone finden Sie unter:

www.telekom.de

Vor den Router wird noch ein zertifizierter **Konnektor** geschaltet, damit die über das eHealth-Lesegerät eingelesenen Patientendaten gesichert im Rahmen der Telematikinfrastruktur übertragen werden können.

Der Konnektor ver- und entschlüsselt alle Daten in der Kommunikation mit den gesetzlichen Krankenkassen sowie im Rahmen der KIM. Über den Router läuft die gesamte Kommunikation, auch z. B. Musik, Fernsehen.

Von der Deutschen Telekom AG werden verschiedene Telefone und Telefonanlagen angeboten. Merkmale der Anlagen finden Sie im Internet.

Anrufbeantworter

Falls das Telefon einmal nicht besetzt ist oder das Klingeln des Telefons nicht stören soll, bieten sich automatische Anrufbeantworter an. Die meisten Anrufbeantworter sind in Telefonen integriert. Daneben bieten Telefongesellschaften diese auch im Netz an. Man unterscheidet

- **reine Anrufbeantworter:** Der Anrufer wird je nach Wunsch des Angerufenen kurz über einen Sachverhalt informiert. Danach schaltet das Gerät ab (z. B. während der Mittagspause einsetzbar).
- **Anrufbeantworter mit Sprachaufzeichnung:** Hier kann der Anrufer zusätzlich eine Nachricht auf Band hinterlassen. Die meisten Geräte sind sprachgesteuert, d. h., wenn der Anrufer 8 Sekunden lang nichts sagt, schaltet das Gerät automatisch ab.
- **Anrufbeantworter mit Fernabfrage:** Der Angerufene kann seinen Anrufbeantworter von einem anderen Telefon aus nach Nachrichten abfragen.

Für das Besprechen von Anrufbeantwortern gibt es folgende Empfehlung:

- Hinweis auf das Gerät
- Nennen des Teilnehmers (des Angerufenen)
- Information
- gegebenenfalls Hinweis auf Aufzeichnungsmöglichkeit
- Hinweis auf das Ende der Aufzeichnung

Beispiel

Sie sind mit der Zahnarztpraxis Dr. Dick Backenburg, Freiburg, Rufnummer 244, verbunden. Wir sind zurzeit nicht erreichbar. Legen Sie jedoch nicht auf, unser automatischer Telefonservice gibt Ihnen folgende Hinweise: Unsere Sprechstunden sind Montag, Dienstag, Donnerstag und Freitag von 9:00 bis 13:00 Uhr, außerdem Dienstag und Donnerstag nachmittags von 15:00 bis 18:00 Uhr. Am Mittwoch haben wir keine Sprechstunde. In dringenden Notfällen können Sie sich an den zahnärztlichen Notdienst wenden. Bitte rufen Sie die Nummer 12012000 an. Wiederholung der Nummer des zahnärztlichen Notdienstes: 12012000. Vielen Dank für Ihren Anruf. Das Gerät schaltet jetzt ab.

Telefax (Fernkopierer)

Mit einem Faxgerät ist es möglich, über die Telefonleitung Schriftstücke an Empfänger mit Faxgerät zu übermitteln. Heute werden bereits vielfach kombinierte Fax-Telefone und Faxgeräte mit weiteren Kombinationen angeboten.
Neben geschriebenen Informationen können selbstverständlich auch Zeichnungen gefaxt werden. Wird das Gerät oft genutzt, sollte eine weitere Rufnummer zur Verfügung stehen, die dann als Faxnummer benutzt wird.

Auch mithilfe des Computers und einer entsprechenden Software kann gefaxt werden. Nachteil ist, dass nur dann Faxe empfangen werden können, wenn der Computer eingeschaltet und die Software aktiv ist.

Zahnarztpraxen setzen immer noch Telefax zur Kommunikation ein, insbesondere in Verbindung mit
- Labors, um Ergebnisse zu übermitteln,
- Depots, um Bestellungen direkt zu übermitteln,
- der LZK, um Weiterbildungskurse zu buchen,
- Hotels zur Zimmerreservierung bei Kongressen und
- Patienten, um auch bei Abwesenheit Nachrichten zu hinterlassen.

Mit einem Telefax können Nachrichten auf schnellstem Wege übermittelt werden und sie werden nachgewiesenermaßen schneller bearbeitet. Übermittlungsfehler sind nahezu ausgeschlossen und die Kosten sind niedriger als beim Briefversand.

Allerdings sollten dabei ein paar Dinge berücksichtigt werden:
- **Rechtliche Aspekte:** Telekopien sind als Belege anerkannt. Das anschließend immer ausgedruckte Faxprotokoll sollte dem Original angeheftet werden. Aus dem Protokoll sind die Faxempfängernummer, die Faxzeit und das Ergebnis (z. B. o. k.) ersichtlich. Es dient als Beweis für die erfolgte Telekopie. Ist in einem Schriftstück gesetzlich die „eigenhändige Unterschrift" erforderlich (z. B. Bürgschaft), gilt ein Fax allerdings nicht. Ausnahme: Das Schreiben ist mit einer digitalen Signatur versehen.
- **Datenschutz:** Da die Übermittlung an ein Faxgerät auch erfolgen kann, wenn dies nicht vom Empfänger besetzt ist, können auch Unbefugte den Inhalt zur Kenntnis nehmen. So sollte der Datenschutz bei der Übermittlung personenbezogener Daten dadurch gewährleistet werden, dass
- das Faxgerät in einem besonderen Raum steht, der nur vom Empfänger genutzt wird,
- der Empfänger vor dem Senden eines Telefaxes telefonisch darüber informiert wird,
- die Mitarbeiter über diesen besonderen Aspekt des Datenschutzes informiert werden.

Ein „Verwählen" sollte möglichst nicht vorkommen, da dann die Daten ggf. an den falschen Adressaten gelangen. Dieses Risiko trägt immer der Absender.

6.6.3 Mobilfunknetzangebot

Informationen zum Begriff Handy finden Sie unter:

www.u32.de/handy.html

Im Gegensatz zum Festnetz bestand im Bereich des mobilen Telefonierens von Anfang an Wettbewerb zwischen mehreren Netzbetreibern bzw. Anbietern (Providern). Daneben gibt es heute auch einen Wettbewerb der Betriebssysteme (z. B. Android von Google, iOS von Apple und Windows Phone von Microsoft).

Die Netzbetreiber (Deutsche Telekom, Vodafone, Telefonica) sowie weitere Mobilfunkanbieter (z. B. 1&1, ADAC, Congstar) bieten die Mobiltelefone (Hardware) oft kostenlos oder zu geringen Beträgen an, wenn gleichzeitig ein **Kartenvertrag** über ein Funknetz abgeschlossen wird.

GSM
Global System for Mobile Communication

GPRS
General Packet Radio Service

UMTS
Universal Mobile Telecommunications System

LTE
Long-Term Evolution

Ursprünglich war das sogenannte Handy nur zum Telefonieren geeignet. Das lag am technischen Standard, da noch nicht genügend Daten übertragen werden konnten (GSM-Standard). Die Entwicklung zum GPRS-Standard, dann weiter zum UMTS- und schließlich zum LTE-Standard machte dies erst möglich. Die Standards sind in den einzelnen Funknetzen unterschiedlich weit fortgeschritten. Das Handy konnte so zum Kleincomputer (Smartphone) werden, womit große Datenmengen empfangen und bearbeitet werden können.

Zentrales Merkmal von Smartphones sind berührungsempfindliche Bildschirme (Klein-Tablets oder Phablets genannt), Bluetooth- und WLAN-Möglichkeit. Damit können viele Programme (Apps) auf dem Smartphone gesteuert werden, z. B. zur Navigation, Foto- und Videosoftware, Musikstreaming, soziale Netzwerke, E-Mail- und Kommunikationsprogramme, Fernsehen, Fernsteuerung. Über „App-Stores" können Programme oft kostenlos und schnell auf das Smartphone geladen werden.

Ähnlich wie beim Festnetz muss beachtet werden, wie hoch die monatliche Grundgebühr und wie hoch die Gesprächskosten sind. Für die Gesprächskosten bestehen viele Gebührenmodelle. Hinzu kommt, dass die Onlinekosten auf Datenmengen beschränkt sein können, wenn man dafür keinen Flat-Tarif besitzt. Auch die Akkulaufzeit bei Smartphones spielt mittlerweile eine große Rolle bei der Auswahl.

Bei **Prepaid-Karten** werden keine Grundgebühren erhoben. Der Benutzer kann nur für den Wert der vorher erworbenen Guthabenkarten telefonieren. Die Gesprächsgebühren sind höher als bei den Vertragshandys.

Meist besteht bei Prepaid-Karten sowie bei Vertragstelefonen eine zeitliche Bindung an den Provider ohne Kündigungsmöglichkeit von ein bis zwei Jahren.

Manche Provider bieten auch Geräte an, die zu Hause als Festnetzgerät und ab ca. 300 m bis 2 km Entfernung als Mobilanschluss laufen. Beim Kauf oder Umtausch von Smartphones muss mittlerweile auf die Größen der SIM-Karten geachtet werden. Viele neuere Smartphones funktionieren nur mit den Micro-SIM- oder Nano-SIM-Karten, der kleinsten Variante. Daneben werden auch Zweitkarten für das zweite Handy (z. B. im Auto) für einen geringen Preis oder eine zweite Karte für eine neue Nummer (und ein zweites Handy) günstig angeboten.

6.6.4 Serviceleistungen von Telefongesellschaften

Vanity-Nummer (Wortwahlnummer)

Anstelle einer beliebigen Nummer kann hier der Name der Zahnarztpraxis als Buchstabennummer gewählt werden, z. B. erhält die Praxis Dr. Dick Backe folgende Nummer →Abb. 1.

Die Rufnummer ist also 3 4 2 5 2 2 2 5 3. Der Service muss bei der Bundesnetzagentur beantragt werden. Er wird meist mit einer 0180/0800 oder 0900 Nummer kombiniert.

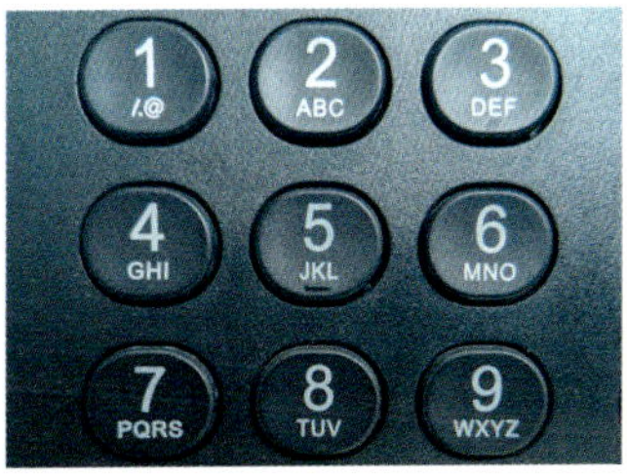
1
/.@
2
ABC
3
DEF
4
GHI
5
JKL
6
MNO
7
PQRS
8
TUV
9
WXYZ

Abb. 1 Buchstabenbelegung der Telefontasten

D = 3
I = 4
C = 2
K = 5
B = 2
A = 2
C = 2
K = 5
E = 3

0180-Servicenummern

Gegen einen einmaligen Bereitstellungspreis kann man Anrufer (Patienten) von der Telefongebühr teilweise befreien.

Hier sind z. B. folgende Modelle möglich:
- Patient zahlt einen bestimmten Betrag pro Minute zwischen 9:00 und 18:00 Uhr, die Differenz wird von der Arztpraxis getragen.
- Patient zahlt einen bestimmten Betrag pro Minute.
- Praxis zahlt alle Gesprächskosten, die über einen bestimmten Betrag pro Minute hinausgehen.
- Patient zahlt pauschal einen bestimmten Betrag pro Gespräch.

0800-Servicenummern

Der Anrufer zahlt keine Gesprächsgebühren, der Angerufene übernimmt die Gebühren. Dies wird häufig als besonderer Service von den PVS-Anbietern geboten.

0900-Servicenummern

Hierbei fallen hohe Gebühren an, die der Anrufer tragen muss. Die Gebühren werden von der Telefongesellschaft erhoben und an den Angerufenen weitergeleitet. Es werden telefonische Dienste gegen Entgelt, z. B. Hotline-Service, angeboten.

Merke
Notrufnummer für Polizei, Feuerwehr und Rettungsdienst: 112

Telefonsonderdienste

Im Telefonbuch der Deutschen Telekom werden Telefonsonderdienste und Telefonansagen angeboten. Dazu zählen:

- Notrufe und Störungsmeldungen (gebührenfrei);
  folgendes Schema sollte bei der Meldung eingehalten werden:
  Wer meldet sich?
  Wo geschah es?
  Was geschah?
  Wie viele Personen sind betroffen?
  Welche Verletzungen liegen vor?
  Warten auf Rückfragen
- Konferenzschaltung: Über die Vermittlung des Operators (früher „Fräulein vom Amt") können bis zu zehn Teilnehmer in verschiedenen Ortsnetzen (auch mobil) miteinander sprechen. Auch eine Bildzuschaltung ist möglich. Man spricht dann von Videokonferenzen.
- Kummer- und Nottelefone
- Dolmetscherdienste: Übersetzungsdienst während des Gesprächs
- Telefonauskunft: für Inland und Ausland mit direkter Verbindungsherstellung
- Zeitansage
- Auslandsgespräch

Europa und die übrigen Länder sind in Fernzonen eingeteilt. Kann man die betreffende Auslandsrufnummer nicht selbst anwählen, fallen zusätzlich Gebühren für die Handvermittlung über den Operator an. Für besonders weite Gespräche sollten Sie die Zeitzonen beachten.

Beispiel einer Auslandsrufnummer:

00	33	467	56 69
↓	↓	↓	↓
Auslands-vorwahl	Land Frankreich	Ortsnetz Montpellier	Teilnehmer-rufnummer

Die Bundesrepublik Deutschland hat als internationale Vorwahl die Nummer 0049 oder +49.

6.6.5 Telefontarife

Call-by-Call

Call-by-Call bedeutet, dass Sie bei jedem Telefonanruf entscheiden, über welche Telefongesellschaft (Provider) Sie telefonieren wollen. Dies erfolgt durch eine Zusatznummer, die Sie vor der eigentlichen Telefonnummer eingeben müssen.

Aktuelle Telefontarife finden Sie unter:

www.teltarif.de

Beispiel

Die Rufnummer eines gewünschten Gesprächspartners ist z. B. 0761 23 87 (Hauptanschluss Deutsche Telekom AG). Wählen Sie die Nummer ohne Zusatz, telefonieren Sie über die Telefongesellschaft, bei der Sie den Hauptanschluss haben (hier Deutsche Telekom AG).

Wählen Sie

01013 0761 23 87, telefonieren Sie über Tele2;

01040 0761 23 87, telefonieren Sie über Ventelo.

Die Rechnung erhalten Sie entweder von der Deutschen Telekom AG, die den Betrag dann an die Telefongesellschaft weiterleitet, oder von der Telefongesellschaft direkt. Es können dann mehrere Rechnungen pro Monat zu Ihnen in die Praxis (bzw. nach Hause) kommen.

Call by Call wurde zum 01.01.25 von der Telekom abgeschaltet. Ein Grund hierfür ist, dass die meisten Telefonnutzer unbegrenzte Flatrates für Telefon und Internet in ihren Festnetz- und Mobilnetztarifen abgeschlossen haben. Zudem würden gerade bei Auslandsgesprächen häufig die kostenlosen Telefonie-Features einer Messenger-App benutzt. Preselection (siehe unten) bleibt weiterhin möglich.

Manche Telefonapparate gestatten die Aufnahme mehrerer Telefongesellschaften, die je nach Uhrzeit gewählt werden können. So kann man immer über die Telefongesellschaft, die zu der gewünschten Zeit den günstigsten Telefontarif anbietet, telefonieren. Bei Telefonapparaten, die mit einem Computer verbunden sind, kann Software jeweils die günstigste Telefongesellschaft automatisch heraussuchen.

Preselection

Preselection bedeutet, dass Sie eine Telefongesellschaft (z. B. Vodafon) gewählt haben, über die Sie alle Gespräche abwickeln wollen. Die entsprechende Vorwahl muss dann nicht mehr gewählt werden. Es gelten die Konditionen der Preselection-Gesellschaft. Prüfen Sie vor Vertragsabschluss neben den Gebühren auch die Kündigungsfristen.

6.6.6 Telefonrechnung

Alle Anbieter bieten heute die Telefonrechnung online an. Sie wird etwa ein Jahr lang auf dem Server zum Ausdruck (z. B. für die Steuererklärung) bereitgehalten. Bei Briefversand fallen zusätzliche Kosten an. Auch der Einzelverbindungsnachweis wird heute von allen Telefongesellschaften angeboten.

Darüber hinaus kann die Rechnung nach bestimmten Kriterien analysiert und grafisch angezeigt werden, z. B. an welchem Wochentag die meisten Gespräche stattfinden, zu welcher Zeit am häufigsten telefoniert wird, welche Art von Gesprächen wann geführt wird (Nahbereich, Ferngespräche). Diese Informationen können bei der Auswahl eines geeigneten Tarifes bei einem Provider hilfreich sein.

6.7 Organisation eines Telefongesprächs

Die Gesprächsführung am Telefon prägt den ersten Eindruck von einer Zahnarztpraxis entscheidend. Sie vermittelt (neuen) Patienten ein sympathisches oder unsympathisches Bild und kann der Beginn einer neuen oder das Ende einer bestehenden Zahnarztpraxis-Patienten-Beziehung sein. Jedes Telefonat muss daher vorbereitet und unter Berücksichtigung der Regeln der Gesprächsführung durchgeführt werden.

6.7.1 Die richtige Telefonnummer finden

Um ein Telefongespräch führen zu können, muss zunächst die Nummer des Teilnehmers bekannt sein. Als vorteilhaft erweist es sich, die Nummern von Gesprächspartnern, die häufig angewählt werden, abzuspeichern.

Auskunft finden Sie unter:
www.11880.com
www.dastelefonbuch.de
www.gelbeseiten.de
www.dasoertliche.de

Daneben bieten sich die nationale und internationale Auskunft an. Hier können sämtliche Teilnehmer nachgefragt werden. Adressen werden ebenfalls telefonisch bekannt gegeben. Weitere Quellen sind DVDs mit allen Telefonnummern oder die Suche im Internet →Abb. 1.

Viele Rufnummern und andere Kontaktdaten können auch in den gedruckten **Telekommunikationsverzeichnissen** selbst ermittelt werden, diese gibt es auch online oder mobil:
- Das Telefonbuch → Privat- und Geschäftseinträge von A–Z
- Gelbe Seiten → Branchenverzeichnis
- Gelbe Seiten regional → lokales Branchenverzeichnis
- Das Örtliche → lokale Privat- und Geschäftseinträge von A–Z

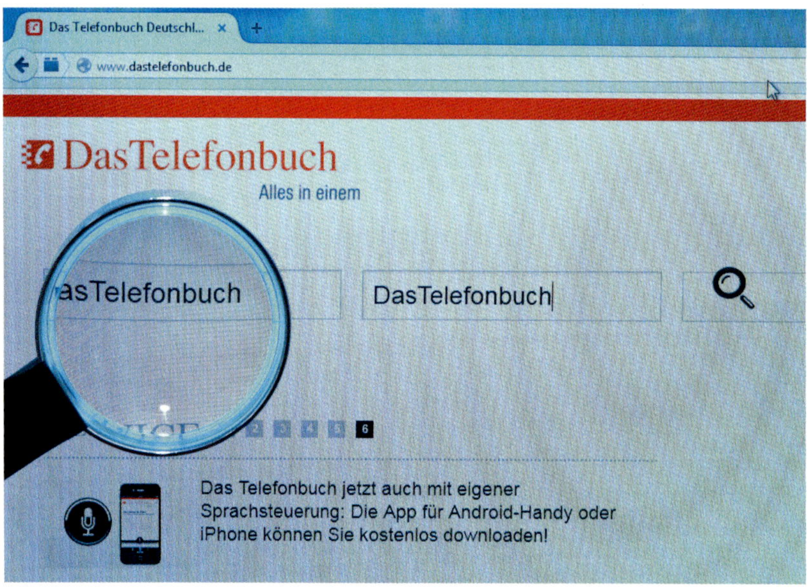

Abb. 1 Telekommunikationsverzeichnisse im Internet

Da sich die Telefonnummern und andere Daten häufig ändern, ist es wichtig, dass Sie immer die neuesten - Telefonbücher bzw. DVDs besitzen. Sie erscheinen jährlich neu. Die aktuellen Rufnummern finden Sie auch auf den genannten Webseiten.

6.7.2 Dokumentation der Telefongespräche

Damit keine Informationen in der Praxis verloren gehen und der Informationsfluss erhalten bleibt, sollten eine Gesprächsnotizliste geführt und wichtige Gesprächsinhalte notiert werden. Gut bewährt haben sich Vordrucke, auf denen man sich die wichtigsten Informationen notieren kann.

Gegenüber normalen Notizzetteln haben die im Handel erhältlichen Vordrucke den Vorteil, dass sie für die wichtigsten Inhalte (z. B. Zeitpunkt des Gesprächs) strukturiert sind.

6.7.3 Telefonkommunikation

Vorbereitung eines geplanten Telefongesprächs

- **1. Schritt:** Notieren Sie sich die gewünschte Rufnummer, den Namen des Unternehmens (der Krankenkasse) und des Gesprächspartners (des Sachbearbeiters).
- **2. Schritt:** Legen Sie sich alle Unterlagen bereit, die eventuell für das Gespräch wichtig werden könnten, z. B. Rechnungsdaten, Bestellnummern, Fabrikate.
- **3. Schritt:** Halten Sie sich das Ziel des Gespräches vor Augen (Was wollen Sie erreichen?).
- **4. Schritt:** Machen Sie sich Stichworte, wie Sie das Gespräch inhaltlich führen wollen.
  - Zeitpunkt des Gesprächs?
  - Handelt es sich um einen neuen/schwerhörigen/betreuten Patienten?
  - Auf welche Reaktion muss ich mich einstellen?
  - Welche Einwände sind zu erwarten?
  - Wie können die Einwände entkräftet werden?
  - Wie reagiere ich in schwierigen Situationen auf Fragen, die ich nicht beantworten darf und kann?
- **5. Schritt:** Suchen Sie sich eine ungestörte Möglichkeit, um zu telefonieren. Der Angerufene merkt, wenn Sie abgelenkt sind. Mobilgeräte sind zum ungestörten Telefonieren empfehlenswert.

Merke
Da über ein Telefongespräch kein Schriftstück existiert und nur das Gesprochene gültig ist, muss bei wichtigen Telefonaten als Nachweis eine schriftliche Bestätigung erfolgen.

Durchführung eines geplanten Telefongesprächs

- **1. Schritt:** Voraussetzung eines jeden Gesprächs ist, dass Sie sich vorher mit der Telefonanlage der Praxis vertraut gemacht haben. Prüfen Sie, ob z. B.
- ein Knopf gedrückt werden muss, um den Wählton zu erhalten,
- die Wahl bei aufgelegtem Hörer möglich ist,
- Freisprechen möglich ist,
- Stummschalten möglich ist.
- **2. Schritt:** Legen Sie den Vordruck für die Dokumentation bereit.
- **3. Schritt:** Setzen Sie sich aufrecht und gerade in Ihren Stuhl.
- **4. Schritt:** Stellen Sie die Telefonverbindung her. Beginnen Sie mit dem Wählen erst, wenn der Wählton zu hören ist. Vorher gewählte Ziffern bleiben unwirksam.
- **5. Schritt:** Wenn die Verbindung zustande kommt, sollten Sie sich mit dem Namen der Praxis oder mit einer einheitlichen Meldeformel der Praxis melden. Von zahlreichen Varianten werden hier zwei gegenübergestellt:
- a) „Praxis Dr. Sedel – Maier. Guten Tag.“ Diese Formel kommt sehr oft vor, verwirrt aber viele Angerufene und Anrufer: Hat der Zahnarzt einen Doppelnamen, Sedel-Maier? Handelt es sich etwa um eine Doppelpraxis Dr. Sedel – Dr. Maier?
- b) „Praxis Dr. Sedel. Hier spricht Peer Maier. Guten Tag!“ Durch diese etwas längere Variante weiß der Anrufer, mit wem er spricht. Wichtig ist auch, dass hierbei langsam und deutlich gesprochen wird.
- **6. Schritt:** Ist ein Anschluss besetzt, legen Sie gleich wieder auf. Der gewünschte Teilnehmer spricht bereits. Wählen Sie danach erneut oder drücken Sie die Wahlwiederholungstaste. Manche Telefone wählen automatisch wieder, bis die Rufnummer frei ist („Rückruf bei Besetzt“). Beachten Sie gegebenenfalls die Telefonhinweise, z. B. „Kein Anschluss unter dieser Nummer“: Entweder Sie haben sich bei der Wahl geirrt oder der Anschluss ist aufgehoben worden.

Merke
Bei der IP-Telefonie über den Router gehen oft die ersten Worte bei der Meldung verloren. Notfalls also nachfragen oder die Begrüßung noch mal wiederholen.

Umgang mit eingehenden Telefongesprächen

- Das Telefon nicht zu lange läuten lassen.
- Falls Sie den Namen des Anrufers nicht richtig verstanden haben, fragen Sie nach oder lassen Sie sich den Namen buchstabieren.
- Versuchen Sie, den Grund des Anrufs zügig zu ermitteln.
- Den Behandler abschirmen, d. h., nur in Ausnahmenfällen die Behandlungstätigkeit des Zahnarztes unterbrechen.
- Bei Rücksprache mit dem Behandler möglichst Stummtaste drücken (Musikeinspielung).

6.7.4 Telefonische Gesprächsführung

Beim Telefonieren fehlt die nonverbale Ausstrahlung (Körperhaltung, Mimik, Gestik und Blickkontakt) des Gesprächspartners. Als einziges Kommunikationswerkzeug dient die Stimme. Stimmmelodie und Wortwahl entscheiden über das Telefongespräch. Neben Ausdrucksform (höflich oder ruppig) und Tonlage (diese beeinflusst das Gesprächsklima) gibt es einige wichtige Regeln, die für einen professionellen Umgang am Telefon beachtet werden sollten:

Verhaltensregeln	Beispiele
Führen Sie **keine Privatgespräche** vor Patienten.	Der ZFA Manuel bekommt während der Sprechzeit einen Anruf von seiner Freundin. Er freut sich und unterhält sich ausgiebig mit ihr über das vergangene Wochenende, während ein Patient vor der Anmeldung steht. **Auswirkung:** Der Patient hat zu Recht den Eindruck, dass Manuel nicht arbeitet und ihn unnötig lange warten lässt.
Beachten Sie die **Schweigepflicht.**	Der ZFA Manuel sagt einen Termin bei Herrn Meier ab mit folgender Begründung: „Es tut mir sehr leid, dass wir den Termin absagen müssen, aber unser Chef hat kurzfristig noch einen dringenden Hausbesuch bei Herrn Fleischhauer aus Helmstedt." **Auswirkung:** Hier wurde die Schweigepflicht verletzt. Zudem ist es für Herrn Meier nicht wichtig zu wissen, bei wem und wann sein Arzt einen Hausbesuch macht.
Telefonieren Sie in **Ruhe** und führen Sie **keine Nebentätigkeiten** während des Telefonats aus.	Der ZFA Manuel ist völlig im Stress. In solchen Fällen kaut er immer Kaugummi. Beide Telefone klingeln, es kommen gerade zwei neue Patienten und der neue Auszubildende Marlon hat eine wichtige Frage an ihn. Sein Kollege ist gerade nicht in Reichweite und besetzt ein neues Behandlungszimmer. Er nimmt ein Telefonat an und müsste eigentlich gleichzeitig die neuen Patienten empfangen. Der Anrufer ist zudem empört, dass in dieser Praxis ja nie jemand ans Telefon geht. Das ist Manuel zu viel und er sagt Kaugummi kauend zum Anrufer, dass er für solche Sachen im Moment keine Zeit habe, und legt auf. **Auswirkung:** Manuel ist in diesem Moment aufgrund unzureichender Praxisorganisation überfordert und seine Arbeitsabläufe gleiten ihm aus der Hand. Durch sein Verhalten am Telefon verärgert er den ohnehin schon unzufriedenen Anrufer, der ihn schlecht verstanden hat, weil er am Telefon mit Kaugummi im Mund gesprochen hat.

Verhaltensregeln	Beispiele
Nennen Sie Ihren Namen **langsam und deutlich.** Bilden Sie **kurze Sätze** und vermeiden Sie Schachtelsätze. Passen Sie sich im Sprachtempo und in der Sprache dem **Gesprächspartner** angemessen an.	Herr Münster ist 93 Jahre alt und ruft in der Zahnarztpraxis an, um einen Termin zu bekommen. Er ist stark schwerhörig und versteht den ZFA am anderen Ende der Leitung nicht, da dieser zu schnell und zu undeutlich gesprochen hat. Vor Schreck legt er den Hörer auf, weil er der Meinung ist, sich verwählt zu haben. **Auswirkung:** Bedenken Sie, dass Sie verschiedene Anrufer haben. Sie können alt, sehr jung, sprach- und hörbehindert, schüchtern, forsch, verärgert, launisch oder unsicher sein.
Sprechen Sie Ihren Gesprächspartner stets mit **Namen** an.	Der ZFA Manuel am Telefon: „Ja, das erledigen wir für Sie, Herr, ... ähm ..., wie war noch mal Ihr Name?“ **Auswirkung:** Der Patient ist nun verunsichert, ob der ZFA zugehört hat und sein Anliegen auch richtig ausführen wird, da dieser ja schon den Namen nicht mehr weiß. Wenn Sie Ihre Gesprächspartner mit Namen ansprechen, haben diese Gewissheit, dass Sie wissen, mit wem sie gerade sprechen, und fühlen sich mit ihrem Anliegen in den richtigen Händen.
Legen Sie sich **Notizblock** und **Schreibstift** bereit.	Der Auszubildende Marlon sitzt allein an der Anmeldung und nimmt ein Telefonat entgegen. Da er noch sehr unsicher und nicht routiniert ist, hat er nach Beendigung des Gesprächs vergessen, sich Namen und Telefonnummer des Anrufers zu notieren, und kann auf Nachfrage des Kollegen auch nicht mehr genau sagen, was der Grund des Anrufs war. **Auswirkung:** Für den Kollegen ist es nun schwer nachzuvollziehen, wer und warum derjenige angerufen hat. Falls der Anrufer ein zweites Mal anruft, ist dieser Kollege unvorbereitet und der Anrufer eventuell verärgert, da er sein Anliegen doch schon dem anderen Kollegen erläutert hat. Es ist daher immer sinnvoll, einen vorgedruckten Notizblock neben das Telefon zu legen, der bei jedem Telefonat ausgefüllt werden sollte.
Fallen Sie Ihrem Gesprächspartner **nicht ins Wort.**	Am Montagmorgen beginnt wie immer ein hektischer Tag und das Telefon klingelt ununterbrochen. Der ZFA Manuel ist bereits an der ersten Leitung und telefoniert mit Herrn Kruse. Weil die zweite Leitung ohne Unterbrechung weiterklingelt und Manuel sich noch nicht gut genug mit der Telefonanlage auskennt, bricht er das Gespräch auf der ersten Leitung abrupt ab, indem er Herrn Kruse in seinen Schilderung unterbricht und ihn auf die Telefonsprechstunde hinweist. **Auswirkung:** Herr Kruse wird es als sehr unverschämt empfinden, einfach unterbrochen zu werden, und sich beschweren oder die Praxis im schlimmsten Falle wechseln wollen.

Verhaltensregeln	Beispiele
Vermeiden Sie Fachsprache im Gespräch mit einem Patienten.	Herr Müller (Versicherungsvertreter) soll Kronen bekommen. Dazu muss er verschiedene Termine in der Zahnarztpraxis wahrnehmen. Der ZFA Manuel ruft aus diesem Grund den Patienten Müller an. Dieser ist verärgert und brummt, dass er zufällig noch einen Beruf hätte. Daraufhin erklärt Manuel ihm, warum es nötig ist, in diesem Falle mehr als nur einen Termin zu vereinbaren, da dies nicht mit einem Termin zu erledigen ist. **Auswirkung:** Würde Manuel in medizinischer Fachsprache sprechen, hätte dies zur Folge, dass Herr Müller noch verärgerter wäre, da er vermutlich die Argumente, die für mehrere Termine sprechen, nicht verstehen würde.
Kontrollieren Sie während des Gesprächs Ihre **Mimik** und **Gestik.**	Der Auszubildende Marlon ist verärgert, da sein Chef ihn darauf hingewiesen hat, dass er bereits zum dritten Mal zu spät zur Arbeit gekommen ist. Als er an das Telefon geht, sieht man ihm die Verärgerung an. Herr Hedwig, ein umständlicher Patient, ist am Telefon. Marlon antwortet auf seine Fragen und vereinbart einen Termin mit ihm. Als er von Herrn Hedwig gefragt wird, ob ihm eine Laus über die Leber gelaufen sei, ist Marlon überrascht. Er hatte doch gerade heute darauf geachtet, am Telefon freundlich zu sein. **Auswirkung:** Wenn man mit verärgertem Gesicht mit jemandem spricht, hört es sich unfreundlicher an, als wenn man mit einem Lächeln auf den Lippen telefoniert.
Fassen Sie den **Inhalt des Gesprächs** am Ende noch einmal zusammen und stellen Sie sicher, dass beide Seiten **keine Fragen** mehr haben.	Der ZFA Manuel telefoniert mit Herrn Gustav. Er hat ein bestimmtes Problem und bittet ihn, dieses dem Zahnarzt weiterzuleiten. Gleichzeitig macht er einen neuen Termin mit ihm aus. Als Manuel das Anliegen noch einmal zusammenfasst, weist Herr Gustav ihn darauf hin, dass er persönlich mit dem Zahnarzt sprechen möchte. **Auswirkung:** An diesem Beispiel wird deutlich, dass es durchaus wichtig sein kann, Gesprochenes noch einmal zusammenzufassen, bevor man es weiterleitet. Dies verhindert die Bildung von Missverständnissen.
Finden Sie einen **freundlichen Gesprächsabschluss.**	Der Auszubildende Marlon beendet ein Telefongespräch, indem er sich für das Gespräch bedankt und wartet, bis sein Gesprächspartner aufgelegt hat. **Auswirkung:** Der letzte Eindruck haftet, daher unbedingt noch einmal den Namen des Anrufers erwähnen.

Folgende Fragestellungen helfen Ihnen, geführte Telefongespräche zu analysieren:
- Kenne ich die Praxistelefonanlage und kann sie korrekt bedienen?
- Liegen immer alle Hilfsmittel bereit?
- Versteht der Anrufer meine Meldung zu Beginn des Gesprächs?
- Klingt meine Stimme sympathisch, verbindlich, angenehm und freundlich?
- Ist die Sprache dialektfrei und auch für Auswärtige sowie Ausländer gut zu verstehen?

- Wie sieht meine Mimik und Gestik beim Telefonieren aus (z. B. lächle ich?)?
- Spreche ich meinen Gesprächspartner mit seinem Namen an?
- Konzentriere ich mich auf den Anruf und höre aktiv zu?
- Lasse ich Anrufer ausreden, ohne sie laufend zu unterbrechen?
- Finde ich einen freundlichen Abschluss des Gesprächs?
- Kann ich Fragen stellen, ohne aufdringlich zu wirken?
- Verwende ich positive Formulierungen wie z. B. „sehr gerne", „ich werde".
- Halte ich versprochene Rückrufe ein?
- Schalte ich das Telefon stumm bei Rückfragen?
- Mache ich mir ausreichende Notizen während des Anrufs?
- Vergesse ich keinen Anrufer in der Leitung?
- Habe ich alle wichtigen und unklaren Dinge wiederholt und geklärt?
- War ich auf das Telefonat gut vorbereitet?
- War ich während des Telefonats ungestört?

6.8 Internet

Mit der Einführung der Telematikinfrastruktur wurde die Internetanwendung in der Zahnarztpraxis zur Pflicht. Hat man sich für einen Provider entschieden, benötigt man noch einen Browser, um im Internet Informationen zu erhalten, Zertifikate zu verwalten oder gesicherte Verbindungen zu installieren.

Telematikinfrastruktur
→ S. 158

Es gibt zahlreiche Anbieter für den Internetzugang. Hier sollte immer zuerst überprüft werden, ob die Leistungen am Sitz der Praxis/am Wohnort verfügbar sind. Die Tarife unterscheiden sich je nach Geschwindigkeit des Zugangs von 2000 bis 120000 Mbit/s. Die Preise schwanken zwischen ca. 15,00 € und 80,00 € monatlich bei einer Flatrate. Wenn keine Flatrate gewählt wird, sollte ungefähr bekannt sein, wie lange man im Internet surfen will und welches Datenvolumen dabei abgerufen wird. Auch dafür werden Tarife angeboten. Für die Kommunikation im Medizinwesen steht die TI mit der KIM im Internet über den Konektor zur Verfügung.

Über sogenannte VPN-(Virtual-Private-Network)-Verbindungen kann man über einen gesicherten Kanal (vorstellbar als Kabel oder Tunnel) im Internet z. B. auf den Praxisrechner zugreifen. Das kann z. B. für einen ZFA mit Heimarbeitsplatz von Bedeutung sein, der die zahnärztliche Abrechnung zu Hause betreut und durchführt.

Liegen die obigen Voraussetzungen vor, benötigt man noch eine spezielle Software, die den Internetzugang ermöglicht. Die Zugangssoftware wird von verschiedenen Unternehmen zur Verfügung gestellt. Diese Unternehmen werden Provider genannt (z. B. freenet, T-Online, Tiscali, O_2, Vodafon, 1&1). Einige bieten neben dem reinen Internetzugang zusätzliche Dienste an (z. B. E-Mail, Onlinebanking).

Bei der Entscheidung für einen Provider sind die Grundgebühren und die Verbindungsentgelte der Anbieter zu berücksichtigen.

Tarifvergleiche finden Sie unter:
www.dsl-tarife.de

Wichtig ist auch die „Rechnerpower" der Anbieter. Wechseln viele Verbraucher zu einem Billiganbieter, kann der Anschluss überlastet sein, d. h., sie bekommen keinen oder nur einen extrem langsamen Zugang zum Internet.

Bei Vertragsbeginn bieten viele Provider ein bestimmtes freies Datenvolumen an. Beachten Sie, dass diese monatliche Datenmenge meist nicht in den nächsten Monat übertragen werden kann.

6.9 Praxishomepage

Auch für Zahnarztpraxen ist es wichtig, im Internet präsent zu sein. Hier bietet sich die Erstellung einer „Homepage" an →Abb. 1. Dies ist eine Art Eingangsseite, die oft ein weiteres „Blättern" (= Surfen) erlaubt. Diese ist jedoch an die strengen Bedingungen des Berufsrechts der Zahnärzte gebunden. In den Berufsordnungen sind dazu mittlerweile Regeln für Werbemaßnahmen entwickelt worden.

Alle die Praxis betreffenden Informationen, z. B. Lage, Sprechzeiten, Kommunikationsnummern, Spezialgebiete können darin aufgenommen werden. Sachliche berufsbezogene Informationen sind dabei gestattet.

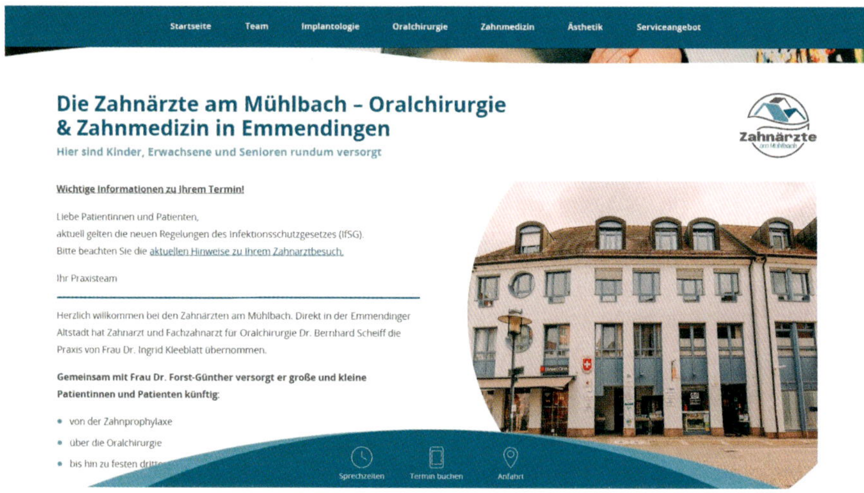
Startseite
Team
Implantologie
Oralchirurgie
Zahnmedizin
Ästhetik
Serviceangebot
Die Zahnärzte am Mühlbach – Oralchirurgie & Zahnmedizin in Emmendingen
Hier sind Kinder, Erwachsene und Senioren rundum versorgt
Zahnärzte
Wichtige Informationen zu Ihrem Termin!
Liebe Patientinnen und Patienten,
aktuell gelten die neuen Regelungen des Infektionsschutzgesetzes (IfSG).
Bitte beachten Sie die aktuellen Hinweise zu Ihrem Zahnarztbesuch.
Ihr Praxisteam
Herzlich willkommen bei den Zahnärzten am Mühlbach. Direkt in der Emmendinger Altstadt hat Zahnarzt und Fachzahnarzt für Oralchirurgie Dr. Bernhard Scheiff die Praxis von Frau Dr. Ingrid Kleeblatt übernommen.
Gemeinsam mit Frau Dr. Forst-Günther versorgt er große und kleine Patientinnen und Patienten künftig:
von der Zahnprophylaxe
über die Oralchirurgie
Sprechzeiten
Termin buchen
Anfahrt

Abb. 1 Praxishomepage einer Zahnarztpraxis

Mittlerweile bieten viele Praxen auch einen virtuellen Rundgang durch die Räumlichkeiten der Praxis mit einem Video an. Auf der Homepage der Praxis bietet sich ein Zugang für die Internetbuchung von Terminen an.

6.10 E-Mail (Electronic Mail): Die elektronische Post

Merke
Berufswidrige Werbung ist Zahnärzten untersagt. Berufswidrig ist insbesondere eine anpreisende, irreführende oder vergleichende Werbung.

Neben dem World Wide Web ist die E-Mail ein viel genutzter Dienst im Internet. Um diesen Dienst zu nutzen, benötigt man eine eindeutige Adresse.

Alle Provider bieten dabei auch mehrere E-Mail-Adressen nach Wunsch an. Die E-Mail-Adresse kann mit einem Namen oder einer Nummer beginnen. Danach folgt das Zeichen @, auch „at" genannt, was so viel wie „bei" bedeutet (Tastenkombination „Alt Gr" und „Q"). Es steht direkt vor dem Provider. Hat man die Adresse eingetragen sowie einen Betreff formuliert, kann man die eigentliche Nachricht am Bildschirm eingeben.

Neben Texten können auch Bilder, Grafiken und Programme als E-Mail (Anhang, sogenannte Attachments) verschickt werden. Als Nachteil wird angesehen, dass man den Versand als Postkarte ansehen muss. Es erfolgt keine Verschlüsselung, sodass der Datenschutz nicht gewährleistet ist. Es existieren viele Verschlüsselungsprogramme für E-Mails, wie z. B. PGP (Pretty Good Privacy) und GNU Privacy Guard, die man auch im privaten Bereich nutzen kann. Man sollte beim Abfassen von E-Mails unbedingt die Netiquette – das höfliche und respektvolle Benehmen – beachten.

6.11 Informations- und Kommunikationsmedium

Das Internet ist für die große Mehrheit der niedergelassenen Zahnärzte ein selbstverständliches Informations- und Kommunikationsmedium, das auch beruflich stark genutzt wird. Rund 80 % nutzen das Internet. Mit Einführung der Telematik-Infrastruktur ist die Internetanbindung für Vertragszahnärzte Pflicht.

Zahlreiche Medizindepots bieten auf ihren Websites Informationen u. a. zu neuen Maschinen und Werkstoffen an, und ermöglichen Onlinebestellungen. Auch Technikerinnungen stellen Informationen online zur Verfügung. Nachdem auch Labore Internetseiten einrichten, kann die Kommunikation mit dem Fremdlabor neben dem Fax auch über das Internet laufen. Für den ZE-Upload in der Zahnarztpraxis ist es erforderlich, dass das Labor die Daten in einem bestimmten Format (XML-Datei) online an die Praxis sendet.

Um Informationen zu bekommen, bedient man sich sogenannter Suchmaschinen, z. B. www.google.de, www.lycos.de oder www.ecosia.org. Um eine Online-Sprechstunde in der Praxis einzuführen, benötigt man ein bestimmtes Programm wie z. B. Skype, Microsoft Teams, Zoom oder Alfaview. Neben einem Bildschirm benötigen sowohl Patient als auch Zahnarzt ein Mikrofon, Lautsprecher und eine Kamera am Rechner. Durch diese Möglichkeit der Kommunikation sind auch viele persönliche Besprechungen, Konferenzen und Fortbildungen „ersetzt" worden.

Reine Verwaltungsarbeiten können von einem Zahnmedizinischen Fachangestellten zu Hause am PC in Verbindung mit dem Praxis-PC erledigt werden. Auch die Abrechnungsdaten können über das Internet mittels Upload (mit einem Zertifikat) an die entsprechenden Stellen versandt werden. Das BKV wird auch nur noch im Internet als Download durch die KZV zur Verfügung gestellt. Der Versand von digitalisierten Röntgenbildern an die Universitätskliniken oder einen Chirurgen über das Internet ist heute üblich. Bei manchen Operationen können Spezialisten diese über das Internet in einem Operationssaal eines weit entfernten Krankenhauses über ferngesteuerte Maschinen vornehmen.

BKV
Bundeseinheitliches Kassenverzeichnis; hier sind alle gesetzlichen Krankenkassen Deutschlands aufgeführt.

Reisebuchungen zu Tagungen und Kongressen oder auch von Privatreisen erfolgen immer mehr über das Internet und schließen die Flug- und Hotelbuchung mit ein. Weitere Beispiele sind Bildtelefongespräche über das Internet, das Musik Hören und Fernsehen über Streaming-Dienste.

6.12 Kritik am Internet

Neben den vielfältigen positiven Effekten, die das Internet bringt und gebracht hat, dürfen auch die negativen Seiten nicht verkannt werden, z. B. Vereinsamung, Suchtgefahr, Informationsflut, Internetkriminalität. Informationen aus dem Netz sollten daher immer kritisch geprüft werden. Folgende Fragestellungen können dabei helfen:
- Wer stellt die gefundenen Informationen mit welcher Absicht bereit?
- Wie aussagekräftig sind die gefundenen Informationen?
- Welche Merkmale sollen zur Bewertung der Informationen herangezogen werden?
- Welches sind die fehlenden Informationen, die nicht bereitgestellt werden?

Aufgaben

1 Lesen Sie die beiden Gerichtsurteile und entscheiden Sie, in welcher Form Sie einen empfangsbedürftigen Brief (z. B. eine Kündigung) verschicken würden.

Einwurfeinschreiben eingeschränkt beweiskräftig
Das Einwurfeinschreiben der Post AG erfüllt nicht die Anforderungen an eine förmliche Zustellung nach dem Verwaltungszustellungsgesetz. Das Schreiben wird dem Empfänger nicht übergeben, sondern in den Briefkasten eingeworfen oder in das Postfach gelegt. Dies wird vom Postbediensteten bescheinigt. Damit kommt dem Einwurfeinschreiben nur eine eingeschränkte Beweis- und Zustellungsfunktion zu. Bundesverwaltungsgericht, AZ: 9 C7/00

Kind ist Empfangsbote
Der Briefzusteller traf den Empfänger eines Einschreibens nicht an und übergab es an den 9-jährigen Sohn des Empfängers. Dieser legte den Brief in das Kinderzimmer und vergaß, dem Vater die wichtige Mitteilung zu übergeben. Später fand der Vater den Brief zufällig. Die entsprechende Frist war abgelaufen und der Vater argumentierte vor Gericht, dass sein noch nicht volljähriger Sohn den Brief angenommen habe und nicht er. Das Gericht entschied, dass der Sohn durchaus als Empfangsbote für den Briefzusteller gilt. Ob das Kind den Brief weiterleite, sei nicht Sache des Absenders. Mit dem Vermerk „Eigenhändig“ könne man dies ja ausschließen. Die entsprechende Frist sei demnach abgelaufen. Amtsgericht Friedberg, AZ: C 249/91

2 Wählen Sie die richtige Versandform durch die Deutsche Post AG.
a Patientenunterlagen müssen an die KZV versandt werden.
b Ein Röntgenfilm muss zur Entwicklung in ein Labor verschickt werden.
c Ein Röntgenbild muss an die Universitätszahnklinik versandt werden.
d 80 Patienten müssen für die kommende Woche abbestellt werden.
e Mehrere Patienten sollen eine Mahnung zur Vorlage der elektronischen Gesundheitskarte erhalten.
f Versand von zahnärztlichen Rechnungen
g Ein Patient erhält eine letzte Mahnung, weil er seine Rechnung nach drei Monaten immer noch nicht bezahlt hat.
h Der Zahnarzt möchte einem Kollegen ein Fachbuch schicken.
i Einem Mitarbeiter soll gekündigt werden.
j Eine Akte mit Befundunterlagen, ca. 1,5 kg schwer, muss zum Gutachter geschickt werden.
k Ein Laptop, ca. 2,5 kg schwer, Wert ca. 2500,00 €, muss zur Reparatur eingeschickt werden.
l Eine Bestellung, die bereits abgesandt worden ist, soll am gleichen Tag noch widerrufen werden.

3 Sie haben den Verdacht, dass ein Patient der Praxis die falsche Adresse genannt hat. Welchen Service bietet die Deutsche Post an?

4 Erklären Sie den Begriff „Ersatzempfänger“.

5 Bei welchen Sendungen ist die Annahme durch Ersatzempfänger ausgeschlossen?

6 Was versteht man unter einer „Postvollmacht“?

7 Was versteht man unter dem Service Bring- und Abholdienst der Deutschen Post AG?

8 Welche Vorteile bietet ein Postfach?

9 Wer kann die Briefe mit folgender Anschrift entgegennehmen?

a Zahnarztpraxis Dr. C. Meyer Hochallee 3 70173 Stuttgart	b Einschreiben Dr. C. Meyer Hochallee 3 70173 Stuttgart	c Herr Dr. C. Meyer Hochallee 3 70173 Stuttgart
d Zahnarztpraxis Dr. C. Meyer Hr. J. Fröhlich vertraulich Hochallee 3 70173 Stuttgart	e Einschreiben mit Rückschein Praxis Dr. C. Meyer Hochallee 3 70173 Stuttgart	f Einschreiben Eigenhändig Hr. J. Fröhlich in Praxis Dr. C. Meyer Hochallee 3 70173 Stuttgart

10 Welchen Sinn hat ein „Eingangsstempel" und welche Angaben sollte er enthalten?

11 Nennen Sie weitere Hilfsmittel für den Posteingang.

12 Weshalb sollte beim Posteingang eine Absenderkontrolle durchgeführt werden?

13 Ein neuer Kollege leitet die eingehenden Praxisrechnungen sofort an den Zahnarzt weiter. Erklären Sie ihm, weshalb diese Vorgehensweise nicht sinnvoll ist.

14 Muss der Zahnarzt über eingehende Überweisungen von Patienten informiert werden? Begründen Sie Ihre Antwort.

15 Welche Wertstufen unterscheidet man bei Schriftgutdaten?

16 Was versteht man unter Daten mit Gesetzeswert?

17 Was muss bei der Vernichtung von Daten beachtet werden?

18 Geben Sie in der folgenden Darstellung jeweils die Art der Schriftgutablage an. Die Patientenkarteikarten hängen in einem Schrank mit Aufsicht. Die Krankenblätter werden hier eingeheftet. Die separate Röntgenkartei in DIN-A4-Querformat hängt in einem Hochschrank vertikal in Schienen. Die Röntgenbilder werden dort eingeheftet. Heil- und Kostenpläne werden lose in die Karteikarte eingelegt. Nach der Abrechnung erfolgt eine Einordnung in einen Stehordner mit der Aufschrift HKP AR und der Jahresbezeichnung, z. B. HKP AR 15/1.

19 Beschreiben Sie die Schriftgutablage Ihrer Ausbildungspraxis.

20 Messen Sie die Zeit vom ersten Suchen eines Schriftstückes bis zur Vorlage in der Praxis. Vorgehensweise: Alle Schränke sind geschlossen. Ein ZFA bestimmt, welches Schriftstück gesucht werden soll, und bedient die Stoppuhr. Nach Vorlage des Schriftstücks wird die Zeit für das Wiedereinordnen gemessen.

21 Welche Kontrollen müssen bei der Ausgangspost durchgeführt werden?

22 Besorgen Sie sich eine Briefhülle DIN C6 und eine Briefhülle DIN lang mit Fenster. Falzen Sie einen Briefbogen DIN A4 auf die verschiedenen Arten. Kuvertieren Sie anschließend.

23 Nennen Sie die Vorteile von Fensterbriefumschlägen.

24 Diskutieren Sie Vor- und Nachteile der Freimachung mit Postwertzeichen, Freistemplern bzw. Internetmarken.

25 Zu einem Brief gehören drei Blätter DIN A4. Es wird 80-g-Papier verwendet (ein Blatt DIN A0 wiegt 80 g). Kann der Brief als Standardbrief versandt werden? (Hilfe: DIN A0 einmal quer gefaltet ergibt DIN A1; DIN A1 quer gefaltet ergibt DIN A2 usw. Die Briefhülle DIN C6 wiegt ca. 3 g.)

26 Nennen Sie Postsendungen, die Ihre Ausbildungspraxis ohne Wissen und Unterschrift des Zahnarztes verlassen können.

27 Welche Schritte entfallen beim Postausgang, wenn ein Brief mit E-Post versendet wird?

28 Unterscheiden Sie Hardware und Software im Festnetz und Mobilfunknetz.
a Zeichnen Sie einen Plan der Telefonanlage Ihrer Ausbildungspraxis. Tragen Sie alle Leitungen (z. B. analog, ISDN, DSL, IP Telefonie) und Apparate (z. B. Telefon, Fax, Computer) ein.
b Sind die Nebenstellen Ihrer Praxistelefonanlage alle mit gleichen Merkmalen ausgestattet?

29 Was bedeutet
a Anrufweiterschaltung?
b Lauthören?
c Rückruf bei Besetzt?

30 Ihre Ausbildungspraxis ist in der Mittagspause nicht besetzt. Es soll ein automatischer Anrufbeantworter angeschlossen werden.
a Welchen Anrufbeantworter-Typ schlagen Sie vor?
b Besprechen Sie ein 15-Sekunden-Band mit dem gewünschten Text (Uhr bereithalten).

31 Welche Telekommunikation wäre in folgenden Fällen wünschenswert?
a Eine Zeichnung mit dem Lageplan der Zahnarztpraxis sollte schnell an einen Großhändler gesendet werden.
b Für einen Vortrag benötigt der Zahnarzt noch einige medizinische Fakten.
c Der Termin des nächsten Zahnärztekongresses zum Thema „Gesundheitsreform“ soll ermittelt werden. Ein Hotelzimmer muss in Zürich gebucht werden.
d Die Daten des Computers für die vertragszahnärztliche Abrechnung sollen direkt an den Computer der KZV zum Quartalsende übermittelt werden.
e Ein Mitarbeiter des Labors hat den Abdruck stehen lassen. Er befindet sich schon auf der Rückfahrt.
f Eine Überweisung soll noch heute nach Bankschluss erfolgen.
g Ein befreundeter Arzt hätte gerne dringend das Vortragsmanuskript Ihres Chefs, um es für sich umzuarbeiten.

32 Vergleichen Sie die Tarifstruktur der Deutschen Telekom mit der von zwei bis drei Wettbewerbern, die Sie sich im Internet suchen.
a Welche Schwierigkeiten haben Sie bei dem Vergleich?
b Welche Gemeinsamkeiten entdecken Sie?

33 Ihr Chef will um 18:00 Uhr nach der Sprechstunde seinen Freund in Tokio anrufen. Worauf machen Sie ihn aufmerksam?

34 Unterscheiden Sie anhand der Telefonrechnung fixe und variable Kosten.

35 Sie telefonieren mit der Hotline 01907 85 88, es werden 1,99 € Gebühren pro Minute erhoben. Das Gespräch dauert 7,5 Minuten. Wie teuer ist das Gespräch für die Praxis?

36 Wonach richten sich bei der Deutschen Telekom die Gesprächsgebühren? Vergleichen Sie sie mit dem Provider Ihrer Praxis.

37 Was versteht man unter einer Telefonflat? Gilt sie immer für alle Gespräche?

38 Welche Suchmöglichkeiten für Telefonnummern stehen Ihnen in der Praxis zur Verfügung?

39 Wo finden Sie die folgenden Rufnummern schnell?
- a Sie benötigen dringend einen Klempner.
- b Die Polizei muss wegen eines Notfalls verständigt werden.
- c Der Patient Walter Krause hat vergessen, die Telefonnummer anzugeben.
- d Der Patient unter c) wohnt außerhalb des Bereichs des Telefonbuchs der Praxis.

40 Denken Sie sich eine Meldeformel für Ihre Ausbildungspraxis aus, schreiben Sie sie auf und lesen Sie sie vor. Diskutieren Sie unterschiedliche Formeln in der Klasse.

41 Entwerfen Sie mit dem Computer einen Praxisvordruck, den Sie für die telefonische Gesprächsvorbereitung verwenden können.

42 Stellen Sie die Unterlagen und Notizen für folgende Telefongespräche zusammen:
- a Ihr Chef möchte den Sachbearbeiter für prothetische Abrechnungsfragen bei der KZV sprechen. Es geht um den HKP des Patienten Werner Schulz und um eine grundsätzliche Frage der BEMA-Interpretation zur Gebührenziffer 89.
- b Ihr Chef bittet Sie, im Labor anzurufen, um einige wichtige Details einer Prothese an den entsprechenden Zahntechniker weiterzugeben.
- c Ihr Chef bittet Sie, beim Privatpatienten Otto Zander anzurufen. Er hat bis heute seine Rechnung nicht bezahlt, obwohl Sie ihn bereits einmal gemahnt haben.
- d Sie sollen im Dentaldepot anrufen, um abzuklären, warum bis heute niemand auf die Reklamation des neuen Röntgengerätes reagiert hat.
- e Ein Patient hat wegen ihrer schlecht sitzenden Prothese angerufen. Es herrschte gerade große Hektik in der Praxis – sie hat daraufhin aufgelegt. Rufen Sie ihn zurück.

43 Im Folgenden sind verschiedene „Telefonsituationen“ aus dem Praxisalltag dargestellt. Stellen Sie diese Situationen in einem Rollenspiel nach. Die beiden Telefonpartner sollen sich dabei nicht sehen können. Die Nichtschauspieler sollen jeweils eine Telefonnotiz während des Gesprächs anfertigen. Anschließend werden die Gespräche analysiert und Verbesserungsvorschläge ausgearbeitet.
Es ist Mittagspause in der Praxis Dr. Merkel, in der außer Ihnen drei ZFA (Petra, Anja und Fenya) und eine ZMF (Frau Mutter) arbeiten. Der Zahnarzt ist zurzeit nicht in der Praxis.
- a Sie sind allein in der Praxis. Anrufer: Schirwinsky vom Dentaldepot Schaupp und Söhne aus Oberkirch (hat es sehr eilig, spricht sehr schnell und aufgeregt). Er hat bereits einmal angerufen und ein Sonderangebot „Wurzelinstrumente im Package“ zum Sonderpreis von 1000,00 € angeboten. Er braucht die Antwort sofort, da auch andere Praxen interessiert sind.
- b Sie sind mit Petra in der Praxis. Anrufer: Frau Herbst, die um 14:00 Uhr heute einen zweieinhalbstündigen Präparationstermin hat, aber erst eine Stunde später erscheinen will (mögliche Gründe: muss noch Kind in den Kindergarten bringen; Mann kommt später als geplant zum Mittagessen; Verabredung mit einem Bekannten vergessen).
- c Sie sind mit Petra und Anja in der Praxis. Sie sollen den Patienten Walter Müller anrufen und darum bitten, dass der 14:00-Uhr-Termin verschoben wird, da der Zahnarzt an einer Beerdigung teilnehmen muss. Der Patient ist unwillig, da er für diesen Termin freinehmen musste (Gesprächsvorbereitungsnotiz entwerfen).
- d Sie sind mit Petra, Anja und Fenya in der Praxis. Anrufer: Herr Koch bittet für den heutigen Tag um einen dringenden Termin (angeblich Schmerzen). Die Termine sind bis 19:00 Uhr alle vergeben.
- e Sie sind mit Petra, Anja, Fenya und Frau Mutter in der Praxis. Anrufer: Sziminiak von der Berufsgenossenschaft Nahrung bittet um Auskunft über den Patienten Moritz Schnauf (Seit wann in Behandlung? – Bäckerkaries? – Ist Zahnersatz geplant? – Sind weitere Familienmitglieder in Behandlung?).
- f Sie sind allein in der Praxis. Anrufer: Otto vom Tennisklub will den Chef sprechen. Bleibt es bei der Verabredung von heute Abend 19:00 Uhr?

44 Wer oder was verbirgt sich hinter den folgenden Adressen?

www.adac.de	www.ifap.com
www.zdf.de	www.duden.de
www.greenpeace.org	www.coca-cola.com
www.basf.com	www.whitehouse.gov
www.spiegel.de	www.daimler.com

45 Wählen Sie die folgende Adresse an und beschreiben Sie, welche Informationen geliefert werden. Worin sehen Sie Vorteile des Internetangebots?

a www.schauinsland.com

b www.bundestag.de

46 Beachten Sie die Werbung auf einer von Ihnen gewählten Suchmaschine. Wodurch unterscheidet sich diese Werbung von der Fernsehwerbung?

47 Wodurch unterscheiden sich E-Mail und Fax?

48 Suchen Sie Newsgroups unter der Adresse http://groups.google.com und gehen Sie anschließend auf „de" und „newusers". Klären Sie:

a Was sind Newsgroups?

b Worum geht es in Newsgroups?

49 Was versteht man unter einem Chat (engl. Geschnatter)?

50 Suchen Sie Informationen zu „Zahnmedizinischer Fachangestellter" oder „Zahnarzthelfer", indem Sie den Begriff in einer Suchmaschine eingeben. Vergleichen Sie die Ergebnisse mit den Angeboten einer weiteren Suchmaschine.

51a Entwerfen Sie eine Website für Ihre Ausbildungspraxis (evtl. mit Links). Fertigen Sie hierzu eine Skizze, wie Sie sich dies ungefähr vorstellen.

b Prüfen Sie Ihren Entwurf auf die berufsrechtlichen Erfordernisse für einen Zahnarzt.

c Entwerfen Sie einen Adressvorschlag für ihre Website (z. B. Zahnarztpraxis-Dr.Schneider.de) und lassen Sie unter www.denic.de bei Domain-Registrierung (hier unter Whois-Suche) prüfen, ob diese Adresse noch frei ist.

LF 9
Praxisbedarf beschaffen und verwalten

1 Bestellorganisation

2 Lagerorganisation

3 Der Weg zum Kaufvertrag

4 Aktuelle Zahlungsmöglichkeiten

5 Rechnungsstellung und Überwachung der Zahlungsvorgänge

6 Belege in der Zahnarztpraxis

1 Bestellorganisation

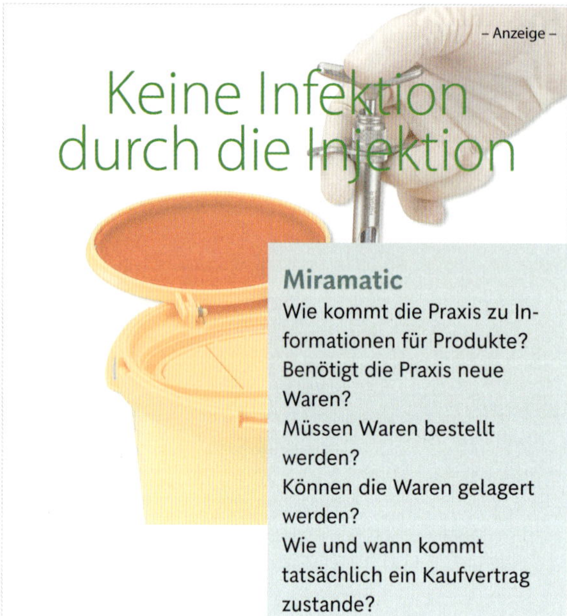

– Anzeige –
Keine Infektion durch die Injektion
Miramatic
Wie kommt die Praxis zu Informationen für Produkte?
Benötigt die Praxis neue Waren?
Müssen Waren bestellt werden?
Können die Waren gelagert werden?
Wie und wann kommt tatsächlich ein Kaufvertrag zustande?

Abb. 1 Produktinformation

Will man Patientinnen in einer Zahnarztpraxis behandeln, muss diese über eine entsprechende Praxisausstattung verfügen. Dazu gehören u. a. Einrichtungsgegenstände, sogenannte langlebige Investitionsgüter (z. B. Mobiliar, Rechner, Behandlungseinheit, diverse Instrumente und Maschinen), sowie Verbrauchsmaterialien (z. B. Abformmaterial, Anästhetika).

Für **langlebige Investitionsgüter** ist kein Lager erforderlich. Sie unterliegen aber der Abnutzung und müssen ab und zu neu angeschafft werden.
Wenn diese Gegenstände steuerlich „abgeschrieben" sind, sollte man ihre Funktionstüchtigkeit überprüfen und bei Bedarf eine Neuanschaffung vorbereiten.

Fällt z. B. das Röntgengerät oder der Behandlungsstuhl in der Praxis plötzlich aus, muss in der Regel sofort eine Neuanschaffung oder ersatzweise eine teure Reparatur erfolgen, ohne dass man sich umfassend über einzelne Produkte informieren kann (z. B. Produktvergleich, Serviceleistungen, Preisvergleich, Angebote).
Auch Praxismanagementprogramme oder die Reparaturkarten der Maschine können wertvolle Hinweise auf den Zeitpunkt einer Neuanschaffung geben.

Steuerliche Abschreibung
Die Anschaffungskosten eines langlebigen Wirtschaftsgutes werden über mehrere Jahre steuermindernd von den Einnahmen abgesetzt.

Bei den **Verbrauchsmaterialien** muss hingegen ständig ein Vorrat gelagert werden, da die Dienstleistung an der Patientin im gewissen Rahmen dauerhaft, d. h. jeden Tag bzw. jede Woche, zu gewährleisten ist.

Ziel dabei ist, vom zufallsbedingten Mengeneinkauf (z. B. wegen möglicher Rabatte) zu einer davon unabhängigen gezielt kalkulierbaren Vorratsbestellung zu kommen →Abb. 1.

1.1 Bedarfsbestimmung nach vereinfachter ABC-Methode

Video
Organisation der Materialbestellung

Bei der Einschätzung des Praxisbedarfs an Verbrauchsmaterialien spielt natürlich die Erfahrung eine große Rolle. So kann eine langjährige Zahnmedizinische Fachangestellte relativ genau den Bedarf z. B. an Anästhetika für einen Tag, eine Woche oder einen Monat abschätzen. Auch die Einschätzung der zukünftigen Entwicklung im Bereich der Zahnmedizin muss bei der Praxisbedarfsermittlung Berücksichtigung finden. Werden z. B. in Zukunft Milchzahnfüllungen mit Perleffekt mehr nachgefragt? Auch hier gilt es, den Markt genau zu beobachten.

Insbesondere Berufsanfänger sollten zur Mengen- und Werteinschätzung des Praxisbedarfs die **ABC-Methode** anwenden. Dabei wird untersucht, welche Waren welchen Wert haben. Alle verwendeten Materialien werden in einer Tabelle erfasst und anschließend bewertet. Es ergibt sich zum Beispiel, dass
– 15 % der Materialien ca. **60 %** des Wertes (→ **A**-Materialien),
– 25 % der Materialien ca. **30 %** des Wertes (→ **B**-Materialien) und
– 60 % der Waren nur ca. **10 %** des Wertes (→ **C**-Materialien) ausmachen.

Hieraus folgt, dass man sich intensiv um die A-Materialien kümmern muss, d. h.:
- exakte Bedarfsermittlung
- gründliche Kostenanalyse
- genaue Bestandsüberwachung

Das folgende Beispiel zeigt Preise von Produkten mittlerer Qualität und Größe. Mengenrabatte, Skonto und Ähnliches sind nicht berücksichtigt.

Beispiel

Für eine Praxis gelten für eine Zeitperiode folgende Verbrauchsmengen und Preise:

Anzahl	Einheit	Produkt*	Gesamtpreis
4	Eimer	Alginat (10 kg) zu 170,00 €	680,00 €
140	Tuben	Hydrocolloid	480,00 €
400	Stück	Gummihandschuhe	40,00 €
150	Kapseln	Amalgam	120,00 €
40	Dosen/Spritzen	Composites	2400,00 €
24	Stück	atraumatisches Nahtmaterial	80,00 €
200	Stück	OP-Masken	60,00 €
958			**3860,00 €**

Hieraus folgt:

Anteil (%)**	Einheit	Produkt	Wertanteil (%)***
0,4	Eimer	Alginat (10 kg) zu 170,00 €	17,6
14,6	Tuben	Hydrocolloid	12,4
41,8	Stück	Gummihandschuhe	1,0
15,7	Kapseln	Amalgam	3,1
4,1	Dosen/Spritzen	Composites	62,1
2,5	Stück	atraumatisches Nahtmaterial	2,0
20,8	Stück	OP-Masken	2,5

Es ergibt sich folgende Reihenfolge:

41,8 % der Materialien haben einen Wertanteil von 1,0 %.

20,8 % der Materialien haben einen Wertanteil von 2,5 %.

15,7 % der Materialien haben einen Wertanteil von 3,1 %.

14,6 % der Materialien haben einen Wertanteil von 12,4 %.

4,1 % der Materialien haben einen Wertanteil von 62,1 %.

2,5 % der Materialien haben einen Wertanteil von 2,0 %.

0,4 % der Materialien haben einen Wertanteil von 17,6 %.

Man muss sich also verstärkt um die Composites (A-Materialien) im Einkauf kümmern, da sie einen Wertanteil von über 60 % haben, obwohl sie nur 4,1 % der Materialien in der Praxis ausmachen.

*Innerhalb eines Produkts gibt es große Preis- und Qualitätsunterschiede bei den unterschiedlichen Herstellern.

$$**\text{Anteil} = \frac{\text{Anzahl} \cdot 100}{958}$$

$$***\text{Wertanteil} = \frac{\text{Preis} \cdot 100}{3860}$$

Hauptkostenfaktor einer „normalen“ Zahnarztpraxis sind die Fremdlaborkosten. Diese setzen sich aus der Tätigkeit der Zahntechnikerin und den verwendeten Materialien zusammen. Sie bilden aber in Zahnarztpraxen „durchlaufende Posten“, d. h., der Betrag wird von der Praxis in Rechnung gestellt und an das Fremdlabor weitergegeben.

Ähnliches gilt für Materialien, die den Krankenkassen oder der Patientin in Rechnung gestellt werden können (z. B. Abformmaterialien, Radix-Anker). Manche Materialien können nur bestimmten Patientinnen in Rechnung gestellt werden (z. B. Sprechstundenbedarf). Das oben Beschriebene entbindet die Zahnarztpraxis jedoch nicht von einem wirtschaftlichen Einkauf nach Qualitäts- und Preisgesichtspunkten.

Beim Sprechstundenbedarf handelt es sich um Medikamente und Materialien, die zulasten der Krankenkassen verordnet werden dürfen oder für die bei bestimmten Abrechnungsziffern (z. B. Cp-25, X1-43, Ost1-47a, WR1-54a, IP4) ein Zuschlag zum Punktwert gezahlt wird (Sprechstundenbedarfspunktwert = SBPW).

1.2 Bestellzeitpunkt

Merke
Der Bestellzeitpunkt hängt vom Verbrauch, der Lieferzeit und der Lagerfähigkeit ab.

Neben dem Bedarf ist eine Reserve (Sicherheitsmenge) in der Praxis erforderlich, um Unregelmäßigkeiten (z. B. Lieferengpässe des Dentaldepots) zu überbrücken. Hierzu muss geprüft werden, wie viele Materialien in der Praxis überhaupt gelagert werden können und wie lange die einzelnen Materialien haltbar sind.

Nachdem das Material neu eingekauft wurde, ist der Höchstbestand erreicht. Es erfolgt der Verbrauch des Materials. Zu einem gewissen Zeitpunkt muss wieder bestellt werden. Zum Bestellzeitpunkt muss noch genügend Material auf Lager sein, damit die Lieferfrist überbrückt werden kann (**Bestellzeitpunktbestand**). Dieser wird auch als Meldebestand bezeichnet. Er errechnet sich nach dieser Formel:
Meldebestand = täglicher Verbrauch × Lieferzeit + Mindestbestand (Sicherheitsmenge)

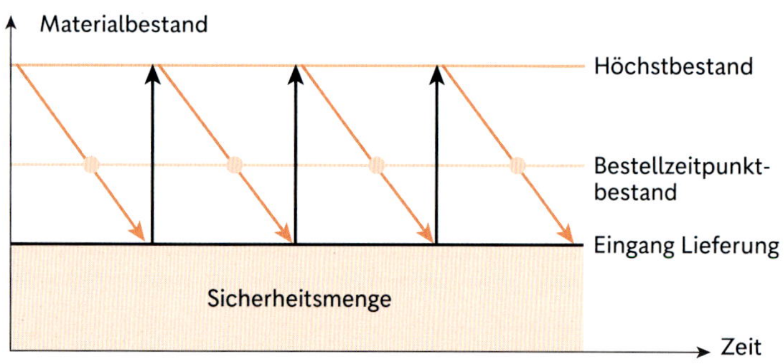

Abb. 1 Organisation der Materialbestellung

Bei Eingang der Lieferung sollte immer noch eine Sicherheitsreserve vorhanden sein →Abb. 1. Diese **Sicherheitsmenge** muss insbesondere wegen der eingeschränkten Haltbarkeit immer mit neuen Waren bestückt werden.

Auch die Preisentwicklung kann den Bestellzeitpunkt beeinflussen (z. B. wenn der Praxis ein Labor angegliedert ist und Gold eingekauft wird).

1.3 Bezugsquellen

Auf der Website „Wer liefert Was?“ findet man viele Möglichkeiten der Lieferung von Waren durch Firmen.

www.wlw.de

Viele Zahnarztpraxen arbeiten mit traditionellen Depots zusammen, die sie seit Jahrzehnten zur Zufriedenheit beliefern. Um jedoch nicht in eine zu enge Abhängigkeit von einem Dentaldepot zu geraten, sollten vor allem neue Praxen z. B. Vertreterbesuche, Prospekte, Mustersendungen, Fachzeitschriften, Adressenverzeichnisse, Gelbe Seiten, Kataloge, Internetseiten und Messen nutzen, um ein breites Angebot an Materialien zu bekommen. Dabei wird besonders für die A-Materialien eine intensive Beschaffungsmarktanalyse empfohlen.

Bestellorganisation

Fast alle Anbieter bieten eigene Websites mit Onlineshops an →Abb. 1. Es kann auch eine DVD angefordert oder eine Onlinebestellung auf der Website des Dentaldepots vorgenommen werden. Nach wie vor ist aber auch die telefonische oder eine Faxbestellung möglich.

Allen Einkäufen sollten folgende Überlegungen vorangehen:

- **Rationalisierungsbezogene Überlegungen:** Werden die benötigten Produkte als Systeme (aufeinander abgestimmte Instrumente und Materialien) angeboten? Sie sind der Bestellung einzelner Produkte vorzuziehen (z. B. Wurzelkanalstifte mit Bohrern und Aufbaumaterial).
- **Hygienische Überlegungen:** Sind Arbeitsschutz und Sauberkeit bei der Verwendung der Produkte gewährleistet?
- **Technische Überlegungen:** Ist die Verpackung für die Produkte sicher? Sind sie einfach zu handhaben und welche Maschinenausstattung ist Voraussetzung für ihre Nutzung?
- **Sicherheitsbezogene und Umweltschutzüberlegungen:** Besteht die Gefahr der Toxizität gegenüber anderen Materialien und Arbeitsmitteln? Können die Materialien problemlos entsorgt werden?
- **Personelle Überlegungen:** Welche persönliche Ausbildung ist für die Materialverwendung nötig, welche Fähigkeiten sind vorhanden? Welche persönlichen Vorlieben und Erfahrungen des Behandlers sind zu berücksichtigen?

Meist haben sich in Praxen hierzu schon bestimmte Muster für Produkte herauskristallisiert. Um nicht einer „Praxisblindheit“ zu verfallen, sollten hin und wieder neu entwickelte Materialien ausprobiert werden.

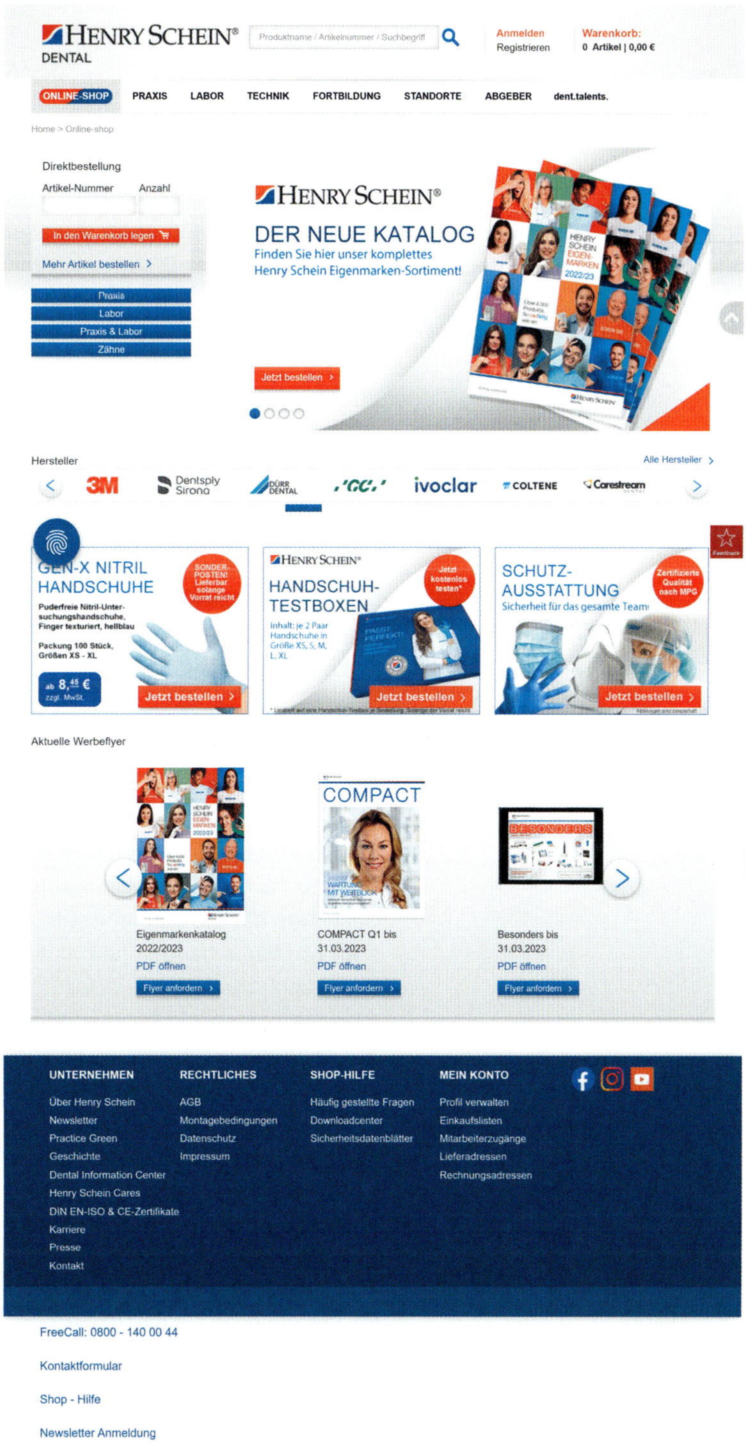

Abb. 1 Onlinebestellmöglichkeit für Zahnarztpraxen im Internet

1.4 Umweltschutz in der Zahnarztpraxis

1.4.1 Müllvermeidung

Schon bei der Bestellung von Waren sollte an die Entsorgung der Waren und der Verpackung gedacht werden. Aufgrund zahlreicher Vorschriften, wie z. B. des Infektionsschutzgesetzes (IfSG), der Gefahrstoffverordnung (GefStoffV), der Abfallnachweisverordnung oder der Hygieneverordnung, produziert eine Praxis Müll, der unvermeidbar ist. Besonders beachtet werden müssen z. B.:
- Watterollen, die mit Speichel kontaminiert sind
- Tupfer und Spritzen
- Lösungen zum Desinfizieren
- Abfälle von Zahnfüllungen (Amalgam!)
- extrahierte Zähne
- Knochenmaterial
- Abdruckmaterial
- alte Röntgenfilme
- Blut und Bakterien, die aus dem Speibecken kommen

Dennoch kann eine gezielte **Planung des Einkaufs** zum Umweltschutz beitragen. Das Praxisteam sollte vor der Bestellung überlegen, auf welche Produkte verzichtet werden kann und welche Produkte ersetzt werden können.

In der Zahnarztpraxis ist es eine besondere Herausforderung, den Plastikmüll zu reduzieren. So fallen jährlich in Zahnarztpraxen und an den Universitäten 350 Millionen Plastikbecher an – aneinandergereiht umrunden sie einmal die Erde. Dennoch können nicht alle Einmalartikel in der Praxis ersetzt werden.

Beispiele für die Müllvermeidung im Praxisalltag:
- Karpulen-System in der Lokalanästhesie, um Einmalspritzen zu vermeiden.
- Porzellangeschirr statt Einmalteller und -becher für die Pausen.
- Mundspülbecher aus nachhaltiger Pappe.
- Bio-Einwegabsaugkanülen und -Müllbeutel.
- Geschenke für (kleine) Patientinnen, z. B. Zahnbürsten, sollten aus Kunststoff bestehen, der aus nachwachsenden Rohstoffen hergestellt wird.
- Kauf von Papierhandtüchern in Pappverpackung.
- Der technische Fortschritt macht es möglich, auf Papier, Abformmaterial und die Entwicklung von Röntgenbildern weitgehend zu verzichten:
  - Die Rechnungen können digital erstellt werden.
  - Abformungen können digital mit Scannern erfolgen.
  - Die Röntgenbilder werden digital erstellt.
  - Die Kartei wird digital geführt.
  - Die Kommunikation mit Patientinnen und Kassen erfolgt über E-Mail/KIM/EBZ.
- Verwendung von Mehrwegtransportboxen für Zahnersatzmodelle.
- Bestellung von Großgebinden.
- Für Desinfektionsmittel können Nachfüllverpackungen verwendet werden.
- Bei Bestellungen auf die Verwendung von kunststofffreiem Polstermaterial achten.

KIM → S. 159
EBZ → S. 160

Die Nachfrage nach umweltfreundlichen Produkten für die Zahnarztpraxis ist in den letzten Jahren gestiegen. Wenn Praxen beim Einkauf darauf achten, Plastik zu reduzieren, können sie einen kleinen Beitrag zu einem ökologischeren Fußabdruck in der Praxis leisten.

Merke
Grundsätzlich ist es immer umweltfreundlicher, Müll zu vermeiden als ihn zu entsorgen.

1.4.2 Nachhaltigkeit in Zahnarztpraxen

Mittlerweile gibt es verschiedene Initiativen im zahnärztlichen Bereich, um bei der Bestellung Ökonomie und Ökologie in Einklang zu bringen. Sie verfolgen drei Ziele:
- **Reduzieren:** Reduktion von Ressourcenverbrauch und Abfallproduktion. Hier ergibt sich ein beträchtliches finanzielles Einsparpotenzial für die Praxis.
- **Ersetzen:** Verbrauchsgüter stellen einen Großteil des Praxisabfalls dar. Hier sind verschiedenste Produkte in langwieriger Recherche identifiziert worden, die den üblichen Verbrauchsmaterialien wie z. B. Handschuhe, Masken, Desinfektionsmittel qualitativ mindestens gleichwertig oder sogar überlegen sind. Zugleich haben diese Produkte weniger negative Auswirkungen auf die Umwelt. Die Mitglieder der Initiative bekommen Zugang zu diesen Produkten und erhalten diese zum Vorzugspreis.
- **Kompensieren:** Jedes Mitglied der Initiative kompensiert 10 Tonnen CO_2-Äquivalente über anerkannte und zertifizierte Projekte.

So kann der individuelle CO_2-Fussabdruck der Praxis berechnet und zusätzlich kompensiert werden. Die Berechnung kann durch spezialisierte Unternehmen erfolgen.

1.4.3 Müllentsorgung

Wundverbände, Kanülen, verschmutzte Unterlagen und Einmalhandschuhe sind nur ein Bruchteil dessen, was täglich an medizinischen Abfällen in der Zahnarztpraxis anfällt. Da diese oft mit Krankheitserregern kontaminierten Abfälle nicht sorglos über den Hausmüll entsorgt werden können, hat die Bund-Länder-Arbeitsgemeinschaft Abfall (LAGA) alle Abfallarten nach deren Gefährlichkeit klassifiziert. Seit 2002 erfolgt diese Klassifikation entsprechend dem Europäischen Abfallverzeichnis (AVV), aktualisiert 2014 →Tab. 1, S. 212.

Eine Übersicht mit den Richtlinien zur Abfallentsorgung im Gesundheitswesen finden Sie unter:
www.*abfallmanager-medizin.de*
www.laga-online.de

Dementsprechend ist in den Zahnarztpraxen auch die Sammlung, Lagerung und Entsorgung des Praxismülls nach den anfallenden Abfallarten zu organisieren. Achtung bei der Vernichtung von alten Karteikarten. Hier sollte ein Aktenvernichter eingesetzt oder ein Unternehmen beauftragt werden.

Nach der Unfallverhütungsvorschrift BGV C8 kann der Abfall in drei Gruppen unterteilt werden:
- **Gruppe A:** hausmüllähnliche Abfälle
- **Gruppe B:** Abfälle, die mit Blut, Sekreten und Exkrementen behaftet sind
- **Gruppe C:** alle mit meldepflichtigen, übertragbaren Krankheiten kontaminierten Gegenstände und Sondermüll, wie z. B. größere Mengen abgelaufene Medikamente

Die täglichen Abfälle in Zahnarztpraxen zählen zur Gruppe B. Diese Abfälle sollen nach BGV C8 fest umschlossen entsorgt werden. Die Keimbelastung ist meist geringer als bei normalem Hausmüll, weshalb Müll der Gruppe B als unbedenklicher medizinischer Abfall definiert werden kann.

Momentan gibt es erste Lebenszyklusuntersuchungen von Produkten und Prozessen in der Zahnmedizin. Hierbei wird die Umweltbelastung z. B. eines Produktes während des gesamten Lebensweges, also während der Produktion, der Nutzungsphase und der Entsorgung, berechnet. Für Prozesse, z. B. einer Kontrolluntersuchung, einer PA-Behandlung oder einer endodontischen Behandlung gibt es diese Untersuchungen ebenfalls.

Abfallschlüssel	Gefahr	Beschreibung	Abfallbeispiele
AVV 15 01	nein	unproblematischer Müll	Filtermaterialien, Aufsaugmassen, Verpackungsabfall, Wischtücher, Schutzkleidung
AVV 18 01 01	nein	spitze, scharfe Gegenstände →Abb. 1	Spritzen, Kanülen, Skalpelle
AVV 18 01 03	ja	Abfälle mit besonderen Anforderungen in Bezug auf Sammlung und Entsorgung aus infektionspräventiver Sicht	Blut (erregerhaltig), Sekret, Exkret, Virenträger, kontaminierter Abfall aus Operationen (Tupfer, Handschuhe), scharfe Gegenstände, mikrobiologische Kulturen, kontaminierte Spritzen, Körperteile von Erkrankten
AVV 18 01 04	nein	Abfälle ohne besondere Anforderungen aus infektionspräventiver Sicht →Abb. 2	Wundverbände, Wäsche, Drainageflüssigkeiten, Atemschutzmasken, Einwegkleidung, Windeln, Aufwischtücher, Handschuhe
AVV 18 01 06	ja	Chemikalien aus/mit gefährlichen Stoffen	Laugen, Säuren, halogenierte Lösemittel, Formaldehydlösungen, Spül- und Waschwasser, sonstige Lösemittel, Fixierbäder, Entwicklerbäder
AVV 18 01 10	ja	Abfallnachweis erforderlich	Amalgamabfall

Tab. 1 Klassifikation nach dem Europäischen Abfallverzeichnis

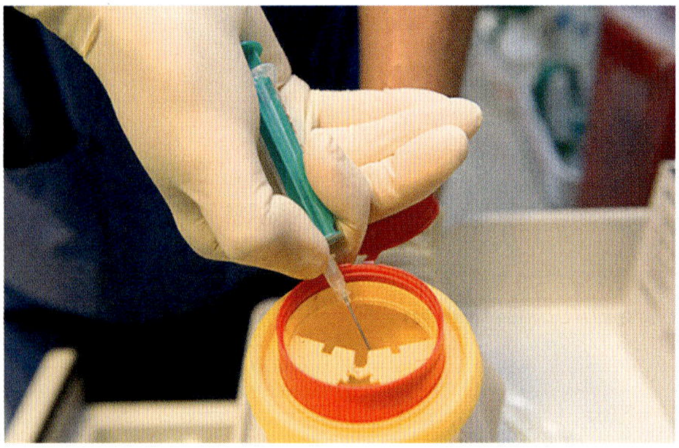

Abb. 1 Abfallbehälter zur Entsorgung spitzer und scharfer Arbeitsgeräte

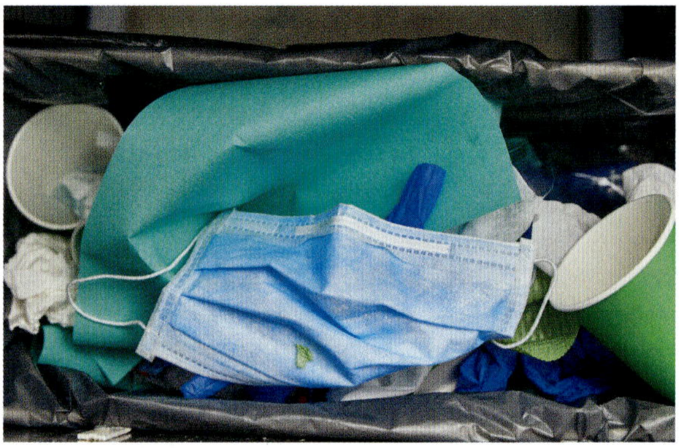

Abb. 2 Abfälle für den Hausmüll

Aufgaben

1 Das Folienschweißgerät funktioniert nicht mehr richtig. Ihre Chefin bittet Sie, verschiedene Angebote für die Teambesprechung zusammenzustellen.

2 Stellen Sie das Rabattsystem eines Dentaldepots Ihrer Wahl vor.

3 Welche Vorteile bieten Ihnen die Dentaldepots Ihrer Ausbildungspraxis?

4 Was könnte Ihre Chefin dazu bewegen, das Dentaldepot zu wechseln?

5 Wie bestellt Ihre Ausbildungspraxis
a Materialien (z. B. Anästhetika)?
b Instrumente (z. B. Wurzelkanalinstrumente, PA-Instrumente, Sonden)?
c Kleinmaschinen (z. B. Amalgammischer)?
d Großmaschinen (z. B. Autoklav, Röntgengerät, Einheit)?

6 Welche Verbrauchsgüter fallen am häufigsten in der Zahnarztpraxis an und welche Probleme ergeben sich?

7 Wie können Sie Umweltgesichtspunkte bei der Bestellung von Verbrauchsgütern berücksichtigen?

8 Erstellen sie eine Checkliste für die Entsorgung der wichtigsten Praxismaterialien.

2 Lagerorganisation

2.1 Aufgaben des Lagers

Hauptaufgabe des Lagers ist der Ausgleich von Schwankungen im Materialverbrauch. Auch das Ausnutzen von günstigen Angeboten mit Mengenrabatt sowie die verbilligten Transport- und Verpackungskosten machen ein Lager erforderlich.

In vielen Praxen ist das Lager nur ein kleiner Raum oder ein Teil eines Raumes, in welchem in Schränken das Material gelagert wird. Dennoch ist es unabdingbar für einen reibungslosen Praxisablauf. Gleichzeitig stellt das Lager aber „totes Kapital" dar. Das bedeutet, dass das Geld, welches für die gelagerten Materialien ausgegeben wurde, keine Zinsen abwirft und darüber hinaus Lagerkosten entstehen.

Die Lagerkosten setzen sich zusammen aus folgenden Punkten:
- Raumkosten (Miete, kalkulatorische Miete, Abschreibung)
- anteilige Steuern
- Kapitalverzinsung der Bestände bzw. Räume
- Risiko des Verderbs, Schwunds, Veraltens des Materials
- Lagerverwaltung (Personalkosten)
- besondere Aufbewahrungskosten für Lagergut (z. B. Aufbewahren im Kühlschrank)

Aus diesem Grund muss bei der Berechnung von Materialkosten immer ein Lagerzuschlag (10 bis 20 %) erfolgen. Einer Privatpatientin darf dieser laut einem Bundesgerichtshof-Urteil nicht in Rechnung gestellt werden.

Je kürzer die Lagerdauer ist, desto geringer sind die Kosten für die Lagerhaltung. Die kostengünstigste Version ist, wenn das Material immer nur dann zur Verfügung steht, wenn es gebraucht wird. In der Industrie wird das Just in Time genannt.

Bei der Lagerorganisation wird auch die Dokumentation immer wichtiger. Gerade bei „sensiblen" Produkten sollte es immer möglich sein, dass man den Weg des Produkts rückverfolgen kann. Ebenfalls kann dann auch genau gesagt werden, bei welcher Patientin welches Material verbraucht wurde. In vielen Praxen setzt sich aus diesen Gründen der Einsatz einer Lagerverwaltungssoftware durch.

Beispiel

Der Alginateinkauf erfolgt in 22 Beuteln à 450 g zu insgesamt 130,38 € zuzüglich MwSt. Für eine Abformung benötigen Sie im Durchschnitt 450 g. Der Lagerzuschlag beträgt 15 %. Zu ermitteln ist der Betrag, der der Patientin für einen Alginatabdruck in Rechnung gestellt wird.

1 Zunächst müssen Sie den Preis inklusive 19 % MwSt. errechnen:
   19 % von 130,38 € entsprechen 24,77 €.
   130,38 € + 24,77 € = 155,15 €.

2 Das Ergebnis teilen Sie durch die Anzahl der Beutel:
   155,15 € : 22 = 7,05 €.
   Der Preis für einen durchschnittlichen Alginatabdruck ohne Lagerkosten beträgt 7,05 €.

3 Addieren Sie zu dem oben ermittelten Preis für einen Alginatabdruck einen Lagerzuschlag von 15 %:
   15 % von 7,05 € entsprechen 1,05 €
   7,05 € + 1,05 € = 8,10 €

Die Praxis kann der Patientin 8,10 € für einen Alginatabdruck in Rechnung stellen.

Die →Abb. 1 zeigt einen Ausschnitt aus einem Sicherheitsdatenblatt zu Bondingmaterial. Sicherheitsdatenblätter existieren zu fast allen Materialien, die in der Zahnarztpraxis verwendet werden. Neben den Lagerungshinweisen enthalten sie auch Angaben zur umweltgerechten Entsorgung.

Die Einrichtung des Lagers muss so gewählt werden, dass eine Lagerung der Materialien effektiv gewährleistet wird. Sicherungseinrichtungen sowie Möglichkeiten der besonderen Lagerung müssen vorhanden sein (z. B. Kühlschrank, besondere Löschgeräte, Wasseranschluss).
Die Ware muss beim Eintreffen geprüft werden. Zunächst erfolgt eine Prüfung der äußeren Verpackung. Bei Beschädigungen sollte man sich dies vom Transporteur bestätigen lassen. Anschließend wird die Bestellung mit der gelieferten Ware verglichen. Nach dem Auspacken erfolgt ein Abgleich von Lieferschein und Rechnung. Soweit möglich kann auch schon eine Qualitätsprüfung (Inaugenscheinnahme) durchgeführt werden. Mängel müssen sofort gerügt werden.

Die Sicherheitsdatenblätter sowie die Gebrauchsinformationen des Herstellers für bestimmte Materialien und Geräte sollten unbedingt archiviert werden.

7 Handhabung und Lagerung
Handhabung:
- Hinweise zum sicheren Umgang: Behälter dicht geschlossen halten.
- Hinweise zum Brand- und Explosionsschutz: Vor Hitze schützen.

Lagerung:
- Anforderung an Lagerräume und Behälter: Keine besonderen Anforderungen.
- Zusammenlagerungshinweise: Nicht zusammen mit Reduktionsmitteln, Schwermetallverbindungen, Säuren und Alkalien lagern.
- Weitere Angaben zu den Lagerbedingungen: Kühl lagern (nicht über Raumtemperatur).
  Zur Gewährleistung der angegebenen Haltbarkeit im Kühlschrank lagern.
- Primäre Reizwirkung:
- an der Haut: Keine Reizwirkung.
- am Auge: Reizwirkung.
- Sensibilisierung: Durch Hautkontakt Sensibilisierung möglich.
- Zusätzliche toxikologische Hinweise: reizend

12 Angaben zur Ökologie
- Allgemeine Hinweise: Wassergefährdungsklasse 2 (berechnet gemäß VwVwS): wassergefährdend.
  Nicht in das Grundwasser, in Gewässer oder in die Kanalisation gelangen lassen.
  Trinkwassergefährdung bereits beim Auslaufen geringer Mengen in den Untergrund.

13 Hinweise zur Entsorgung
- Empfehlung: Darf nicht zusammen mit Hausmüll entsorgt werden. Nicht in die Kanalisation gelangen lassen.
  Kleine Mengen können mit der (den) anderen Systemkomponenten miteinander zur Aushärtung gebracht und zum Hausmüll gegeben werden.
  Größere Mengen sind gemäß Ländervorschriften als Sondermüll zu entsorgen.
- Europäischer Abfallkatalog:
  18 01 06 Chemikalien, die aus gefährlichen Stoffen bestehen oder solche enthalten.

Abb. 1 Auszug aus einem Sicherheitsdatenblatt für Bondingmaterial

2.2 Lagerorganisationsschema

Die Lagerorganisation erfordert eine geeignete Struktur. Schemata →Abb. 1 und Checklisten erleichtern die Vorgehensweise.

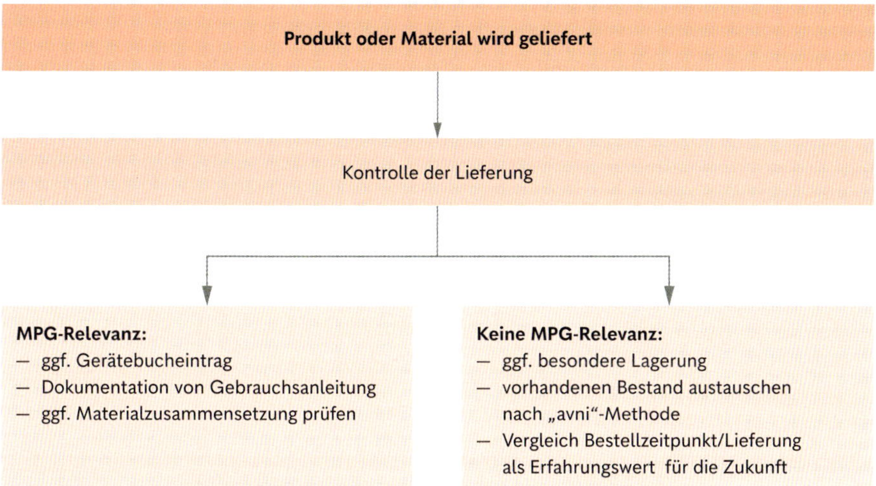

Abb. 1 Lagerorganisationsschema

MPG
Medizinproduktegesetz

„avni“-Methode
Altes nach vorne, Neues nach hinten

Die unten stehende beispielhafte Checkliste →Tab. 1 zeigt die Regelungen für Zuständigkeiten, wichtige Umgangsregeln mit Materialien sowie besondere Lageranforderungen und besondere Bemerkungen zur Entnahme oder Entsorgung.

Vorgang	Zuständigkeit	Anweisung	Bemerkungen
Lager im Keller	ZFA Braun (Vertretung: ZFA Mayer)	Neu angeliefertes Material wird im Vorratslager (bzw. in den Behandlungszimmern, je nach Art des Materials) aufbewahrt; neue Materialien nach hinten, alte nach vorne.	Apothekerkärtchen wieder an ursprünglichen Platz des jeweiligen gelieferten Materials zurücklegen; während dieses Vorgangs Prüfung des alten Materials auf Ablaufdatum
Lagerung im Kühlschrank	ZFA Mayer (Vertretung: ZFA Pomplur)	Materialien, die gekühlt gelagert werden müssen, werden im Kühlschrank aufbewahrt.	Entnahme erst zur Behandlung; nach der Behandlung wieder sofortige Lagerung im Kühlschrank
sterile Materialien	ZFA Pomplur (Vertretung: ZFA Mayer)	Sterile Materialien sind im Vorratslager im Keller in entsprechend gekennzeichnetem Bereich zu lagern.	Schrank immer geschlossen halten
Lagerkontrolle	alle ZFAs für das jeweilige Behandlungszimmer und den Kühlschrank; Materialverantwortliche für das Vorratslager und den Keller	Einmal pro Quartal werden alle Materialien und Medikamente im Lager und in den Behandlungsräumen überprüft. Läuft die Haltbarkeit im folgenden Halbjahr ab, ist das Material bzw. Ablaufdatum deutlich mit rotem Stift zu kennzeichnen.	Nach dem Verfallsdatum wird das Material sofort nach Anweisung entsorgt.

Tab. 1 Checkliste Lagerhaltung (Beispiel)

2.3 Warenwirtschaftsprogramm in der Zahnarztpraxis

Bei der Verwendung eines Warenwirtschaftsprogramms (Lagerverwaltungssoftware) können viele Aufgaben am Rechner gesteuert werden (z. B. Geräte- und Maschinenmanagement, Hygienemanagement, Lagermanagement). Die Vorteile sind:
- jederzeit aktuelle Übersicht über den Materiallagerbestand
- statistische Rückschlüsse auf Materialverbrauch und -kosten
- automatische Bestelllisten, wenn Mindestbestände erreicht werden
- automatische Hinweise auf Materialien, deren Ablaufdatum bald erreicht wird
- automatische Hinweise auf Instrumente, deren Haltbarkeitsdatum der Sterilisation bald erreicht wird
- Zeitersparnis im Bestellwesen
- Zeitersparnis bei der Dokumentation der Sterilisationsvorgänge (mit Hygieneverwaltung)
- bequeme lückenlose und patientenbezogene Material- und Sterilisationsdatenerfassung während der Behandlung der Patientin per Barcode (kombiniert mit Hygieneverwaltung →Abb. 1)

Merke
Den größten Vorteil hat man, wenn das Warenwirtschaftsprogramm mit einem Praxisverwaltungssystem kombiniert wird.

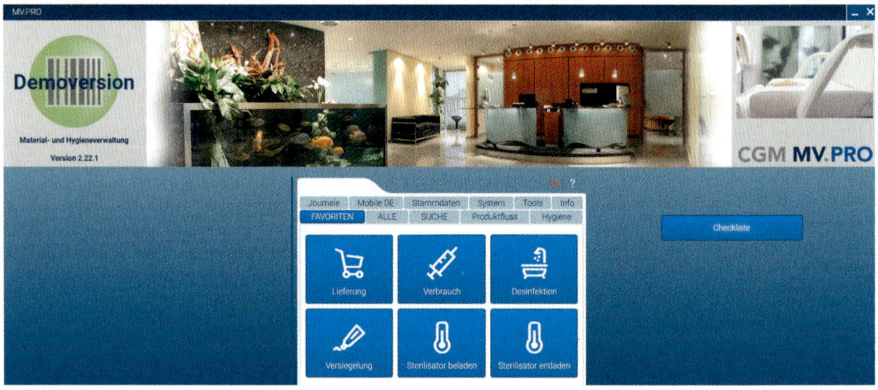

Abb. 1 Warenwirtschaftsprogramm kombiniert mit Hygieneverwaltung

Nach der Einführung eines Warenwirtschaftsprogramms müssen sich alle Mitarbeiterinnen in der Praxis streng daran halten, alle eingehenden und ausgehenden Materialien in der Software anzumelden.

Zum Schutz der Patientinnen sind die Praxen verpflichtet, alle an der Patientin verwendeten Materialien, sterilisierten Instrumente sowie Hygieneprozesse zu dokumentieren. Bei z. B. chargenpflichtigen Materialien muss nachvollziehbar sein, wann welches Material aus welcher Charge bei der Patientin verwendet wurde. So kann bei einem Chargenrückruf des Herstellers die betroffene Patientin ermittelt werden. Ebenso ist die lückenlose Hygieneprozesskette nachzuweisen.

Bei einem Warenwirtschaftsprogramm handelt es sich nicht um ein Medizinprodukt im Sinne der EU-Richtlinie 93/42/EWG und der Verordnung (EU) 2017/745.

2.3.1 Grundsätzliche Vorgehensweise

Fast alle Produktverpackungen enthalten **Barcodes,** in denen Informationen wie Herstellerdaten, Artikelnummer, Charge, Verfallsdatum und Mengenindex enthalten sind →Abb. 1. Der Verband der Deutschen Dental-Industrie in Köln (VDDI) hat sich schon vor geraumer Zeit für die einheitliche Verwendung des HIBC (Health Industrie Bar Code) auf den Verpackungen ausgesprochen. Neben dem HIBC gibt es auch die PZN (Pharmazentralnummern) oder die PPN (Pharmacy Product Number), diese befinden sich auf Medikamenten, sowie die EAN-Barcodes (EAN = European Article Number). Alle diese Barcodes müssen über das Warenwirtschaftsprogramm lesbar sein.

(01)76543217654329

Abb. 1 Beispiel für einen Barcode

In der Zukunft soll die weltweit unverwechselbare Identifikationsmarke UIM (World Wide Unique Identification Mark) eine eindeutige Produktkennzeichnung für Medizinprodukte, medizinische Geräte, Kassetten und Instrumente gewährleisten. Ein Produkt kann über verschiedene sichtbare Markierungen auf Oberflächen (z. B. Datamatrix-Code, eingebettete UIM-Marke) oder mit einem RFID-Transponder gekennzeichnet werden. Durch diese Technologie der Direktmarkierung und der RFID-Technologie ist es möglich, auf miniaturisierte Weise auch kleine Instrumente zu kennzeichnen.

Datamatrix-Code zweidimensionale Markierung aus Quadraten und Rechtecken

RFID Radio-Frequency Identification, ein Funkchip auf dem Produkt

Um dieses Verfahren zu nutzen, ist ein Barcode-Scanner notwendig.

Bei Lieferung eines Produktes scannt man den auf der Packung vorhandenen Barcode ein. Wird ein Produkt zum ersten Mal gescannt, schlägt das System eine Neuanlage vor. Das ist durch implementierte Artikelstammdaten (z. B. AERA-Online) einfach durchführbar. Nach Erfassen der Daten kann für diese Lieferung mit einem Etikettendrucker der Programm-Barcode gedruckt werden. Der Scanner sollte über das WLAN der Praxis betrieben werden können.

Je nach Verpackung (Stück- oder Schüttgut) sind es ein oder mehrere Barcodes. Diese Programm-Barcodes werden bei Verwendung im Programm Verbrauch unter der entsprechenden Patientin per Scannen gespeichert. Für das Erfassen des Verbrauchs kann ggf. auch der Barcode, der bereits auf der Packung vom Hersteller aufgebracht wurde, gescannt werden.

AERA-Online ist die größte unabhängige Einkaufsplattform zur Beschaffung von Dentalmaterialien. AERA ermittelt auf Knopfdruck das gewünschte Produkt bei nahezu allen namhaften Lieferanten, führt einen Preisvergleich durch und listet das Ergebnis auf →Abb. 2. Bei der Produktaufnahme werden Bilder und Sicherheitsdatenblätter zur Verfügung gestellt. Von einer Praxis bevorzugte Dentaldepots können auch aufgenommen werden.

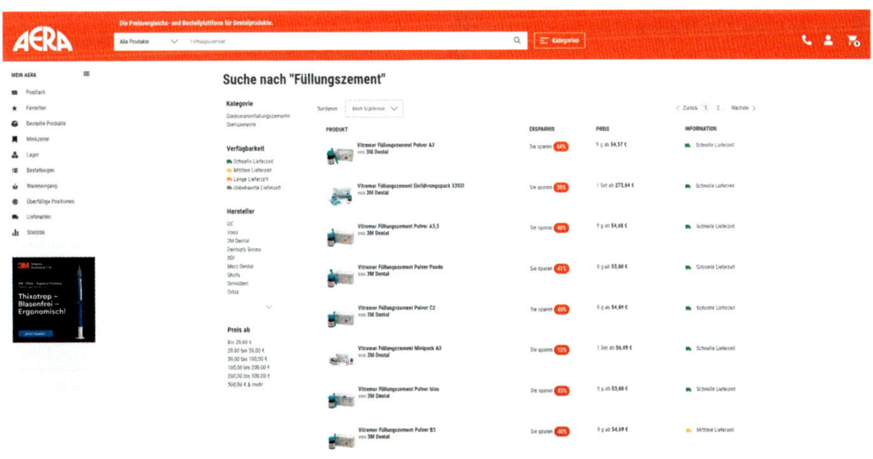

Abb. 2 AERA-Online Bestellplattform

Bei Aufnahme einer Lieferung in das System sollte gleichzeitig der Lagerort zugeordnet werden, z. B. Materialschrank, Behandlungszimmer 1, Kühlschrank. Das Programm kann so das im Raum aktuell befindliche Material ermitteln. Je Produkt können Ist- und Soll-Mengen verwaltet werden. Verschiedene Journale unterstützen bei z. B. Nachbestellungen, Suche von Produkten, Verfallsdatums- oder Bestandsermittlung. Zu jedem Produkt können Gebrauchsanweisungen, Sicherheitsdatenblätter und Fotos archiviert werden. Produkte mit Ablaufdatum werden farblich hervorgehoben →Abb. 1.

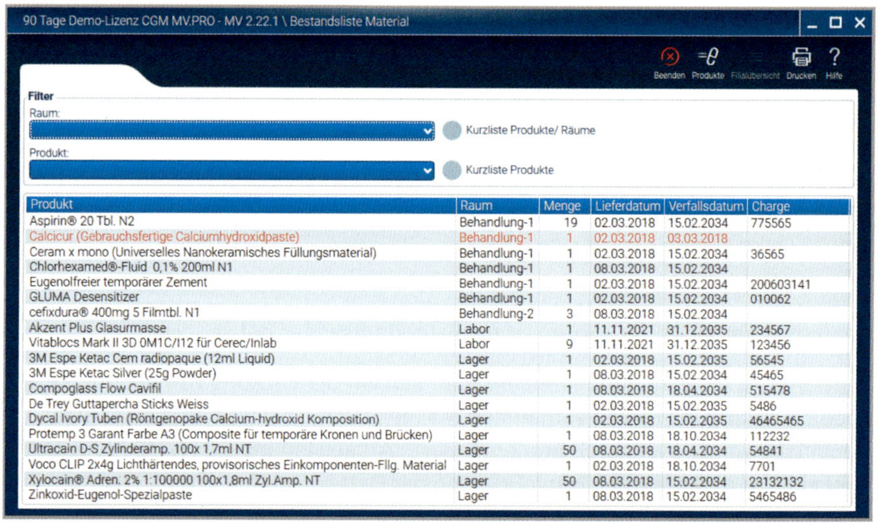

Produkt	Raum	Menge	Lieferdatum	Verfallsdatum	Charge
Aspirin® 20 Tbl. N2	Behandlung-1	19	02.03.2018	15.02.2034	775565
Calcicur (Gebrauchsfertige Calciumhydroxidpaste)	Behandlung-1	1	02.03.2018	03.03.2018	
Ceram x mono (Universelles Nanokeramisches Füllungsmaterial)	Behandlung-1	1	02.03.2018	15.02.2034	36565
Chlorhexamed®-Fluid 0,1% 200ml N1	Behandlung-1	1	08.03.2018	15.02.2034	
Eugenolfreier temporärer Zement	Behandlung-1	1	02.03.2018	15.02.2034	200603141
GLUMA Desensitizer	Behandlung-1	1	02.03.2018	15.02.2034	010062
cefixdura® 400mg 5 Filmtbl. N1	Behandlung-2	3	08.03.2018	15.02.2034	
Akzent Plus Glasurmasse	Labor	1	11.11.2021	31.12.2035	234567
Vitablocs Mark II 3D 0M1C/I12 für Cerec/Inlab	Labor	9	11.11.2021	31.12.2035	123456
3M Espe Ketac Cem radiopaque (12ml Liquid)	Lager	1	02.03.2018	15.02.2035	56545
3M Espe Ketac Silver (25g Powder)	Lager	1	08.03.2018	15.02.2034	45465
Compoglass Flow Cavifil	Lager	1	08.03.2018	18.04.2034	515478
De Trey Guttapercha Sticks Weiss	Lager	1	02.03.2018	15.02.2035	5486
Dycal Ivory Tuben (Röntgenopake Calcium-hydroxid Komposition)	Lager	1	02.03.2018	15.02.2035	46465465
Protemp 3 Garant Farbe A3 (Composite für temporäre Kronen und Brücken)	Lager	1	08.03.2018	18.10.2034	112232
Ultracain D-S Zylinderamp. 100x 1,7ml NT	Lager	50	08.03.2018	18.04.2034	54841
Voco CLIP 2x4g Lichthärtendes, provisorisches Einkomponenten-Fllg. Material	Lager	1	02.03.2018	18.10.2034	7701
Xylocain® Adren. 2% 1:100000 100x1,8ml Zyl.Amp. NT	Lager	50	08.03.2018	15.02.2034	23132132
Zinkoxid-Eugenol-Spezialpaste	Lager	1	08.03.2018	15.02.2034	5465486

Abb. 1 Raumzuordnung der Materialien, Material mit nahendem Verfallsdatum ist rot markiert

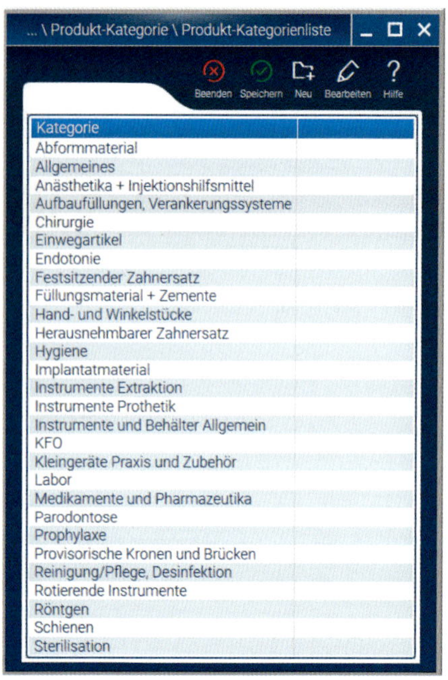

Kategorie
Abformmaterial
Allgemeines
Anästhetika + Injektionshilfsmittel
Aufbaufüllungen, Verankerungssysteme
Chirurgie
Einwegartikel
Endotonie
Festsitzender Zahnersatz
Füllungsmaterial + Zemente
Hand- und Winkelstücke
Herausnehmbarer Zahnersatz
Hygiene
Implantatmaterial
Instrumente Extraktion
Instrumente Prothetik
Instrumente und Behälter Allgemein
KFO
Kleingeräte Praxis und Zubehör
Labor
Medikamente und Pharmazeutika
Parodontose
Prophylaxe
Provisorische Kronen und Brücken
Reinigung/Pflege, Desinfektion
Rotierende Instrumente
Röntgen
Schienen
Sterilisation

Abb. 2 Produktkategorienliste einer Praxis

Raumbezeichnungen werden benötigt, um die aktuellen Lagerorte der Materialien und der PC-Arbeitsplätze zu verwalten →Abb. 1. Beim Scannen einer Lieferung kann auch eine Verteilung auf mehrere Orte erfolgen (2 Päckchen ins Lager und 1 in das Behandlungszimmer).

Manche Produkte sind zu klein, um einen Barcode aufzubringen. Hier muss eine Liste mit Verbrauchscodes erstellt werden. Von dieser Liste werden die Verbräuche dann gescannt und für die Patientin erfasst. Ebenso verfährt man bei sogenanntem Schüttgut, wenn die Entnahme nicht in vorgegebenen Einheiten, sondern in beliebigen Mengen erfolgt (z.B. bei Abformmaterial). Beginnt die Haltbarkeit mit dem Öffnen des Gebindes errechnet das Programm die „Restlaufzeit“.

Mit dem Programm können auch die Einkaufspreise und die Verbrauchskosten sofort ermittelt und der Patientin in Rechnung gestellt werden – soweit möglich. Ebenso können bevorzugte Materialien einem Behandler zugewiesen werden. Auch eine Zuweisung zu Abrechnungspositionen nach BEMA oder GOZ sind möglich. In der Produktkategorienliste der Praxis werden alle Materialien gesammelt →Abb. 2.

In manchen Programmen ist auch die Erfassung von Instrumenten mit der entsprechenden Hygienedefinition möglich. Hierdurch können z. B. auch Trays für die Behandlung erstellt werden →Abb. 1.

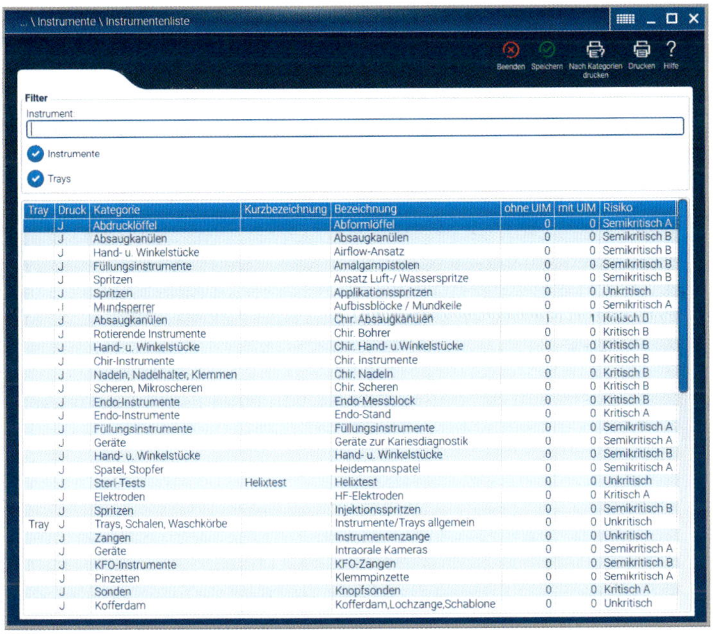

Abb. 1 Instrumente mit Hygieneeinstufung

2.3.2 Verbrauch buchen – Aufruf aus dem PVS

Den Aufruf der Verbrauchsbuchung nimmt man direkt aus der Behandlungserfassung vor. In der Verbrauchsbuchung werden alle an der Patientin verbrauchten Materialien gebucht oder auch die Benutzung sterilisierter Instrumente dokumentiert →Abb. 2.

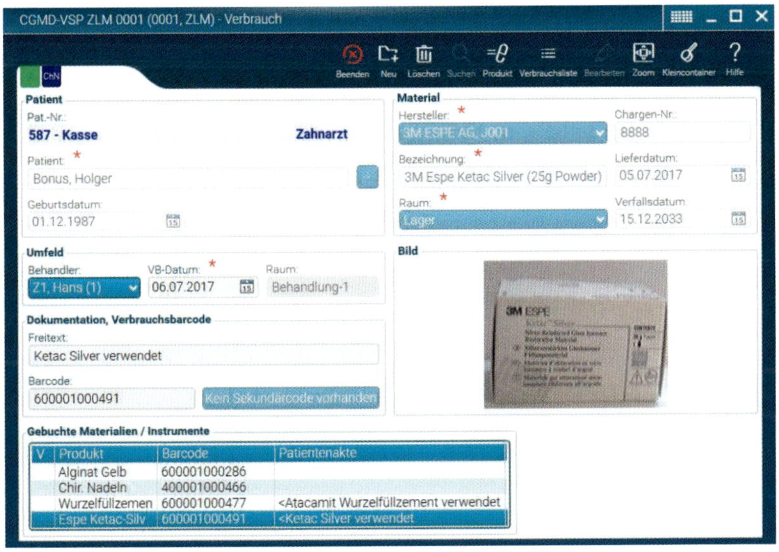

Abb. 2 Verbrauchsbuchung bei Patient

In einer Übersicht ist der Verbrauch der Materialien auf die Patienten bezogen erkennbar →Abb. 1.

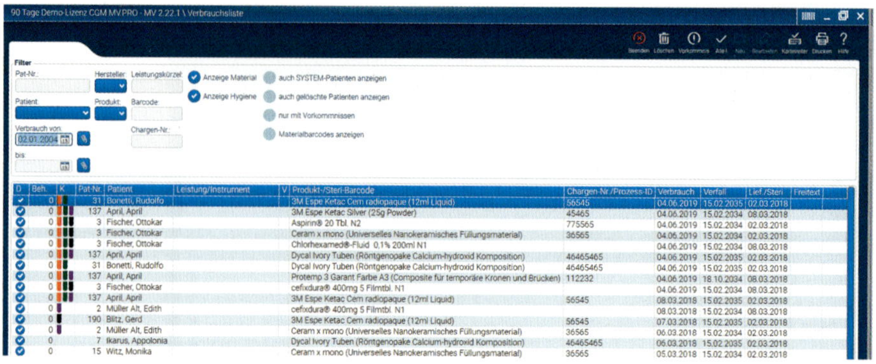

Abb. 1 Materialverbrauch je Patientin

Sobald der Meldebestand erreicht ist, der individuell von einer Praxis eingegeben wird, kann automatisch eine Bestellung durchgeführt werden.

Aufgaben

1 Welche Änderung ergibt sich, wenn bei dem Beispiel auf S. 213 nur 225 g für einen Abdruck benötigt werden?

2 Mit welchem Lageraufschlag werden Materialien in Ihrer Ausbildungspraxis der Patientin bzw. den Kassen in Rechnung gestellt?

3 Wodurch ist der Lageraufschlag gerechtfertigt?

4 Errechnen Sie die Kosten, die Sie einer Patientin für zwei Radix-Wurzelstifte in Rechnung stellen; der Einkaufspreis beträgt 137,54 € ohne MwSt. für 20 Stück.

5 Errechnen Sie die Kosten für die Patientin, wenn 10 Stifte Perma-dor® twin zu 396,56 € ohne MwSt. gekauft und drei Stifte verwendet wurden.

6 Welche Materialien Ihrer Praxis bedürfen einer besonderen Lagerung?

7 Erstellen Sie eine Checkliste für die Entsorgung der wichtigsten Praxismaterialien.

8 Aufgrund einer Anästhesie kommt es bei einer Patientin zu einem Zwischenfall. Wie können Sie zurückverfolgen, welches Anästhetikum verwendet wurde bzw. ob die Gebrauchsanweisung vorhanden ist?

9 Nennen Sie einen Vorteil und einen Nachteil bei der Verwendung eines Warenwirtschaftsprogramms in Ihrer Praxis.

10 Nennen sie mindestens vier Voraussetzungen, damit ein Warenwirtschaftsprogramm auch funktionsfähig ist.

3 Der Weg zum Kaufvertrag

3.1 Anfrage

In der Regel beginnt die Anbahnung eines Kaufvertrags mit einer Anfrage. Die Praxis fragt z. B. nach einem bestimmten Material oder einer Maschine bei einem potenziellen Lieferer nach. Oft ist die erste Anfrage sehr allgemein gehalten. Man erkundigt sich nach einem aktuellen Katalog, den Preislisten oder den Lieferungs- und Zahlungsbedingungen, z. B. telefonisch oder per E-Mail.
Die Anfrage ist rechtlich in keiner Form bindend, d. h., man geht dadurch keine geschäftlichen Verbindungen ein.
Auch wenn nach einer konkreten Anfrage bereits die Lieferung des Gegenstandes erfolgt, ist noch kein Kaufvertrag zustande gekommen.

Eine allgemeine Anfrage ist in Abb. 1 dargestellt. Erfolgt auf die Anfrage die Zusendung des Katalogs oder die Zusendung von Preislisten, hat dies auch für den Verkäufer keine rechtliche Bedeutung, da die Preislisten sich an die Allgemeinheit richten und keine Angebote als Willenserklärungen im rechtlichen Sinne darstellen. Man spricht von Kaufaufforderungen, Anpreisungen oder Werbung.

Willenserklärungen, →S. 86

3.2 Angebotsvergleiche (Skontoberechnung und Zinsvergleich)

Häufig liegen mehrere Angebote für ein Produkt vor und es muss eine Auswahl getroffen werden. Neben den wirtschaftlichen Überlegungen spielen natürlich die Bindung an ein bestimmtes Depot, das „Kauferlebnis" (z. B. auf einer Messe) oder andere, oft psychologische Faktoren eine Rolle. Ein typisches Angebot finden Sie in →Abb. 2.

Video
Angebotsvergleich

Dr. med. Petra Schmittke
ZAHNÄRZTIN
Musterstr. 4
79000 Musterstadt
Tel: 076 1234 | Fax: 076 3455
E-Mail: Petra.Schmidtke@beispiel.de

Dr. Petra Schmittke| Musterstr. 4 | 79000 Musterstadt

Heinrich Hausner OHG
Büroeinrichtungshaus
Musterallee. 140
79000 Musterstadt

09.10.2023

Büroausstattung

Sehr geehrte Damen und Herren,

von einem Bekannten erfuhr ich, dass Sie in Musterstadt eine Filiale eröffnet haben.

In der nächsten Zeit möchte ich mein Arztbüro neu einrichten. Bitte senden Sie mir Ihren Katalog sowie Ihre Preis- und Lieferungsbedingungen.

Gerne können Sie mich nach vorheriger Terminabsprache auch in meiner Praxis besuchen.

Für die baldige Zusendung bedanke ich mich.

Mit freundlichem Gruß

Dr. P. Schmittke

Abb. 1 Anfrage

HEINRICH HAUSNER OHG
BÜROAUSSTATTUNGEN

Heinrich Hausner OHG*Musterallee. 140*79000 Musterstadt

Persönlich
Dr. Petra Schmittke
Zahnärztin
Musterstr. 4
79000 Musterstadt

Ihr Zeichen:
Ihre Nachricht vom: 09.10.2023
Unser Zeichen: Hau/Geb
Unsere Nachricht vom:

Name: Alois Gebhardt
Telefon: 0049 (0) 76 233-33
Telefax: 0049 (0) 76 233-01
E-Mail: alois.gebhardt@example.com

Datum: 15.10.2023

Ihre Anfrage vom 09.10.2023, unser Besuch vom 15.10.2023

Sehr geehrter Herr Dr. Schmittke,

vielen Dank für Ihre Anfrage und dass wir Sie am 15.10. in der Praxis besuchen durften.

Gerne unterbreiten wir Ihnen ein Angebot für Ihre neue Büroeinrichtung in Ihrem Arztzimmer. Herr Gebhardt hat nach den Aufmaßen ein individuelles Angebot für Sie erstellt. Zurzeit können wir Ihnen eine Büroeinrichtung günstig anbieten, die wir auf der „HAGA" in Stuttgart vorgeführt haben. Es handelt sich um die

„Arzt plus 2030" inklusive Schreibtisch, Schreibtischstuhl „Elegance" Besprechungstisch mit drei Sesseln und die beiden im Prospekt abgebildeten Schränke für 10.500,– € inklusive Aufbau

Die nähere Beschreibung entnehmen Sie bitte den beigefügten Informationen.

Im beigefügten Katalog finden Sie unsere Lieferungs- und Zahlungsbedingungen. Interessant ist für Sie vielleicht unser neues Bonussystem: Bei Erreichen der im Katalog genannten Umsatzgrenzen erhalten Sie diese nachträglichen Rabatte am Jahresende bar ausbezahlt!

Wir freuen uns, wieder von Ihnen zu hören.

Mit freundlichen Grüßen

Hausner OHG
i.V. Gebhardt

Anlagen
Katalog
Prospekt

Beschreibung der Ware
Zahlungs- und Lieferbedingungen
Gerichtsstand
Menge und Preis

Heinrich Hausner OHG
Musterallee. 140
79000 Musterstadt

USt.-IdNr.: DE 345533XXX8
Amtsgericht Musterstadt
HRA 4588

Bankverbindung BIC: DE DBB G
Möbel-Bank Musterstadt
IBAN: DE11 9809 0104 9884 9900 00

Abb. 2 Angebot

Im folgenden Beispiel soll ein rein preiswirtschaftlicher Angebotsvergleich durchgeführt werden.

Eine Zahnarztpraxis möchte ein neue Behandlungseinheit →Abb. 1 anschaffen. Der Praxis liegen folgende Angebote vor →Tab. 1:
- Firma MediElek: 19.889,00 € zuzüglich 19 % USt., 6 Jahre Garantie und bei Zahlung innerhalb von 9 Tagen gewährt der Händler 4 % Skonto.
- Praxitec: 23.788,00 € zuzüglich 19 % USt., 10 Jahre Garantie und 10 % Neukundenrabatt, bei Zahlung innerhalb von 10 Tagen gewährt der Händler nochmals 3 % Skonto, 50,00 € Lieferkosten (inklusive Montage) und Lieferzeit 3 Tage.

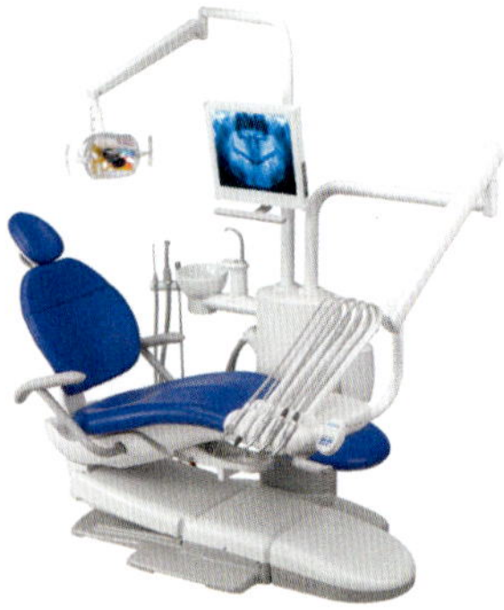

Abb. 1 Behandlungseinheit

Merke
Unter einer Bestellung versteht man eine Willenserklärung an eine bestimmte Person, bestimmte Dinge unter bestimmten Bedingungen

Angebotsinhalte	MediElek (€)	Praxitec (€)
Listeneinkaufspreis	19.889,00	23.788,00
- Rabatt	-	2.378,80
= Zieleinkaufspreis	19.889,00	21.409,20
- Liefererskonto	795,56	642,28
+ Bezugskosten	-	50,00
= Bezugspreis netto	19.093,44	20.816,92
+ 19 % Umsatzsteuer	3.627,75	3.955,22
= Bezugspreis brutto	22.721,19	24.772,14

Tab. 1 Angebotsvergleich

In diesem Beispiel ist der günstigere Anbieter MediElek, jedoch bietet Praxitec eine kurze Lieferzeit und eine längere Garantie. Bei teuren technischen Geräten bietet die Garantie, neben der gesetzlichen Gewährleistung von 2 Jahren, einen zusätzlichen Vorteil.

Damit es zu einem Kaufvertrag kommt, muss eine Willenserklärung der Praxis an den Großhändler erfolgen, diese bestimmte Ware zu kaufen. Diese Willenserklärung heißt im Kaufvertrag **Bestellung** (→Abb. 2).

Firmen, die langjährige Kontakte mit der Zahnarztpraxis haben, erhalten häufig direkt eine Bestellung, ohne dass ein spezielles Angebot vorausgeht. Eine Willenserklärung gilt so lange, wie unter normalen Umständen mit einer Antwort gerechnet werden kann. Zum Beispiel kann bei einer Faxbestellung mit einer Antwort (z. B. Bestätigung) innerhalb von 48 Stunden gerechnet werden. Willenserklärungen unter Anwesenden (auch Telefongespräch oder Onlineverbindung) gelten bis zum Gesprächsende bzw. Abbruch der Onlineverbindung.

Praxitec P/T

BESTELLSCHEIN

Kopiervorlage

Vorname, Name:	Fax: 012345/678
Straße:	Sie haben Fragen? Tel: 012345/67890 E-Mail: info@praxitec2020.corn www.praxitec2020.corn
PLZ, Ort:	
Telefon:	
E-Mail:	Alle Preise zzgl. Versandkosten und USt. AGB: siehe unter www.praxitec2020.corn
Kundennummer:	

Menge:	Artikelnummer:	Artikelbezeichnung:	Bemerkungen:

Besondere Hinweise zur Bestellung:	Bestelldatum: Stempel und Unterschrift:

Abb. 2 Bestellschein

3.3 Kaufvertrag

Für den Kaufvertrag gelten die Grundlagen des Vertragsrechts. Die in diesem Zusammenhang bestehende Vertragsfreiheit bietet Abschlussfreiheit und Gestaltungsfreiheit:

- **Abschlussfreiheit:** Jeder kann mit jedem einen Kaufvertrag abschließen und niemand kann zum Vertragsschluss gezwungen werden.
  (Ausnahme: Kontrahierungszwang bei öffentlichen Dienstleistungsunternehmen, z. B. Taxi, Deutsche Bahn; vergleichbar mit der Behandlungspflicht: Patientin kommt mit Schmerzen in die Praxis)
- **Gestaltungsfreiheit:** Man kann den Inhalt und die Art des Kaufvertrags frei gestalten. Bei manchen Kaufverträgen müssen allerdings bestimmte Inhalte vorhanden sein, z. B. bei Ratenkaufverträgen müssen der Effektivzins, die Anzahl der Raten usw. angegeben sein.

Grundlagen des Vertragsrechts, →S. 81

Kontrahierungszwang
die gesetzliche Verpflichtung zum Abschluss eines Vertrages

3.3.1 Abschluss und Erfüllung des Kaufvertrags

Wie aus Abb. 1 ersichtlich, kann die Initiative zum Abschluss eines Kaufvertrags sowohl vom Käufer als auch vom Verkäufer ausgehen:

- Macht der Verkäufer ein Angebot (Antrag) und der Käufer bestellt daraufhin (Annahme), ist der Kaufvertrag geschlossen.
- Macht der Käufer eine Bestellung (Antrag) und der Verkäufer liefert daraufhin oder schickt eine Auftragsbestätigung (Annahme), ist damit der Kaufvertrag geschlossen.

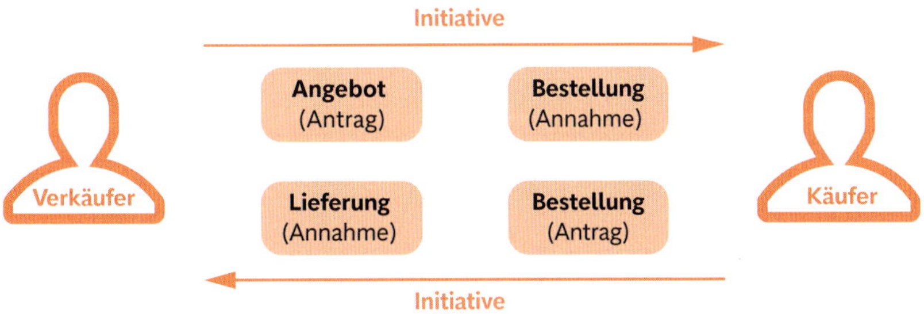

Pflichten:
- mängelfreie Übergabe der Ware
- rechtzeitige Übergabe der Ware
- Eigentumsübertragung

Pflichten:
- Annahme der Ware
- Bezahlung der Ware

Abb. 1 Abschluss eines Kaufvertrags

Der Kaufvertrag besteht immer aus zwei Geschäften:

- Im **Verpflichtungsgeschäft** verpflichten sich Käufer und Verkäufer zu bestimmten Leistungen.
- Im **Erfüllungsgeschäft** erfüllen Käufer und Verkäufer dann die übernommenen Verpflichtungen.

Die im Kaufvertrag entstandenen Schuldverhältnisse (Verpflichtungen) erlöschen, sobald die geschuldeten Leistungen (Erfüllungen) erfolgt sind.

Im Folgenden werden „Spezialfälle“ zum Abschluss eines Kaufvertrags beschrieben und es wird der Frage nachgegangen, wann ein Kaufvertrag zustande kommt:

- Ein Dentaldepot macht der Zahnarztpraxis ein Angebot. Leider wird es versäumt, rechtzeitig zu bestellen. Die Praxis bestellt dennoch.
  Lösung: Die **verspätete Bestellung** gilt als neuer Antrag. Der Kaufvertrag kommt erst zustande, wenn das Dentaldepot einwilligt.
- Ein Dentaldepot macht ein Angebot über Abdruckmaterialien mit einer **Freizeichnungsklausel** (z. B. „Angebot freibleibend“, „solange Vorrat reicht“, „unverbindliches Angebot“, „ohne Obligo“). Die Praxis bestellt die Ware trotz der Klausel sofort nach Eingang des Angebotes.
  Lösung: Durch diese Formulierungen wird die ursprüngliche Bindung an ein Angebot aufgehoben. Die Bestellung gilt auch hier als Antrag auf Abschluss eines Kaufvertrags. Erst wenn das Dentaldepot einwilligt oder liefert, kommt der Kaufvertrag zustande.
- Das Dentaldepot macht ein Angebot über 5 kg Abformmaterial. Die Praxis bestellt daraufhin aber eine kleinere Menge von 2 kg.
  Lösung: Die **Abänderung** durch die Praxis ist ein neuer Antrag zu einem Kaufvertrag. Der Kaufvertrag kommt zustande, wenn das Depot einwilligt.
- Die Praxis sieht in einem Internetkatalog Sonderangebote. Das im Katalog angezeigte Cavitron® Select SPS Dentsply mit Aktionspackung zum Preis von 2 300,00 € möchte die Praxis zu dem günstigen Preis kaufen. In diesem Zusammenhang stellen sich folgende Fragen: Wird durch den Kaufwunsch der Praxis der Kaufvertrag bereits geschlossen? Hat die Praxis ein Anrecht auf dieses Cavitron® im Katalog? Ist der Internetkatalog ein Angebot? Kommt durch die Bestellung der Praxis bereits ein Kaufvertrag zustande?
  Lösung: Der Internetkatalog ist wie eine Schaufensterauslage anzusehen und stellt ebenso wie z. B. gedruckte Kataloge, Zeitungsanzeigen, Postwurfsendungen, Warenauslagen im Supermarkt, Waren in Automaten **kein Angebot** dar. Daraus folgt, dass die Praxis kein Anrecht auf das Cavitron® hat. Der Kaufvertrag wird erst geschlossen, wenn das Dentaldepot dem Antrag zustimmt. Nachdem der Kaufvertrag abgeschlossen ist, haben sich die beiden Parteien verpflichtet, den Vertrag auch zu erfüllen.

3.3.2 Besitz und Eigentum

Es gehört zur Pflicht des Verkäufers, das Eigentum an einer Sache an den Käufer zu übertragen. Dies erfolgt (unsichtbar) dadurch, dass der Verkäufer die Sache an den Käufer übergibt.
Mit der Übergabe der Sache wird der Käufer in den meisten Fällen sowohl Besitzer als auch Eigentümer.

Beispiel

Eine Patientin kauft in Ihrer Ausbildungspraxis Zahnbürsten. Sie wird nach Bezahlung Besitzer und Eigentümer der Zahnbürsten.

Manche Sachen können aber nicht übergeben werden (z. B. Grundstücke). Hier wird die Übertragung durch den Eintrag im Grundbuch bewirkt.
In bestimmten Fällen will der Verkäufer das Eigentum bewusst nicht übertragen (z. B. beim Ratenkauf). Hier muss der Nichtübergang des Eigentums, d. h. der sogenannte „Eigentumsvorbehalt“, ausdrücklich erklärt werden.

Der Weg zum Kaufvertrag

Der Käufer ist zwar dann der Besitzer mit der tatsächlichen Herrschaft über die Sache, der Verkäufer bleibt aber der Eigentümer mit der rechtlichen Herrschaft über die Sache. Bestimmte Rechte an der Sache (z. B. der Verkauf) stehen dem Käufer nicht zu.
Besitz ist die **tatsächliche Herrschaft** über eine Sache. Eigentum ist die **rechtliche Herrschaft** über eine Sache.

Bei bestimmten Kaufverträgen spielen Besitz und Eigentum eine wichtige Rolle und es werden mehrere Arten von Kaufverträgen unterschieden →Tab. 1.

Kauf auf Probe	Kaufvertrag mit Rückgaberecht der Ware innerhalb einer bestimmten Frist (zur Ansicht), üblich im Versandhandel (Schweigen gilt als Annahme).
Kauf zur Probe	Normaler Kaufvertrag einer kleinen Menge zum Ausprobieren
Kauf nach Probe	Kaufvertrag aufgrund einer Probe, eines Musters o. Ä. (z. B. Kauf von Abformmaterial nach kleiner Probe); unwesentliche Abweichungen müssen in Kauf genommen werden.
Kauf auf Abruf	Die Ware wird gekauft, bleibt aber im Besitz des Verkäufers (oft in dessen Lager) und wird nach Abruf (auch in Teilen) geliefert.
Kauf unter Eigentumsvorbehalt	Kaufvertrag, bei dem sich der Verkäufer das Eigentum an der Sache vorbehält (muss ausdrücklich beim Kauf erklärt werden); üblich bei Ratenkaufverträgen.
Kommissionskauf	Kaufvertrag, bei dem der Käufer die nicht verkaufte Ware wieder an den ursprünglichen Verkäufer zurückgeben darf (Prophylaxeartikel in Praxis: nicht verkaufte Artikel werden an den Großhändler zurückgegeben).
Fixkauf	Kaufvertrag mit fest (fix) vereinbarter Lieferzeit (eine Lieferung nach dem vereinbarten Termin hat keinen Sinn mehr, z. B. Prophylaxeartikel zum Tag der Zahngesundheit, meist um den 25. September eines Jahres).
Onlinekauf	Kauf mit Rücktrittsfrist von 14 Tagen, Rücktrittsrecht gilt nicht, wenn z. B. Ware nach Kundenspezifikation gefertigt wurde oder bei Zeitungen
Haustürkauf	Kauf mit Rücktrittsfrist von 14 Tagen, Rücktrittsrecht gilt nicht bei Geschäften unter 40,00 € und wenn der Besuch bestellt war

Tab. 1 Arten von Kaufverträgen

3.3.3 Inhalt des Kaufvertrags

Bei den meisten Kaufverträgen der Praxis werden die rechtlichen Bestimmungen nicht gesondert ausgehandelt bzw. schriftlich niedergelegt. Durch die Formulierung „Ich bestelle ... zu den mir bekannten Lieferungs- und Zahlungsbedingungen“ oder ähnlichen Formulierungen →Abb. 1 akzeptiert die Zahnarztpraxis die üblichen gesetzlichen Bestimmungen.

Bei wichtigen Kaufverträgen empfiehlt es sich jedoch, zur Vermeidung von späteren Streitigkeiten die Bedingungen genau zu vereinbaren und schriftlich niederzulegen.

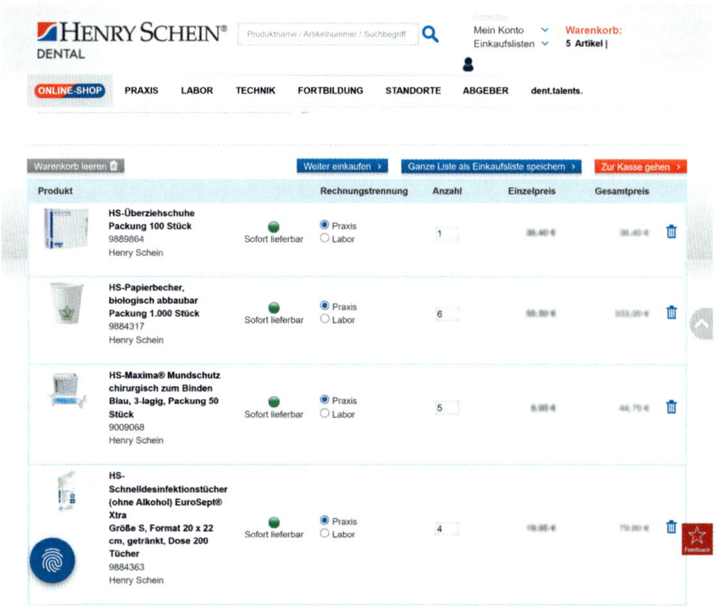

Abb. 1 Internetbestellung einer Zahnarztpraxis

Viele Regelungen in Kaufverträgen kommen immer wieder vor. Damit man diese Regelungen nicht bei jedem Vertragsabschluss neu aushandeln muss, bedient man sich sogenannter Klauseln, die vorgedruckt meist auf der Rückseite von Kaufverträgen oder Lieferscheinen zu finden sind („das Kleingedruckte“, →Abb. 1).

Um den Käufer (Verbraucher) vor den nachteiligen Folgen solcher Regelungen zu schützen, finden sich im BGB (§§ 305 ff.) Schutzregeln.

Die wichtigsten Bestimmungen lauten:
- Individuelle Regelungen haben immer Vorrang vor den AGB.
- Der Verkäufer muss deutlich auf die AGB hinweisen.
- Der Verbraucher muss die AGB in zumutbarer Weise zur Kenntnis nehmen können, d. h., es genügt nicht, dass sie in der Schublade liegen.
- Der Käufer muss damit einverstanden sein.
- Überraschende Klauseln gelten nicht (z. B. beim Kauf einer elektrischen Zahnbürste in einer Zahnarztpraxis muss die Patientin im Kleingedruckten nicht akzeptieren, dass sie dort monatlich eine Zahnpasta kaufen muss).
- Unklare Klauseln gehen zulasten des Anwenders.
- Manche Klauseln sind unwirksam (z. B. alle Rechte eines Käufers bei mangelhafter Ware sind ausgeschlossen).
- Preisvorbehalte innerhalb von vier Monaten, d. h., innerhalb von vier Monaten ist man an die angegebenen Preise gebunden.

Verbrauchsgüterkauf, →S. 229

Bestimmte AGB-Regelungen gelten nur beim Verbrauchsgüterkauf und nicht bei Handelsgeschäften zwischen Unternehmen (z. B. Zahnarzt bestellt beim Dentaldepot).

§ 8 Lieferung und Leistungen

(1) Die Lieferzeit von im Zeitpunkt der Bestellung verfügbarer Produkte beträgt 3 bis 6 Tage. Für den Fall, dass ein Titel noch nicht erschienen oder nicht verfügbar ist, erfolgt der Versand innerhalb von 1 bis 3 Werktagen nach Erscheinen bzw. Verfügbarkeit. Angaben zu Verfügbarkeit ... ntie für eine Lieferung zu einem ... es sei denn, wenn ein Liefertermin ...

... ätzlich über die Cornelsen Verlagskontor ... nung von Produkten auch über andere ... d die AGB der Cornelsen Verlagskontor ...

... slieferung.

... zer zumutbar ... ätzlichen ...

... be nicht oder ... weimaliger ...

... derer Art und ...

§ 10 Versand- und Lieferkosten, Lieferung ins Ausland

(1) Alle Versandkosten, einschließlich der Spesen für die Nachnahme und Nachlieferung, gehen ab Anbieter zu Lasten des Nutzers. Nähere Informationen zu den Versandkosten finden Sie auf unseren Service-Seiten.

(2) Bei Lieferungen in Länder außerhalb der Bundesrepublik Deutschland können Exportbeschränkungen ... Länder außerhalb der ... Zollgebieten variieren ... Steuern und Gebühren ...

§ 11 Zahlung

(1) Zahlungen können nur bei Angabe der Rechnungsnummer verbucht werden. Der Kaufpreis ist sofort fällig, soweit nichts anderes vereinbart ist.

(2) Für den Fall, dass im Zeitpunkt der Bestellung der Preis des Produkts noch nicht feststeht (z.B. weil der Titel noch nicht erschienen ist), ist der im Zeitpunkt der Auslieferung gültige Preis maßgeblich. Soweit der Nutzer Werke des Anbieters an andere Wiederverkäufer abgibt, hat er diese in gleicher Weise zur Einhaltung der Ladenpreise zu verpflichten. In den Preisen ist jeweils die gesetzliche Umsatzsteuer enthalten.

(3) Aktionsangebote in unserem Shop können zeitlich oder mengenmäßig begrenzt sein. Einzelheiten ergeben sich a...

(4) Die Abrechnung erfolgt ü... Cornelsen Verlagskontor Gm...

§ 12 Eigentumsvorbehalt

Die gelieferte Ware bleibt bis zur vollständigen Zahlung des Kaufpreises Eigentum des Anbieters, unabhängig vom Ablauf der Widerrufsfrist.

Abb. 1 Lieferungsbedingungen bei einem Onlinekaufvertrag

3.4 Störungen des Kaufvertrags und Verbraucherrechte

Die Erfüllung eines Kaufvertrags kann durch verschiedene Faktoren sowohl vonseiten des Verkäufers als auch vonseiten des Käufers gestört sein.

Beispiel

Die Zahnarztpraxis möchte eine neue Software einführen. Auf Anraten des Anbieters wird ebenfalls neue Hardware angeschafft. Die neue Software mit Installation und Datenintegration inkl. Hardware wird zum Preis von 13 000,00 € gekauft. Die Lieferung mittels DHL erfolgt pünktlich.

Nachdem alle Geräte nach Beschreibung verkabelt sind, startet der Rechner nicht. Die Hotline sieht sich außerstande, das Problem zu beheben. Es ist Freitagnachmittag, ein Servicebesuch kann erst für Montagmorgen zugesagt werden.
Eine ZFA erklärt sich gegen Überstundenbezahlung bereit, am Freitagabend die notwendigen Aufzeichnungen per Hand zu fertigen. Die Technikerin kommt erst Montag gegen 14:00 Uhr. Zwei Patientinnen musste wegen der fehlenden Anbindung des digitalen Röntgengeräts abgesagt werden. Die Zahnärztin möchte aufgrund des Ärgers vom Kaufvertrag zurücktreten und Schadensersatz erhalten (Überstundenvergütung der ZFA und Ausgleich des Einnahmeausfalls durch Nichtbehandlungsmöglichkeit für zwei Patientinnen). Die Technikerin stellte im Übrigen fest, dass die beigelegte Beschreibung fehlerhaft war. Die Anlage funktioniert jetzt.

Ist der Kaufvertrag abgeschlossen, müssen die Pflichten aus dem Vertrag erfüllt werden. Treten hier Schwierigkeiten auf, spricht man von Störungen in der Erfüllung des Kaufvertrags. Dabei unterscheidet man zwischen verschiedenen Störungen →Abb. 1.

Grundsätzlich gilt, dass die Störung von demjenigen bewiesen werden muss, der sie behauptet. Meistens ist das relativ einfach zu bewerkstelligen. In komplizierten Fällen bedient man sich eines Beweisfeststellungsverfahrens. In der überwiegenden Zahl der Fälle sind sich die Beteiligten aber über die Störung einig und versuchen, diese im gegenseitigen Einvernehmen zu lösen.

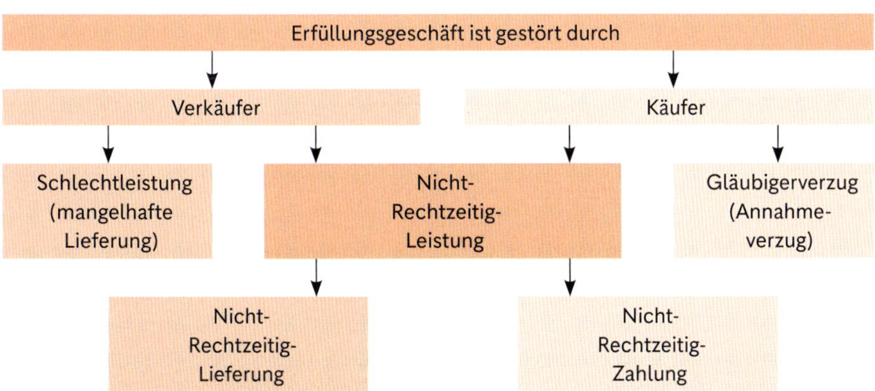
Erfüllungsgeschäft ist gestört durch
Verkäufer
Käufer
Schlechtleistung (mangelhafte Lieferung)
Nicht-Rechtzeitig-Leistung
Gläubigerverzug (Annahmeverzug)
Nicht-Rechtzeitig-Lieferung
Nicht-Rechtzeitig-Zahlung

Abb. 1 Störungen in der Erfüllung eines Kaufvertrags

3.4.1 Schlechtleistung (mangelhafte Lieferung)

Der Verkäufer hat die Pflicht, die Ware mängelfrei zu liefern. Man unterscheidet folgende Mängel, die alle „gleichrangig“ sind →Tab. 1.

Mangel	Beispiel
Falschlieferung	Ware in falscher Farbe geliefert; Rezeption ohne Hängeregistratur (Ware ist nicht für die vereinbarte oder gewöhnliche Verwendung geeignet).
Rechtsmangel	Der Verkäufer ist nicht der Eigentümer.
Fehlerhafte Ware (Ware hat nicht die vereinbarte Beschaffenheit)	Elektrotom funktioniert nicht; neue Rezeption hat einen Kratzer.
Zuweniglieferung	Es wurde die falsche Menge geliefert (1 kg Abformmaterial statt 10 kg).
Falsche Werbeaussage	Mit der Software können bestimmte Funktionen, die in der Werbung angegeben sind, nicht ausgeführt werden.
Montagefehler des Verkäufers	Der Verkäufer hat die Ware falsch zusammengebaut (z. B. Registratur ist in der Schublade falsch montiert).
Falsche Montageanleitung („IKEA-Klausel“)	Die Ware kann vom Kunden nicht nach der Anleitung zusammengebaut werden.

Tab. 1 Arten von Mängeln einer Lieferung

Wenn einer der in Tab. 1 beschriebenen Fehler vorliegt, muss der davon Betroffene (der Käufer) durch gesetzliche Rechte abgesichert werden. Der Käufer hat **sofort** das Recht auf **Nacherfüllung**, d. h., er kann entweder Nachbesserung oder Neulieferung verlangen. Der Verkäufer kann die Nacherfüllung verweigern, wenn ihm dadurch im Verhältnis zur Kaufsache zu hohe Kosten entstehen.
Gelingen dem Verkäufer **zwei Nachbesserungen** nicht, gilt die Nacherfüllung als nicht gelungen. Dies gilt auch für geringfügige Mängel an Sachen. Diese Rechte hat der Käufer unabhängig von einem Verschulden des Verkäufers.

Wenn dem Verkäufer zusätzlich ein Verschulden angelastet werden kann, hat der Käufer zusätzlich das **Recht auf Schadensersatz neben der Leistung**. Ist dem Verkäufer eine **angemessene Nachfrist** gesetzt worden, hat der Käufer weitere Rechte. Das Setzen einer Nachfrist kann entfallen, wenn der Verkäufer die Nacherfüllung verweigert, zwei Nacherfüllungsversuche keinen Erfolg bringen, die Nacherfüllung für Käufer bzw. Verkäufer unzumutbar ist sowie beim sogenannten Fixgeschäft.

Fixgeschäft
Kaufvertrag mit fest vereinbarter Lieferfrist

Die möglichen Rechte nach einer angemessenen Nachfrist sind:
- **Rücktritt:** Der Kaufgegenstand wird zurückgegeben und der Kaufpreis muss vom Verkäufer erstattet werden (gilt nicht bei geringfügigen Mängeln).
- **Minderung:** Dabei handelt es sich um einen Preisnachlass. Der Käufer wird dieses Recht dann in Anspruch nehmen, wenn er die Ware trotz Mangel behalten möchte, z. B. Kratzer an der neuen Rezeption liegt nicht in Sichtbereich.
- **Schadensersatz statt der Leistung:** Dies ist auch neben Rücktritt und Minderung möglich, wenn den Verkäufer ein Verschulden trifft.
- **Ersatz vergeblicher Aufwendungen:** Es handelt sich um Aufwendungen, die ein Käufer im Hinblick auf den Kaufvertrag getätigt hat.

Die letzten beiden Rechte gelten nicht bei geringfügigen Mängeln.

Um die Rechte aufgrund eines Mangels geltend zu machen, muss der Käufer die Mängel beanstanden, am besten schriftlich (**Mängelrüge**).

Wenn der Käufer schweigt, heißt das, dass er die Lieferung akzeptiert, daher muss der Käufer die Ware bei Empfang prüfen. Die Rechte des Käufers sind in Abb. 1 zusammengefasst.

Die Ware ist mangelhaft.

Rechte des Käufers sofort

- Nacherfüllung (Nachbesserung, Neulieferung)
- Schadensersatz zusätzlich zur Leistung

Rechte des Käufers nach angemessener Nachfrist

- Rücktritt
- Minderung
- Schadensersatz statt der Leistung
- Ersatz vergeblicher Aufwendungen

Abb. 1 Rechte des Käufers

Kaufrechtliche Verjährung

Die **regelmäßige kaufrechtliche Verjährung** beträgt zwei Jahre. Der Käufer hat somit zwei Jahre Zeit, einen Mangel zu rügen. Die Frist beginnt mit dem Empfang der Ware (Ablieferung oder Entgegennahme der Ware). Man spricht hier auch von **Gewährleistung**. Hiervon ist die **Garantie** des Verkäufers zu unterschieden: Dies ist ein Versprechen des Verkäufers über die gesetzliche Gewährleistungspflicht hinaus, dass der Gegenstand noch länger funktioniert oder gebraucht werden kann. Kommt es zu einer Störung, ersetzt der Verkäufer den Gegenstand (oft unter Abzug einer Gebrauchspauschale).
Bei **arglistig verschwiegenen Mängeln** (Mangel, der dem Verkäufer bekannt ist, aber von ihm geheim gehalten wird) verlängert sich die Verjährung auf drei Jahre. Diese Frist beginnt jedoch erst mit dem Ende des Jahres, in dem der Käufer Kenntnis von dem Mangel erhält.
Bei Bauwerksmängeln ist eine Frist von fünf Jahren festgelegt.

Verbrauchsgüterkauf

Für den Verbrauchsgüterkauf, d. h. am Kauf ist ein Verbraucher (kein Unternehmer) als Käufer beteiligt, gelten beim Kauf beweglicher Sachen besondere Regelungen:

- **Eingeschränkte Vertragsfreiheit:** Alle Regeln des Kaufvertragsrechts sind einzuhalten (z. B. Gewährleistungsfristen) und es darf nicht zulasten des Verbrauchers von den AGB abgewichen werden. Einzige Ausnahme bilden Kaufverträge über gebrauchte Sachen. Hier darf die Gewährleistungsfrist auf ein Jahr verkürzt werden.
- **Beweislastumkehr:** Werden Mängel an einer Sache in den ersten zwölf Monaten nach Kauf entdeckt, wird vermutet, dass sie bereits beim Kauf bestanden. Der Verkäufer muss dann beweisen, dass dies nicht zutraf.
- **Sonderbestimmungen für Garantien:** Der Verbraucher muss die Garantiebestimmungen verstehen (einfach und verständlich), ebenso müssen Angaben für die Geltendmachung der Garantie enthalten sein.

Wenn ein Verbraucher kurz vor Ablauf der zweijährigen Frist einen Mangel beim Händler reklamiert, kann der Händler diesen Mangel auch über die zweijährige Frist hinaus bei seinem Großhändler reklamieren. Dies wird als Unternehmerrückgriff oder **„Verursacherregress“** bezeichnet. Zwischen Händler und Großhändler (Unternehmen) gilt eine Zweimonatsfrist ab Kenntnisnahme der jeweiligen Mängelrüge.

Eine Besonderheit gilt bei der „Lieferung“ von digitalen Produkten, z. B. Smartphones. Hier muss der Verkäufer dem Verbraucher während eines maßgeblichen Zeitraums Aktualisierungen, die für den Erhalt der Vertragsmäßigkeit des digitalen Produkts erforderlich sind, bereitstellen und der Verbraucher muss über diese Aktualisierungen informiert werden. Zu den erforderlichen Aktualisierungen gehören auch Sicherheitsaktualisierungen.

Man spricht auch von einer **Update-Pflicht** für eine gewisse Zeit. Up-Grades (Funktionsverbesserungen) sind davon ausgenommen.

Im **zweiseitigen Handelskauf** (Kauf unter Unternehmern) können die Gewährleistungsfristen auf ein Jahr verkürzt oder für gebrauchte Sachen ganz ausgeschlossen werden. Für manche Fehler muss der Verkäufer nicht haften, z. B. Schäden durch unsachgemäße Behandlung oder Verschleiß. Hierbei muss derjenige den Beweis der Behauptung liefern, der die Behauptung aufstellt (Ausnahme: die ersten 12 Monate nach dem Kauf im Verbrauchsgüterkauf).

Beim zweiseitigen Handelskauf können alle gesetzlichen Bestimmungen abweichend vereinbart werden (Abdingung). Wenn keine Vereinbarungen vorliegen, gelten die Bestimmungen des BGB. Die Unternehmer, die gleichzeitig Kaufleute sind, unterliegen zudem den strengen Bestimmungen des Handelsgesetzbuchs (HGB), z. B. müssen sie Mängel unverzüglich reklamieren, um ihre Rechte zu wahren.

Tritt die Zahnarztpraxis als Käufer gegenüber dem Dentaldepot auf, wird sie zwar als Unternehmen gesehen, aber die Zahnärztin/ Zahnarztpraxis ist kein Kaufmann im Sinne des § 1 des Handelsgesetzbuchs. Es gelten damit für die Zahnärztin/ Zahnarztpraxis die gleichen Rechte wie beim Verbrauchsgüterkauf.

3.4.2 Nicht-rechtzeitig-Lieferung (Lieferungsverzug)

Video
Lieferungsverzug

Eine weitere Störung des Erfüllungsgeschäfts verursacht der Verkäufer durch Lieferungsverzug.

Beispiel

Für die Praxis soll ein neuer digitaler Orthopantomograf mit kombiniertem Fernröntgen „OrthoSlice 1003“ angeschafft werden. Da ein günstiger Preis ausgehandelt wurde, verpflichtet sich die Praxis den Aufbau selbst in die Hand zu nehmen. Der Kaufvertrag wird schriftlich geschlossen, die Lieferung soll in etwa 14 Tagen erfolgen. Nach etwa 10 Tagen vereinbart die Praxis mit einer Firma den Auf- und Abbau von altem und neuem Röntgengerät in vier Tagen. Die Lieferfirma sagt die Lieferung zu diesem Termin telefonisch zu. Am bewussten Termin wird das alte Gerät abgebaut. Die Technikerinnen warten auf die Lieferung des neuen Gerätes. Das neue Gerät wird jedoch nicht geliefert. Telefonisch kann in der Lieferfirma niemand weiterhelfen.
Aufgrund einer Fehldisposition der Lieferfirma kann das Gerät erst zwei Tage später geliefert werden. Ein Aufbau ist aber erst in drei Tagen möglich, weil dann erst die Technikerinnen wieder frei sind. Die Praxis möchte am liebsten vom Vertrag zurücktreten und auch Schadensersatz verlangen (es mussten acht Patientinnen umbestellt werden, eine Behandlung konnte nicht erfolgen).

Aufgrund seiner übernommenen Pflichten im Kaufvertrag muss der Verkäufer rechtzeitig liefern. Der Verkäufer kommt in Lieferungsverzug, wenn er schuldhaft nicht rechtzeitig liefert.

Schuldhaft bedeutet, dass er vorsätzlich oder fahrlässig nicht liefern kann, z. B.:
- Eine Angestellte hat die Lieferung vergessen.
- Der Verkäufer will den Käufer nicht mehr beliefern, weil seine Kosten zwischenzeitlich so stark gestiegen sind, dass ihm der mit dem Käufer vereinbarte Preis zu niedrig ist.

Nicht schuldhaft bedeutet, dass höhere Gewalt (z. B. Streiks, Unwetter, Brand) die rechtzeitige Lieferung verhindert.
Rechtzeitigkeit bedeutet, dass die Lieferung fällig sein muss.

Ist im Kaufvertrag ein **kalendermäßiges Lieferdatum** genannt (z. B. 30.07.2025), ist die Lieferung an diesem Tag fällig. Am nächsten Tag kommt der Verkäufer automatisch in Lieferungsverzug. Das Gleiche gilt, wenn sich das Datum kalendermäßig berechnen lässt (z. B. Lieferung 14 Tage nach Auftragsbestätigung).
Ist im Kaufvertrag ein **nicht kalendermäßiges Lieferdatum** genannt (z. B. sofort, baldmöglichst, so schnell wie möglich), kommt der Verkäufer erst durch eine Mahnung des Käufers in Lieferungsverzug.

Beim obigen Beispiel handelt es sich zunächst um ein nicht kalendermäßiges Lieferdatum. Die Praxis vereinbarte aber dann eine Lieferung zu einem festen Termin. Ohne die telefonische Vereinbarung nach 10 Tagen hätte die Praxis dem Verkäufer also zunächst einmal eine Mahnung schicken müssen, um die Rechte aus der Nicht-rechtzeitig-Lieferung in Anspruch nehmen zu können.

Liegt eine Nicht-rechtzeitig-Lieferung vor, wird der Käufer durch gesetzliche Rechte geschützt:

Der Käufer hat sofort das Recht,
- **weiterhin auf der Lieferung** zu bestehen. Dies wird er machen, wenn er einen Artikel nur bei diesem Verkäufer zu sehr günstigen Bedingungen bekommt.
- **Schadensersatz (Verzögerungsschaden)** zu verlangen. Dies ist nur möglich, wenn den Verkäufer ein Verschulden trifft und ein Schaden entstanden ist.

Nach einer angemessenen Nachfrist kann der Käufer
- **Schadensersatz statt der Leistung (Nichterfüllungsschaden)** verlangen. Dies ist nur möglich, wenn den Verkäufer ein Verschulden trifft.

oder
- **Ersatz vergeblicher Aufwendungen und Rücktritt vom Vertrag** verlangen. Dies wird der Käufer nur dann verlangen, wenn er sich den Artikel irgendwo schneller und günstiger besorgen kann.

Das Setzen einer angemessenen Nachfrist durch den Käufer kann entfallen,
- wenn ein Fixkauf vorliegt,
- wenn der Verkäufer angibt, dass er auch nach Ablauf der Nachfrist nicht liefern kann.

Da die Feststellung eines Schadens im Einzelfall sehr schwierig sein kann, wird häufig in Kaufverträgen eine sogenannte Konventionalstrafe in Euro festgelegt. Diese Summe wird fällig, wenn ein Partner gegen bestimmte Vertragsbestimmungen verstößt.

3.4.3 Nicht-rechtzeitig-Zahlung (Zahlungsverzug)

Video
Zahlungsverzug

Der Käufer ist verpflichtet, die erhaltene Ware rechtzeitig zu bezahlen. Zahlungsverzug tritt ein, wenn er schuldhaft nicht rechtzeitig bezahlt. Diese Bestimmungen gelten auch für die Bezahlung von Rechnungen durch Patientinnen.

Die Voraussetzungen für die **Schuldhaftigkeit** und die **Rechtzeitigkeit** sind ähnlich wie beim Lieferungsverzug des Verkäufers.
Liegt Zahlungsverzug vor, muss der Betroffene (Verkäufer) durch gesetzliche Rechte geschützt werden.

Für die Rechtzeitigkeit muss nach den Bestimmungen des BGB (§ 286 Abs. 3) keine Mahnung mehr verschickt werden. Der Zahlungsverzug tritt automatisch 30 Tage nach Empfang der Rechnung ein. **Diese Bestimmung muss auf der Rechnung vermerkt sein.** Ebenso kann ein Zahlungsdatum auch früher genannt sein (z. B. zahlbar 14 Tage nach Rechnungseingang).

Der Verkäufer hat das Recht (ähnlich: siehe Lieferungsverzug),
- auf der **Zahlung** zu bestehen oder
- Schadensersatz (Verzögerungsschaden) zu verlangen.

Informationen zum aktuellen Basiszinssatz finden Sie unter *www.bundesbank.de* → Suche nach: Basiszinssatz

Grundlage für den Schadensersatz sind in der Regel die Verzugszinsen.
Der Verzugszins liegt 5 % über dem Basiszinssatz der EZB (Europäische Zentralbank). Beim Kauf zwischen Unternehmern gelten 9 % über dem Basiszins, z. B. zwischen Zahnärztin und Labor.

Der Verkäufer hat mit angemessener Nachfrist weitere Rechte:
- **Rücktritt vom Vertrag:** Dies ist sehr aufwendig, z. B. muss die Ware dann zurückgegeben werden und sollte noch nicht gebraucht sein.

und
- **Schadensersatz (Nichterfüllungsschaden):** Dies gilt nur bei einem Verschulden des Käufers.

oder
- **Ersatz vergeblicher Aufwendungen**

Das Setzen einer Nachfrist kann auch hier entfallen,
- wenn der Käufer angibt, dass er nicht zahlen will oder kann und
- wenn kalendermäßig bestimmte Zahlungstermine (Fixgeschäft) genannt werden.

gerichtliches Mahnverfahren, →S. 258

Häufig wird bei Vorliegen eines Zahlungsverzugs zunächst versucht, auf außergerichtlichem Weg zur Zahlung zu kommen. Führt dies zu keinem Erfolg, geht man den gerichtlichen Weg (gerichtliches Mahnverfahren).

Eine zahnärztliche Rechnung wird fällig, wenn sie nach den Bestimmungen des § 10 GOZ von 2012 erstellt wurde. Gleichzeitig muss sie den formalen Kriterien des Verordnungsgebers vom Juli 2013 entsprechen. Die Rechnung muss der Patientin zugegangen sein. Der Verzug tritt automatisch ein, wenn der obige Hinweis unten auf der zahnärztlichen Rechnung steht. Ohne Hinweis muss die Patientin mit einer Mahnung in Verzug gesetzt werden.

3.4.4 Annahmeverzug

Wird die **richtige, mängelfreie Ware am richtigen Ort zur richtigen Zeit** geliefert und der Käufer nimmt sie nicht an, kommt er in Annahmeverzug.

Video
Annahmeverzug

Beispiel

Ihre Praxis hat bei einem Onlineauktionshaus eine große Menge Handtücher ersteigert. Sie wählen als Zahlungsmöglichkeit den Versand per Nachnahme (ein sogenanntes Zug-um-Zug-Geschäft). Bei der Lieferung der Ware ist die Kollegin, die die Ware für die Praxis ersteigert hat, nicht da. Sie wollen die Ware zwar annehmen, aber noch nicht bezahlen: Ihre Praxis gerät sofort in Annahmeverzug.

Der Verkäufer wird beim Annahmeverzug durch verschiedene Rechte geschützt. Er darf z. B.
- vom **Kaufvertrag zurücktreten**, wenn er problemlos einen anderen Käufer findet.
- die Ware in eigene Verwahrung nehmen (die Kosten gehen zulasten des Käufers) und auf Abnahme **klagen**.
- die Ware öffentlich versteigern **(Selbsthilfeverkauf).** Auch hier muss der Käufer die Kosten des Selbsthilfeverkaufs und den Differenzbetrag übernehmen, falls nicht der gleiche Preis bei der Versteigerung erreicht wird.

3.4.5 Verbraucherschutz

Überall fordert man den „mündigen Verbraucher“, der jeder auch zu sein glaubt. Aber spätestens dann, wenn man selbst eine Anschaffung plant, merkt man, wie schwer es ist, den „richtigen“ Gegenstand oder die „richtige“ Dienstleistung zu finden. Eine Fülle von Fragen stellen sich: Ist das Produkt sicher? Gibt es Alternativprodukte? Wo ist das Produkt am preiswertesten zu bekommen? Hat das Produkt einen Zusatznutzen? Ist es ökologisch produziert? Habe ich alle Informationen über das Produkt?

Die Internationale Vereinigung der Verbraucherschutzverbände (IOCU) hat deshalb schon vor längerer Zeit die Grundrechte für den Verbraucher formuliert, anhand derer die Situation in der Bundesrepublik Deutschland dargestellt werden soll. Die beispielhaften Fälle beziehen sich meist auf den Endverbraucher. Zwischen Gewerbetreibenden (auch z. B. zwischen Zahnärztin und Labor oder Zahnarztpraxis und Lieferant) gelten oft andere Rechte.

Der Verbraucher muss vor Waren, Herstellungsverfahren und Dienstleistungen geschützt werden, die seine Gesundheit beeinträchtigen oder gar sein Leben gefährden könnten.

Sicherheit

So wird in der Bundesrepublik das DIN-Prüf- und Überwachungszeichen für Produkte oder Produktionsprozesse vergeben, die den DIN-Normen entsprechen und durch eine anerkannte Prüfstelle geprüft wurden. Das Gleiche gilt für das **GS-Zeichen** für „Geprüfte Sicherheit“. Es darf nur verwendet werden, wenn ein Produkt nach den allgemein anerkannten Regeln der Technik, dem Arbeitsschutz und den Unfallverhütungsvorschriften gebaut worden ist. Die genauen Vorgaben für die Erteilung dieses Siegels sind im seit 2012 geltenden **Produktsicherheitsgesetz** (ProdSG) geregelt.

In Deutschland gibt es zahlreiche Institutionen und Behörden, welche diese Sicherheit gewährleisten, z. B. Gewerbeaufsichtsämter, Eichbehörden und der Wirtschaftskontrolldienst.

Information

Dem Verbraucher müssen objektive Informationen in ausreichendem Maße zur Verfügung stehen, damit er optimal Kaufentscheidungen treffen kann. Als grundlegendes Gesetz in diesem Bereich gilt das **Gesetz gegen den unlauteren Wettbewerb** (UWG). Es untersagt z. B. in § 1 alle Handlungen, die gegen die guten Sitten verstoßen, und in § 3 wird die irreführende Werbung verboten.

Nach dem **Verbraucherinformationsgesetz** (VIG) muss jede Behörde dem Verbraucher die notwendigen vorliegenden Informationen zu einem Produkt bereitstellen. Zusatzinformationen zum Kaufvertrag, die in den allgemeinen Geschäftsbedingungen geregelt sind, hatten in der Vergangenheit immer zu Nachteilen für Verbraucher geführt, weshalb der Gesetzgeber hier ein Schutzgesetz erließ.
In einer Zahnarztpraxis gelten auch immer die gesetzlichen Regelungen zu den allgemeinen Geschäftsbedingungen, sobald Sie mit Patientinnen Vereinbarungen treffen und vorformulierte Klauseln hierfür verwenden.

Diesem Ziel dienen auch die gesetzliche Warenkennzeichnung, die Preisangabenverordnung, die Lebensmittelkennzeichnungsverordnung, das Eichgesetz, die Verordnung über Fertigpackungen und andere Vorschriften.

Angebot von Waren und Dienstleistungen

Wettbewerb, →S. 343
Monopol, →S. 344

Die dem Verbraucher angebotenen Waren und Dienstleistungen müssen in ausreichender Menge und Vielfalt, befriedigender Qualität und zu akzeptablen Preisen zur Verfügung stehen. Diesem Ziel dient ein funktionierender Wettbewerb, der in Deutschland durch das **Gesetz gegen Wettbewerbsbeschränkungen** (GWB) gewährleistet wird. Es verbietet die Monopolisierung, Kartellisierung und Fusionierung von Unternehmen, um den Wettbewerb auszuschließen.

Es gibt aber immer noch Bereiche, in denen die Verbraucherschutzverbände einen größeren Wettbewerb fordern, z. B. bei der Briefzustellung oder den Bankgebühren.

Interessenvertretung

Unter diesen Adressen gelangen Sie zu verschiedenen Verbraucherschutzorganisationen:
www.vzbv.de
www.eu-verbraucher.de
www.test.de

Die Interessen der Verbraucher müssen bei der Festlegung und Verwirklichung wirtschaftspolitischer Ziele und Regelungen, die den Verbraucher betreffen, gleichrangig berücksichtigt werden. Die Interessen der Verbraucher werden durch ein eigenes Bundesministerium in Berlin vertreten. Ebenso vertritt die Verbraucherzentrale Bundesverband (VZBV) die Verbraucherinteressen auf Bundesebene in Berlin oder auf europäischer Ebene. Auf Länderebene vertreten die Verbraucherzentralen die Interessen der Verbraucher. Sie haben in größeren Gemeinden Verbraucherberatungsstellen.

Im Jahr 1964 wurde die **Stiftung Warentest** von der Bundesregierung gegründet. Sie führt vergleichende Tests an Waren und Dienstleistungen durch und unterrichtet Verbraucher über die Ergebnisse. Die Zeitschriften „Test“ und „Finanztest“ werden von ihr herausgegeben.

Entschädigung

Bei berechtigten Reklamationen hat der Verbraucher das Recht auf faire Behandlung seiner Ansprüche und auf angemessenen Ersatz entstandener Schäden. Dies wird in der Bundesrepublik durch die grundsätzlichen Haftungsgesetze gewährleistet und auch durch das **Produkthaftungsgesetz.** Durch das Produkthaftungsgesetz haftet der Händler, Importeur oder Lieferant verschuldensunabhängig mit bis zu 80 Millionen €.

Ausbildung

Der Verbraucher muss durch angemessene Aus- und Weiterbildung in die Lage versetzt werden, Kenntnisse und Fähigkeiten zu entwickeln, um seiner Rolle als mündiger Verbraucher gerecht zu werden. Die oben genannten Institutionen bieten zahlreiche Fortbildungen an, geben Tipps im Internet oder in Foren. Auch im deutschen Fernsehen gibt es mehrere Verbrauchermagazine, z. B. WISO, Markt.

Umwelt

Der Verbraucher hat das Recht auf eine geschützte Umwelt, damit die Lebensbedingungen für die Menschen jetziger und künftiger Generationen erhalten bleiben. Diesem Ziel dient zum Beispiel das Umweltzeichen „Blauer Engel" →Abb. 1 für besonders umweltfreundliche Produkte (z. B. schadstoffarm, aus 100 % Altpapier).

Abb. 1 Umweltzeichen „Blauer Engel"

Auch Verwertungshinweise wie der „Grüne Punkt" dienen diesem Ziel. Alle Verpackungen mit dem Grünen Punkt werden zurückgenommen und wiederverwertet.

Aufgaben

1 Die Rechnung des Dentaldepots über 2 500,00 € kann wie folgt bezahlt werden:
Sofort mit 2 % Skonto oder nach 30 Tagen ohne Abzug. Der Überziehungskredit bei der Bank wird mit einem Zinssatz von 8 % berechnet. Soll der Skontoabzug in Anspruch genommen werden?

2 Auf Anfrage erhält Ihre Praxis ein Angebot über E-Mail. Da die Chefin momentan nicht in der Praxis ist, können Sie darauf nicht antworten. Gilt das ursprüngliche Angebot noch, wenn Ihre Chefin am nächsten Tag antwortet?

3 Sie faxen für die Praxis eine Bestellung an ein anderes Dentaldepot durch. Nach zwei Stunden hat sich das Dentaldepot noch nicht gemeldet. Gilt Ihre Bestellung noch?

4 Wann kommt ein Kaufvertrag zustande?
a Sie bestellen für die Praxis aus einem gedruckten Katalog.
b Die Praxis hat in einem Anzeigenblatt den alten Rechner der Praxis angeboten. Es ruft ein Unbekannter an und möchte den Rechner kaufen.
c Sie möchten eine Ware auf einem Messestand erwerben.
d Im Dentalfachhandel entdecken Sie eine falsche Preisauszeichnung an einer Ware. Sie verlangen die Ware zu diesem Preis.

5 Aus welchen zwei Geschäften besteht ein Kaufvertrag?

6 Die Zahnarztpraxis erhält ein Röntgengerät geliefert, obwohl sie es nur angezahlt hat. Gehört es der Praxis dennoch?

7 Sie haben für die Praxis eine Software im Internet bestellt und heruntergeladen.
a Welche Schritte haben zum Kaufvertrag geführt?
b Ist die Praxis Besitzer, Eigentümer oder beides?
c Welchen Beleg erhält die Praxis für den Kauf?

8 Klären Sie für das Beispiel auf S. 227 folgende Fragen:
a Kann die Praxis vom Kaufvertrag zurücktreten?
b Kann die Praxis Schadensersatz verlangen?
c Handelt es sich um einen geringfügigen Mangel?
d Entscheiden Sie den Fall als Richterin.

9 Klären Sie für das Beispiel auf S. 230 folgende Fragen:
a Kann die Praxis ohne Weiteres vom Kaufvertrag zurücktreten?
b Kann die Praxis Schadensersatz geltend machen?
c Wie hätte die Praxis den gesamten Ärger besser umgehen können?

10 Welche Störung des Kaufvertrags liegt vor?
a Die Praxis Dr. R. Rathe kauft im Fachgeschäft einen Computer im Wert von 1 500,00 €. Er soll in die Praxis geliefert werden. Bei Lieferung nimmt die Praxis ihn nicht ab, weil das bestellte Modell in einer Fachzeitschrift eine schlechte Beurteilung bekam.
b Sie kaufen im Auftrag der Praxis im Fachgeschäft für Berufskleidung mehrere blaue Kittel, die garantiert farbecht auch beim Waschen in der Waschmaschine sein sollen. Beim ersten Waschen stellen Sie starke Abfärbungen fest.
c Eine Zahnarztpraxis kauft eine neue Rezeptionstheke, die zum 01.04. eines Jahres fix geliefert werden soll. Am 02.04. ist die Rezeption noch nicht geliefert.
d Ihre Praxis hat eine Rechnung des Dentaldepots vom 12.03. des Jahres erhalten. Auf der Rechnung steht kein Zahlungsdatum. Am 12.05. desselben Jahres hat Ihre Praxis die Rechnung noch nicht bezahlt.
e Ihre Chefin hat einen neuen Schreibtisch für die Praxis gekauft. Er weist an einer Seite einen Kratzer auf.

11 Entscheiden Sie in den Fällen 10 a bis e, welche Rechte der Käufer oder Verkäufer sinnvollerweise in Anspruch nimmt.

12 Welche Störungen des Kaufvertrags kommen in der Zahnarztpraxis häufig vor?

13 Unterscheiden Sie beide Arten von Schadensersatz bei der Schlechtleistung.

14 Ist in folgenden Fällen die Mängelrüge noch möglich?
a Eine Zahnärztin entdeckt einen Schaden an der Ware, die sie soeben gekauft hat. Sie will dies bei ihrem nächsten Besuch im Dentaldepot reklamieren.
b Sie kaufen im Auftrag der Praxis im Elektrofachgeschäft eine Lampe für das Wartezimmer. Nach acht Monaten funktioniert die Lampe nicht mehr. Der Ein- und Ausschalter ist kaputt.

15 Liegt in folgenden Fällen Lieferungsverzug vor?
a Das Dentaldepot kann nicht liefern, da infolge eines Hochwassers die Waren beschädigt wurden.
b Im Kaufvertrag über ein neues Praxisauto vom 02.08. des Jahres heißt es, dass das Fahrzeug 14 Tage nach Eintreffen beim Händler geliefert werden muss. Am 02.10. des Jahres ist das Auto immer noch nicht geliefert.

16 Eine Patientin zahlt eine Rechnung über 5 500,00 € 30 Tage zu spät. Kann die Praxis 12 % Verzugszinsen von der Patientin fordern? Begründen Sie Ihre Antwort.

17 Eine Zahnarztpraxis hat die Rechnung des Dentaldepots nicht rechtzeitig bezahlt. Wie hoch ist der aktuelle Verzugszinssatz?

4 Aktuelle Zahlungsmöglichkeiten

In unserer Wirtschaft hat sich der bargeldlose Zahlungsverkehr weitgehend durchgesetzt. Auch bei Bezahlung von Kleinbeträgen verdrängen das „Plastikgeld" sowie Onlineüberweisungen immer mehr die bare Zahlung.

Informationen zum Geldverkehr finden Sie unter:

www.zahlungsverkehrsfragen.de

4.1 Bare Zahlung

Kleingeschäfte des täglichen Lebens werden häufig noch mit Bargeld abgewickelt. Die Zahlung kann hier ohne große organisatorische Schwierigkeiten erfolgen, da der Zahlende und der Zahlungsempfänger in direktem Kontakt stehen. Auch in Zahnarztpraxen ist die Barzahlung von Eigenanteilen noch verbreitet.
Die bare Zahlung ist jedoch teuer (z. B. Kosten der Besorgung), zeitaufwendig (das Geld muss zum Zahlungsempfänger gebracht werden) und kann wegen der Verlust- und Diebstahlgefahr risikoreich sein. Barzahlungen können auch eingeschränkt oder meldepflichtig sein, z. B. bei Goldkauf oder Autokauf ab bestimmten Summen. Sogar kleinere Handwerksbetriebe (Bäcker, Friseure) versuchen, die Barzahlung durch Kartenzahlung zu ersetzen.

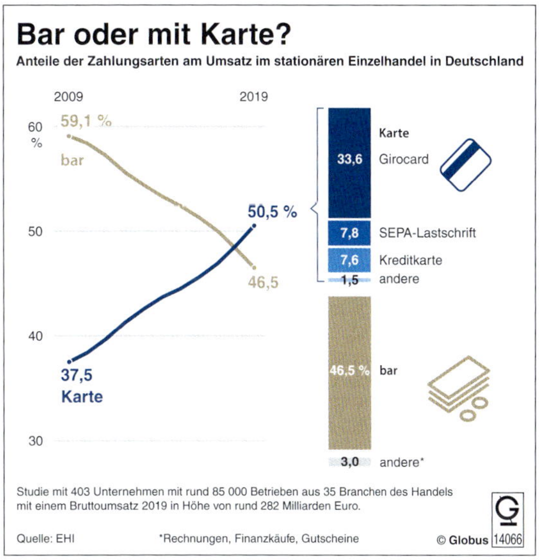

4.2 Halbbare Zahlung

Halbbare Zahlung bedeutet, dass ein Partner bar zahlt oder Bargeld empfängt, während die andere Partei die Zahlung oder den Zahlungseingang bargeldlos abwickelt. Bei der halbbaren Zahlung benötigt zumindest einer der Beteiligten ein Girokonto bei einem Kreditinstitut (Privatbank, Deutsche Bank, Sparkasse).

Hier bieten sich verschiedene Möglichkeiten an:
- **Nachnahme:** Die Ware wird dem Empfänger nur gegen Barzahlung ausgeliefert. Die Gutschrift erfolgt auf das Konto des Absenders.
- **Barscheck:** Der Betrag wird bar an den Empfänger des Schecks ausbezahlt und das Konto des Scheckausstellers belastet.
- **Zahlschein:** Ein Zahlschein wird verwendet, wenn der Einzahler eine bare Einzahlung auf das Konto des Empfängers wünscht. Es können dafür kombinierte Formulare für Bareinzahlungen und Überweisungen verwendet werden. Der erste Abschnitt ist der Gutschriftbeleg für die Bank (die Praxis erhält den Text auf dem Bankauszug mitgeteilt), der zweite Abschnitt ist als Beleg (Quittung) für die Patientin (Einzahler) gedacht.

Viele Praxen legen dieses Formular ihren Rechnungen bei. Die Patientin kann dann ihren Rechnungsbetrag entweder bar bei einem Geldinstitut einzahlen oder von ihrem eigenen Geldinstitut aus überweisen.

4.3 Bargeldlose Zahlung mit dem Girokonto

Um am bargeldlosen Zahlungsverkehr teilzunehmen, müssen Sie ein Girokonto eröffnen. Hierzu wird bei einem Kreditinstitut ein Kontoeröffnungsantrag gestellt und Sie hinterlegen eine Unterschriftsprobe. Der Antragsteller muss bei Eröffnung voll geschäftsfähig sein, ansonsten muss der gesetzliche Vertreter zustimmen.

Vergleichsmöglichkeiten für Girokonten finden Sie unter: *www.girokonto-vergleich.net*

Eine **Ausnahme** hiervon ist die Eröffnung eines Gehaltskontos aufgrund eines Ausbildungsverhältnisses.

Für das Girokonto fallen meistens Kontoführungskosten an. Da es deutliche Unterschiede bei den Kontoführungskosten gibt, sollten Sie vor der Eröffnung die Kosten und Dienstleistungen der einzelnen Kreditinstitute genau vergleichen.

Für welches Kreditinstitut Sie sich entscheiden, hängt letztendlich davon ab, welche der folgenden Kriterien Ihnen besonders wichtig sind. Manchmal ist auch nur die Entfernung zum Kreditinstitut entscheidend.

Folgende Fragen sollten Sie sich vor Eröffnung des Kontos stellen:
- Wie hoch sind die monatlichen Kontoführungsgebühren?
- Wie hoch sind die Kosten für die Kontoauszüge?
- Welchen Guthabenzinssatz bietet mir das Kreditinstitut?
- Wie hoch ist der Zinssatz bei einem Überziehungskredit (Dispositionskredit)?
- Gibt es genügend Geldautomaten?
- Wie hoch sind die Kosten beim Geldabheben von fremden Automaten?
- Ist Internetbanking möglich?

Nach Schätzungen haben heute noch ca. 500000 Menschen in Deutschland kein Girokonto. Wegen der sozialen Diskriminierung beschloss der Zentrale Kreditausschuss, dass ab 2016 jeder ein Konto bei einer beliebigen Bank eröffnen darf. Dieses Konto wird **Basis-** oder **Bürgerkonto** genannt. Es wird ausschließlich auf Guthabenbasis geführt. Jetzt können auch Verschuldung, Schufa-Einträge, Bezug von Sozialleistungen oder der Status als Geflüchtete oder Obdachlosigkeit nicht zu einer Verweigerung eines Girokontos führen.

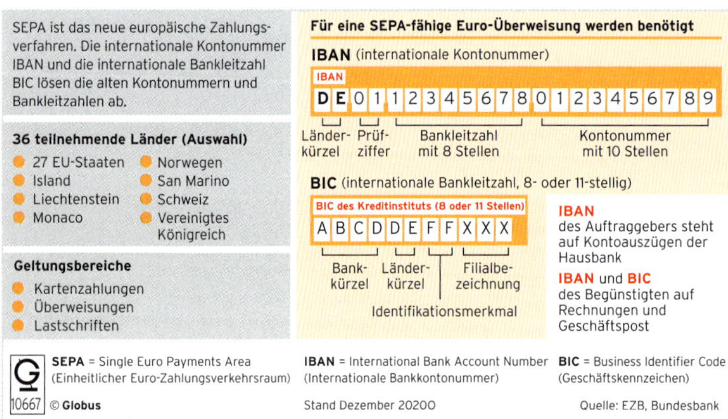

4.3.1 Überweisung

Das Überweisungsformular wird vom Zahlenden (z. B. Patientin) ausgefüllt und bei seiner Bank eingereicht. Viele Kreditinstitute verwenden einen zweiteiligen Einheitsüberweisungsvordruck als Durchschreibesatz. Das obere Blatt bleibt als Überweisungsauftrag bei der beauftragten Bank. Eine Durchschrift behält der Auftraggeber als Beleg.
Die wichtigsten Daten werden diesem Beleg entnommen und auf den Kontoauszug gedruckt. Die IBAN und der BIC ersetzen ab 2014 den Namen der Bank und die Kontonummer: Die IBAN (International Bank Account Number) ist eine internationale Kontonummer, eine Kombination aus Bankbezeichnung, Bankleitzahl und Kontonummer. Der BIC (Business Identifier Code) ist eine internationale Bankidentifizierungscodenummer und entspricht dem SWIFT-Code (Society for Worldwide Interbank Financial Telecommunication). Diese Nummern werden für Auslandsüberweisungen benötigt.

4.3.2 Dauerüberweisungsauftrag

Will man regelmäßig gleichbleibende Geldbeträge an einen bestimmten Empfänger zu festen Terminen überweisen, kann man sich zur Vereinfachung eines

Dauerauftrags bedienen. Nach diesem einmaligen Auftrag wird z. B. die Praxismiete von 2 500,00 € monatlich auf das Konto des Hauseigentümers überwiesen. Ändert sich der Mietbetrag oder möchte der Auftraggeber den Dauerauftrag widerrufen, muss das (Online-)Formular entsprechend neu ausgefüllt werden.

4.3.3 Lastschriftverfahren

Das Lastschriftverfahren bietet die Möglichkeit, Geldbeträge an einen bestimmten Empfänger zu festen oder unregelmäßigen Terminen überweisen zu lassen. Der Zahlungsempfänger (z. B. die Zahnarztpraxis) benötigt hierzu eine Abbuchungsermächtigung vom Schuldner (z. B. der Patientin). Die Praxis kann dann über ihre Bank die Gelder vom Konto der Patientin abbuchen lassen. Die Abbuchungsermächtigung kann die Patientin jederzeit ohne Begründung widerrufen. Es gibt zwei Verfahren:

- **Bankeinzugs- oder Einzugsermächtigungsverfahren:** Da die Banken die Ermächtigung der Patientin an die Zahnarztpraxis nicht überprüfen, hat sie acht Wochen lang die Möglichkeit, eine Abbuchung rückgängig zu machen.
- **Abbuchungsverfahren:** Neben der Erteilung einer Abbuchungsermächtigung für die Zahnarztpraxis beauftragt die Patientin zusätzlich ihre Bank, Lastschriften eines bestimmten Gläubigers einzulösen. Hier gilt eine Widerrufsmöglichkeit von nur **zwei Tagen**.

Bei beiden Verfahren handelt es sich um relativ preiswerte Zahlungsarten. Arbeitet die Praxis mit einem Praxisverwaltungsprogramm und wünscht die Patientin ein Lastschriftverfahren, kann dies in die Stammdaten eingegeben werden.

4.4 Scheckzahlung

Schecks dienen je nach Verwendung zur bargeldlosen oder halbbaren Zahlung. Man unterscheidet zwischen Barscheck und Verrechnungsscheck.

Mit dem **Barscheck** weist der Aussteller des Schecks seine Bank an, aus seinem Guthaben eine bestimmte Summe zu zahlen. Der Zahlungsempfänger kann das Geld bei dem angewiesenen Kreditinstitut bar abholen oder seinem Konto gutschreiben lassen.
Der Schecktext darf auf keinen Fall geändert werden, Streichungen gelten als nicht erfolgt. Durch die Klausel „oder Überbringer“ ist die Angabe eines Empfängers auf dem Scheck nicht relevant. Damit kann die Bank den Scheckbetrag an jeden bar auszahlen, der den Scheck überbringt.

Damit die Gefahren des Barschecks reguliert werden können, besteht die Möglichkeit, aus einem Barscheck einen **Verrechnungsscheck** zu machen. Dies erfolgt durch den Vermerk „Nur zur Verrechnung“ auf dem Scheck. Meist schreibt oder stempelt man den Vermerk links oben quer, damit man ihn deutlich erkennt. Beim Verrechnungsscheck wird das Girokonto des Ausstellers in Höhe der Schecksumme belastet (Lastschrift oder Soll-Buchung). Der Scheckempfänger erhält die Schecksumme auf seinem Girokonto gutgeschrieben (Gutschrift oder Haben-Buchung). Der Verrechnungsscheck wird nie bar ausgezahlt. Der Verrechnungsscheck ist noch üblich bei Zahlungen von Versicherungen im Schadensfall.

Die Zahnarztpraxis ist nicht verpflichtet, einen Scheck als Zahlung anzunehmen. Ein Scheck ist kein Geldersatz.

4.5 Zahlung mit Karten

4.5.1 Zahlungsverkehrskarte/Girocard

Nach Eröffnung eines Girokontos erhält man eine Zahlungsverkehrskarte. Sie ermöglicht, im Rahmen des Kontoguthabens an jedem Geldautomaten mit Girocard-Symbol Bargeld abzuheben und an elektronischen Kassen bargeldlos zu bezahlen.

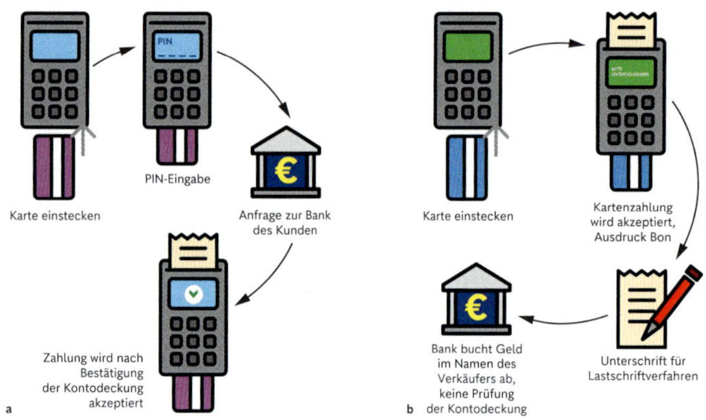

Abb. 1 Ablauf der Zahlung bei POS-Zahlung (a) und ELV-Zahlung (b)

Um Patientinnen Zahlungen mit der Zahlungsverkehrskarte zu ermöglichen, sind in der Zahnarztpraxis zwei Verfahren möglich →Abb. 1:

- **Karte mit Geheimnummer:** Die Zahnarztpraxis benötigt ein Lesegerät für die Karte. Gleichzeitig muss eine Onlineverbindung des Lesegerätes der Praxis zur Bank bestehen. Bei der Bezahlung muss die Patientin eine Geheimnummer, die PIN (= persönliche Identifikationsnummer), in das Lesegerät eingeben, um sich zu identifizieren. Die Zahlung wird dann unmittelbar bestätigt.
- **Elektronisches Lastschriftverfahren (ELV):** Dieses Verfahren ist für die Zahnarztpraxis sehr kostengünstig, weil keine Onlineverbindung zur Bank bestehen muss. Die Patientin benötigt bei diesem Verfahren auch keine PIN. Die Daten der Karte werden über ein Lesegerät in das Terminal der Praxis eingegeben.

Anschließend wird eine Einzugsermächtigung mit den Daten der Karte ausgedruckt oder auf dem Display angezeigt und muss von der Patientin unterschrieben werden. Bei der Abfrage wird nicht geprüft, ob das Konto ausreichend gedeckt ist. Das Risiko trägt in diesem Fall allein die Praxis. Aus diesem Grund sollte eine Zahnarztpraxis das Onlineverfahren mit der PIN bevorzugen.

4.5.2 Kreditkarte

Um mit Kreditkarte zahlen zu können, muss man zunächst Mitglied in einem Kreditkartenunternehmen werden (z. B. American Express, Eurocard, Diners Club, VISA, Access, MasterCard). Auf der Kreditkarte sind eine persönliche Nummer, der Name sowie die Gültigkeitsdauer eingeprägt.

Die Karteninhaberin (Patientin) kann nun in sogenannten Vertragsunternehmen (z. B. einer Zahnarztpraxis, die einen Vertrag mit dem Kreditkartenunternehmen geschlossen hat) bargeldlos einkaufen. Es genügt die Vorlage der Karte (manchmal mit Personalausweis) und die Leistung der Unterschrift.

Bei dem Abschluss eines Vertrags mit einem Kreditkartenunternehmen ist zu berücksichtigen, dass die Praxis 3 bis 5 % des Rechnungsbetrags an das Kreditkartenunternehmen abführen muss. Als Vorteil kann angesehen werden, dass man der Patientin einen „exklusiven" Zahlungsweg anbieten kann. Die Zahlungen sind zudem sicher und erfolgen immer am Monatsende. Der Widerruf einer Zahlung mit Kreditkarte ist nicht möglich.

4.6 Onlinezahlung

Verfügt die Patientin bzw. die Praxis über einen Telefonanschluss und eine Verbindung zum Computer mit entsprechender Software, können viele Bankgeschäfte von zu Hause oder der Praxis aus durchgeführt werden.

Mit der Bank muss vereinbart werden, dass man sein Girokonto als Onlinekonto führen möchte. Die Banken haben entsprechende Internetseiten. Über den Computer hat man nach der Anmeldung Zugriff auf das eigene Konto. Die Nutzung dieser Konten ist bei fast allen Banken kostenlos.

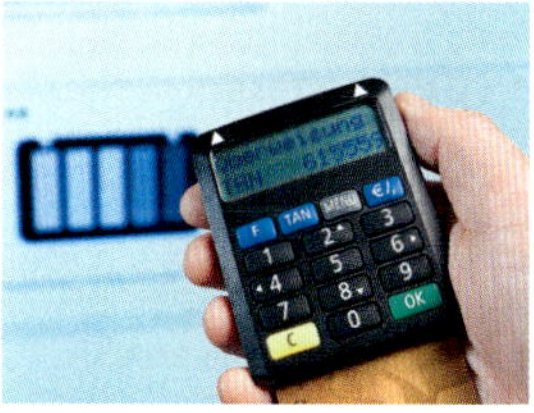

Abb. 1 TAN-Generator für das Onlinebanking

Hierzu benötigt man ein spezielles Lesegerät und eine zusätzliche Software, um auf das Bankkonto zugreifen zu können. Mittels einer PIN, dem Fingerabdruck oder einem Bildschirmlesegerät (TAN-Generator) erhält man mit einem speziellen Schlüssel (einer Signaturkarte) Zugriff auf sein Girokonto und kann (fast) alle Geschäfte online erledigen →Abb. 1. Man spricht hier von Zwei-Faktor-Authentifizierung (z.B. Anmeldung im Bankingprogramm mit Passwort, Zugriff auf Konto mit TAN-Generator oder mit TAN über Smartphone oder Bank-App mit Freigabefunktion). Mittels des neuen Personalausweises mit digitaler Signatur können auch Schriftstücke, die die Originalunterschrift erforderlich machen, übermittelt werden. Dies gilt im Moment als das weltweit sicherste Verfahren.

4.7 Neuere Entwicklungen im Zahlungsverkehr

Die Erfindung des digitalen Geldes durch den Amerikaner David Chaum konnte sich bislang noch nicht durchsetzen. Erste Ver mit „Wallets“ (elektronische Geldbörsen im Computer) wurden wieder eingestellt. Der Grundgedanke ist, dass man eine bestimmte Menge Geld in verschlüsselten Dateien im Computer hat, mit denen man dann direkt aus dem Rechner bezahlen kann. Von dieser Idee sind heute noch die Geldkarten oder Girokarten mit Geldfunktion (mit Chip) übrig geblieben. Mittlerweile wurden andere Bezahlsysteme entwickelt, die bereits vielfach für Zahlungen genutzt werden (z. B. Bitcoin oder Ether).

4.7.1 Bezahldienstunternehmen

Mit der Entwicklung zu Internetkäufen sind die Onlinebezahldienstunternehmen entstanden (z. B. PayPal, Google Pay, GiroPay, Klarna, paydirekt). Gerade wenn Käufer und Verkäufer „fern voneinander“ sind, beschleunigt diese Bezahlart die Abwicklung des Kaufvertrags. Käufer und Verkäufer müssen Mitglied des Unternehmens werden. Bei diesem wird eine Bankverbindung mit Abbuchungsermächtigung hinterlegt. Sobald ein Käufer im Internet eine Ware kauft und das entsprechende Zahlverfahren wählt, erhält der Verkäufer über seinen Account die Meldung, dass die Ware bezahlt ist. Er kann sie dann sofort auf den Weg bringen →Abb. 1.

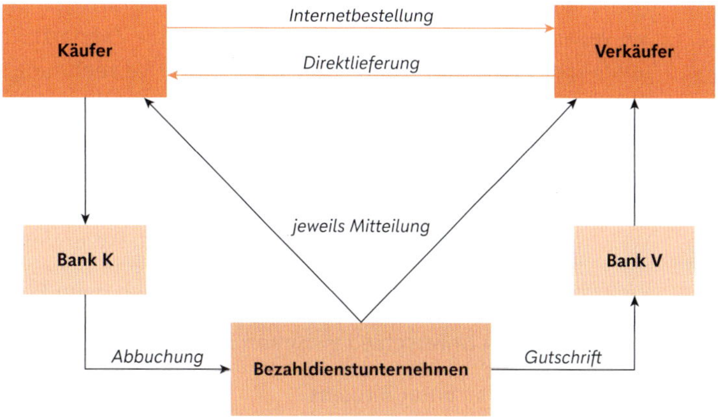

Abb. 1 Kaufabwicklung über einen Bezahldienst

4.7.2 Smartphone-Zahlung (mobile payment)

Zurzeit arbeiten insbesondere Google und Ebay, aber auch die deutschen Banken an der Weiterentwicklung der Bezahlung mittels Smartphone. Gerade im Micropayment (Kleinbetragszahlung) will man die Barzahlung hiermit abschaffen. Es gibt dabei drei Varianten:

- **Smartphone-Kamera:** Auf der Rechnung (z. B. im Restaurant) ist der QR-Code aufgedruckt →Abb. 1. Man fotografiert den Code mit der Kamera und die Rechnung erscheint auf dem Display. Mit einem Klick bestätigt der Kunde die Zahlung. Diese kann auch über ein Bezahlunternehmen abgewickelt werden. Das Restaurant erhält die Mitteilung, dass die Rechnung bezahlt ist.
- **Kurzstreckenfunk:** Ein Kunde im Supermarkt hält sein Handy, seine Smart-Watch oder eine Karte (z. B. Giro-Go) dicht an das Lesegerät der Kasse. Per NFC (Near Field Communication = Kurzstreckenfunk) werden die Kontodaten übermittelt. Bei Beträgen bis 50,00 € gilt die Rechnung als direkt bezahlt. Bei größeren Beträgen können auch noch Autorisierungen über eine PIN eingebaut werden.
- **SMS-Überweisung:** Hierbei tippt der Nutzer seine Handynummer in ein Onlineformular und dazu noch eine PIN (in der Regel über einen Bezahldienst). Der Käufer erhält eine SMS und bestätigt mit Ja die Überweisung. Der Verkäufer erhält eine Nachricht, dass die Ware bezahlt ist.

Abb. 1 Beispiel für einen QR-Code

Aufgaben

1	Nennen Sie Situationen in der Zahnarztpraxis und im Privatleben, in denen Sie noch mit Bargeld bezahlen. In welchen dieser Situationen könnten Sie auch bargeldlos bezahlen?
2	Begründen Sie, weshalb es wichtig ist, dass man sich bei Barzahlung eine Quittung oder einen Kassenzettel geben lässt.
3	Besorgen Sie sich ein Überweisungsformular Ihrer Bank und füllen Sie es nach folgendem Beispiel aus: Marta Muster bezahlt die Privatrechnung Nr. 34/10 (Rechnungs-Nr. 0034/10) über 267,50 € auf das Konto ihrer Zahnarztpraxis. Wählen Sie den 21. Juni des aktuellen Jahres als Datum für die Überweisung.
4	Mit welchem Formular können Sie bar auf ein fremdes Konto einzahlen?
5	Wodurch unterscheidet sich der Bar- vom Verrechnungsscheck?
6	Sie verlieren auf dem Weg zur Bank einen auf die Zahnarztpraxis ausgestellten Verrechnungsscheck. Der unehrliche Finder streicht den Zusatz „Nur zur Verrechnung“ durch.
a	Erhält er den Scheckbetrag bar ausbezahlt?
b	Womit muss er rechnen, wenn er den Scheck auf seinem Konto zur Gutschrift einlöst?
7	Welche Vorteile bietet das Elektronische Lastschriftverfahren (ELV) für die Zahnärztin?
8	Welche Zahlungsmöglichkeiten können Sie Ihren Patientinnen in der Zahnarztpraxis anbieten?
9	Welche Zahlungsmöglichkeiten wünschen Sie sich beim Einkaufen?
10	Nennen Sie den Unterschied zwischen Barzahlung und bare Zahlung.
11	Was versteht man unter Bitcoins?
12	Unterscheiden Sie zwei Arten der Smartphone-Zahlung im Micropayment-Bereich.
13	Welchen Nutzen haben Bezahldienstunternehmen für den Verbraucher?

5 Rechnungsstellung und Überwachung der Zahlungsvorgänge

5.1 Rechnungsstellung

Folgende Patientengruppen erhalten zahnärztliche Rechnungen:
- Privatpatientinnen
- Kassenpatientinnen ohne Vorlage der eGK
- Kassenpatientinnen bei „außervertraglichen Leistungen“ (z. B. Inlays)
- Kassenpatientinnen mit Eigenanteilen (z. B. Zahnersatz)

Zahnärztliche Rechnungen unterscheiden sich von „normalen“ Rechnungen:
- Sie werden nach einem Gebührenverzeichnis (GOZ/GOÄ) erstellt (ähnlich: Gebührenordnungen für Rechtsanwälte, Steuerberater, Architekten).
- Sie sind nicht skontier- und rabattfähig.

Skonto
Preisnachlass auf den Rechnungsbetrag bei Zahlung innerhalb einer bestimmten Frist

Rabatt
allgemeiner Nachlass vom Preis einer Dienstleistung oder Ware

Das formale Erstellen der zahnärztlichen Rechnung ist an gesetzliche Vorgaben gebunden. So wird die zahnärztliche Rechnung erst zur Zahlung fällig, wenn sie die in § 10 der GOZ enthaltenen Punkte enthält →Abb. 1, S. 244.

Merke
Die Bestimmungen zur E-Rechnung sind für Zahnarztpraxen erst ab 2027/2028 zu beachten.

Dies sind insbesondere:
- Datum, an dem die zahnärztliche Leistung erbracht wurde
- Nummer der erbrachten Leistung
- Bezeichnung der erbrachten Leistung
- verständliche Bezeichnung des behandelten Zahnes
- jeweiliger Betrag
- Steigerungssatz
- bei Ersatz von Auslagen: Betrag, Art der einzelnen Auslage sowie Bezeichnung, Gewicht und Tagespreis verwendeter Legierungen
- bei gesondert berechnungsfähigen Kosten: Art, Menge und Preis verwendeter Materialien
- evtl. Begründungen für das Überschreiten des Schwellenwertes (1,8-facher oder 2,3-facher Steigerungssatz)
- Wird eine andere, nicht im Gebührenverzeichnis aufgeführte Leistung erbracht, muss sie verständlich beschrieben sein und kann entsprechend einer „ähnlichen“ Gebührenziffer (der Bewertung, nicht dem Inhalt nach) abgerechnet werden.

Eine Rechnung, die diesen Kriterien entspricht, wird sofort zur Zahlung fällig. Selbstverständlich müssen zahnärztliche Rechnungen auch alle sonstigen Angaben enthalten, die Bestandteil einer „normalen“ Rechnung sind:
- Für die Schuldnerin muss ersichtlich sein, von wem die Rechnung stammt.
- Die Rechnung sollte ein Ausstellungsdatum enthalten.
- Die Schuldnerin sollte das Schreiben als Rechnung erkennen, es genügt die Bezeichnung „Rechnung“.
- Will man eine bargeldlose Zahlung, sollte eine Bankverbindung angegeben sein.
- Die Angabe eines Zahlungsziels setzt die Schuldnerin automatisch in Zahlungsverzug, z. B.: „Bitte begleichen Sie die Rechnung bis 31.07.25.“
- Will man die gesetzliche Regelung für die Inverzugsetzung der Patientin nach 30 Tagen wirksam vereinbaren, muss die Regelung unten auf der Rechnung aufgedruckt sein, z. B.: „Bitte bezahlen Sie diese Rechnung spätestens nach der gesetzlichen Regelung des § 286 BGB innerhalb von 30 Tagen.“ Auf der Rechnung kann auch eine kürzere Zahlungsfrist angegeben werden.

§ 10 Fälligkeit und Abrechnung der Vergütung; Rechnung

(1) Die Vergütung wird fällig, wenn dem Zahlungspflichtigen eine dieser Verordnung entsprechende Rechnung nach der Anlage 2 erteilt worden ist. Künftige Änderungen der Anlage 2 werden durch das Bundesministerium für Gesundheit durch Bekanntmachung veröffentlicht.

(2) Die Rechnung muss insbesondere erhalten:

1. das Datum der Erbringung der Leistung,
2. bei Gebühren die Nummer und die Bezeichnung der einzelnen berechneten Leistung einschließlich einer verständlichen Bezeichnung des behandelten Zahnes und einer in der Leistungsbeschreibung oder einer Abrechnungsbestimmung gegebenenfalls genannten Mindestdauer sowie den jeweiligen Betrag und den Steigerungssatz,
3. bei Gebühren für vollstationäre, teilstationäre sowie vor- und nachstationäre privatzahnärztliche Leistungen zusätzlich den Minderungsbetrag nach § 7,
4. bei Entschädigungen nach § 8 den Betrag, die Art der Entschädigung
5. bei Ersatz von Auslagen nach § 9 Art, Umfang und Ausführung der einzelnen Leistungen und deren Preise sowie die direkt zurechenbaren Materialien und deren Preise, insbesondere Bezeichnung, Gewicht und Tagespreis der verwendeten Legierungen,
6. bei nach dem Gebührenverzeichnis gesondert berechnungsfähigen Kosten, Art, Menge und Preis verwendeter Materialien; die Auslagen sind dem Zahlungspflichtigen auf Verlangen näher zu erläutern.

(3) Überschreitet die berechnete Gebühr nach Absatz 2 Nummer 2 das 2,3fache des Gebührensatzes, ist dies auf die einzelne Leistung bezogen für den Zahlungspflichtigen verständlich und nachvollziehbar schriftlich zu begründen. Auf Verlangen ist die Begründung näher zu erläutern. Soweit im Fall einer abweichenden Vereinbarung nach § 2 auch ohne die getroffene Vereinbarung ein Überschreiten der in Satz 1 genannten Steigerungssätze gerechtfertigt gewesen wäre, ist das Überschreiten auf Verlangen des Zahlungspflichtigen schriftlich zu begründen; die Sätze 1 und 2 gelten entsprechend. Die Bezeichnung der Leistung nach Absatz 2 Nr. 2 kann entfallen, wenn der Rechnung eine Zusammenstellung beigefügt ist, der die Bezeichnung für die abgerechnete Leistungsnummer entnommen werden kann. Bei Auslagen nach Absatz 2 Nr. 5 ist der Beleg oder ein sonstiger Nachweis beizufügen. Wurden zahntechnische Leistungen in Auftrag gegeben, ist eine den Erfordernissen des Absatzes 2 Nr. 5 entsprechende Rechnung des Dentallabors beizufügen; insoweit genügt es, in der Rechnung des Zahnarztes den Gesamtbetrag für diese Leistungen anzugeben. Leistungen, die auf Verlangen erbracht worden sind (§ 1 Abs. 2 Satz 2 und § 2 Abs. 3), sind als solche zu bezeichnen.

(4) Wird eine Leistung nach § 6 Abs. 1 berechnet, ist die entsprechend bewertete Leistung für den Zahlungspflichtigen verständlich zu beschreiben und mit dem Hinweis „entsprechend" sowie der Nummer und der Bezeichnung der als gleichwertig erachteten Leistung zu versehen.

(5) Durch Vereinbarung mit öffentlich-rechtlichen Kostenträgern kann eine von den Vorschriften der Absätze 1 bis 4 abweichende Regelung getroffen werden.

(6) Die Übermittlung von Daten an einen Dritten zum Zwecke der Abrechnung ist nur zulässig, wenn der Betroffene gegenüber dem Zahnarzt in die Übermittlung der für die Abrechnung erforderlichen Daten schriftlich eingewilligt und den Zahnarzt insoweit schriftlich von seiner Schweigepflicht entbunden hat.

Abb. 1 § 10 der GOZ

Die Ausstellung einer Rechnung ist nicht daran geknüpft, dass die Behandlung abgeschlossen sein muss. Ebenso wenig muss sie am Quartalsende erfolgen. Die Rechnung kann theoretisch nach jeder erbrachten Leistung der Zahnarztpraxis erstellt werden. In der Praxis erfolgt die Erstellung in der Regel nach einer abgeschlossenen Behandlung.

5.2 Überwachung der Zahlungseingänge (Forderungen)

5.2.1 Mahnkartei

Corporate Identity, →S. 328

In einer separaten Kartei werden die Karteikarten mit offenstehenden Rechnungen, in der Regel chronologisch, eingeordnet. Es muss jeweils immer nur der Teil der Karteikarten kontrolliert werden, bei denen das Rechnungsdatum (Zahlungsdatum) schon länger zurückliegt. Bei Bezahlung der Rechnung wird die Karteikarte wieder in die Gesamtkartei eingeordnet. Wird eine Patientin gemahnt, kann man wieder Reiter verwenden oder entsprechende Einträge auf der Rückseite machen. Mahnkarteien werden heutzutage nur noch selten genutzt.

5.2.2 Zahlungsüberwachung durch Computer (Offene-Posten-Liste)

Die meisten Praxisverwaltungsprogramme haben einen integrierten Programmteil, der offenstehende Rechnungen sofort in eine „Offene-Posten-Liste“ (Mahnkartei) übernimmt. Die Rechnungen sind in der Regel der Zeit nach (chronologisch) geordnet →Abb. 1.

Jederzeit kann man sich auch die Liste ausdrucken lassen, um die Zahlungen zu kontrollieren. Bei Bezahlung der offenstehenden Rechnung muss unbedingt ein Vermerk im Programm über die Bezahlung erfolgen.

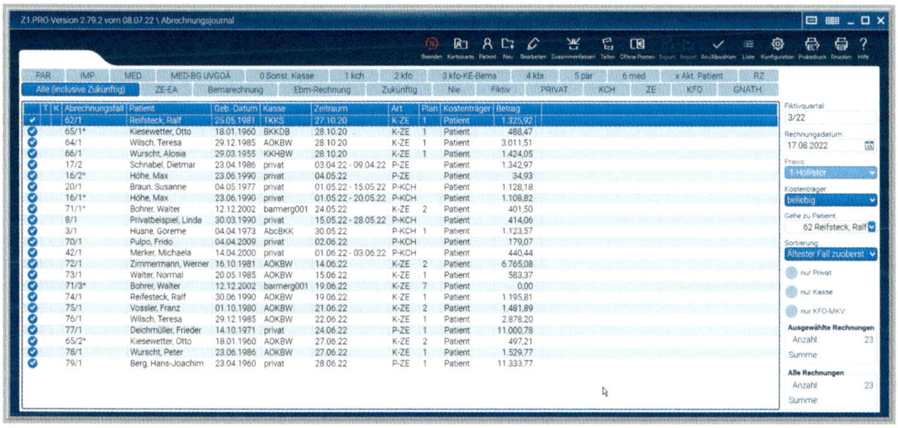

Abb. 1 Offene, gemahnte und zu spät bezahlte Rechnungen

5.2.3 Zahlungsüberwachung durch Dritte

Video

Zahlungsüberwachung durch Dritte

Die Zahnarztpraxis hat mehrere Möglichkeiten der Zahlungsüberwachung:
- privatärztliche Verrechnungsstellen
- freie Rechenzentren
- Inkassounternehmen

Diese Form der Arbeitsentlastung wird von Zahnarztpraxen häufig in Anspruch genommen. Die sichere Onlineübermittlung der Abrechnungsdaten sowie häufig angebotene Zusatzleistungen wie Adressermittlung, Sofortauszahlung oder **Factoring** bieten zusätzliche Vorteile für die Zahnärztin. Bei diesem Verfahren schickt die Zahnarztpraxis dem beauftragten Unternehmen die Abrechnungsdaten (Patientendaten, GOZ-Ziffern). Das Unternehmen erstellt dann eine entsprechende Rechnung und schickt diese an die Patientin.

Die Praxis kann mit einigen Unternehmen auch vereinbaren, dass der entsprechende Rechnungsbetrag sofort an die Zahnarztpraxis überwiesen wird. Die Praxis erhält also unmittelbar die Rechnung von dem Unternehmen bezahlt, unabhängig vom Eingang der Patientenzahlung. Je nach Leistungsumfang zahlt die Zahnarztpraxis eine Gebühr, die meist nach dem Umsatz gestaffelt ist oder prozentual von der Rechnung berechnet wird. Die Patientin bezahlt dann nur noch an die Verrechnungsstelle, das Rechenzentrum oder das Inkassounternehmen. Ein eventuelles Mahnverfahren, auch vor Gericht, führt das Unternehmen für die Zahnarztpraxis durch.

Ist mit dem Unternehmen eine Forderungsausfallversicherung (Delkredereversicherung) vereinbart, muss die Praxis den bereits erhaltenen Rechnungsbetrag auch dann nicht zurückbezahlen, wenn die Patientin einmal nicht bezahlen kann. Das bedeutet, dass die Zahnarztpraxis den Rechnungsbetrag in jedem Fall behalten kann. Die Praxis muss lediglich kontrollieren, ob das Unternehmen das Geld überwiesen hat. Dieses Verfahren heißt **echtes Factoring**.

Der Vorteil dieses Verfahrens für die Zahnarztpraxis besteht darin, dass sie praktisch keine Außenstände mehr hat. Offenstehende Rechnungen werden, z. B. durch die Verrechnungsstelle, sofort bezahlt →Abb. 1.

Bei der Übermittlung der Patientendaten an das Unternehmen ist der Datenschutz zu beachten. Nach Auffassung der Gerichte liegt eine Verletzung der Schweigepflicht vor, wenn die Patientin dem Verfahren nicht zugestimmt hat. Daher ist es erforderlich, dass sich die Patientin schriftlich mit diesem Verfahren einverstanden erklärt. Ob sich das Verfahren für eine Zahnarztpraxis lohnt, muss individuell geprüft bzw. berechnet werden.

Beispiel

Abrechnungsvolumen/Jahr (Rechnungsendbetrag)	65950,00 €
Privatrechnungen/Jahr	680 Stück
Durchschnittlicher Rechnungsbetrag	97,00 €

Kosten der Praxis		**Kosten eines Factors**	
Personalkosten (2,3%*)	1516,85	Grundgebühr (2,7 %*)	1780,65
Portokosten (1,00 € je Rechnung)	680,00	Bearbeitungsgebühr (1,60 € je Rechnung)	1088,00
Materialkosten	80,00	Portokosten (1,00 € je Rechnung)	680,00
Bankgebühren	90,00		
Ausfallrisiko (1,25%*)	824,38		
Zinsnachteil (3,5%*) für 45 Tage	288,53		
Kosten gesamt	**3479,76**	**Kosten gesamt**	**3548,65**

*vom Rechnungsendbetrag

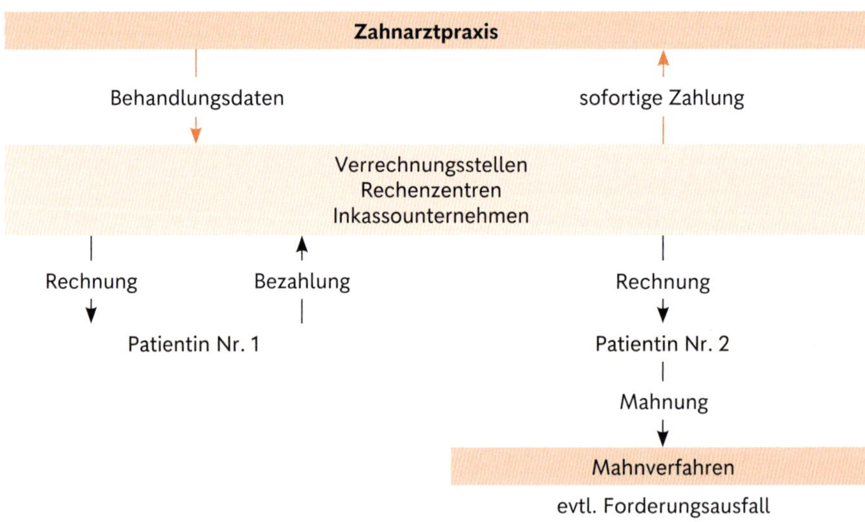

Abb. 1 Zahlungsüberwachung durch Dritte mit Sofortauszahlung und Forderungsausfallversicherung

5.3 Überwachung der Zahlungsausgänge (Verbindlichkeiten)

Ebenso wie die Zahlungseingänge müssen auch die Zahlungsausgänge überwacht werden. Bei der Bezahlung von Verbindlichkeiten z. B. an
- Dentallabore,
- Dentaldepots,
- Apotheken,
- Bürohändler

kann ebenfalls Geld eingespart werden.

Beispiel

Einsparmöglichkeiten bei Zahlung von Verbindlichkeiten

Rechnung des Dentaldepots über 4350,00 €

Zahlungsbedingung: Bei sofortiger Zahlung 3 % Skonto, innerhalb von 30 Tagen netto (d. h. den obigen Rechnungsbetrag)

Da die Zahnarztpraxis den Betrag nicht sofort zur Verfügung hat, ist zu prüfen, ob es sich lohnt, den Dispositionskredit (Zinssatz 3 %) für die 30 Tage in Anspruch zu nehmen, um die 3 % Skonto zu erhalten.

1. Möglichkeit: 30 Tage warten, kein Skontoabzug, kein Dispositionskredit

Rechnungsbetrag:	4350,00 €

2. Möglichkeit: sofortige Zahlung mit Dispositionskredit und Skontoabzug

Rechnungsbetrag:	4350,00 €
abzügl. 3% Skonto	130,50 €
Preis bei sofortiger Zahlung	**4219,50 €**

Dispositionskredit für 30 Tage:

$$\frac{4219{,}50 \times 3 \times 30}{100 \times 360} = 10{,}54$$

Dispositionskreditkosten (Zinsen): **10,54 €**

Skonto = 130,50 €

- Zinsen = 10,54 €

119,96 €

Bei der 2. Möglichkeit ergibt sich für die Praxis eine Ersparnis von 119,96 €.

Aufgaben

1a Um welche Art (bezüglich der Abrechnung) von Patientin handelt es sich bei Frau Merseburg →Abb. 1 (S. 248)?

b Prüfen Sie die zahnärztliche Rechnung auf formale Richtigkeit.

c Überprüfen Sie anhand der GOZ die gesamte Rechnung auf Richtigkeit.

d Weshalb ist auf der Rechnung ein Betrag abgezogen?

2 Eine Patientin akzeptiert die Begründung der Zahnärztin für den Faktor 3,0 bei einer Leistung (hoher Zeitaufwand) nicht. Muss die Zahnarztpraxis die Begründung näher erläutern?

3 Muss der Steigerungsfaktor immer begründet werden?

4 Kann die Bezeichnung der erbrachten Leistung in der Rechnung weggelassen werden?

5 Wie werden Rechnungen in Ihrer Ausbildungspraxis erstellt? Warum ist diese Form gewählt worden?

6 Weshalb müssen auch Zahlungen von Rechnungen der Lieferer (Verbindlichkeiten) überwacht werden?

7 Welche Vorteile bietet die Zahlungsüberwachung durch Dritte?

8 Was versteht man unter „echtem Factoring“?

9 Woraus ergeben sich in der Beispielrechnung auf S. 246 die Vorteile des Factorings?

10 Beschreiben Sie die Überwachung der Zahlungseingänge in Ihrer Ausbildungspraxis.

Dr. Greta Lucky
Zahnärztin

Kirschstr. 4
79000 Freiburg
Fon: 076-66445
Fax: 076-66553
E-Mail: Lucky@beispiel.de

Zahnärztebank
IBAN DE52 9131 0023 3466 7798 00

Dr. Greta Lucky, Kirschstr. 4, 79000 Freiburg

Frau
Henriette Merseburg
Bahnhofsallee 4
79007 Freiburg

bitte bei Bezahlung angeben
Rechnung Nr. 344/25
Datum
02.02.2025

Für die Behandlung bei Ihnen in der Zeit vom 07.01. bis 11.01.2025 erlaube ich mir in Rechnung zu stellen:

Zahnärztliche Rechnung

Datum	Zahn	Geb.-Nr.	Menge	Behandlung	Steig-Satz	Betrag €
07.01.25		Ä1	1	Beratung	2,3	10,72
	46, 15	0090	2	Infiltrationsanästhesie	2,3	15,52
		2030	2	Besondere Maßnahmen beim Präparieren	2,3	16,82
11.01.25	46,15	2170	2	Einlagefüllung, mehr als zweiflächig	2,3	442,14
	46,15		2	Adhäsive Befestigung	2,3	33,64
Honorar nach GOZ						518,84
Abzüglich Sachleistung Ihrer Krankenkasse Bema 13c (2 x 49 Pkt. X 1,1978 Pktw.)						–117,38
Fremdlaborrechnung (Anlage)						760,10
Verbrauchsmaterial (Anlage)						8,40
Rechnungsbetrag						**1169,96**

Ich bitte um Bezahlung bis zum 01.03.2025 auf mein obiges Konto.

Abb. 1 Zahnärztliche Rechnung

6 Belege in der Zahnarztpraxis

Zahnärztinnen gehören zur Gruppe der freien Berufe, wie z. B. Tierärztinnen, Ärztinnen, Rechtsanwältinnen, Architektinnen. Ihre Einkünfte unterliegen einer Aufzeichnungs- oder einfachen Buchführungspflicht →Abb. 1.
Nach § 147 der Abgabenordnung müssen diese Aufzeichnungen nach den Prinzipien von Wahrheit, Klarheit und Richtigkeit **vollständig, richtig, zeitgerecht** und **geordnet** erfolgen.

freie Berufe, →S. 48

Am Ende des Jahres muss die Zahnärztin eine Einkommensteuererklärung abgeben, deren Grundlage die Ermittlung des Praxisgewinns ist. Ähnlich dem Verfahren beim abhängig Beschäftigten (z. B. der ZFA) müssen (fast) alle Zahlen durch Belege nachgewiesen werden. Führt die Zahnärztin Gutachtertätigkeiten durch oder betreibt sie ein Eigenlabor und überschreitet hierbei gewisse Umsatzgrenzen, muss auch Umsatzsteuer errechnet und (monatlich, vierteljährlich oder jährlich) an das Finanzamt abgeführt werden. Die Vorschriften sagen deshalb:
Keine Buchung ohne Beleg, die Belege sollten immer chronologisch geordnet sein.

Damit ein Beleg für das Finanzamt gültig ist, sind folgende Angaben zwingend:
- Datum der Zahlung
- Zahlungsbetrag
- Zahlungsgrund
- Zahlungsempfänger
- Zahlungspflichtiger
- Umsatzsteuersatz mit dem Umsatzsteuerbetrag (Ausnahme: Kleinstbetragsrechnungen bis 250,00 € müssen nur den Umsatzsteuersatz enthalten.)

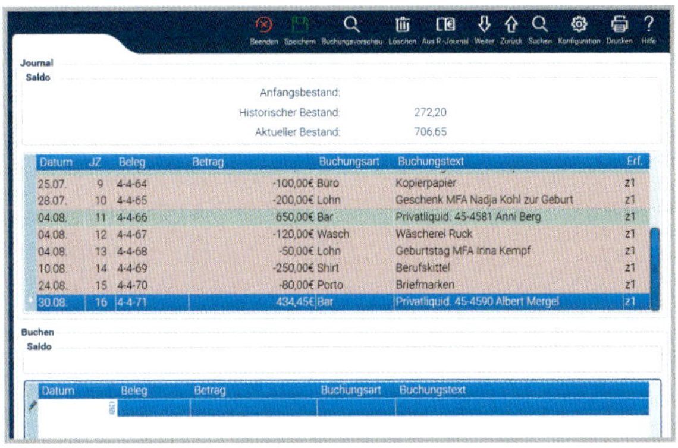

Abb. 1 Elektronisches Kassenbuch

Um Vorsteuer geltend zu machen:
- Ausstellungstag
- Umsatzsteuer-ID-Nummer
- fortlaufende Rechnungsnummer
- Menge und Bezeichnung der Lieferung

Bei der Buchung erhält der Beleg eine Nummer, damit er in angemessener Zeit (z. B. bei einer Steuerprüfung) herausgesucht werden kann. Belege zur Steuererklärung müssen zehn Jahre aufbewahrt werden.

Die **Umsatzsteuer** ist eine Verbrauchsteuer, die den gesamten privaten und öffentlichen Endverbrauch (Konsum) besteuert. Die Unternehmen (z. B. die Zahnarztpraxis) müssen diese Steuer ihren Verkaufspreisen hinzurechnen und an das Finanzamt abführen.
Ärztinnen und Zahnärztinnen müssen für ihre Tätigkeit keine Umsatzsteuer bezahlen, wenn sie der Heilbehandlung dient. Dies ist nach der Rechtsprechung des EuGH der Fall, wenn sie der Vorbeugung, Diagnose, Behandlung oder soweit wie möglich der Heilung von Krankheiten oder Gesundheitsstörungen dient.

EuGH
Europäischer Gerichtshof

Von der Umsatzsteuer, die die Zahnärztin ihren Patientinnen (z. B. für Eigenlaborleistungen) in Rechnung gestellt hat, kann sie die Umsatzsteuerbeträge abziehen, die sie an ihre Lieferanten (für das Eigenlabor) zu zahlen hat. Diese Beträge bezeichnet man als **Vorsteuer**.

Bei umsatzsteuerpflichtigen Tätigkeiten, wie dem Erstellen von Gutachten oder dem Betreiben eines Eigenlabors, sind sie bis zu einem Umsatz von 22 000,00 € (seit 2020) von der Umsatzsteuer befreit. Medizinisch nicht indizierte Leistungen (z. B. Schönheitsoperationen, keine zahnärztliche Indikation für Bleaching) unterliegen dagegen der Umsatzsteuerpflicht. Für zahntechnische Leistungen gilt der ermäßigte Umsatzsteuersatz von 7 %. Wird in einer Zahnarztpraxis z. B. ein „Praxisshop" betrieben, fällt der normale Umsatzsteuersatz von 19 % an.
Umsatzsteuerfreie und umsatzsteuerpflichtige Einnahmen müssen getrennt erfasst werden. Wird auch noch ein Umsatz mit zwei verschiedenen Umsatzsteuersätzen erzielt, muss das auch getrennt aufgezeichnet werden. Wird dagegen verstoßen, kann dies dazu führen, dass der gesamte Umsatz einer Zahnarztpraxis umsatzsteuerpflichtig wird, da auch die nicht gewerblichen Einkünfte als gewerblich angesehen werden (sog. Abfärbetheorie).
Ist eine Zahnarztpraxis aufgrund der Umsätze des Eigenlabors umsatzsteuerpflichtig, kann sie natürlich nur die Vorsteuer für Produkte anrechnen, die auf das Eigenlabor entfallen.

Für die Erstellung der Einnahmenüberschussrechnung werden die Einnahmen und Ausgaben einer Zahnarztpraxis getrennt geführt. Die Aufzeichnung erfolgt auf sogenannten Konten, die für alle Zahnarztpraxen in einem Kontenrahmen vorgegeben sind. Dies dient unter anderem der Klarheit und Vergleichbarkeit:

- **Praxiseinnahmen**
  - Praxiseinnahmen als umsatzsteuerfreier Kleinunternehmer (22 000-€-Regelung)
  - umsatzsteuerpflichtige Einnahmen aus Eigenlabor (7 %) und Praxisshop (19 %)
  - umsatzsteuerfreie Praxiseinnahmen
- **Praxisausgaben**, z. B.
  - Praxismaterial und -bedarf
  - Fremdlabor
  - Gehälter, Löhne
  - geringwertige Wirtschaftsgüter bis 150,00 € ohne Umsatzsteuer
  - Wirtschaftsgüter von 150,00 bis 1 000,00 € als Sammelabschreibung
  - Abschreibung verpflichtend ab 1 001,00 € (Ausnahme: Hard- und Software)
  - laufende Kfz-Kosten
  - Miete für die Praxisräume und Raumkosten, z.B. Heizung, Strom
  - Schuldzinsen
  - Bewirtungskosten aus geschäftlichem Anlass, wie z. B. Weihnachtsessen
  - Reisekosten, z. B. für Fortbildungen
  - Telefon, Porto, Bürokosten
  - Fachliteratur
  - Kosten für die Buchführung, z. B. Steuerberater

Für die Steuererklärung ist der amtliche Vordruck EÜR (Einnahmenüberschussrechnung) für Zahnärzte zu verwenden. Seit 2012 ist die elektronische Abgabe über das Elster-System vorgeschrieben.

Man unterscheidet verschiedene Belege in der Zahnarztpraxis →Tab. 1.
Kann ein Beleg nicht mehr gefunden werden oder ist für eine Tätigkeit kein Beleg vorhanden, kann ein **Ersatz-** oder **Eigenbeleg** erstellt werden.

Einnahmebelege	Ausgabebelege
— Kassenbelege	— Rechnungen der Lieferanten
— Rechnungsdurchschriften	— Quittungsoriginale
— Quittungsdurchschriften	— Kontoauszüge
— Zahlscheingutschriften	— Lohnkonten für Personal
— Überweisungsgutschriften	— Kreditverträge
— Scheckeinreichungsgutschriften	— Versicherungsverträge
— Kontoauszüge mit Text	— Mietverträge
— KZV-/PKV-Abrechnungen	— KZV-/PKV-Abrechnungen
— Mietverträge	
— Eigenlaborbelege	

Tab. 1 Belege in der Zahnarztpraxis

Aufgaben

1 Beschreiben Sie den wirtschaftlichen Vorgang, der hinter folgendem Beleg steht.

Eigenbeleg Nr. 23/2

Zahlung an: ZFA Martina Meyer für Blumen Bareis, Ratsgasse 2, 79098 Freiburg

für: Blumenschmuck Wartezimmer

EURO: 50,– in Worten: fünfzig

Ausgestellt, weil für die getätigte Ausgabe keine Quittung vorhanden ist.

Datum: 23.02.23 Unterschrift: [illegible]

2 Bei folgendem Eigenlaborbeleg handelt es sich um einen Einnahmebeleg.
a Begründen Sie dies.
b Weshalb ist keine Umsatzsteuer berechnet?

Herrn
Mario Bergisel
Giersbergweg 12
79117 Freiburg

Laborrechnung zum Plan vom 17.06.2022 **Probedruck** 18.08.2022
für: Frau Marietta Bergisel, geb. am: 09.01.1975 / 39

Datum	Nr.	Leistungsbeschreibung	Anz./Gramm	Einzelpreis	Gesamtpr.
18.08.22		Abformmaterial	2,00	6,00	12,00
		Abformmaterial Elastomer	1,00	11,00	11,00
		Hülse	4,00	1,00	4,00
		Praxismaterial / Auslagen €:			27,00
		Gesamtsumme Praxislaborkosten €:			**27,00**

Wir sichern zu, dass diese Sonderanfertigung den grundlegenden Anforderungen der Verordnung (EU) 2017/745 des Europäischen Parlaments und des Rates vom 5. April 2017 über Medizinprodukte entspricht.

Freiburg, 18.08.2022
Ort, Datum Unterschrift

3 Weshalb handelt es sich bei den Originalquittungen um Ausgabebelege und bei den Quittungsdurchschriften um Einnahmebelege?

4 In einer Quittung über Bürobedarf über 65,00 € ist der Umsatzsteuersatz von 19 % enthalten. Ihre Ausbildungspraxis ist umsatzsteuerpflichtig aufgrund des Eigenlabors. Der auf das Labor entfallende Teil der Rechnung beträgt 40 %. Wie hoch ist die anrechenbare Vorsteuer?

5 Entwerfen Sie am PC ein Quittungsformular mit dem Aufdruck der Praxisadresse.

6a Weshalb handelt es sich bei der folgenden KZV-Abrechnung um einen Einnahme- und einen Ausgabebeleg?
b Die Restzahlung an die Zahnarztpraxis beläuft sich auf 1 044,28 Euro. Sind das auch die gesamten Einnahmen der Praxis in dem angegebenen Quartal?
c Weshalb erhält die Praxis nur eine so geringe Restzahlung?

Kassenzahnärztliche Vereinigung – Kontoauszug

Für den Praxisinhaber persönlich
Frau Dr. Greta Lucky

ZA-Nr.:	3477655
Datum:	18.12.2024
Quartal:	III/2024
Blatt:	1

BelegNr.	Buchungstext	Fallzahl	Soll (€)	Haben (€)
	Honorar + ML KCH	647		40.579,19
	Honorar + ML PRO Juli	27		6.650,83
	Honorar + ML PRO August	48		12.029,97
	Honorar + ML PRO September	22		3.280,51
	Honorar + ML PAR Juli	3		1.076,79
	Honorar + ML PAR August	4		1.537,88
	Honorar + ML PAR September	3		958,91
	Honorar + ML, KBR Juli	3		508,33
	Honorar + ML, KBR August	6		1.424,42
	Honorar + ML, KBR September	3		723,49
	Sprechstundenbedarf			337,09
	Summe Honorare ML	764		69.105,41
	PRO Sofortauszahlung Juli		6.594,30	
	PRO Sofortauszahlung, August		11.927,72	
	PRO Sofortauszahlung Sept.		3.252,63	
	PAR, Sofortauszahlung Juli		1.015,55	
	PAR, Sofortauszahlung August		1.507,25	
	PAR, Sofortauszahlung Sept		925,47	
	Summe Sofortauszahlung		25.222,93	
	1. und 2. Abschlag III 2024		38.200,00	
5zf00345	PRO, PAR, KBR, 07 + 08 + 09/24		2.749,96	
	Summe Zahlungen		40.949,96	
5c45446	Honorarberichtigungen, PRO		12,41	
5c45466	Honorarberichtigungen, KBR		16,13	
	Summe Honorarberichtigungen		28,54	
	VWK Pauschale/Quartal		150,00	
	VWK Pauschale/Quartal-Angest.		50,00	
	KCH Verwaltungskosten	647	547,83	
	PRO Verwaltungskosten	95	296,48	
	PAR Verwaltungskosten	10	48,22	
	KBR Verwaltungskosten	12	35,87	
	SSB Verwaltungskosten		4,55	
	Summe Verwaltungskoten	764	1.349,19	
5f36643	Abrechnungsfortbildung für ZFA		43,00	
5f33455	Strahlenschutzkurs		96,00	
5f34454	Kammerbeitrag 4. Quartal 2024		369,51	
	Summe Sonstige Buchungen		510,51	
	Gesamtsumme		68.061,13	69.105,41
	Restzahlung		1.044,28	

LF 13
Arbeitsprozesse organisieren und optimieren

1 Der Weg zum Mahnverfahren

2 Mahnverfahren

3 Verjährung

4 Arbeitsvertrag

5 Qualitätsmanagement

6 Personaleinsatzplanung

7 Fort- und Weiterbildung der Zahnmedizinischen Fachangestellten

8 Praxismarketing und patientenorientierte Praxisführung

9 Die Zukunft der Zahnarztpraxis

10 Bewerbung

1 Der Weg zum Mahnverfahren

1.1 Ausstellen von zahnärztlichen Rechnungen

Wünschen gesetzlich versicherte Patientinnen außervertragliche Leistungen (z. B. aufwendigere Prothetik, kosmetische Leistungen, Akupunktur), fallen in den meisten Fällen Eigenanteile der Patientin an, über die die Zahnarztpraxis eine Rechnung ausstellt. Privatpatientinnen müssen in jedem Fall ihre Behandlung bezahlen oder zumindest vorfinanzieren.

HKP
Heil- und Kostenplan

Bei prothetischen Leistungen erfolgt bei Kassenpatientinnen nach der Behandlung die Abrechnung des HKP. Hier wird in der Regel auch der Eigenanteil der Patientin ermittelt →Abb. 1 und die entsprechende Rechnung (Eigenanteilsrechnung, →Abb. 2) ausgedruckt und der Patientin zugesandt.

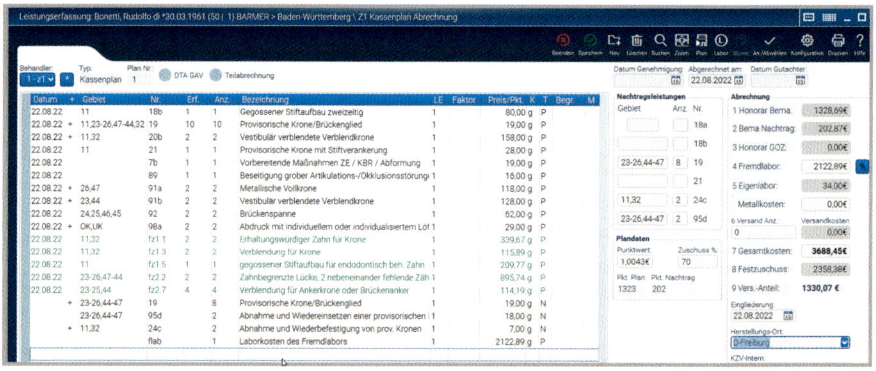

Abb. 1 Abrechnung des HKP mit Eigenanteil von 1330,07 €

Dr. Dirk Hollister-Ekkebertstr. 12 - 79117 Freiburg

Herrn
Rudolfo di Bonetti
Flughafenstr. 33
79112 Freiburg

Zeitraum: 22.08.22 - 22.08.22
Rechnungsnummer:
(bei Zahlungen bitte angeben)
Kostenplan 1 / 22.08.2022

Eingliederungsdatum: 22.08.2022

Rechnung — **Probedruck** — 22.08.2022
für: Herrn Rudolfo di Bonetti, geb. am: 30.03.1961

Sehr geehrter Herr di Bonetti,

für die prothetische Behandlung erlaube ich mir, nach den zur Zeit geltenden Bestimmungen zu berechnen:

Datum	Gebiet	Anz.	Nr.	Leistungsbeschreibung/Auslagen	Faktor / Punkte	EUR
22.08.22	11	1	18b	Gegossener Stiftaufbau zweizeitig	80,00	
	11,23-26, 47-44,32	10	19	Provisorische Krone/Brückenglied	190,00	
	11,32	2	20b	Vestibulär verblendete Verblendkrone	316,00	
	11	1	21	Provisorische Krone mit Stiftverankerung	28,00	
		1	7b	Vorbereitende Maßnahmen ZE / KBR / Abformung	19,00	
		1	89	Beseitigung grober Artikulations-/Okklusionsstörungen	16,00	
	26,47	2	91a	Metallische Vollkrone	236,00	
	23,44	2	91b	Vestibulär verblendete Verblendkrone	256,00	
	24,25,46, 45	2	92	Brückenspanne	124,00	
	OK,UK	2	98a	Abdruck mit individuellem oder individualisiertem Löffel	58,00	
	23-26,47-44	8	19	Provisorische Krone/Brückenglied	152,00	
	23-26,47-44	2	95d	Abnahme und Wiedereinsetzen einer provisorischen Brücke	36,00	
	11,32	2	24c	Abnahme und Wiederbefestigung von prov. Kronen	14,00	
		1		Laborkosten des Fremdlabors		2.122,89

Zahnärztliches Honorar BEMA (1.323,00+202,00 Pkt. x 1,0043 EUR/Pkt.):	1.531,56
Material- und Laborkosten Fremdlabor:	2.122,89
Material- und Laborkosten Praxislabor:	34,00
Gesamtkosten:	3.688,45
abzgl. Festzuschuss Kasse:	-2.358,38
Zu zahlender Betrag:	**1.330,07**

Abb. 2 Rechnung an Patient Rudolfo di Bonetti über den Eigenanteil

Der Weg zum Mahnverfahren

Bei Privatpatientinnen wird über alle erbrachten Leistungen eine Rechnung ausgestellt und der Patientin zugesandt →Abb. 1.

<u>Dr. Dirk Hollister-Ekkebertstr. 12 - 79117 Freiburg</u>

Frau
Claudia Wittgenstein
Dänestr. 12
79117 Freiburg

Telefon: 0761 34664
Fax: 0761-34665
E-Mail: dr.hollister@t-beispiel.de

Probedruck

Rechnung
Rechnungsnummer:
(bei Zahlungen bitte angeben)

Rechnungsdatum: 22.08.2022

Behandelte Person: Claudia Wittgenstein
Geburtsdatum: 27.11.1983

Zeitraum: 02.08.22 - 18.08.22

Sehr geehrte Frau Wittgenstein,

für die zahnärztliche Behandlung erlaube ich mir, nach den zur Zeit geltenden Bestimmungen zu berechnen:

Datum	Region	Nr.	Leistungsbeschreibung/Auslagen	Bgr.	Faktor	Anz.	EUR
02.08.22		Ä1	Beratung, auch fernmündlich		2,3	1	10,72
	46,36	0080	Intraorale Oberflächenanästhesie		2,3	2	7,76
	46,36	0100	Intraorale Leitungsanästhesie		2,3	2	18,10
	46,36	2270	Provisorium im direkten Verfahren mit Abformung		2,3	2	69,86
18.08.22	46,36	0090	Intraorale Infiltrationsanästhesie		2,3	2	15,52
	46,36	2170	Einlagefüllung, mehr als zweiflächig		2,3	2	442,14
	46,36	2030	Besondere Maßnahmen beim Präparieren oder Füllen		2,3	2	16,82
	46,36	2197	Adhäsive Befestigung		2,3	2	33,64
			Zwischensumme Honorar:				614,56
02.08.22		§4(3)	Ultracain DS forte, je Ampulle	A		2	0,98
			Kosten für Auslagen nach § 3, § 4 GOZ und § 10 GOÄ:				0,98
18.08.22		9242	Eigenlaborkosten			1	34,00
			Auslagen nach § 9 GOZ gemäß Praxislaborbeleg:				34,00
			Auslagen nach § 9 GOZ gemäß Fremdlaborrechnung:				780,70
			Rechnungsbetrag:				**1.430,24**

Abb. 1 Rechnung an Privatpatientin

Auf den zahnärztlichen Rechnungen sind auch die Fremdlaborkosten aufgeführt. Die Zahnarztpraxis fordert die Fremdlaborkosten von der Patientin und leitet sie an das Fremdlabor weiter. Die Praxis ist damit eine Art Inkassounternehmen für das Labor.

Das Forderungsausfallrisiko liegt bei der Zahnarztpraxis. Zwischen Zahnarztpraxis und Labor gelten teilweise andere gesetzliche Bestimmungen als zwischen Zahnarztpraxis und Patientin, weil sowohl die Praxis als auch das Labor nach den Bestimmungen des BGB Unternehmer sind. Die Patientin hat keine vertragliche Beziehung zum Labor →Abb. 2. Sie kann z. B. Mängel an der Prothese nicht beim Labor geltend machen. Das Labor kann auch keine Beträge von der Patientin fordern, wenn die Zahnarztpraxis nicht an das Labor zahlt.

BGB
→S. 81

Werkvertrag, Behandlungsvertrag
→S. 123

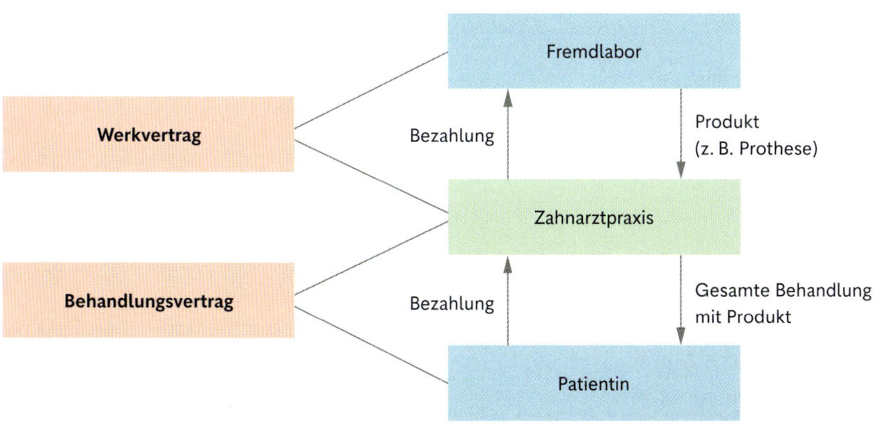

Abb. 2 Verträge zwischen Patientin, Zahnarztpraxis und Labor

1.2 Abrechnen von zahnärztlichen Rechnungen

Offene Rechnungen werden vom Abrechnungsprogramm zu der Offene-Posten-Liste hinzugefügt.

Nach dem Ausdruck einer Rechnung stellen die Programme die Frage, ob die Rechnung als abgerechnet gekennzeichnet werden soll. Wird die Frage mit Ja beantwortet, erscheint das Symbol für abgerechnete Rechnungen →Abb. 1.

Alle Programme erstellen die Rechnungen nach den Vorschiften der vorgegebenen Form des Verordnungsgebers. Schreibt man eine Rechnung von Hand, müssen die Formvorschriften dennoch beachtet werden. Nur eine zahnärztliche Rechnung, die auch der Form entspricht, wird zur Zahlung fällig.

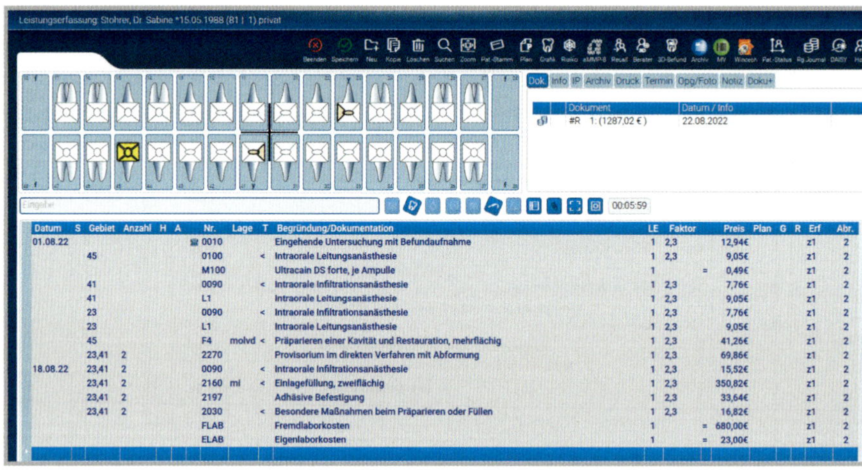

Datum	S	Gebiet	Anzahl	H	A	Nr.	Lage	T	Begründung/Dokumentation	LE	Faktor	Preis	Plan	G	R	Erf	Abr.
01.08.22						0010			Eingehende Untersuchung mit Befundaufnahme	1	2,3	12,94€				z1	2
		45				0100		<	Intraorale Leitungsanästhesie	1	2,3	9,05€				z1	2
						M100			Ultracain DS forte, je Ampulle	1		= 0,49€				z1	2
		41				0090		<	Intraorale Infiltrationsanästhesie	1	2,3	7,76€				z1	2
		41				L1			Intraorale Leitungsanästhesie	1	2,3	9,05€				z1	2
		23				0090		<	Intraorale Infiltrationsanästhesie	1	2,3	7,76€				z1	2
		23				L1			Intraorale Leitungsanästhesie	1	2,3	9,05€				z1	2
		45				F4	molvd	<	Präparieren einer Kavität und Restauration, mehrflächig	1	2,3	41,26€				z1	2
		23,41	2			2270			Provisorium im direkten Verfahren mit Abformung	1	2,3	69,86€				z1	2
18.08.22		23,41	2			0090		<	Intraorale Infiltrationsanästhesie	1	2,3	15,52€				z1	2
		23,41	2			2160	mi	<	Einlagefüllung, zweiflächig	1	2,3	350,82€				z1	2
		23,41	2			2197			Adhäsive Befestigung	1	2,3	33,64€				z1	2
		23,41	2			2030		<	Besondere Maßnahmen beim Präparieren oder Füllen	1	2,3	16,82€				z1	2
						FLAB			Fremdlaborkosten	1		= 680,00€				z1	2
						ELAB			Eigenlaborkosten	1		= 23,00€				z1	2

Abb. 1 Abgerechnete Rechnung in einem Zahnarztverwaltungsprogramm

In einem bestimmten Menüpunkt des Programms kann die Offene-Posten-Liste geöffnet werden →Abb. 2.
In Praxisverwaltungsprogrammen lässt sich das automatische Vorschlagen für eine Mahnung in den Stammdaten einstellen.

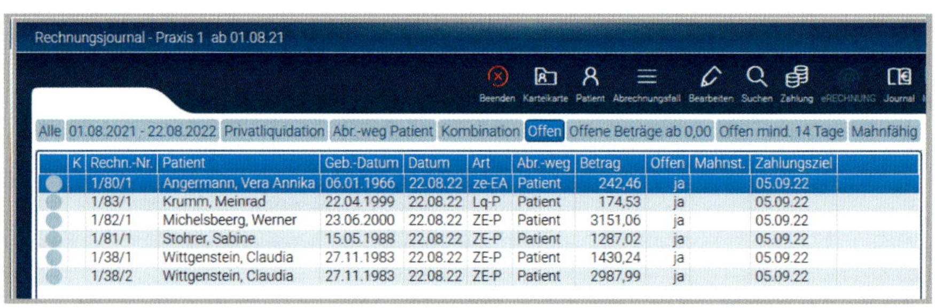

K	Rechn.-Nr.	Patient	Geb.-Datum	Datum	Art	Abr.-weg	Betrag	Offen	Mahnst.	Zahlungsziel
	1/80/1	Angermann, Vera Annika	06.01.1966	22.08.22	ze-EA	Patient	242,46	ja		05.09.22
	1/83/1	Krumm, Meinrad	22.04.1999	22.08.22	Lq-P	Patient	174,53	ja		05.09.22
	1/82/1	Michelsbeerg, Werner	23.06.2000	22.08.22	ZE-P	Patient	3151,06	ja		05.09.22
	1/81/1	Stohrer, Sabine	15.05.1988	22.08.22	ZE-P	Patient	1287,02	ja		05.09.22
	1/38/1	Wittgenstein, Claudia	27.11.1983	22.08.22	ZE-P	Patient	1430,24	ja		05.09.22
	1/38/2	Wittgenstein, Claudia	27.11.1983	22.08.22	ZE-P	Patient	2987,99	ja		05.09.22

Abb. 2 Offene-Posten-Liste in einem Zahnarztverwaltungsprogramm

Aufgaben

1 Eine Kassenpatientin reklamiert den schlechten Sitz der Prothese und bittet um kostenlose Reparatur.

a Erläutern Sie die Vertragsbeziehungen zwischen Zahnärztin, Fremdlabor und Patientin.

b Zwischen Zahnärztin und Labor beträgt die Gewährleistungspflicht nur ein Jahr nach entsprechender Abmachung. Eine Patientin reklamiert den Zahnersatz nach 16 Monaten bei der Praxis. Kann die Praxis trotzdem noch Gewährleistung vom Labor verlangen?

2 Mahnverfahren

2.1 Außergerichtliches (kaufmännisches) Mahnverfahren

Alle Möglichkeiten, die der Zahnarztpraxis offenstehen, eine Zahlung von der Patientin außergerichtlich zu erwirken, werden als kaufmännisches Mahnverfahren bezeichnet. Wird die Zahlungsüberwachung der Forderungen durch die Zahnarztpraxis durchgeführt (Alternative: z. B. Inkassobüro), muss auch das Mahnverfahren von der Praxis durchgeführt werden. Es gibt keine festen Regeln für das kaufmännische Mahnverfahren. Die im Folgenden beschriebene Vorgehensweise wird häufig in Zahnarztpraxen angewendet.

Sehr geehrte …,

Ihren Zähnen geht es sicherlich wieder gut. Leider hat sich der Zustand meines Kontos durch das lange Warten nicht gebessert.

Es wäre schön, wenn Sie die Rechnung bald bezahlen könnten.

Mit freundlichen Grüßen

Ihr Praxisteam Dr. Lucky

Abb. 1 Zahlungserinnerung

2.1.1 Erinnerung

Der erste Schritt sollte immer eine höfliche Erinnerung an die bestehende Schuld sein. Dies kann auch telefonisch, per SMS oder per E-Mail geschehen. Weitere Möglichkeiten sind das Zusenden einer Rechnungskopie (eventuell mit einem Aufkleber), eines Kontoauszugs oder auch eines humorvollen Briefs →Abb. 1.

2.1.2 Erste Mahnung

Hat die Patientin trotz Erinnerung immer noch nicht bezahlt, wird die erste Mahnung eingeleitet. Ist für die Bezahlung in der Rechnung kein Datum genannt und steht auf der Rechnung kein Vermerk mit Hinweis auf die BGB-Regelung, sollte mit der ersten Mahnung ein Zahlungstermin gesetzt werden, um die Patientin wirksam in Verzug zu setzen.

BGB-Regelung (Nicht-rechtzeitig-Lieferung) →S. 230

Viele Zahnarztverwaltungsprogramme bieten Mahnschreiben in verschiedenen Mahnstufen mit individuellen Texten an.

Auf der ersten Mahnung sollte die Formulierung „erste Mahnung“ nicht erscheinen, denn dies erweckt den Eindruck, dass weitere Mahnungen erfolgen.

2.1.3 Zweite Mahnung

Reagiert die Patientin auf die erste Mahnung nicht, ist der Zahlungsverzug eingetreten. Es können Verzugszinsen berechnet werden (5 % über dem Basiszinssatz). Ein Hinweis im Text der zweiten Mahnung auf die Vormahnung sollte nicht fehlen. Kosten für Mahnschreiben können zusätzlich verlangt werden (ca. 5,00 €). Eventuell kann eine Teilzahlung angeboten werden.

2.1.4 Dritte und letzte Mahnung

Die Patientin will oder kann offensichtlich nicht zahlen. Es sollte eine letzte Frist gesetzt werden. Sämtliche Kosten werden aufgeführt und es wird um Begleichung gebeten. Das gerichtliche Mahnverfahren oder die Klage sollte angedroht werden.

Manche Zahnarztverwaltungsprogramme haben auch die Möglichkeit, eine Mahnung mit dem professionellen Word-Textverarbeitungsprogramm zu schreiben. Dabei können z. B. durch Einfügen von Fotos und Cliparts die Mahnungen individuell gestaltet werden.

Immer wieder werden besondere Verfahren zum Eintreiben von Forderungen praktiziert. Zum Beispiel verkleidet ein Inkassounternehmen Mitarbeiterinnen als rosarote Panther und lässt sie die Schuldnerin den ganzen Tag über verfolgen.

Der rosarote Panther trägt einen Aktenkoffer mit großer Aufschrift des Inkassounternehmens mit sich. Von Gerichten wurde diese Art des „außergerichtlichen Mahnverfahrens“ für legal erklärt.

2.2 Gerichtliches Mahnverfahren

Video
Das gerichtliche Mahnverfahren

Hat die Patientin nach dem Praxismahnverfahren (kaufmännisches Mahnverfahren) nicht bezahlt, kann die Zahnarztpraxis das gerichtliche Verfahren einleiten. Hierzu benötigt die Praxis keine Rechtsanwältin. Die Praxis kann das gerichtliche Verfahren auch ohne das Praxismahnverfahren einleiten, wenn auf der Rechnung ein Zahlungsdatum genannt bzw. der Hinweis auf die BGB-Regelung zum Zahlungsverzug gegeben ist.

Für das gerichtliche Mahnverfahren sind folgende Schritte erforderlich:
- Antrag auf Erlass eines Mahnbescheids
- Einsendung an das Amtsgericht
- Zusendung des Vollstreckungsbescheids durch das Amtsgericht an die Schuldnerin

2.2.1 Antrag auf Erlass eines Mahnbescheids

Antrag auf Erlass eines Mahnbescheids online stellen: *www.mahngerichte.de*

Zunächst muss die Praxis einen Antrag auf Erlass eines Mahnbescheids ausfüllen und an das zuständige Amtsgericht (z. B. in Baden-Württemberg das Amtsgericht Stuttgart, in Nordrhein-Westfalen die Amtsgerichte Hagen oder Euskirchen, in Bayern das Amtsgericht Coburg) schicken. Der Antrag ist in Verwaltungsprogrammen enthalten oder kann online erstellt werden →Abb. 1, S. 259.

Der Antrag muss enthalten:
- **Antragsteller** (Gläubigerin)
- **Antragsgegner** (Schuldnerin)
- **Anspruch** (nach einem Katalog, z. B.: 2 = zahnärztliche Rechnung
  11 = Kaufvertrag
  19 = Miete)
- **Anspruchsbetrag**
- **Zinsen** (ab Eintritt des Verzugs)
- **Auslagen** (z. B. Vordruck, Mahnschreiben)
- **Gerichtsstand bei Widerspruch** (Wohnsitz des Beklagten)
- **Antrag auf Erlass** (muss auf der letzten Seite unterschrieben werden)

Antrag auf Erlass eines Mahnbescheids

– Nicht verwendbar für Rechtsanwälte und registrierte Inkassodienstleister –

Raum für Vermerke des Gerichts

Zeilen-Nummer

1 Datum des Antrags | C | **Bitte beachten Sie die Ausfüllhinweise!**

2 Antragsteller

Bei mehreren Antragstellern: Es wird versichert, dass der in Spalte 1 Bezeichnete bevollmächtigt ist, die weiteren zu vertreten.

Spalte 1	Spalte 2 Weiterer Antragsteller
3 1 = Herr, 2 = Frau; Vorname	1 = Herr, 2 = Frau; Vorname
4 Nachname	Nachname
5 Straße, Hausnummer – **bitte kein Postfach!** –	Straße, Hausnummer – **bitte kein Postfach!** –
6 Postleitzahl, Ort, Ausl. Kz.	Postleitzahl, Ort, Ausl. Kz.
7 Spalte 3 **Nur eingetragener Kaufmann, juristische Person usw.**	Rechtsform, z. B. GmbH, AG, OHG, KG
8 3 = **nur** eingetragener Kaufmann, 4 = **nur** GmbH u. Co KG, **sonst** Rechtsform; Vollständige Bezeichnung	
9 Fortsetzung von Zeile 9	
10 Straße, Hausnummer – **bitte kein Postfach!** –	Postleitzahl, Ort, Ausl. Kz.
11 **Gesetzlicher Vertreter**	**Gesetzlicher Vertreter** (auch weiterer)
12 *Nr. der Spalte, in der der Vertretene bezeichnet ist*; Stellung (z. B. Geschäftsführer, Vater, Mutter, Vormund)	*Nr. der Spalte, in der der Vertretene bezeichnet ist*; Stellung
13 Vor- und Nachname	Vor- und Nachname
14 Straße, Hausnummer – **bitte kein Postfach!** –	Straße, Hausnummer – **bitte kein Postfach!** –
15 Postleitzahl, Ort, Ausl. Kz.	Postleitzahl, Ort, Ausl. Kz.

16

MUSTER

17 Antragsgegner

Falls der Antragsgegner unter das Zusatzabkommen zum NATO-Truppenstatut fällt, bitte Hinweise beachten.

Antragsgegner sind Gesamtschuldner

Spalte 1	Spalte 2 Weiterer Antragsgegner
18 1 = Herr, 2 = Frau; Vorname	1 = Herr, 2 = Frau; Vorname
19 Nachname	Nachname
20 Straße, Hausnummer – **bitte kein Postfach!** –	Straße, Hausnummer – **bitte kein Postfach!** –
21 Postleitzahl, Ort, Ausl. Kz.	Postleitzahl, Ort, Ausl. Kz.
22 Spalte 3 **Nur eingetragener Kaufmann, juristische Person usw.**	Rechtsform, z. B. GmbH, AG, OHG, KG
23 3 = **nur** eingetragener Kaufmann, 4 = **nur** GmbH u. Co KG, **sonst** Rechtsform; Vollständige Bezeichnung	
24 Fortsetzung von Zeile 24	
25 Straße, Hausnummer – **bitte kein Postfach!** –	Postleitzahl, Ort, Ausl. Kz.
26 **Gesetzlicher Vertreter**	**Gesetzlicher Vertreter** (auch weiterer)
27 *Nr. der Spalte, in der der Vertretene bezeichnet ist*; Stellung (z. B. Geschäftsführer, Vater, Mutter, Vormund)	*Nr. der Spalte, in der der Vertretene bezeichnet ist*; Stellung
28 Vor- und Nachname	Vor- und Nachname
29 Straße, Hausnummer – **bitte kein Postfach!** –	Straße, Hausnummer – **bitte kein Postfach!** –
30 Postleitzahl, Ort, Ausl. Kz.	Postleitzahl, Ort, Ausl. Kz.

31

EMA1/1 BW EMA1/1R

Fassung 01.07.2017

Bitte die nächste Vordruckseite beachten!

Abb. 1 Antrag auf Erlass eines Mahnbescheids

2.2.2 Einsendung an das Amtsgericht

Das Amtsgericht überprüft die formale Richtigkeit und sendet eine Rechnung an die Gläubigerin (Zahnärztin), die Schuldnerin (Patientin) erhält den Mahnbescheid durch Postzustellungsurkunde zugestellt. Die Schuldnerin hat nun verschiedene Möglichkeiten, auf den Mahnbescheid zu reagieren →Abb. 1.

Abb. 1 Reaktionsmöglichkeiten der Schuldnerin bei einem Mahnbescheid

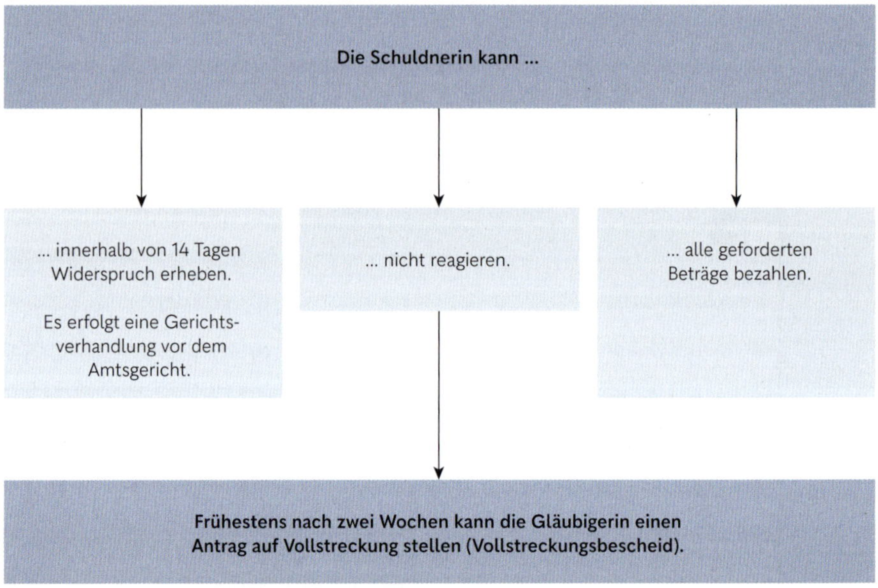

Mehr zum Mahnverfahren unter: *www.mahnung-online.de*

Wird bei einer Gerichtsverhandlung die Klärung des Sachverhalts erreicht, bleibt es noch relativ „billig" für alle Beteiligten. Das kommt natürlich auch auf die entstehenden Rechtsanwaltsgebühren an, die sich in der Regel nach dem Streitwert richten. Reagiert die Schuldnerin auch auf den Vollstreckungsbescheid nicht, steigen die Kosten für das Verfahren. Die Kosten des Verfahrens werden der Gläubigerin automatisch in Rechnung gestellt. Eine ungefähre Kostenaufstellung ist im folgenden Beispiel mit einem Streitwert von 1500,00 € zu sehen.

Beispiel

Gebühren im Mahnverfahren	**Streitwert: 1 500,00 €**	**Betrag**
Gerichtsgebühr für das Mahnverfahren KV 1100		35,50 €
Gebühr der Anwältin für das Mahnverfahren § 13, KV 3305 RVG (4 Mandant)		218,50 €
anwaltliche Auslagenpauschale KV 7002 RVG		20,00 €
Summe Kosten:		274,00 €
weitere Gebühren der Rechtsanwältin für den Vollstreckungsbescheid	**Streitwert: 1 500,00 €**	**Betrag**
Gebühr der Anwältin für VB-Antrag § 13, KV 3308 RVG		57,50 €
anwaltliche Auslagenpauschale KV 7002 RVG		0,00 €
Summe weitere Kosten:		57,50 €
weitere Gebühren Streitverfahren	**Streitwert: 1 500,00 €**	**Betrag**
Gerichtsgebühr 3-fach KV 1210		213,00 €
abzüglich gezahlter Kosten des Mahnverfahrens		−35,50 €
weitere Gerichtskosten		177,50 €

2.2.3 Zusendung des Vollstreckungsbescheids durch das Amtsgericht an die Schuldnerin

Hat die Schuldnerin auf den gerichtlichen Mahnbescheid nicht reagiert, muss die Gläubigerin (die Zahnärztin) den nächsten Schritt wiederum beim Gericht beantragen. Vom Gericht erhält die Schuldnerin nunmehr den Vollstreckungsbescheid zugesandt →Abb. 1.

Die Schuldnerin kann …

- … innerhalb von 14 Tagen Widerspruch erheben.
  Es erfolgt eine Gerichtsverhandlung vor dem Amtsgericht.
- … nicht reagieren.
- … alle bisher angefallenen Beträge bezahlen.

Frühestens nach 14 Tagen, spätestens nach 6 Monaten kann die Gläubigerin eine Gerichtsvollzieherin mit der Pfändung beauftragen.

Pfändung erfolgreich
Alle Gegenstände, die Schuldnerin zum täglichen Leben und zur Berufsausübung benötigt, dürfen nicht gepfändet werden.

Austauschpfändung
Alternativ kann ein hochwertiger Gebrauchsgegenstand vom Gerichtsvollzieher gegen einen geringwertigen ersetzt werden (z. B. Pelzmantel gegen warmen Wintermantel).
Gegenstände werden mit einem Pfandsiegel („Kuckuck“) versehen (an nicht unmittelbar sichtbarer Stelle!) und später abgeholt →Abb. 2.
Die Gegenstände werden vom Gerichtsvollzieher versteigert. Anschließend wird mit der Schuldnerin abgerechnet.
Auch der Arbeitslohn kann innerhalb gesetzlicher Grenzen gepfändet werden.

Pfändung erfolglos
Kann bei der Schuldnerin keine Pfändung durchgeführt werden, weil
- sie nichts besitzt,
- sie nicht mehr besitzt als zum Leben notwendig,
- alle Gegenstände unter Eigentumsvorbehalt stehen,

dann kann die Gläubigerin beantragen, dass die Schuldnerin eine **eidesstattliche Versicherung** (Vermögensauskunft) abgibt.
Dies ist ein Vermögensverzeichnis der Schuldnerin, in dem sie wahrheitsgemäß (anstatt eines Eides) sie Vermögensgegenstände nennen muss.
Weigert sich die Schuldnerin zur Abgabe, kann sie verhaftet werden zur Erzwingung der Abgabe (Beugehaft).

Kann man bei einer Schuldnerin nichts pfänden, kann die Gläubigerin kaum noch etwas machen. Auch die Kosten des Verfahrens muss die Gläubigerin für die Schuldnerin zunächst tragen.

Abb. 1 Reaktionsmöglichkeiten der Schuldnerin bei einem Vollstreckungsbescheid

Es besteht daher die Möglichkeit, sich vor „faulen Kunden“ zu schützen. Jeder, der ein berechtigtes Interesse nachweist (z. B. Zahnarztpraxis), kann die Schuldnerliste einsehen. Die Schuldnerliste wird beim Amtsgericht geführt. Hier sind alle Schuldnerinnen aufgeführt, die eine eidesstattliche Versicherung (Vermögensauskunft) abgegeben haben, verhaftet wurden (Beugehaft) oder insolvent geworden sind.

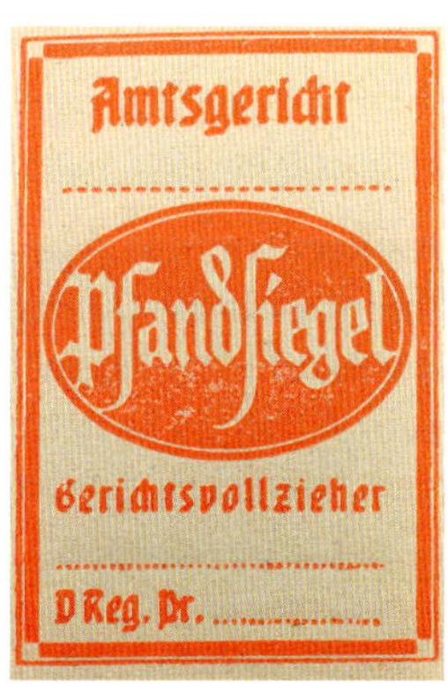

Abb. 2 Pfandsiegel

2.3 Klageverfahren (Zivilprozess)

Zu einem Klageverfahren kommt es, wenn
- die Patientin Widerspruch gegen den Mahnbescheid erhebt,
- die Patientin Widerspruch gegen den Vollstreckungsbescheid (wird von Amts wegen durchgeführt) erhebt,
- die Zahnarztpraxis Klage gegen die Patientin erhebt.

Örtlich zuständig ist das Gericht, in dessen Bezirk die Patientin (Beklagte) wohnt.

Die **sachliche Zuständigkeit** richtet sich nach dem Streitwert, der zunächst festgelegt werden muss (z. B. die Geldforderung):
- bis 5 000,00 € Streitwert → Amtsgericht (kein Anwaltszwang)
- über 5 000,00 € Streitwert → Landgericht (Anwaltszwang)

Wie das Mahnverfahren hat auch das Klageverfahren einen gesetzlich festgelegten Ablauf →Abb. 1.

Zahnarztpraxis (Gläubiger) reicht Klageschrift beim zuständigen Gericht ein.
Gericht prüft den Antrag und stellt ihn der Beklagten (Patientin = Schuldnerin) zu, mit der Bitte um Gegenantrag.

↓

Termin zur mündlichen Verhandlung wird bestimmt.

↓

In der mündlichen Verhandlung werden die Standpunkte geklärt.
Beide Parteien haben die Möglichkeit, ihre Behauptungen unter Beweis zu stellen (z. B. Zeugenaussagen, Schriftstücke, Gutachten).

Abb. 1 Ablauf des Klageverfahrens

Für das Ende des Verfahrens gibt es mehrere Möglichkeiten:
- Vergleich (die Parteien einigen sich)
- Rücknahme der Klage (Zahnarztpraxis erkennt z. B., dass eine Klage keinen Erfolg haben wird; die Rücknahme kann u. U. billiger sein als weiterzuklagen)
- Versäumnisurteil (die Partei, die nicht zum Prozess erscheint, unterliegt; dies kann u. U. billiger sein als zu Erscheinen)
- Urteil (das Gericht spricht ein Urteil im Namen des Volkes aus)

Wird ein Urteil oder ein Vergleich **rechtskräftig**, d. h., man kann keine Rechtsmittel mehr dagegen ergreifen, wird es bzw. er für vollstreckbar erklärt. Mit dem vollstreckbaren Titel kann gepfändet werden.

Als **Rechtsmittel** gegen Urteile kann jede Partei beim nächsthöheren Gericht Berufung einlegen (Amtsgericht – Landgericht, Landgericht – Oberlandesgericht). In der Berufungsverhandlung wird der gesamte Fall noch einmal verhandelt. In diesem Verfahren besteht dann Anwaltszwang, das bedeutet, man muss sich vor Gericht von einem Anwalt vertreten lassen.

Gegen Urteile des Oberlandesgerichts kann beim Bundesgerichtshof (BGH) in Karlsruhe Revision eingelegt werden. Hier wird der Fall jedoch nur noch unter formaljuristischen Aspekten überprüft.

Gegen ein Urteil des BGH kann nur noch das Bundesverfassungsgericht (BVerfG) in Karlsruhe angerufen werden.

Aufgaben

1 Stellen Sie das kaufmännische Mahnverfahren Ihrer Praxis dar.

2 Mit welchem Schritt beginnt das gerichtliche Mahnverfahren?

3 Ihnen wird ein gerichtlicher Mahnbescheid über 1 200,00 € zugesandt, wobei offensichtlich dem Antragsteller ein Fehler unterlaufen ist. Wie verhalten Sie sich?

4 Nennen Sie Gegenstände der Schuldnerin, die nicht gepfändet werden können.

5 Nennen Sie ein Beispiel für eine Austauschpfändung.

6 Was versteht man unter der Schuldnerliste und welche Bedeutung hat sie?

7 Die Praxis hat ihren Sitz in Chemnitz, die Patientin wohnt in Leipzig. Es geht um eine Rechnung in Höhe von 7000,00 €. die Patientin weigert sich zu zahlen. An welchem Gericht muss die Praxis klagen?

8 Kann die Zahnarztpraxis sofort das gerichtliche Mahnverfahren gegen eine Patientin einleiten, wenn diese die Behandlung nicht unmittelbar bar bezahlt?

9 Weshalb sollten dem gerichtlichen Verfahren mindestens ein bis drei Mahnschreiben der Praxis vorausgehen?

10 Ihr Chef hat sich über ein Dentaldepot sehr geärgert und möchte nicht mehr mit diesem zusammenarbeiten. Kürzlich erhielt Ihre Ausbildungspraxis einen Mahnbescheid dieses Dentaldepots wegen einer Rechnung, die bereits bezahlt wurde. Ihr Chef ist darüber sehr erregt und sagt, dass Sie den Mahnbescheid in den Aktenvernichter stecken sollen. Er trägt Ihnen auf, das Depot anzurufen und auf den „katastrophalen Schwachsinn“ hinzuweisen. Sie tun das, werden aber abgewimmelt. Die gesamte Prozedur wiederholt sich. Nach vier Wochen trifft der Vollstreckungsbescheid ein. Muss die bezahlte Rechnung jetzt noch einmal bezahlt werden?

11 Eine Patientin Ihrer Ausbildungspraxis wird zur Erzwingung der Abgabe der eidesstattlichen Versicherung verhaftet. Ist damit die Schuld getilgt?

12 Bei einer Pfändung und anschließenden Versteigerung ergibt sich immer noch ein Differenzbetrag, den die Patientin zahlen muss. Wie sieht das weitere Verfahren dann aus?

3 Verjährung

Video
Verjährung von Geldansprüchen

Wird das Recht, von einem anderen ein Tun oder Unterlassen zu verlangen (Anspruch), über lange Zeit nicht wahrgenommen, wird dieser Anspruch vom Gesetz nicht mehr geschützt. Das hängt damit zusammen, dass man sich in der Regel an lange zurückliegende Dinge nur schwer erinnern kann.

Dennoch bedeutet das oben Beschriebene nicht, dass die Ansprüche nicht mehr bestehen. Es ist lediglich die Möglichkeit genommen, einen Anspruch gesetzlich durchzusetzen („Die Schuldnerin hat die Einrede der Verjährung“ lautet die juristische Formulierung hierfür). Im praktischen Ablauf bedeutet dies: Bezahlt eine Patientin nach Ablauf einer Verjährungsfrist, weil sie sich dazu moralisch verpflichtet sieht oder nicht weiß, dass bereits Verjährung eingetreten ist, kann diese Zahlung von der Patientin nicht mehr zurückverlangt werden.

Fast alle Ansprüche unterliegen der Verjährung. Ausnahmen sind beispielsweise Mord und Völkermord, diese Verbrechen verjähren nie. Andere Straftaten unterliegen der Verjährung.

3.1 Regelmäßige Verjährungsfrist

Die regelmäßige Verjährungsfrist beträgt drei Jahre. Darunter fällt ein Großteil der in der Wirtschaft vorkommenden Geldansprüche. Die Verjährungsfrist beginnt erst am Ende des Jahres, in dem der Anspruch und die Fälligkeit entstanden sind.

Würde es diese Regelung nicht geben, müsste die Zahnarztpraxis täglich ihre Forderungen auf Verjährung hin überprüfen. So genügt es einmal im Jahr, meist Ende November, die Geldforderungen daraufhin zu überprüfen, ob sie nicht am 31.12. verjähren.

Beispiel
Am 05.05.2022 musste die Praxis Dr. Kohler beim Dentaldepot die Rechnung über gelieferte Waren bezahlen.

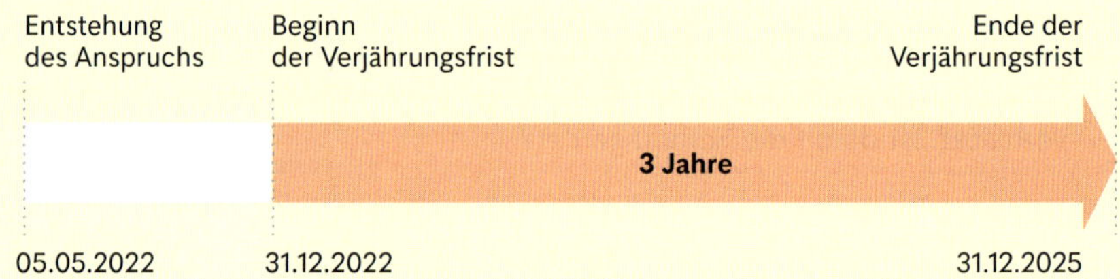

Beispiel
Am 19.07.2022 schicken Sie einer Patientin eine zahnärztliche Rechnung.

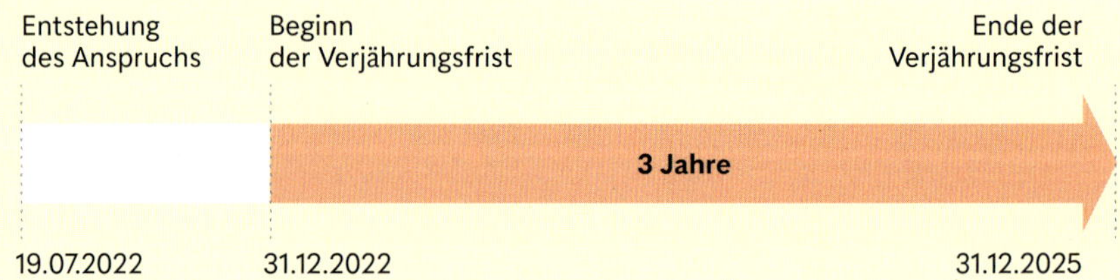

Verjährung

Die dreijährige Verjährung kommt am häufigsten im Wirtschaftsleben vor. Davon unterscheiden muss man die zweijährige Gewährleistung bei Kaufverträgen. Die Gewährleistung wird taggenau berechnet.

Der Beginn der Verjährungsfrist hängt auch von der Art der Ansprüche ab. Bei Ansprüchen aus unerlaubten Handlungen (z. B. Körperverletzung, Sachbeschädigung) beginnt die Verjährung am Ende des Jahres, in dem der Geschädigte Schaden und Schädiger kennt.

Beispiel
In einer Disco wird man bei einer Schlägerei (unbeteiligt) verletzt. Die Schlägerin flüchtet. Die dreijährige Verjährungsfrist beginnt erst, wenn die flüchtige Schlägerin entdeckt oder bekannt geworden ist.

Für bestimmte Fälle sieht das Gesetz besondere Verjährungsfristen vor →Tab. 1.

Frist	Ansprüche	Beginn
30 Jahre	– Herausgabeansprüche aus Eigentum – Ansprüche aus rechtskräftigen Urteilen und Vollstreckungsbescheiden – familien- und erbrechtliche Ansprüche – Schadensersatzansprüche, die auf der Verletzung von Leben, der Freiheit, des Körpers und der Gesundheit beruhen	mit dem Tag, an dem der Anspruch entsteht bzw. mit Rechtskraft der Entscheidung
10 Jahre	Rechte an Grundstücken sowie Ansprüche aus Gegenleistungen (Zahlungen) bei Grundstücken	Entstehung des Anspruchs
5 Jahre	Bauwerksmängel	mit der Übergabe
2 Jahre	kaufvertragliche Verjährungsfrist für Mängel	mit der Übergabe der Ware

Tab. 1 Besondere Verjährungsfristen

Beispiel
Am 13.04.2022 wird eine Patientin verurteilt, an die Praxis 3 400,00 € aus der Rechnung über Zahnersatz zu bezahlen (Anspruch aus rechtskräftigem Urteil).

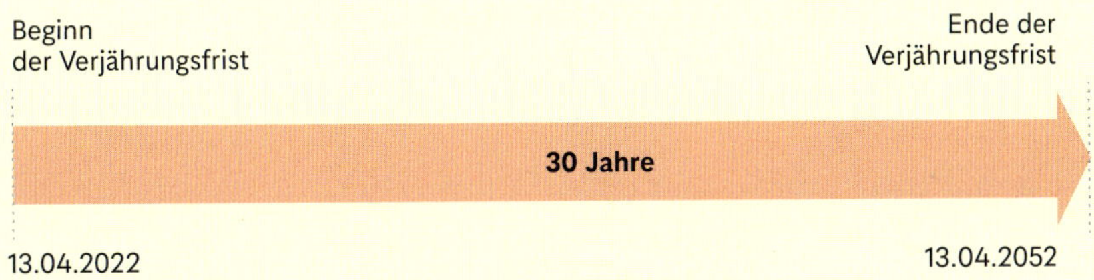

Die außergerichtlichen Praxismahnungen haben keine Auswirkungen auf die Verjährungsfrist.

3.2 Neubeginn der Verjährung

Hat die Zahnarztpraxis nun im November gemerkt, dass eine Verjährung eintreten könnte, muss es für die Praxis eine Möglichkeit geben, die Verjährung aufzuhalten.

Der Neubeginn der Verjährung kann auf Veranlassung der Schuldnerin oder auf Veranlassung der Gläubigerin geschehen. Dies tritt ein,

wenn die Schuldnerin
- die Schuld anerkennt durch ein Schuldanerkenntnis,
- durch eine Tätigkeit anerkennt, dass die Schuld besteht (Teilzahlung, Bitte um Stundung o. Ä.),

oder
wenn die Gläubigerin
- eine gerichtliche oder behördliche Vollstreckungshandlung beantragt oder durchführen lässt.

Der Neubeginn der Verjährung bewirkt, dass die Verjährungsfrist von vorne zu laufen beginnt.

Beispiel
Sie haben einer Patientin am 10.10.2022 eine Rechnung über 500,00 € zugesandt. Am 15.11.2022 und am 15.01.2023 wird sie zur Zahlung aufgefordert. Am 15.03.2023 leistet sie eine Teilzahlung in Höhe von 200,00 €, nachdem sie am 15.02.2023 eine letzte Mahnung mit Androhung des Mahnbescheids erhalten hatte. Am 20.04.2023 bittet sie um weitere Stundung und leistet 50,00 €. Es wird der Ablauf der Verjährungsfristen dargestellt, wenn nach der letzten Teilzahlung nichts mehr unternommen wird.

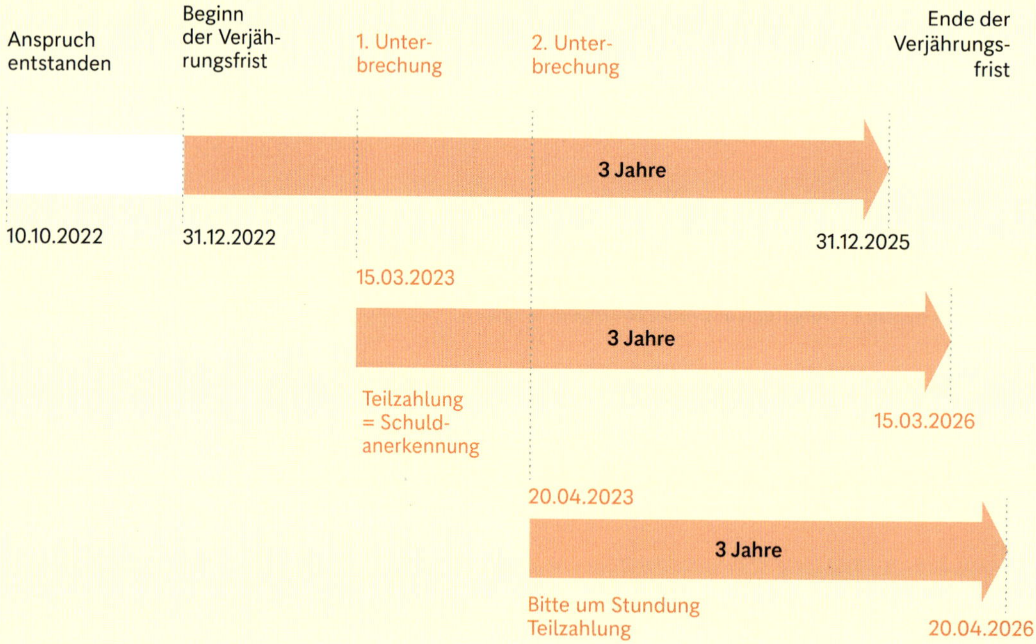

Die bereits abgelaufenen Verjährungsfristen (31.12.2025 und 15.03.2026) werden nicht beachtet.

3.3 Hemmung

Die Hemmung der Verjährungsfrist bewirkt, dass der Zeitraum, währenddessen die Verjährung gehemmt ist, nicht in die Frist eingerechnet wird.
Die Verjährung kann durch verschiedene Ereignisse gehemmt werden, z. B.:

- Zahnarztpraxis ist durch höhere Gewalt an der Rechtsverfolgung gehindert
- Klageerhebung (oder Anmeldung des Anspruchs im Insolvenzverfahren)
- Antrag auf Zustellung des gerichtlichen Mahnbescheids
- Stundungsvereinbarung (Zahlungsaufschub) zwischen Praxis und Patientin

Beispiel
Am 15.10.2022 erhält eine Patientin eine Rechnung ihrer Praxis über Zahnersatz in Höhe von 400,00 €, die sie selbst zahlen muss. Am 15.12.2022 und am 15.01.2023 wird sie angemahnt. Am 15.03.2023 wendet sich die Patientin an den Gutachterausschuss für Zahnersatz bei der Zahnärztekammer, um klären zu lassen, ob ihr Zahnersatz richtig gefertigt wurde. Der Gutachterausschuss entscheidet am 30.06.2023, dass ihr Zahnersatz in Ordnung ist. Es kommt die regelmäßige dreijährige Verjährungsfrist zur Anwendung. Die Zeit vom 15.03.2023 bis zum 30.06.2023 darf nicht in die Verjährungsfrist eingerechnet werden (Hemmung).

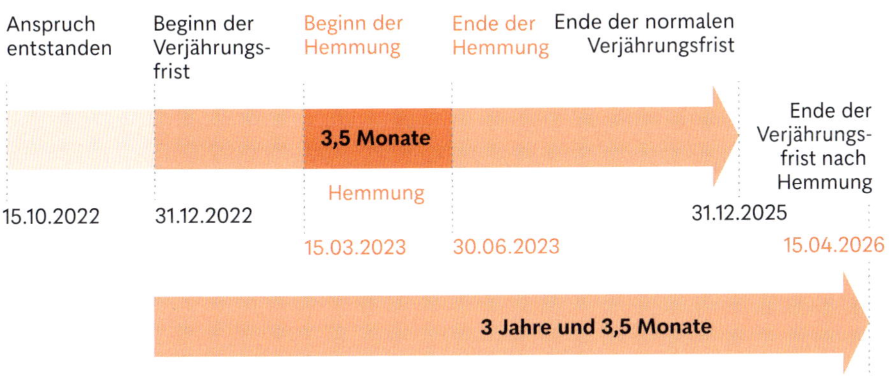

Eine Besonderheit stellt die Stundungsvereinbarung zwischen Praxis und Patientin dar. Die Stundung ist gleichzeitig auch ein Schuldanerkenntnis. Das bedeutet, hier kommen Unterbrechung und Hemmung zusammen. Die Unterbrechung geht der Hemmung hier aber vor. Für den obigen Fall heißt das: Nehmen Sie an, dass die Patientin am 15.03.2023 mit der Praxis vereinbart, dass sie die Rechnung erst am 30.06.2023 bezahlen muss (Stundung vom 15.03. bis 30.06.2023 entspricht Hemmung). Da die Unterbrechung vorgeht, beginnt die gesamte Verjährungsfrist am Ende der Hemmung von Neuem:

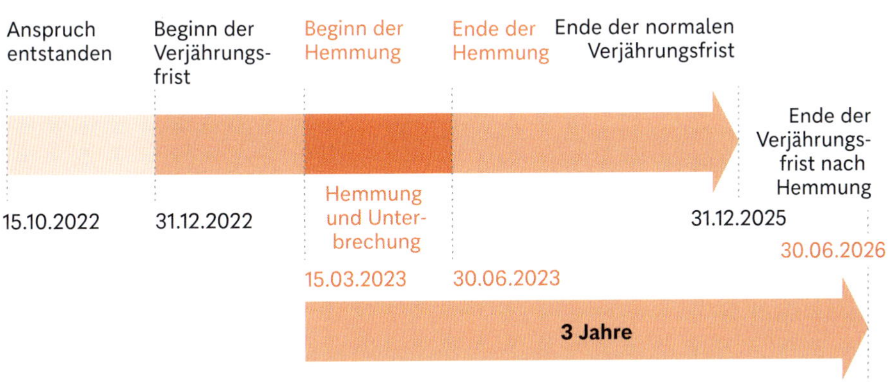

Aufgaben

1 Eine Patientin bezahlt in Ihrer Ausbildungspraxis eine Rechnung, obwohl sie verjährt ist. Kurze Zeit später verlangt sie den Rechnungsbetrag zurück. Erläutern Sie die Rechtslage.

2 Wann verjähren folgende Ansprüche:

a Ihre Praxis kauft im Dentaldepot einen Sterilisator für 3 000,00 € am 25.06.2022 (Zahlungsanspruch).

b Das Dentaldepot kauft am 12.12.2022 beim Hersteller Sterilisatoren im Gesamtwert von 20 000,00 € (Zahlungsanspruch).

c Die Zahnärztin kauft am 16.01.2022 ein Grundstück, die Zahlung ist am 30.06.2022 fällig.

d Der Sterilisator, welchen Sie am 25.06.2022 im Dentaldepot gekauft haben, verliert seit dem 01.11.2023 die Farbe wegen mangelhafter Lackierung. Können Sie dies noch reklamieren?

e Das Dentaldepot im Fall b) wird am 01.02.2023, 01.03.2023 und 01.06.2023 zur Zahlung gemahnt. Am 01.07.2023 schreibt das Dentaldepot an den Hersteller zurück, dass die Mahnungen sinnlos sind, da eine Bezahlung erst zum Jahresende erfolgen kann. Wann ist die Forderung des Herstellers jetzt verjährt?

f Bei Ihrem Kauf im Dentaldepot im Fall a) erhalten Sie eine Zahlungsfrist von einem Jahr. Wie wirkt sich dies auf die Verjährung aus?

g Der Hersteller in den Fällen b) und e) beantragt gegen das Dentaldepot einen Mahnbescheid, der am 01.12.2023 zugestellt wird. Wie wirkt sich das auf die Verjährung aus?

h Am 20.02.2024 wird das Dentaldepot aus Fall g) zur Zahlung rechtskräftig verurteilt. Wann verjährt diese Zahlungsfeststellung?

3 Bei einer Patientin wird ein falscher Zahn gezogen. Nach 10 Jahren ergeben sich aufgrund dieser fehlerhaften Extraktion Probleme in der Versorgung. Können noch Schadensersatzansprüche gegen die Zahnarztpraxis geltend gemacht werden?

4 Arbeitsvertrag

Das Arbeitsrecht besteht nicht aus einem Gesetz oder einem zusammenhängenden Gesetzeswerk (wie z. B. das Sozialgesetzbuch), sondern aus einer Vielzahl von Gesetzen und Verordnungen. Dazu zählen:

- Grundgesetz
- Länderverfassungen
- Bürgerliches Gesetzbuch
- Handelsgesetzbuch
- Gewerbeordnung
- Arbeitszeitgesetz
- Bundesurlaubsgesetz
- Tarifvertragsgesetz
- Nachweisgesetz
- Betriebsverfassungsgesetz
- EU-Arbeitsbedingungen-Richtlinie
- Ladenschlussgesetz
- Kündigungsschutzgesetz
- Jugendarbeitsschutzgesetz
- Beschäftigungsförderungsgesetz
- Mutterschutzgesetz
- Schwerbehindertengesetz
- Arbeitsgerichtsgesetz
- EU-Richtlinien
- Teilzeitarbeitsgesetz
- Allgemeines Gleichbehandlungsgesetz (AGG)

EU
Europäische Union

Für viele Regelungen existieren überhaupt keine Gesetze, weshalb man auch vom „Richterrecht" im Arbeitsrecht spricht. Die Arbeitsgerichte haben in einer Vielzahl von Entscheidungen manche Lücken im Gesetz gefüllt.

Die gesetzlichen Bestimmungen und Urteile der Arbeitsgerichte finden sich auf verschiedenen Ebenen →Abb. 1.

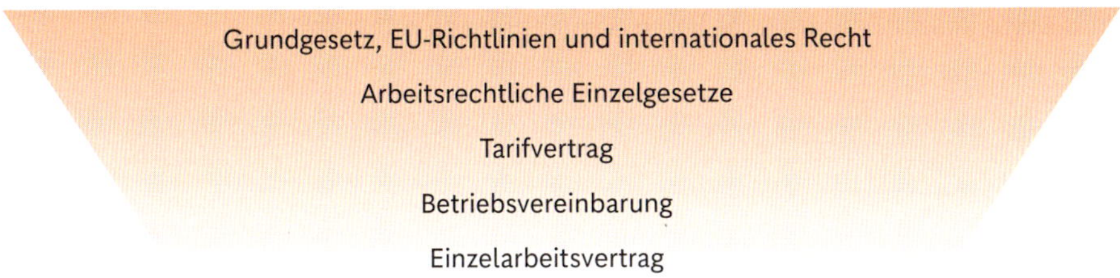

Abb. 1 Ebenen der gesetzlichen Bestimmungen

Hierbei gilt das sogenannte Günstigkeitsprinzip, d. h., ausgehend vom Grundgesetz, EU-Richtlinien und internationalem Recht dürfen die nachfolgenden Regelungen nur zugunsten der Arbeitnehmerin abweichen.

4.1 Rechtliche Rahmenbedingungen und Überwachung der Schutzvorschriften

Die wichtigsten Gesetze zum Schutz von Arbeitnehmerinnen sollen im Folgenden besprochen werden →Abb. 2. Dies gilt insbesondere für besonders schützenswerte Personengruppen wie Jugendliche, Frauen und werdende Mütter.

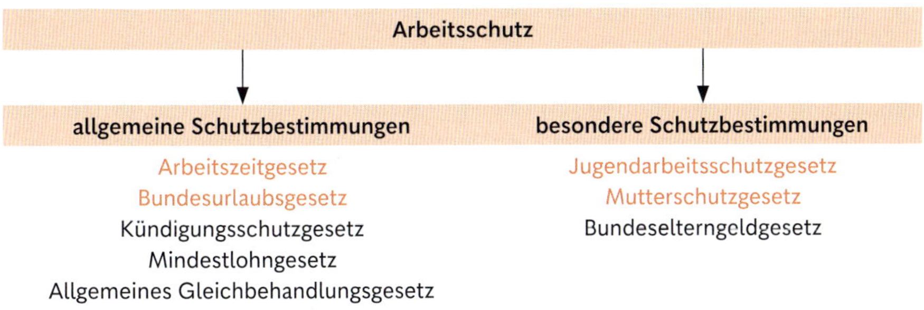

Abb. 2 Arbeitsschutzgesetze

Arbeitszeitgesetz → S. 27
Bundesurlaubsgesetz → S. 28
Jugendarbeitsschutzgesetz → S. 26
Mutterschutzgesetz → S. 28

Gesetzliche Arbeitsschutzbestimmungen sind unabdingbar, d. h., sie dürfen durch Vertrag (Arbeits-, Tarifvertrag, Betriebsvereinbarung) nur zugunsten der Arbeitnehmerin verändert werden.

4.2 Kündigungsschutzgesetz

4.2.1 Allgemeiner Kündigungsschutz

Für Arbeitnehmerinnen, die über 18 Jahre alt sind und **seit 6 Monaten** in einer Praxis mit **mehr als 10 Arbeitnehmerinnen** (ausschließlich der Auszubildenden; Teilzeitkräfte werden prozentual angerechnet) arbeiten, gilt bei Neueinstellung das Kündigungsschutzgesetz. Es gelten noch Übergangsregelungen.

Informationen zu Kündigungsschutz und Kündigungsfristen finden Sie unter *www.gesetze-im-internet.de/bundesrecht/kschg/*

Die Hauptbestimmung besagt, dass eine Kündigung durch die Arbeitgeberin nur erfolgen kann, wenn sie **sozial gerechtfertigt** ist. Das bedeutet, die Kündigungsgründe müssen entweder

- **in der Person oder dem Verhalten der Arbeitnehmerin liegen** (z. B. Schlechterbringung der Arbeit, Streitereien, häufiges Fehlen durch Krankheit, unentschuldigtes Fehlen, Nichteinhalten der Arbeitszeit, Ausüben von Nebentätigkeiten). In diesen Fällen muss die Arbeitnehmerin mindestens einige Male abgemahnt werden, d. h., es muss ihr mitgeteilt werden (möglichst schriftlich), dass sie etwas getan hat, was die Arbeitgeberin nicht duldet, und dass dies ihre Kündigung zur Folge haben kann. Liegt der Kündigungsgrund in der Person, z. B. die Arbeitnehmerin ist gesundheitlich nicht mehr in der Lage, den Beruf auszuüben, braucht keine Abmahnung zu erfolgen.

oder

- durch dringende betriebliche Erfordernisse begründet sein (z. B. Praxisumsatzrückgang, Praxisgewinnrückgang, Arbeitsmangel). Dies muss von der Arbeitgeberin bewiesen werden. Dabei muss die Arbeitgeberin eine **soziale Auswahl** durchführen. Das bedeutet, sie muss bestimmte soziale Grunddaten berücksichtigen:
  - Dauer der Praxiszugehörigkeit
  - Lebensalter der Arbeitnehmerin
  - Unterhaltspflichten der Arbeitnehmerin

Mitarbeiterinnen, deren Beschäftigung in einem dringenden betrieblichen Interesse liegt (z. B. wegen besonderer Fähigkeiten oder Kenntnisse), können aus der Sozialauswahl herausgenommen werden.

Die oben angeführten Bestimmungen gelten auch für die sogenannte Änderungskündigung. Hierbei wird der Arbeitnehmerin die alte Arbeitstätigkeit in der Praxis gekündigt und gleichzeitig eine neue Arbeitstätigkeit in der Praxis angeboten.
Bei jeder Kündigung muss zudem der Betriebs- oder Personalrat (falls vorhanden, z. B. in Kliniken) informiert und gehört werden. Wird er nicht informiert, ist die Kündigung unwirksam. Seine Beschwerde oder der Widerspruch gegen die Kündigung hat Auswirkung auf die Weiterbeschäftigung bis zur endgültigen Klärung.

4.2.2 Besonderer Kündigungsschutz

Bestimmte Personengruppen genießen einen besonderen Kündigungsschutz.

Geschützter Personenkreis (Gesetz)	Kündigung ist unzulässig
Schwangere Arbeitnehmerinnen und Mütter nach der Entbindung (Mutterschutzgesetz)	während der Schwangerschaft bis vier Monate nach Geburt
Erziehende Mütter oder Väter, bis das Kind drei Jahre alt ist (Bundeselterngeld- und Elternzeitgesetz)	während der Elternzeit
Auszubildende (Berufsbildungsgesetz)	nach der Probezeit
Personal- und Betriebsräte sowie Jugendvertreter	während ihrer Amtszeit
Datenschutzbeauftragte	während ihrer Amtszeit
Arbeitnehmer in Pflegezeit	während der Pflegezeit

Tab. 1 Personen mit Kündigungsschutz

Kündigungsschutz

Allgemeiner Kündigungsschutz	Besonderer Kündigungsschutz
1. Kündigungsschutzgesetz: Schutz vor sozial ungerechtfertigter Kündigung 2. Betriebsrat: bei jeder Kündigung Mitwirkungsrecht und Widerspruchsrecht	1. Schwangere, Mütter nach Entbindung 2. Erziehende während der Elternzeit 3. Auszubildende nach der Probezeit 4. Betriebsräte und Jugendvertreterin

Abb. 1 Arten des Kündigungsschutzes

4.3 Allgemeines Gleichbehandlungsgesetz (AGG)

Das AGG wird umgangssprachlich auch **Antidiskriminierungsgesetz** genannt. Es basiert auf den Richtlinien der Europäischen Union. Mithilfe des AGG sollen Benachteiligungen von Personen verhindert oder beseitigt werden, die aufgrund des Geschlechts, der ethnischen Herkunft, der Religion, der Weltanschauung, einer Behinderung, der sexuellen Identität oder des Alters bestehen. Das Gesetz gewährt betroffenen Personen gesonderte Rechtsansprüche gegenüber Arbeitgeberinnen und Privatpersonen, falls diese gegen gesetzliche Diskriminierungsverbote verstoßen.
Die **Benachteiligungen** dürfen sich nicht beziehen auf

- Auswahlkriterien und Einstellungsbedingungen für den Zugang zu einer Tätigkeit (auch des beruflichen Aufstiegs)
- Beschäftigungs- und Arbeitsbedingungen einschließlich des Arbeitsentgelts
- Sozialschutz und soziale Vergünstigungen
- Bildung
- Zugang und Versorgung mit Gütern, die der Öffentlichkeit zur Verfügung stehen, einschließlich Wohnraum

Für Kündigungen gelten ausschließlich die Bestimmungen zum allgemeinen und besonderen Kündigungsschutz.

Allgemeines Gleichbehandlungsgesetz (AGG)
§ 3 Begriffsbestimmungen
(1) Eine ***unmittelbare Benachteiligung*** *liegt vor, wenn jemand aus den oben genannten Gründen eine schlechtere Behandlung erfährt, als jemand anderes in einer vergleichbaren Situation erfahren hat oder erfahren würde. Das gilt auch im Falle einer ungünstigeren Behandlung einer Frau wegen Schwangerschaft oder Mutterschaft. Niemand darf abgelehnt werden, wenn für ihn besondere Schutzvorschriften gelten.*
(2) Eine ***mittelbare Benachteiligung*** *liegt vor, wenn angeblich nach neutralen Vorschriften, Kriterien oder Verfahren jemand wegen eines der oben genannten Gründe gegenüber anderen Personen in besonderer Weise benachteiligt wird. Das gilt nicht, wenn die betreffenden Vorschriften, Kriterien oder Verfahren durch ein rechtmäßiges Ziel sachlich gerechtfertigt sind.*
(3) Eine ***Belästigung*** *ist eine Benachteiligung, wenn unerwünschte Verhaltensweisen, die mit einem der oben genannten Gründe in Zusammenhang stehen, darauf ausgerichtet sind, dass die Würde der betreffenden Person verletzt und ein von Einschüchterungen, Anfeindungen, Erniedrigungen, Entwürdigungen oder Beleidigungen gekennzeichnetes Umfeld geschaffen wird. Dies gilt insbesondere für sexuelle Belästigungen sowie für Anweisungen zu Belästigungen.*

4.3.1 Zulässige Ungleichbehandlungen im Arbeitsverhältnis

Eine zulässige Ungleichbehandlung im Arbeitsverhältnis besteht, wenn der Grund in der Art der auszuübenden Tätigkeit liegt oder die Bedingungen ihrer Ausübung eine wesentliche und entscheidende berufliche Anforderung darstellt. Dabei muss der Zweck rechtmäßig und die Anforderung angemessen sein.

Beispiel
Eine Zahnarztpraxis sucht eine Zahnmedizinische Fachangestellte (m/w/d). Es bewirbt sich ein Mann mit einer anderen Berufsausbildung. Er kann abgelehnt werden, weil die ZFA-Ausbildung für die auszuübende Tätigkeit eine wesentliche berufliche Anforderung ist.

Beispiel
Eine unterschiedliche Behandlung, z. B. wegen des Geschlechts, ist nur zulässig, wenn das Geschlecht wegen der Art der auszuübenden Tätigkeit oder der Bedingungen ihrer Ausübung eine unverzichtbare Voraussetzung für die Tätigkeit ist, z. B. Einstellung einer Balletttänzerin.

Beispiel
Für Beschäftigte von Religionsgemeinschaften sind unterschiedliche Behandlungen wegen der Religion oder Weltanschauung ebenfalls zulässig. In einer christlichen Privatschule können andersgläubige Angestellte aus religiösen Gründen abgelehnt werden.

Beispiel
Altersbedingte Ungleichbehandlungen können gerechtfertigt sein, wenn sie objektiv angemessen sind und ein legitimes Ziel verfolgen, z. B. Mindest- oder Höchstalter für eine Einstellung. Eine Ausbildung in einem bestimmten (meist gefährlichen) Bereich schreibt ein Mindestalter vor. Für ein Arbeitsverhältnis wird eine langfristige Beschäftigung gesucht. Bewerberinnen, die bald in Rente gehen, werden diskriminiert.

Ungleichbehandlungen sind generell dann erlaubt, wenn ein geächtetes Kriterium nicht das Hauptmotiv für die Ungleichbehandlung ist. So stellte das Arbeitsgericht Berlin fest, dass es zulässig ist, Bewerberinnen wegen mangelnder Deutschkenntnisse nicht einzustellen, obwohl von solchen Praktiken vorwiegend Menschen fremder ethnischer Herkunft betroffen sind.

4.3.2 Rechtsfolgen unerlaubter Ungleichbehandlungen

Liegen ungerechtfertigte Ungleichbehandlungen vor, hat die Mitarbeiterin ein **Beschwerderecht**. Darauf muss die Arbeitgeberin mit Abmahnung, Versetzung oder Kündigung reagieren. Bei einer Benachteiligung durch Dritte muss die Arbeitgeberin Schutzmaßnahmen für die Mitarbeiterin umsetzen.

Daneben hat die Mitarbeiterin einen **Schadensersatzanspruch**. Die Mitarbeiterin hat auch einen vom Verschulden der Arbeitgeberin unabhängigen Entschädigungsanspruch, der bei Nichtvermögensschäden einen angemessenen Ausgleich in Geld für die erlittene Ungleichbehandlung vorsieht.

Wenn ein Betriebsrat besteht, hat der ein Mitwirkungsrecht. Für ein streitiges Verfahren sind die Arbeitsgerichte zuständig.

In Bewerbungsverfahren ist die Praxis üblich geworden, keinerlei Gründe mehr für die Nichteinstellung einer Kandidatin anzuführen. Stattdessen enthalten Anschreiben bei Rücksendungen von Bewerbungsunterlagen oft nur noch Mustertexte wie: „Leider konnte ihre Bewerbung nicht berücksichtigt werden.“ Durch diese Formulierung will die Arbeitgeberin erreichen, dass es keine Hinweise auf eine mögliche unzulässige Diskriminierung der jeweiligen Bewerberin gibt.

4.4 Einzelarbeitsvertrag

4.4.1 Anbahnung, Abschluss und Inhalt

Schon vor dem Abschluss des Einzelarbeitsvertrags übernehmen die zukünftigen Partner gewisse Pflichten. So muss sich die Bewerberin beispielsweise daran halten, wenn Diskretion über den Namen der Praxis oder des Unternehmens, bei dem sie sich vorstellte, gewahrt werden soll. Ebenso muss die Praxis oder das Unternehmen mit den Bewerbungsunterlagen der Bewerberin diskret umgehen.

Bei Einladungen zu Vorstellungsgesprächen müssen der Bewerberin entstehende Kosten erstattet werden. Es dürfen nur zulässige Fragen im Vorstellungsgespräch gestellt werden, die dann auch wahrheitsgemäß beantwortet werden müssen. Zulässige Fragen sind solche nach der fachlichen und persönlichen Eignung der Bewerberin. Werden zulässige Fragen von der Bewerberin falsch beantwortet, kann der Arbeitsvertrag von der Arbeitgeberin angefochten werden. Ungünstige Umstände muss die Bewerberin nicht offenbaren, wenn sie nicht danach gefragt wird. Ablehnungen dürfen nach dem AGG nicht diskriminierend begründet sein.

Vertragsfreiheit
Freiheit, Verträge abschließen zu können

Beim Abschluss des Vertrags herrscht Vertragsfreiheit im Rahmen der bestehenden Gesetze. Nach dem Nachweisgesetz müssen alle wesentlichen Bedingungen des Arbeitsverhältnisses schriftlich festgehalten werden. Die entsprechende Niederschrift muss der Arbeitnehmerin innerhalb eines Monats ausgehändigt werden. Ein Arbeitsverhältnis kann auch formlos (z. B. durch Stillschweigen) begründet werden. Nach § 11 Abs. 2 BBiG kann ein Ausbildungsvertrag auch digital erstellt werden.

Die Niederschrift sollte folgende Angaben enthalten:
- **Namen und Anschriften** von Arbeitgeberin und Arbeitnehmerin
- **Beginn des Arbeitsverhältnisses**
- Die **Art der Arbeit** sollte geregelt sein. Dies erfolgt meist durch die Angabe der Berufsbezeichnung (z. B. Zahnmedizinische Fachangestellte).
- **Vergütungsregelung**, z. B. Monatslohn bzw. Jahresgehalt, Zulagen, Zuschläge, Prämien, Weihnachtsgeld, Urlaubsgeld und deren Fälligkeit. Durch das Mindestlohngesetz ist hier eine gravierende Änderung eingetreten: Grundsätzlich darf niemand unter einem Stundenlohn beschäftigt werden, der im Mindestlohngesetz festgelegt ist. Es gibt einige wenige Ausnahmen (z. B. Auszubildende, Praktika unter drei Monaten, Jugendliche unter 18 Jahren ohne abgeschlossene Ausbildung, freie Mitarbeiterinnen). Dazu müssen die Unternehmen Aufzeichnungen führen, aus denen die genaue Arbeitszeit hervorgeht, damit der Lohn auch korrekt berechnet wird. Das Gesetz gilt auch für Minijobs. Bei seiner Einführung 2015 war das Gesetz sehr umstritten, obwohl es in manchen europäischen Staaten vergleichbare Regelungen gibt.
  Die Vergütung von Überstunden muss im Arbeitsvertrag enthalten sein. Ebenso die Fälligkeit des Arbeitsentgelts und die Form, in der es ausbezahlt wird.
- **Urlaubstage** (ggf. die Lage des Urlaubs, z. B. in den Schulferien)
- **Kündigungsfristen:** Geringe Abweichungen von den gesetzlichen Fristen sind möglich. Das bei Kündigungen von Arbeitnehmerin und Arbeitgeberin einzuhaltende Verfahren muss enthalten sein, mindestens die Schriftformerfordernis und die Kündigungsfristen sowie die Frist zur Erhebung der Kündigungsschutzklage.
- **Arbeitszeit:** Hier sind heute neben der starren Voll- und Teilzeitarbeit zahlreiche Varianten möglich. Sie reichen von der flexiblen Arbeitszeitregelung über „Jobsharing“ (zwei Arbeitskräfte teilen sich einen Arbeitsplatz) bis zur „Arbeit auf Abruf“. Zurzeit diskutiert man die verpflichtende Aufzeichnung der Arbeitszeit in allen Bereichen.
- **Vertragsdauer:** Wird der Vertrag ohne Vertragsdauer abgeschlossen, handelt es sich um einen unbefristeten Arbeitsvertrag. Er endet durch Kündigung oder Aufhebung. Häufig werden dennoch die ersten sechs Monate des Vertrags als Probezeit für beide Vertragspartner vereinbart. Innerhalb der Probezeit werden kürzere Kündigungsfristen festgelegt.
- **Tarifvertragsunterwerfung:** Um sich zahlreiche Einzelregelungen zu ersparen, kann man einen Arbeitsvertrag, auf den ein Tarifvertrag keine Anwendung findet, dem Tarifvertrag dennoch unterwerfen. Es gelten dann alle Bestimmungen dieses Tarifvertrags. Gleiches gilt für Betriebs- oder Dienstvereinbarungen.
  Ein Hinweis auf anwendbare Tarifverträge, Betriebs- oder Dienstvereinbarungen muss enthalten sein.
- Die Möglichkeit der Anordnung von **Überstunden**.
- Die Möglichkeit, dass die Arbeitnehmerin ihren jeweiligen **Arbeitsort frei wählen** kann, soweit mobile Arbeit möglich ist
- Die vereinbarten **Ruhepausen** und **Ruhezeiten** sowie bei vereinbarter Schichtarbeit das Schichtsystem.
- Einzelheiten zur **Arbeit auf Abruf**, falls diese vereinbart wird.
- Etwaiger Anspruch auf **Fortbildung**.
- Name und Anschrift des Versorgungsträgers der **betrieblichen Altersversorgung**, falls ein solche gewährt wird.

Neben den im Arbeitsvertrag genannten Rechten und Pflichten bestehen für das gesamte Arbeitsverhältnis weitere Rechte und Pflichten →Tab. 1, →Tab. 2.

Pflichten	Verletzung der Pflicht – Beispiel
Arbeitspflicht	Arbeitnehmerin kauft während der Arbeitszeit für private Zwecke ein.
Weisungspflicht	Arbeitnehmerin führt Aufträge ihrer Vorgesetzten nicht aus.
Treuepflicht	Arbeitnehmerin arbeitet am Wochenende „schwarz“. Arbeitnehmerin arbeitet in einer vergleichbaren Tätigkeit trotz Krankschreibung.
Verschwiegenheitspflicht	Arbeitnehmerin plaudert Geschäftsgeheimnisse aus.
Schadensersatzpflicht	Arbeitnehmerin verursacht grob fahrlässig oder mit Vorsatz einen Schaden.

Merke
Die Pflichten des einen sind gleichzeitig die Rechte des anderen.

Tab. 1 Pflichten der Arbeitnehmerin = Rechte der Arbeitgeberin

Pflichten	Verletzung der Pflicht – Beispiel
Entlohnungspflicht	Arbeitgeberin zahlt nicht den vereinbarten Lohn.
Beschäftigungspflicht	Arbeitgeberin beschäftigt die Arbeitnehmerin mit nicht vereinbarten Tätigkeiten.
Fürsorgepflicht	Arbeitgeberin beschäftigt eine Arbeitnehmerin mit gesundheitsgefährdenden Arbeiten. Arbeitgeberin führt die Sozialversicherungsbeiträge nicht ab.
Zeugnispflicht	Arbeitgeberin weigert sich, die Arbeitnehmerin in einem Zeugnis zu beurteilen.

Tab. 2 Pflichten der Arbeitgeberin = Rechte der Arbeitnehmerin

4.4.2 Befristete Arbeitsverträge

Der unbefristete Arbeitsvertrag stellt den Normalzustand dar, den es zu erreichen gilt. Eine Befristung des Arbeitsvertrags ist aus sachlichen Gründen möglich. Sachliche Gründe können z. B. sein:
- Bedarf an der Arbeitsleistung besteht nur vorübergehend
- Auszubildenden soll der Übergang in das Berufsleben erleichtert werden
- die Befristung zur Erprobung
- Vertretung während der Elternzeit

Ausnahmsweise ist auch eine Befristung ohne Grund zulässig. Liegt kein sachlicher Grund vor, beträgt die Höchstbefristung zwei Jahre. Diese kann bei derselben Arbeitgeberin höchstens drei Mal verlängert werden. Für Arbeitnehmerinnen über 52 Jahre und neu gegründete Unternehmen gelten Sonderbestimmungen.

Bei befristeten Arbeitsverträgen bedarf es keiner Kündigung. Sie enden durch Zeitablauf (wie der Ausbildungsvertrag). Allgemeine und besondere Kündigungsschutzgründe gelten nicht.

Die Arbeitsverträge können auch während der Befristung gekündigt werden. Soll eine Kündigungsmöglichkeit im befristeten Arbeitsvertrag vereinbart werden, muss diese im Verhältnis zu der erwarteten Dauer der Befristung und der Art der Beschäftigung stehen. Eine schematische Kündigungsfrist von 6 Monaten ist nicht mehr möglich. Die Kündigungsmöglichkeit muss im befristeten Arbeitsvertrag oder im geltenden Tarifvertrag vereinbart sein. In Tarifverträgen können die Befristungen ausgedehnt oder eingeschränkt werden.

4.4.3 Beendigung des Arbeitsverhältnisses

Das Arbeitsverhältnis kann enden durch
- Aufhebungsvertrag,
- Kündigung (bei unbefristeten Verträgen),
- Zeitablauf (bei befristeten Verträgen),
- Tod der Arbeitnehmerin,
- Erreichen einer bestimmten Altersgrenze (z. B. Rentenalter).

Aufhebungsvertrag

Hierbei vereinbaren die beiden Parteien die Aufhebung des Arbeitsvertrags. Ebenso werden die noch bestehenden Rechte und Pflichten (z. B. Resturlaub, Abfindungszahlung) hierin geklärt.

Kündigung

Einschreiben mit Rückschein →S. 174

Die Kündigung ist ein einseitig empfangsbedürftiges Rechtsgeschäft, das heißt, die Kündigung gilt nur, wenn der Empfänger sie erhalten hat (z. B. Einschreiben mit Rückschein). Diesen Nachweis muss die Absenderin leisten. Für Kündigungen ist die Schriftform gesetzlich vorgeschrieben.

Die Grundkündigungsfrist für alle Arbeitnehmerinnen beträgt vier Wochen zum 15. oder Ende des Monats.

Kündigungsfrist
Frist von der Abgabe der Kündigung bis zum Verlassen der Arbeitsstelle

Video
Kündigung

Für Arbeitnehmerinnen bis zu zwei Jahren Praxiszugehörigkeit in einer Praxis mit bis zu 20 Arbeitnehmerinnen gilt die Kündigungsfrist zu jedem Datum, wenn dies im Arbeitsvertrag niedergelegt ist. Darüber hinaus gibt es verlängerte Kündigungsfristen. Sie richten sich nach der Dauer der Praxiszugehörigkeit →Tab. 1.

Dauer der Praxiszugehörigkeit	Kündigungsfrist jeweils zum Ende des Monats
2 Jahre	1 Monat
5 Jahre	2 Monate
8 Jahre	3 Monate
10 Jahre	4 Monate
12 Jahre	5 Monate
15 Jahre	6 Monate
20 Jahre	7 Monate

Tab. 1 Kündigungsfristen

Die verlängerten Kündigungsfristen können tarifvertraglich gekürzt und verlängert werden. Sie gelten nur für die Kündigung durch die Praxisinhaberin. Die Kündigungsfrist während der Probezeit beträgt zwei Wochen.

Eine **außerordentliche (fristlose) Kündigung** ist nur aus wichtigem Grund möglich. Das durch das Arbeitsverhältnis begründete Vertrauensverhältnis muss so nachhaltig gestört sein, dass dem Vertragspartner die Fortsetzung des Arbeitsverhältnisses nicht zugemutet werden kann.
Eine fristlose Kündigung kann nur innerhalb von zwei Wochen nach Eintritt des wichtigen Grundes erfolgen.

Beispiel

Die **Arbeitgeberin** kann fristlos kündigen, wenn die Arbeitnehmerin
- falsche Zeugnisse vorgelegt hat,
- Diebstahl, Unterschlagung, Betrug begangen hat,
- den Arbeitsplatz verlässt oder die Arbeit beharrlich verweigert,
- die Arbeitgeberin oder ihre Vertreterin grob beleidigt oder tätlich wird,
- vorsätzlich Sachen der Arbeitgeberin oder einer Mitarbeiterin beschädigt.

Die **Arbeitnehmerin** kann fristlos kündigen, wenn die Arbeitgeberin
- das Arbeitsentgelt nicht zahlt,
- die Arbeitnehmerin grob beleidigt oder tätlich wird.

Die Arbeitnehmerin hat bestimmte **Rechte nach der Kündigung**. Sie kann von der Arbeitgeberin nach einer Kündigung Folgendes verlangen:
- angemessene Zeit, um einen neuen Arbeitsplatz zu finden
- Rückgabe der Arbeitspapiere (Lohnsteuerbescheinigung, Versicherungsnachweisheft, Zeugnis, evtl. Urlaubsbestätigung)
- Zeugnis:
  - **einfaches Zeugnis:** Arbeitsbescheinigung, aus der die Art der Tätigkeit und die Dauer hervorgeht
  - **qualifiziertes Zeugnis:** enthält zusätzlich Führungs- und Leistungsangaben

Beispiel

Einer Zahnmedizinischen Fachangestellten, die nachweislich Geld aus der Kasse entwendet hat, darf im Zeugnis keine Ehrlichkeit bescheinigt werden. Die ursprüngliche Arbeitgeberin kann hierdurch schadensersatzpflichtig werden. Jedoch darf auch nicht im Zeugnis stehen, dass sie unehrlich ist, weil dies ihr berufliches Fortkommen erschweren würde.

4.4.4 Arbeitsgerichtsbarkeit

Im Laufe der wirtschaftlichen Entwicklung wurde das Arbeitsrecht immer vielfältiger und die Meinungsverschiedenheiten aufgrund der gegensätzlichen Interessenlagen von Arbeitgeberin und Arbeitnehmerin häuften sich →Abb. 1.

Seit 1953 gibt es deshalb eine eigenständige Gerichtsbarkeit für Streitigkeiten aus Arbeitsverhältnissen.

Arbeitsgerichte befassen sich mit folgenden Streitigkeiten zwischen
- Arbeitgeberin und Arbeitnehmerin aufgrund des Arbeitsvertrags,
- Ausbilderin (Arbeitgeberin) und Auszubildende aufgrund des Ausbildungsvertrags,
- den Tarifvertragsparteien aufgrund des Tarifvertrags,
- Betriebsrat und Arbeitgeberin aufgrund des Betriebsverfassungsrechts,
- Arbeitgeber- und Arbeitnehmerverbänden aufgrund des Mitbestimmungsrechts.

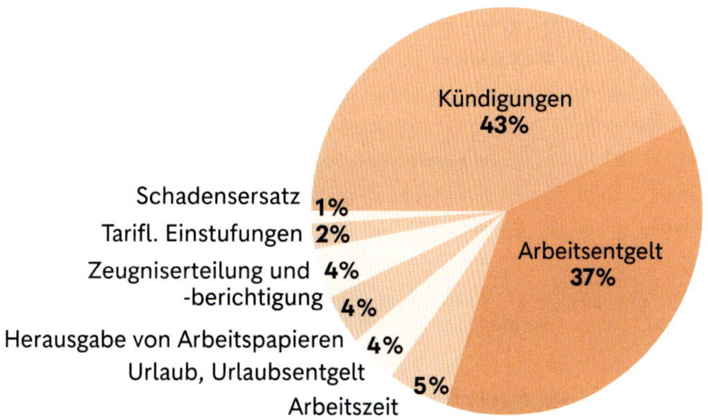

Abb. 1 Gründe für Verfahren vor dem Arbeitsgericht

Eine Verhandlung ist nur möglich, wenn eine Klägerin vor dem Gericht mündlich oder schriftlich Klage erhebt. Neben ihren Personalien und der Anschrift der Beklagten muss sie den Grund der Klage und eventuelle Beweise nennen. Hierzu benötigt man keine Rechtsanwältin. Man kann eine Vertreterin des entsprechenden Verbandes (z. B. ZFA mit Vertreterin des VMF) mit der Wahrnehmung von Interessen beauftragen.

VMF (Verband medizinischer Fachberufe) →S. 22

Vor dem eigentlichen Verfahren steht in jedem Fall die sogenannte Güteverhandlung. Hier versucht die Einzelrichterin eine Einigung (Vergleich) zwischen den gegnerischen Parteien zu erreichen. Der Vergleich wird durch die „kostenlose“ Verhandlung vom Gesetzgeber unterstützt.

Gelingt eine Einigung hier nicht, kommt es zum „streitigen Verfahren“ vor der Kammer, der 1. Instanz des **Arbeitsgerichts**.

Eine Verhandlung vor der Kammer kann enden mit
- Vergleich,
- Klagerücknahme durch eine Partei oder
- Urteil.

Das Urteil wird den Parteien zugestellt. Die Gerichtskosten richten sich nach dem Streitwert, einer vom Gericht festzulegenden Summe in Euro, nach der sich die Gebühren richten (z. B. in Kündigungsprozessen 25 % des Jahresgehalts).

Gegen das Urteil des Arbeitsgerichts ist die Berufung zulässig, wenn der Streitwert über 600,00 € liegt. Die Berufung muss beim Landesarbeitsgericht erfolgen →Abb. 1. Hier besteht nun Vertretungszwang, d. h., man muss eine Verbandsvertreterin oder eine Rechtsanwältin zur Vertretung bestimmen. Vor dem Landesarbeitsgericht wird der gesamte Fall neu verhandelt.

Das Verfahren kann enden mit:
- Vergleich,
- Klagerücknahme einer Partei oder
- Urteil.

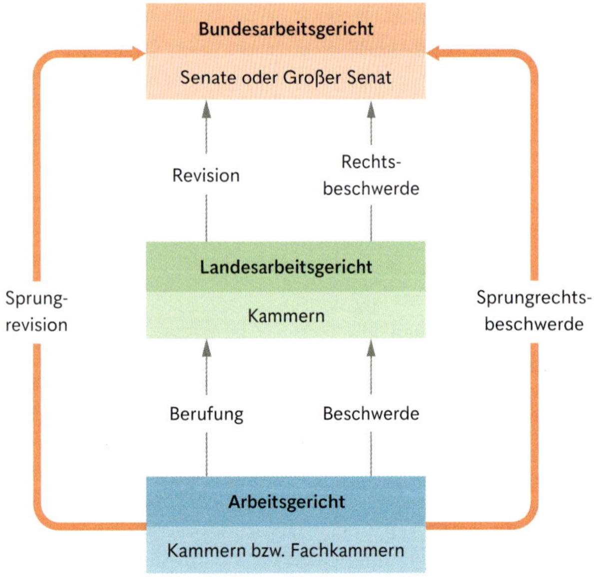

Abb. 1 Instanzen der Arbeitsgerichtsbarkeit

Gegen das Urteil des Landesarbeitsgerichtes kann Revision beim **Bundesarbeitsgericht** zugelassen werden. Dies entscheidet das Landesarbeitsgericht, wenn es sich um einen Rechtsstreit von grundsätzlicher Bedeutung handelt. Gegen diese Entscheidung kann Beschwerde eingelegt werden. Ebenso können die Senate des Bundesarbeitsgerichts entscheiden, ob eine Revision zugelassen wird. Ist die Rechtssache von grundsätzlicher Bedeutung, kann auch das Landesarbeitsgericht durch eine sogenannte Sprungrevision übergangen werden. Vor dem Bundesarbeitsgericht besteht Rechtsanwaltszwang.

Fühlt sich eine Beteiligte durch ein Urteil des - Bundesarbeitsgerichts in ihren Grundrechten verletzt, steht ihr die Verfassungsbeschwerde beim **Bundesverfassungsgericht** als letzte Instanz offen.

Arbeitsvertrag

Aufgaben

1 Eine Zahntechnikerin arbeitet im Praxislabor einer Zahnarztpraxis als „freie Mitarbeiterin". Da sie in einem Monat eine Woche krank war und die Praxis auch eine Woche wegen Urlaubs geschlossen war, liegt ihr Verdienst unter 11 € pro Stunde. Ist dies ein Verstoß gegen das Mindestlohngesetz?

2 Begründen Sie, ob bei einem Bewerbungsgespräch danach gefragt werden darf:
a Gewerkschaftszugehörigkeit
b Schwerbehinderung
c Krankheiten
d Vorstrafen

3 Darf die Ablehnung eines männlichen Bewerbers für eine Stelle als Zahnmedizinischer Fachangestellter durch das Geschlecht begründet sein?

4 Wodurch unterscheidet sich der Einzelarbeitsvertrag vom Ausbildungsvertrag?

5 In welcher Form sollte ein Arbeitsvertrag abgeschlossen werden?

6 Versuchen Sie aus der Sicht einer Arbeitgeberin für sich selbst ein
a gutes,
b schlechtes
Zeugnis zu schreiben.

7 Welche gesetzlichen Kündigungstermine und -fristen gelten für Arbeitnehmerinnen?

8 Einer Zahntechnikerin wird am 19.02.2023 zum 31.03.2023 gekündigt. Sie war seit vier Jahren in der Praxis beschäftigt. Nehmen Sie dazu unter Einbeziehung gesetzlicher Kündigungsfristen Stellung.

9 Eine Prophylaxeassistentin (25 Jahre alt) möchte nach zehnjähriger Praxiszugehörigkeit in spätestens einem Monat die Praxis verlassen. Welche Möglichkeiten hat sie?

10 Liegen in den folgenden Fällen Ihrer Ansicht nach grobe Beleidigungen (oder sonstige Gründe) vor, die eine Kündigung aus wichtigem Grund rechtfertigen? (Beachten Sie die unten stehenden Grundsätze der Gerichte dazu.)
a Auf einer Baustelle im Freien ruft eine Bauarbeiterin ihrer Chefin zu: „Du Rindvieh hast mir das falsche Holz hochgeschickt!"
b Eine Zahnmedizinische Fachangestellte sagt zu ihrer Chefin während der Behandlung: „Da hast du Simpel aber der Patientin wehgetan!"
c Eine ZFA fälscht auf den Entschuldigungsschreiben für die Berufsschule die Unterschrift ihrer Chefin.
d Eine ZFA hat nachweislich in der Berufsschule einer Kollegin das Handy weggenommen.
e Eine ZFA beleidigt eine Lehrerin in der Berufsschule grob.

Aus den Gerichtsakten

Auch die sonstigen Umstände eines Vorfalls werden bei Gerichtsurteilen berücksichtigt (z. B. der betriebs- und branchenübliche Umgangston, der Bildungsgrad, der psychische Zustand der Arbeitnehmerin, der Ort sowie der Zeitpunkt des „Ereignisses", die Anwesenheit von Dritten und die vermutete Ernsthaftigkeit der Äußerung).
So kam das Arbeitsgericht in Bochum zu dem Ergebnis, dass nicht jedes Wort, das aus momentaner Verärgerung gesprochen werde, auf die Goldwaage gelegt werden dürfe. Das Gericht erklärte deshalb die Kündigung eines Mannes für ungültig, der im Verlaufe einer Auseinandersetzung mit seinem Chef geäußert hatte, die Kündigung käme ihm ganz recht, er beziehe sowieso lieber „Stempelgeld". Das hatte der Chef wörtlich genommen und gekündigt. Das Gericht hielt die Kündigung für unangemessen (AZ: 1 Ca 519/80).
Beleidigungen gegenüber Mitarbeitern können eine Kündigung rechtfertigen, falls hierdurch der Betriebsfrieden empfindlich gestört wird – beispielsweise, wenn der Vorwurf persönlicher Unehrenhaftigkeit erhoben wird (Bundesarbeitsgericht – 3 AZR 184/76). Die Verwendung des Götz-Zitats unter Kollegen wiegt in der Regel aber nicht besonders schwer, vorausgesetzt, Betriebsfremde haben nicht „mitgehört".

11 Nehmen Sie zu folgenden Fällen unter Einbeziehung des Kündigungsschutzgesetzes Stellung:

a eine Zahnärztin fragt eine Zahnmedizinische Fachangestellte beim Einstellungsgespräch nach einer bestehenden Schwangerschaft. Sie antwortet wahrheitswidrig mit Nein. Nach erfolgter Einstellung stellt sich die Schwangerschaft heraus. Die Zahnärztin möchte ihr daraufhin kündigen. Sie pocht auf das Kündigungsverbot des Mutterschutzgesetzes.

b Eine Zahnmedizinische Fachangestellte verlässt mit folgenden Worten zur Arbeitgeberin den Arbeitsplatz: „Machen Sie Ihren Scheißdreck doch alleine!“ Nachdem sie am nächsten Tag wieder erscheint, verweigert die Arbeitgeberin den Zutritt zur Praxis mit den Worten, dass er die Kündigung angenommen habe.

12 Eine Praxis möchte eine Stelle nur vorübergehend besetzen, solange eine Zahnmedizinische Fachangestellte Elternzeit in Anspruch nimmt.

a Ist das möglich? Begründen Sie Ihre Antwort.

b Die Vertreterin, die den Arbeitsvertrag bis zum Ende der Erziehungszeit der Vorgängerin akzeptiert, möchte nach Beendigung der Erziehungszeit (drei Jahre) ihrer Vorgängerin weiter in der Praxis arbeiten. Hat sie ein Recht dazu?

c Die Vertreterin kündigt den befristeten Arbeitsvertrag mit einer Woche Frist zum 27.03. Ist das möglich? Begründen Sie Ihre Antwort.

d Kurz vor Ende der Befristung wird die Vertreterin selbst schwanger. Sie will ebenfalls Elternzeit in Anspruch nehmen. Wie ist hier die Rechtslage?

13 Mit welchen Streitigkeiten befassen sich Arbeitsgerichte?

14 Was versteht man unter „Richterrecht“ bei Streitigkeiten aus dem Arbeitsverhältnis?

15 Ist das Arbeitsgericht zuständig?

a Ihre Wohnung wird Ihnen von Ihrer Arbeitgeberin gekündigt.

b Sie beleidigen eine Kollegin während der Arbeitszeit.

c Ihre Arbeitgeberin verweigert Ihnen die Arbeitspapiere nach Beendigung Ihrer Ausbildung.

d Sie sind mit einer Formulierung in Ihrem Arbeitszeugnis nicht einverstanden.

e Sie reklamieren Ihr nicht erhaltenes „Weihnachtsgeld“.

f Ihre Arbeitgeberin beschuldigt die Berufsschule eines „Vergehens“.

g Es wird nicht der Mindestlohn bezahlt.

16 Wo sehen Sie „Vorteile“ des Arbeitsgerichtsverfahrens gegenüber den normalen Gerichtsverfahren vor ordentlichen Gerichten?

17 Nennen Sie die letzte Instanz im Arbeitsgerichtsverfahren.

18 Kann gegen jedes Urteil eines Arbeitsgerichtes „Berufung“ eingelegt werden?

19 Welches regionale Arbeitsgericht ist für Sie zuständig?

20 Besuchen Sie eine Verhandlung (Verfahren sind öffentlich) vor dem örtlichen Arbeitsgericht (auch mit der Klasse möglich) und versuchen Sie folgende Punkte zu verstehen:

a Um welchen Sachverhalt geht es?

b Wer ist die „Arbeitgeberrichterin“, wer ist die „Arbeitnehmerrichterin“ (nur im Verfahren möglich)?

c Können Sie die Entscheidung des Gerichts nachvollziehen?

5 Qualitätsmanagement

5.1 Qualitätsbegriff

Die Zahnärztin hat den Eid des Hippokrates geschworen und dient damit der Gesundheit des einzelnen Menschen und des gesamten Volkes. Jede Zahnärztin in freier Praxis ist jedoch auch Unternehmerin und muss neben den medizinisch fachlichen Faktoren auch wirtschaftliche Interessen verfolgen.
Dies gelingt langfristig nur, wenn eine gewisse Qualität der Leistungen und Produkte gesichert wird.

Unter Qualität verstand man früher meist die Qualität oder die Güte eines Produkts bzw. einer Dienstleistung. Heute wird der Begriff weiter gefasst: **Qualität bedeutet, die Bedürfnisse einer Kundin (z. B. einer Patientin) zu erfüllen.**

Diesem neuen Qualitätsbegriff wurde in der **Qualitätsmanagement-Richtlinie (QM-RL)** des Gemeinsamen Bundesausschusses vom 15.09.2016, geändert am 20.04.2024 Rechnung getragen:

„Einrichtungsinternes Qualitätsmanagement dient der kontinuierlichen Sicherung und Verbesserung der Patientenversorgung sowie der Organisationsentwicklung. Mit dem primären Ziel einer größtmöglichen Patientensicherheit sollen neben einer bewussten Patientenorientierung auch die Perspektiven der an der Gesundheitsversorgung beteiligten Akteure berücksichtigt werden. Die Richtlinie beschreibt die grundsätzlichen Anforderungen für eine erfolgreiche Einführung und Umsetzung von Qualitätsmanagement. Dabei hat der Aufwand in einem angemessenen Verhältnis insbesondere zur personellen und strukturellen Ausstattung zu stehen. Die konkrete Ausgestaltung des einrichtungsinternen Qualitätsmanagements erfolgt spezifisch in jeder Einrichtung.“ Prämbel QM-RL

„Qualitätsmanagement muss neben Effektivität und Effizienz für Praxisleitung und Praxismitarbeiter sowie für die Patientinnen und Patienten nützlich, hilfreich und möglichst unbürokratisch sein. Es bedarf zur Erreichung der jeweiligen Qualitätsziele der Bereitstellung von entsprechenden und ausreichenden personellen und finanziellen Ressourcen durch die Leitung, die jeweilig von den spezifischen Gegebenheiten in der zahnärztlichen Einrichtung abhängen.“ § 1 der Anlage B Vertragszahnärztliche Versorgung

Die Patientin will als Kundin behandelt werden. Qualität umfasst somit alle Bereiche der Zahnarztpraxis, sie fängt beim ersten Patientenkontakt, z. B. durch einen Anruf oder ein Praxisschreiben, an und hört auch nach dem Praxisbesuch nicht auf. Insbesondere Serviceleistungen (z. B. Recall, geringe Wartezeiten, angenehmes Praxisklima) gewinnen in diesem Zusammenhang zunehmend an Bedeutung.

Merke
Fehler oder Probleme, die sichtbar werden (z. B. eine unzufriedene Patientin aufgrund eines Telefonanrufs in der Praxis), sind in der Regel nur die Spitze eines Eisbergs. Häufig sind Mängel in der Praxisorganisation, der Personalführung oder ein schlechtes Betriebsklima die Ursache.

Werden Fehler entdeckt, sind in der Regel bereits Fehlerkosten angefallen (z. B. Patientenabwanderung, fehlende Motivation der Mitarbeiter).

Nur auf sichtbare Mängel zu reagieren, verhindert Fehler nicht. Es geht also vielmehr darum, stabile Prozesse durch ein geeignetes Qualitätsmanagementsystem (QM-System) sicherzustellen und damit das Entstehen von Fehlern zu verhindern. Das QM-System muss auch gewährleisten, dass die Erfahrungen aus gemachten Fehlern automatisch zu einer kontinuierlichen Systemverbesserung führen.

5.2 Umsetzung in der Zahnarztpraxis

Unter Qualitätsmanagement ist die systematische und kontinuierliche Durchführung von Aktivitäten zu verstehen, mit denen eine anhaltende Qualitätsförderung im Rahmen der Patientenversorgung erreicht werden soll. Qualitätsmanagement bedeutet konkret, dass Organisation, Arbeits- und Behandlungsabläufe festgelegt und zusammen mit den Ergebnissen regelmäßig intern überprüft werden. Gegebenenfalls werden dann Strukturen und Prozesse angepasst und verbessert. *§ 1 QM-RL*

Diese Aussage aus der QM-RL muss in allen Zahnarztpraxen mit gewissen Mindestanforderungen umgesetzt werden. Dabei wird auf die individuellen Gegebenheiten und Bedingungen in den einzelnen Praxen Rücksicht genommen. Die KZVen fordern jährlich mindestens 2,0 % zufällig ausgewählte Zahnarztpraxen zur Vorlage - einer schriftlichen Dokumentation auf.
Daraus leiten sich grundsätzliche Anforderungen ab: Es muss zunächst der sogenannte Ist-Zustand in der Praxis erhoben und bewertet werden. Viele Anforderungen sind bereits in Zahnarztpraxen erfüllt, aber noch nicht verbalisiert oder dokumentiert. Dabei geht es um die
- Definition von Zielen,
- Beschreibung von Prozessen und Verantwortlichkeiten,
- Ausbildung und Anleitung aller Beteiligten,
- Durchführung von Änderungsmaßnahmen,
- erneute Erhebung des Ist-Zustandes,
- praxisinterne Rückmeldung über die Wirksamkeit von QM-Maßnahmen.

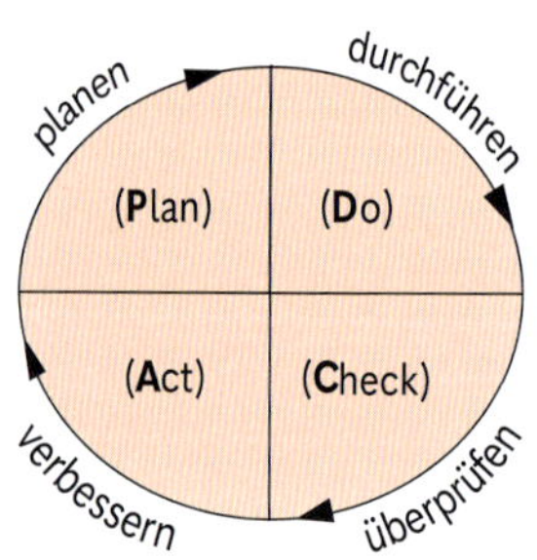

Abb. 1 PDCA-Zyklus nach Deming

Man spricht in diesem Zusammenhang auch vom Qualitätskreislauf oder PDCA-Zyklus nach Deming →Abb. 1:
- **P**lan: Aufgrund des Ist-Zustandes der Praxis macht man einen Plan (Ziele definieren, Prozesse beschreiben).
- **D**o: Dann setzt man das Ganze um und baut es in die Praxis ein.
- **C**heck: Anschließend wird alles bewertet.
- **A**ct: Es erfolgt eine Problemerkennung, die wieder zu einem neuen Plan führt.

5.2.1 Definition von Praxiszielen

Erwartung	Anteil
Authentizität der Zahnärztin	99 %
verständliche Erklärungen	98 %
Freundlichkeit des Praxispersonals	96 %
kurze Wartezeit auf einen Termin	93 %
Behandlung ohne Zeitdruck	93 %
Berücksichtigung eigener Wünsche	89 %
kurze Wartezeit in der Praxis	89 %
Recall	57 %

Tab. 1 Patientenerwartung an die Praxis (Quelle: Praxisumfrage des Autors)

Aus dem Qualitätsanspruch leiten sich Ziele und Standards für die Praxis ab. Bei der Beschreibung der Praxisziele helfen auch Umfragen →Tab. 1. Mögliche Praxisziele sind:
- Praxisteam ist hervorragend ausgebildet
- hohe Arbeitszufriedenheit des Teams
- Fortbildungen werden angeboten und genutzt
- Patientinnen haben nur kurze Wartezeiten
- neueste Technik wird eingesetzt
- Arbeitshaltung, Maschinen und Werkzeuge sind an ergonomischen Erkenntnissen ausgerichtet
- beste Praxisorganisation und -verwaltung
- beste Lieferanten
- umweltgerechte Entsorgung
- optimale Betreuung der Patientin
- Patientin ist „Kundin“

In allen Organisationen, die ein QM-System installiert haben, finden Sie eine Zusammenfassung der Unternehmensziele als Leitbild des Unternehmens. Das Leitbild einer Zahnarztpraxis könnte z. B. so aussehen:

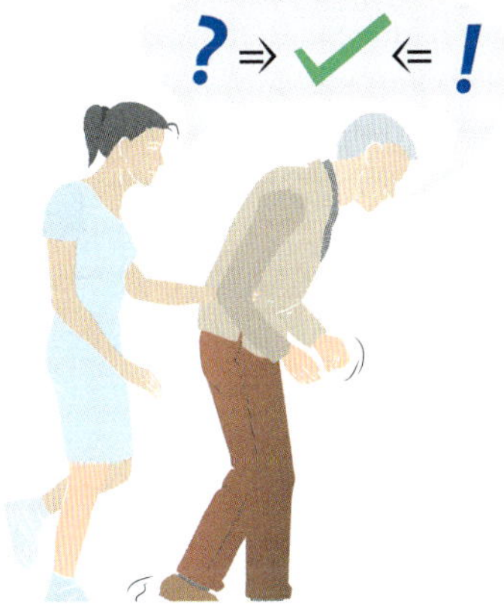

Praxisziele

1. Unser höchstes Ziel ist der zufriedene Patient. Er soll mit Freundlichkeit und Verständnis optimal betreut werden.
2. Hierzu sind wir technisch und intellektuell auf dem neuesten Stand.
3. Das Praxisambiente und unsere Kommunikation geben diese Ziele ebenfalls wieder.
4. Unser Wunsch sind kritisch-konstruktive Patienten, die auch über die Behandlung hinaus zu uns kommen.
5. Wir haben eine offene Kommunikation untereinander, die wir laufend verbessern.

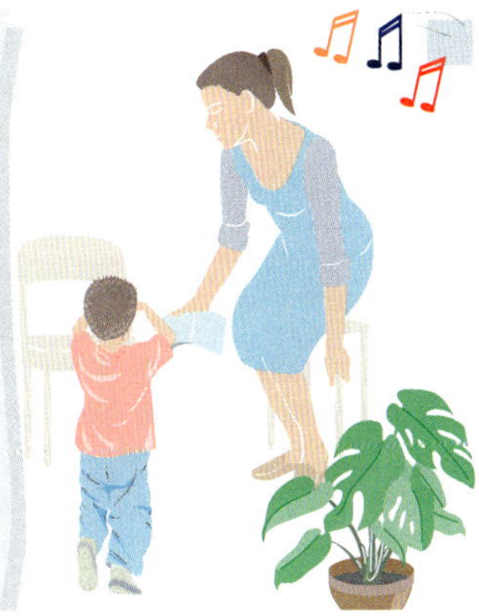

Weitere Indikatoren für die Patientenzufriedenheit können sein:
- Patientinnenzulauf (Anzahl der Neupatientinnen)
- Auswertung von Patientengesprächen (Dokumentation in Karteikarte)
- Beanstandungen und Reklamationen
- Anzahl abgebrochener Behandlungen

Die Ziele können beispielsweise im Wartezimmer ausgehängt oder in einer Praxisbroschüre abgedruckt werden, die jede Patientin zu Beginn ihrer Behandlung bekommt. Um die Qualität der Praxis zu messen, werden Fragebögen eingesetzt. Die Auswertung eines solchen Fragebogens liefert gleichzeitig Anzeichen für die Patientinnenzufriedenheit.

Patientenfragebögen
→S. 294

5.2.2 Instrumente des Qualitätsmanagements

Checklisten und Prozessbeschreibungen

Ein entscheidendes Hilfsmittel für die Organisation von Praxisarbeiten bilden die **Checklisten**. Der Begriff stammt aus der Pilotensprache und wird heute bei der Pkw-Inspektion und auch bei Operationen in Kliniken verwendet. In Checklisten oder Prozessbeschreibungen werden die wichtigsten Arbeiten und Aufgaben notiert, die in einem Arbeitsbereich anfallen, und an Mitarbeiterinnen delegiert. Man kann sie auch als „Vorratskammern" gemachter Erfahrungen bezeichnen. Mit dem Einsatz von Checklisten können Arbeitsabläufe effizienter gestaltet und somit die Zufriedenheit von Patientinnen und Mitarbeiterinnen kontinuierlich gesteigert werden. Ihr richtiger Einsatz führt zu einer Kosten- und Zeitersparnis. Zur Vorbeugung gegen mögliche Haftpflichtfälle durch Sicherung von Qualitätsstandards spielen sie eine immer größere Rolle.

Beispiel

Es geht in einem Haftpflichtfall um die Frage, ob eine Patientin nach einer Osteotomie über deren Risiken aufgeklärt wurde. In dieser Praxis besteht eine Checkliste „Entfernung eines Zahnes durch Osteotomie". Diese enthält auch die genaue Anweisung, über welche Risiken die Patientin aufgeklärt wird. Damit bildet diese Liste einen Qualitätsstandard, der auch von einem Gericht akzeptiert wird.

Praxis Dr. G. Lucky	Ersteinweisung Auszubildende	Datum 17.8.2023
Name Azubi:		
Eingewiesen durch:		

1. Tag
- ◯ Soweit im Vorfeld nicht geschehen: Teammitglieder vorstellen, Personalakte ergänzen, Einführung in Tagesablauf
- ◯ Unterschriftenprobe im QMH
- ◯ Mitarbeiterunterweisung QMH-E-1.5, insbesondere Jugendarbeitsschutzgesetz, Hygieneplan, Hautschutzplan, Immunisierungsmöglichkeiten, Gefahrenstoffverordnung, Erste-Hilfe-Maßnahmen, Biostoffverordnung, Feuerlöscher
- ◯ Ausgabe Praxiskleidung, Zuweisung von Ablagefächern
- ◯ Führung durch die Organisation, Benutzung des Sozialraumes, Steri, Labor, Behandlungsräume, Pausen, Raucherbereich, Toiletten
- ◯ Materiallager zeigen und erläutern
- ◯ Erklärungen zu Informationstafeln, Aushängen, Teamsitzung
- ◯ Ab erstem Tag kontinuierliche Einarbeitung in Behandlung mit Kolleginnen und Dr. Dammbach

2. Tag
- ◯ Einweisung Fotokopierer, Telefonanlage, PC
- ◯ Einweisung Abfallentsorgung/Umweltschutz
- ◯ Festlegen des ersten Vieraugengesprächs, Vorgehen Berichtsheft

Abb. 1 Checkliste für die Einweisung einer Auszubildenden

Für neue Mitarbeiterinnen, insbesondere für Auszubildende, sind Checklisten eine große Einarbeitungshilfe und geben gleichzeitig Einblicke, worauf in einer Praxis besonders geachtet wird.

Arbeiten, die weniger häufig anfallen (z. B. Arbeiten nach oder vor dem Praxisurlaub, wöchentliche, monatliche oder vierteljährlich zu erledigende Aufgaben) sind mithilfe von Checklisten leichter durchzuführen →Abb. 1.
Checklisten können z. B. erstellt werden für
- Belehrungen des Praxispersonals (z. B. Röntgenbelehrungen, Verhaltensregeln zum Datenschutz und zur Schweigepflicht, Hygieneanweisungen),
- Materialbeschaffung und Lagerhaltung,
- zahnmedizinische Behandlungsmaßnahmen,
- die Praxisablauforganisation (z. B. Patientenempfang, Terminvergabe).

Checklisten werden auch als Vordrucke angeboten. Die bekanntesten, gesetzlich vorgeschriebenen Standardchecklisten sind der Hygieneplan und die Unfallverhütungsvorschriften in der Zahnarztpraxis. Dentaldepots bieten Praxen Hygienepläne an, die lediglich noch personell zugeordnet werden müssen. Da Praxen sehr verschiedene Strukturen und Organisationen aufweisen, empfiehlt sich immer die Anfertigung praxisindividueller Checklisten.

Vorteile der Checklistentechnik:
- Zeit- und Kostenersparnis: Gespeicherte Erfahrungen ermöglichen einen Zeitgewinn, insbesondere bei der Einarbeitung.
- Rasche Beseitigung von Schwachstellen: Reduzierung der Fehlerquoten.
- Sicherung von Qualitätsstandards.
- Sicherung des „Praxis-Know-how“: Kein Informationsverlust bei Personalwechsel.
- Steigerung der Effektivität: Wirtschaftlicher Gewinn durch rationelles Arbeiten.
- Notwendige Dokumentation bei Rechtsstreitigkeiten.
- Praxismarketing: Wettbewerbsvorteile gegenüber anderen Praxen durch höhere Patientenzufriedenheit.

Merke
Checklisten sind nie etwas Endgültiges. Sie sollten immer weiterentwickelt und verbessert werden.

Für die **Erstellung** von Checklisten hat sich folgendes Verfahren bewährt:
- Legen Sie zunächst den Bereich, für den Checklisten erstellt werden sollen, fest.
- Notieren Sie über mehrere Wochen, welche Arbeiten in dem gewählten Bereich anfallen und erledigt werden müssen. Auch allgemeine Arbeiten, wie z. B. Lüften, sollten dabei nicht vergessen werden. Für Pflege- und Wartungsarbeiten sind die Bedienungsanleitungen der Hersteller eine große Hilfe.
- In Teambesprechungen sollten im Rahmen eines Brainstormings die Ergebnisse ohne Bewertung gesammelt werden. Anschließend werden die genannten Aufgaben ergänzt und zugeordnet (z. B. Personen, Tageszeiten).

Brainstorming
Verfahren, durch Sammeln spontaner Einfälle die beste Lösung für ein Problem zu finden.

In den Checklisten werden häufig personelle Zuordnungen getroffen. Aus der Sicht einer Mitarbeiterin in einer Zahnarztpraxis ergibt sich dadurch indirekt eine **Stellenbeschreibung**, die natürlich über die Checklisten hinausgeht. Es hat sich in allen Betrieben und Praxen als vorteilhaft erwiesen, wenn genaue Zuständigkeiten in einem Stellenplan oder einer Arbeitsbeschreibung für die jeweilige Mitarbeiterin vorliegen →Abb. 1.

In der Stellenbeschreibung wird zunächst festgelegt, welche Qualifikation die Bewerberin haben sollte, z. B. Abschluss als ZFA, Berufserfahrung. Als Nächstes werden die Anforderungen an die Stelle formuliert, z. B. Erfahrung im Umgang mit Patientinnen, Erfahrung in der Mundhygieneaufklärung, Kompetenz in der Patientenberatung und dem Verkauf von Prophylaxeartikeln sowie Kenntnisse insbesondere über Zahnfleischerkrankungen. Das Ziel der Stelle, die Aufgaben im Einzelnen und die Arbeitszeit runden die Stellenbeschreibung ab.

Praxis **Dr. G. Lucky**	**Stellenbeschreibung ZFA Verwaltung**	**Datum** 03.03.2023

Qualifikation
- Abgeschlossene Ausbildung zur Zahnmedizinischen Fachangestellten

Persönliche Voraussetzungen
- Bereitschaft zur Teamarbeit
- Zuverlässigkeit und Verantwortungsbewusstsein
- Flexibilität und Einsatzbereitschaft
- Konflikt- und Kritikfähigkeit
- Innovationsbereitschaft

Aufgaben und Kompetenzen
- Erstellung der Quartalsabrechnung KCH
- Abrechnung der ZE-Pläne Kasse
- Abrechnung der PA-Pläne Kasse
- Erstellung der Rechnungen für Privatpatienten
- Zahlungsüberwachung
- Betreuen von Auszubildenden
- Bestellung von Praxisbedarf
- Kommunikation der Hygienerichtlinien
- Terminvergabe
- Organisation der Teambesprechungen
- Organisation der Patientenaufnahme

Arbeitszeit: 38,5 Wochenstunden

Erstellt von:	**Genehmigt am:**	**Seite** 1 von 1

Abb. 1 Beispiel für eine Stellenbeschreibung

Organigramme

Die Organisation soll es der Zahnarztpraxis erleichtern, die Praxistätigkeit optimal zu gestalten und ein gutes Aufwand-Nutzen-Verhältnis zu erzielen. Die Erfahrung zeigt, dass Organisationen sehr unterschiedlich ausgeprägt sein können.

Besteht eine Praxis z. B. aus
- drei Behandlerinnen (eine Zahnärztin als Praxisinhaberin, eine Assistentin und eine Zahnmedizinische Fachassistentin oder Dentalhygienikerin),
- sechs Zahnmedizinischen Fachangestellten,
- einer Zahnmedizinischen Verwaltungsassistentin und
- zwei Auszubildenden,

müssen andere organisatorische Regeln festgelegt werden als in einer Praxis mit nur einer Behandlerin und zwei Zahnmedizinischen Fachangestellten.

Um den Praxiserfolg langfristig zu sichern, muss sich auch die Organisation der Praxisabläufe weiterentwickeln. Dazu ist es immer wieder erforderlich, Organisationsformen im Interesse der Praxisziele flexibel zu halten. Die Organisation einer Praxis wird im Hinblick auf den **Aufbau** von organisatorischen Einheiten (Arbeitsbereiche, Hierarchien) sowie den **Ablauf** in organisatorischen Einheiten (Arbeitsabläufe) untersucht.

Die Aufbauorganisation zerlegt die Gesamtaufgabe der Zahnarztpraxis in Teilaufgaben und überträgt diese Teilaufgaben auf eine Person. Mögliche **Teilaufgaben** sind:
- Patientenempfang (z. B. Begrüßung, Anamnesebogen ausfüllen, eGK einlesen)
- Patientin in das Behandlungszimmer begleiten
- Behandlungsassistenz
- Behandlungsdokumentation (z. B. Dateneingabe, Karteikartenführung)
- Hygiene (z. B. Desinfektion)
- Abrechnung der Behandlung mit Kostenträgern und Patientinnen
- Lagerverwaltung (z. B. Bestellungen ausführen, Listen über Lagerbestände erstellen)
- Terminplanung
- Personaleinsatzplanung

Mit einer Stellenbeschreibung wird versucht, einer Person bestimmte Teilaufgaben zu übertragen. Die Stellenbeschreibung kann als eine Art Checkliste angesehen werden und ist für neu eingetretene Mitarbeiterinnen sehr hilfreich.

Die Aufbauorganisation bezieht auch die hierarchische Gliederung der Praxis mit ein. Mit ihr werden Weisungsbefugnisse, Zugehörigkeiten und Verantwortungsgebiete vereinbart und organisiert. Je größer die Organisation Zahnarztpraxis wird, desto wichtiger wird auch die Weisungsbefugnis der einzelnen Stellen. Dabei ist zu klären, welche Freiräume die einzelne Mitarbeiterin hat.

Eine QM-Beauftragte sollte beispielsweise folgende Befugnisse besitzen:
- Veranlassung der Wartung und Kontrolle der medizinischen Geräte
- Einleitung von Korrekturmaßnahmen und Überwachung des QM-Systems
- Einweisung der anderen MFAs in das QM-System

Um die Kompetenzen im Aufbau der Praxis zu klären, bedient man sich eines Leitungssystems (Organigramm), wie es auch in anderen Unternehmen verwendet wird.

In Zahnarztpraxen gibt es im Prinzip zwei Leitungssysteme: das Einliniensystem und das Mehrliniensystem.

Beim Einliniensystem ist die Zuordnung klar erkennbar →Abb. 1. Die gesamte Leitung läuft über die Zahnärztin. Die Kommunikation mit den Auszubildenden übernimmt ausschließlich die ZFA 3. Die Verantwortung ist klar geregelt. Die Belastung der Vorgesetzten (z. B. ZFA 3) ist groß.

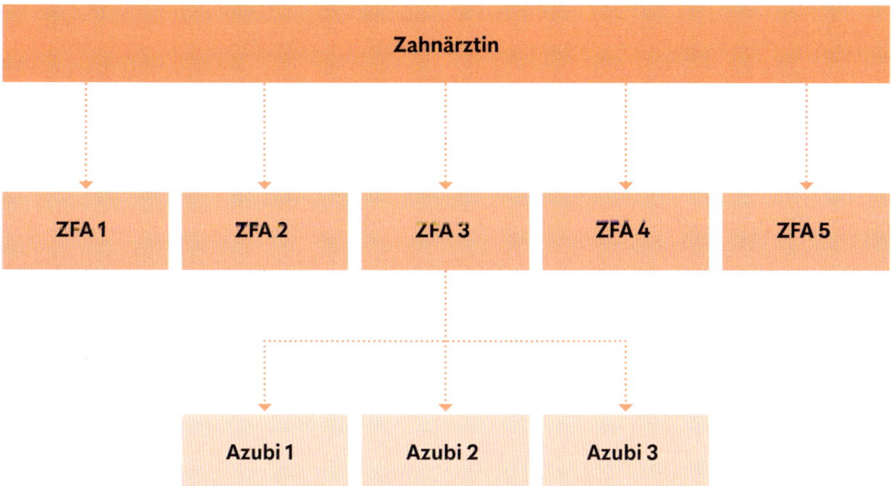

Abb. 1 Einliniensystem

Wird eine Zahnarztpraxis größer, werden die Weisungssysteme komplexer →Abb. 1. In der dargestellten Zahnarztpraxis sind bestimmte ZFAs der Behandlerin fest zugeteilt. Der Gesamteinsatz wird von der ZMV organisiert. Die Auszubildenden werden ebenfalls von der ZMV betreut. Die Gefahr von Missverständnissen ist hier größer, wenn z. B. die Aussagen von Zahnärztin und ZMV nicht harmonisieren.

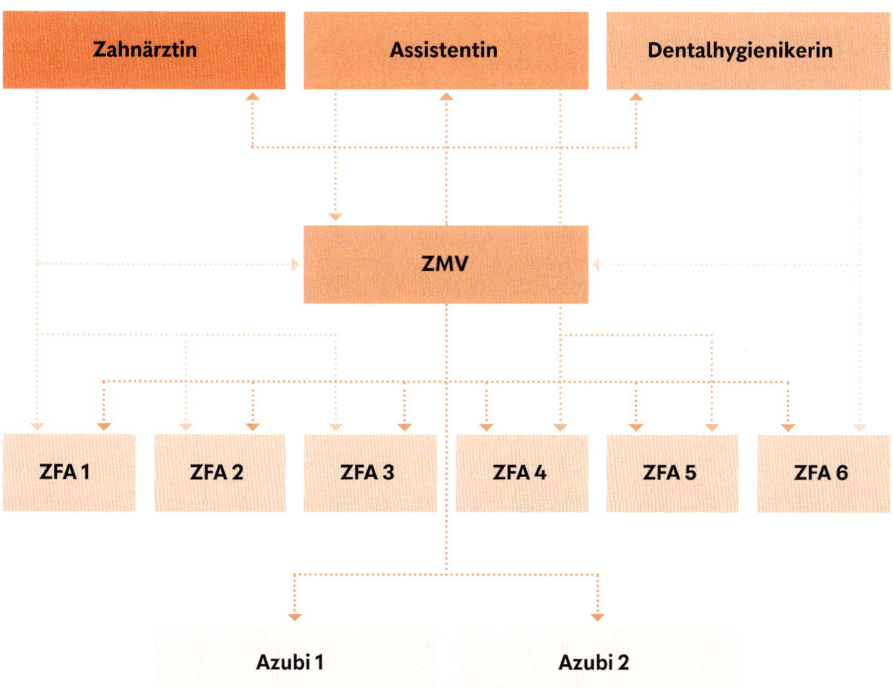

Abb. 2 Mehrliniensystem

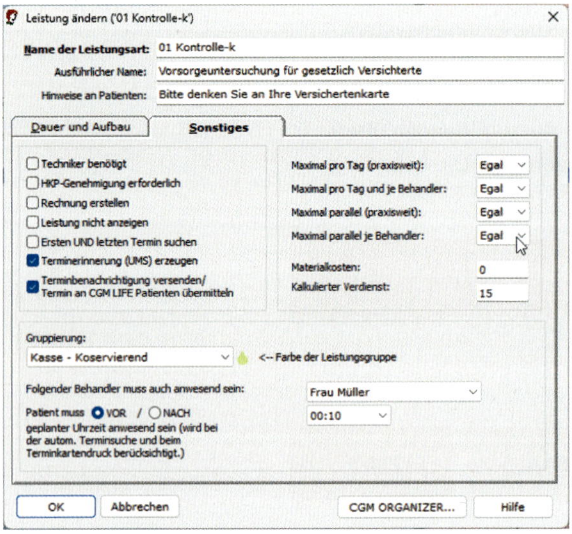

Abb. 1 Behandlerin, Dauer und ZFA für eine Behandlung

Die Ablauforganisation legt fest wie die zur effizienten Versorgung der Patientin notwendigen Tätigkeiten aufgeteilt und organisiert werden.

Hilfreich sind hier die Terminprogramme in der Zahnarztpraxis, die bereits Hinweise auf den Ablauf sowie die eingesetzten Mitarbeiterinnen geben →Abb. 1. Vorher sollte eine Ablaufplanung erstellt werden, die das gesamte Leistungsspektrum der Zahnarztpraxis erfasst →Tab. 1. Die erstellten Checklisten und auch die Terminprogramme können als erste Orientierung dienen.

Alle Terminprogramme bieten eine Übersicht über die Behandlungen in einer Zahnarztpraxis mit Vorschlägen für die Dauer der Behandlung, wer anwesend sein muss, welche Hinweise für die Patientin erfasst werden müssen und vieles mehr.

Man kann jedoch auch eine Ablaufplanung für alle Leistungen der Praxis in einer Tabelle erstellen →Tab. 1.

Art der Behandlung (BEMA-GOZ)	Dauer (min)	Behandlung konkret	Wer? Wann?	Fortsetzung der Behandlung	Vorbereitungen
Eingehende Untersuchung	15–30	Anamnese Befundaufnahme Aufklärung Recall?	Zahnärztin mit ZFA	Notwendige Behandlung? Professionelle Zahnreinigung? Folgetermine?	Aufnahme eGK Dokumentation ePA?
Individualprophylaxe/ professionelle Zahnreinigung	60	Status Hygieneunterweisung Privatleistungen	Fortgebildete ZFA, ZMF	Folgetermine?	Vereinbarung nach BMVZ §8, 7 Recall-Aufnahme
Heil- und Kostenplanung (Prothetik)	15–30	Befundung Planung Privatleistungen?	Zahnärztin mit ZFA, Technikerin	Präparation Folgetermine festlegen	Patienteninfo eHKP
Füllungen (nach Flächen und Material)	15	ein-/zweiflächig (Kunststoff, Amalgam, Zement) Kofferdam Polieren (delegierbar)	Zahnärztin mit ZFA (ZMF)	Folgetermine	Verhaltenshinweise

Tab. 1 Ablaufplanung für eine Behandlung

Merke
Der Delegationsrahmen für die Mitarbeiterinnen in der Zahnarztpraxis muss beachtet werden.

Risikomanagement

In einer Zahnarztpraxis muss zwingend ein Risikomanagement etabliert sein. Hierbei werden unter einem Risiko mögliche Bedrohungen und Gefährdungen verstanden, die mit einer gewissen Wahrscheinlichkeit eintreten und erhebliche negative Auswirkungen auf die Sicherheit und die Gesundheit von Patientinnen, Mitarbeiterinnen und das Ansehen der Zahnarztpraxis haben. Die Risiken können sich dabei z. B. in folgenden Bereichen ergeben:

- **Patientenaufnahme:** Hat sich etwas geändert seit der letzten Anamneseerhebung? Werden aufgrund der aktuellen Anamnesen alle (neuen) Risiken berücksichtigt? Es wird empfohlen, alle zwei Jahre eine vollständige neue Anamnese zu erstellen.
- **Kommunikation:** Ist die Aufgabenverteilung und Verantwortung im Team definiert? Ist die Stellvertretung organisiert? Sind fachärztliche Schnittstellen beachtet? Werden die Bedürfnisse erkannt und berücksichtigt?
- **Diagnose:** Besteht aufgrund der Diagnose ein Notfallmanagement? Das gilt beispielsweise für Marcumar-Patientinnen, die operiert werden müssen.
- **Patientenkommunikation:** Sind die Besonderheiten der Patientin (Alter, Kommunikationsfähigkeit) berücksichtigt? Werden die Patientinnen über Diagnosen und alle Risiken des Eingriffs aufgeklärt? Ist die Patientin über ihre Mitwirkungspflicht informiert?
- **Mitwirkung bei der Behandlung:** Ist das Praxispersonal ausreichend qualifiziert? Sind die gesetzlichen Vorschriften bekannt und werden sie eingehalten? Besteht eine genaue vollständige Dokumentation?
- **Nachsorge:** Ist der Recall organisiert? Kann man die Patientin z. B. telefonisch, per Fax oder E-Mail erreichen?

Anhand dieser beispielhaften Fragen sollten die wichtigsten Risiken identifiziert werden. Anschließend erfolgt die sogenannte Risikoanalyse nach folgendem Schema:

- Beschreibung der Ausgangslage
- Beschreibung des Risikos
- Auswirkungen
- Ursachen

Beispiel

Risiko lückenhafte oder fehlerhafte Anamnese – Ausgangslage

Das Durchschnittsalter der Patientinnen steigt in den letzten Jahren an. Es kommen verstärkt ältere Patientinnen in die Praxis, die auch zahlreiche Medikamente nehmen und gebrechlich sind. Herz-Kreislauf-Erkrankungen, Diabetes und weitere Krankheitsbilder erfordern eine spezifische Ausrichtung der Therapie. Hierfür ist eine genaue und zeitnahe Anamnese erforderlich. Dies muss in der Organisation der Praxis und durch eine genaue Dokumentation gewährleistet werden. Die Kommunikation mit der Patientin steht im Mittelpunkt.

Risiko

Ist die Anamnese unvollständig oder ungenau, können sich gravierende Risiken bei der Behandlung ergeben.

Auswirkungen

Es kann zu Komplikationen während der Behandlung (Blutungen) oder in der Nachsorge (Wundheilungsstörungen) kommen. Dies kann auch zu einer falschen Behandlung (Fehlprognose) führen. Daraus können sich wiederum juristische Folgen (Schadensersatzforderungen) ergeben. Letzten Endes werden der Ruf der Praxis und die Patientenzufriedenheit gefährdet.

Ursachen

Die Patientin ist nicht fähig oder nicht interessiert, an der Behandlung mitzuwirken, die Anamnese war lückenhaft oder unvollständig. Eventuell sind keine Rückfragen an die Patientin gestellt worden. Es kann sich auch um organisatorische Ursachen handeln, wenn z. B. die Anamnese nicht ausreichend dokumentiert oder ganz vergessen wurde.

Die festgestellten Risiken müssen nun bewertet werden. Hierbei wird beurteilt, wie ernsthaft ein bestimmtes Risiko für die Patientensicherheit und für die Zahnarztpraxis ist. Dabei werden die Häufigkeit des Auftretens und die möglichen Auswirkungen in Stufen eingeteilt →Tab. 1, →Tab. 2.

Stufe	Beschreibung
häufig	einmal pro Monat
möglich	einmal pro Quartal
selten	einmal pro Jahr
sehr selten	einmal in drei Jahren
unwahrscheinlich	weniger als einmal in drei Jahren

Tab. 1 Häufigkeit von Risiken

Stufe	Beschreibung
unbedeutend	schlechter Verlauf mit kaum spürbaren Folgen
gering	Reklamation und Unzufriedenheit
spürbar	Mehrkosten durch fehlerhafte Behandlung, Schädigung ist begrenzt
kritisch	leichter, dauernder Gesundheitsschaden, Versicherungsfall, Rufschädigung
katastrophal	schwerer, dauernder Gesundheitsschaden, Haftpflichtfall, schwere Rufschädigung der Praxis

Tab. 2 Auswirkung von Risiken

Anhand der Häufigkeits- und Auswirkungsstufen kann man eine Risikomatrix erstellen. Dabei bedeutet die rote Farbe, dass ein so bewertetes Risiko vermindert werden muss, sodass es in den gelben oder grünen Bereich gelangt →Abb. 1.
Bei einem angenommenen Risiko 1 kann dieses durch geeignete Maßnahmen entweder in den Auswirkungen minimiert (spürbar) oder in der Häufigkeit minimiert (sehr selten) werden.

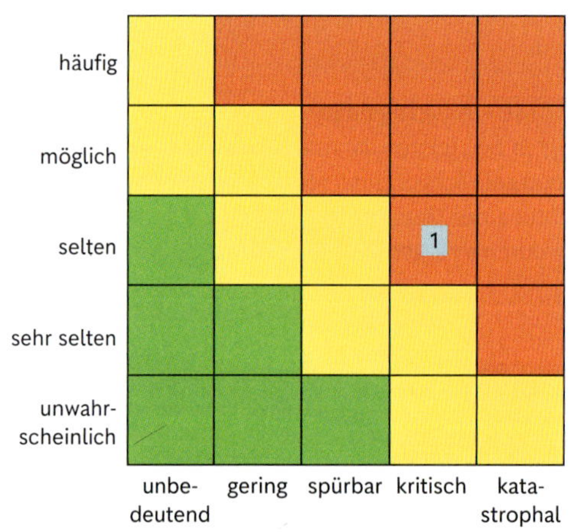

Abb. 1 Risikomatrix

Die Maßnahmen, die eine Praxis ergreift, müssen dabei unbedingt dokumentiert und überwacht werden. So wird ein Risikoprofil für die Praxis erstellt und das Qualitätsmanagement der Praxis ergänzt.

Fehlermanagement

Neben dem Risikomanagement muss auch ein Fehlermanagement in den Zahnarztpraxen vorhanden sein. Hier wird festgelegt, wie man mit Fehlern oder „Beinahe-Fehlern" umgeht. Dabei gilt: Der beste Fehler ist der, den man erkannt hat und der deswegen nicht auftritt. Fehler können in der Behandlung, in organisatorischen Abläufen, in der Qualifikation des Praxisteams, in der Kommunikation im Team, aber auch in der Kommunikation mit den Patientinnen auftreten.

Beim Fehlermanagement sollte es sich um ein einfaches System handeln, dass alle Mitarbeiterinnen verstehen. Wichtig ist, dass es jeder Mitarbeiterin möglich ist, Fehler ohne Angst vor Konsequenzen zu benennen, notfalls anonymisiert in einem „Beschwerdekasten" in der Praxis. Wünschenswert wäre eine offene Diskussion in einer Teambesprechung, in der ein vertraulicher Umgang zugesichert wird und ein Feedback gegeben werden kann. Über alle Fehler(möglichkeiten) sollte gesprochen werden und eine Auswertung und Dokumentation erfolgen. Eventuell müssen z. B. Checklisten geändert werden und eine Berücksichtigung im Risikomanagement erfolgen.

Eine rechtzeitige offene Kommunikation mit der Patientin im Falle eines Behandlungsfehlers kann zu einer Reduzierung der Schadensersatzprozesse führen.
Für den Umgang mit der Aufdeckung eines Fehlers in der Praxis kann man ähnlich vorgehen wie bei der Beschwerde einer Patientin. Wichtig ist, dass keine Schuldzuweisung erfolgt.

Beschwerdemanagement
→S. 297

Beispiel

Fehlerbehandlung bei einer Medizinprodukteaufbereitung
Wurden bei der Medizinprodukteaufbereitung, d. h. während Transport, Reinigung, Desinfektion, Sterilisation oder Lagerung eines Medizinproduktes, Abweichungen von dem korrekten Prozessablauf festgestellt, ist das Medizinprodukt nach Behebung des Fehlers einem erneuten Prozessdurchlauf zu unterziehen.

Praxis Dr. G. Lucky		Fehlerdokumentation			Datum 07.01.2023
ggf. Charge	Aufbereitungsschritt/ Gerät	Vorfall, Fehler, Ereignis	Ursache	Maßnahme	zuständig
	Steri Siemens P45	*rote Kontrollleuchte brennt ununterbrochen*	*Sensor defekt?*	*Techniker verständigen*	*Martina*

Abb. 1 Formular zur Fehlerdokumentation

Entsprechende Formulare dienen der Dokumentation aufgetretener Fehler, der Analyse des aufgetretenen Fehlers und der Dokumentation der Maßnahme zur Fehlerbeseitigung →Abb. 1.

Arzneimitteltherapiesicherheit, Schmerzmanagement, Sturzprophylaxe

Durch die Qualitätsmanagement-Richtlinie von 2016 sind drei Punkte hinzugekommen:

- **Arzneimitteltherapiesicherheit:** Dies umfasst Maßnahmen für einen optimalen Medikationsprozess.
- **Schmerzmanagement:** Bei Patientinnen mit bestehenden oder zu erwartenden Schmerzen sollen die Erfassung und Therapie der Schmerzen erfolgen, um ihrem Entstehen vorzubeugen, sie zu reduzieren oder zu beseitigen.
- **Sturzprophylaxe:** Sie hat zum Ziel, Stürzen vorzubeugen und Sturzfolgen zu minimieren.

Notfallmanagement

Um die Sicherheit von Mitarbeiterinnen und Patientinnen zu gewähren, sind klare Notfallregelungen aufzustellen. Das Erkennen eines solchen und die Versorgung in einem Notfall sowie regelmäßige Kurzschulungen des Praxisteams sollten durchgeführt und dokumentiert werden.

Hygienemanagement

RKI
Robert Koch-Institut

BfArM
Bundesinstitut für Arzneimittel und Medizinprodukte

Die Hygiene ist in zahlreichen Verordnungen und Gesetzen für die Zahnarztpraxis geregelt, so gibt es z. B. die Empfehlungen der Arbeitsgruppe Medizinprodukte (AGMP), die Biostoffverordnung (BioStoffV), die RKI- und BfArM-Richtlinien sowie die Empfehlungen der Kommission Krankenhaushygiene und Infektionsprävention (KRINKO). Alle diese Vorschriften finden sich im Hygieneplan, der in jeder Zahnarztpraxis vorhanden sein muss.

Diagnose und Behandlungsprozesse

IP
Individualprophylaxe

FU
Früherkennungsuntersuchung

ZE
Zahnersatz

KFO
Kieferorthopädie

Die Diagnose und Behandlung muss am aktuellen Stand der Wissenschaft ausgerichtet sein. Man geht davon aus, dass die Behandlung nach den gesetzlichen und vertraglichen Rahmenbedingungen erfolgt. Dies sind vor allem
- die allgemeinen Behandlungsrichtlinien, IP-Richtlinien, FU-Richtlinien, ZE-Richtlinien, Festzuschuss-Richtlinien, KFO-Richtlinien, Überkappungsrichtlinien,
- der Bundesmantelvertrag BMV-Z,
- die Beschlüsse des GBA (Gemeinsamer Bundesausschuss),
- die Röntgenverordnung,
- die Vorgaben zum Datenschutz,
- die Vorgaben zur Einhaltung der Hygienemaßnahmen für Zahnarztpraxen.

Die aktuellen Erkenntnisse können durch die Lektüre von Fachzeitschriften und den Besuch von Fortbildungsveranstaltungen erworben werden, wofür ein Punktesystem besteht. Es werden zahlreiche Fortbildungen von den Landeszahnärztekammern, den KZV oder Fachgesellschaften angeboten.

Ebenfalls gehört hierzu die Koordinierung zahnärztlicher und zahntechnischer Maßnahmen. Die Kommunikation zwischen Zahnärztin und Zahntechnikerin bezüglich allgemeiner Absprachen, grundsätzlicher Anforderungen und Wünsche muss zur optimalen Behandlung der Patientin gewährleistet sein.

Mitarbeiterorientierung

Zur Mitarbeiterorientierung gehören neben der Fort- und Weiterbildung des Teams auch die Maßnahmen zum Arbeits- und Gesundheitsschutz und die Personalführung. Um die interne Kommunikation in der Praxis zu gestalten und zu steuern, sind Teambesprechungen für die Mitarbeiterorientierung unerlässlich. Dies gilt umso mehr, wenn neue Praxisziele entwickelt oder bestehende Ziele weiterentwickelt werden müssen.

Führungsstile →S. 60

Die Personalführung versucht als Führungsinstrument, das Verhalten der Mitarbeiterinnen in Hinblick auf die Praxisziele zu steuern. Zahnarztpraxen sind mit Klein- oder mittleren Betrieben zu vergleichen, die häufig durch die Persönlichkeit und den Führungsstil der Inhaberin (Zahnärztin) geprägt sind. Der Einfluss von Mitarbeiterinnen auf betriebliche Entscheidungen kann daher sehr unterschiedlich sein.

Teambesprechungen bieten sich schon für die Entwicklung der Praxisziele an, um diese Ziele gemeinsam zu entwickeln und fortzuschreiben. Auch Checklisten und Prozessbeschreibungen können so gemeinsam erstellt und festgelegt werden.

Teambesprechungen sind ein wichtiges Instrument im QM-System, um sich über wichtige Informationen gegenseitig auszutauschen.

Die Gemeinschaft, den Kontakt und die Kommunikation unter allen Teammitgliedern zu pflegen, ist daher eine wichtige Voraussetzung für ein erfolgreiches Marketing. In Zahnarztpraxen bieten sich hierzu Kurz- und Teambesprechungen an:
- **Kurzbesprechungen** (Briefing = Lagebesprechung) sollten täglich zu Beginn der Behandlung stattfinden, um z. B. Probleme oder Engpässe zu erläutern (Dauer: 5 bis 10 Minuten).
- **Teambesprechungen** sollten wöchentlich (oder 14-tägig) regelmäßig stattfinden (Dauer: 30 bis 60 Minuten).

Hierzu sind einige Regeln hinsichtlich Themenwahl, Leitung, Ort und Zeit sowie der Ergebnisse zu beachten.

Themen von Teambesprechungen können sein:
- Planung der nächsten Woche (z. B. Kommt der Kindergarten? Wie soll das arrangiert werden?)
- Urlaubsplanung der Praxis
- Neuanschaffungen
- in der Praxis ermittelte Schwachstellen (z. B. eine Patientin hat sich über vergessenen Rückruf, dauerndes Telefonklingeln beschwert)
- fachliche Informationen (z. B. Röntgenbelehrung, Notfalltraining, Datensicherung am Computer, Absaugtechnik, Referat über KZV/BZK-Rundschreiben)
- bestimmte Situationen können geübt werden (Rollenspiele, z. B. die schwierige Patientin)
- Vorstellung neuer Mitglieder des Teams (z. B. der Auszubildenden)
- Konflikte können dargestellt werden (z. B. die Schule hat die Praxis benachrichtigt, dass die Auszubildende zweimal unentschuldigt gefehlt hat)
- Neuentwicklung von Formularen und Checklisten (Vorschläge der Mitarbeiterinnen)

Wenn Probleme gelöst werden sollen, hat sich ein sogenanntes Brainstorming als hilfreich erwiesen: Jede darf innerhalb einer gewissen Zeit alles sagen, was ihr zu diesem Thema einfällt. Die Beiträge werden notiert, z. B. auf einem Flipchart oder einer Tafel, damit sie alle sehen können. Dies muss ohne jegliche Bewertung geschehen. Erst anschließend werden die Beiträge sortiert und eine Lösung erarbeitet.

Die **Leitung** der Besprechungen kann jedes Mal von jemand anderem übernommen werden. Die Leiterin sammelt die Themen, übernimmt die Einladung (evtl. über ein Schwarzes Brett), führt die Diskussion (Reihenfolge der Meldungen, Regeln zum Gesprächsverhalten), fasst Diskussionsbeiträge noch einmal zusammen und achtet auf die Protokollführung und Einhaltung der Zeit.

Als Teil der Praxisarbeit findet die Besprechung in der **Arbeitszeit** statt. Hin und wieder lässt sich vielleicht auch einmal eine Besprechung mit anschließendem Abendessen des Teams kombinieren. Als **Besprechungsort** kommen z. B. der Sozialraum der Praxis oder das Wartezimmer infrage.

Die Besprechung sollte möglichst in Zeiten großer (Leistungsbereitschaft liegen z. B. morgens vor der Sprechstunde). Die Zeit sollte von vornherein begrenzt werden (etwa 60 Minuten).

Die besprochenen Themen sowie die **Ergebnisse** sollten unbedingt in einem Protokoll schriftlich festgehalten werden. Die Protokolle werden archiviert und können bei Bedarf wieder eingesehen werden (Checkliste). Auch die Protokollführerin sollte regelmäßig wechseln (z. B. in alphabetischer Reihenfolge).

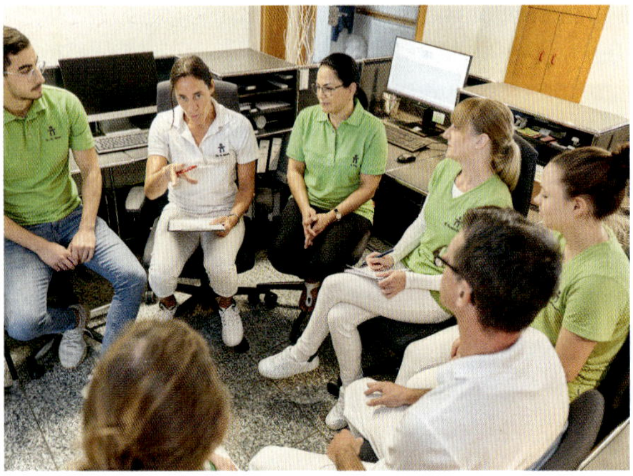

Abb. 1 Teambesprechung in der Zahnarztpraxis

Regeln zum Gesprächsverhalten →Abb. 1:
- Die gegenseitige Wertschätzung der Teammitglieder ist Voraussetzung für ein konstruktives Gespräch und trägt zu einem vertrauensvollen Gesprächsklima bei.
- Die Ziele des Gesprächs müssen offengelegt werden.
- Ich-Botschaften sind zu bevorzugen. Statt: „Es wäre gut …“, besser: „Ich würde es bevorzugen …“
- Versuchen Sie, sich in den anderen hineinzuversetzen.
- Gegebenenfalls Rückfragen oder Verständnisfragen stellen.
- „Killerphrasen“ (z. B. „So ein Mist“, „Quatsch“) vermeiden, da diese ein Gespräch beenden.

Werden diese Regeln beachtet, führt die Team- bzw. Mitarbeiterbesprechung
- zur besseren Kontaktpflege,
- zu Lerneffekten (jede kann von jeder lernen),
- zu Informationen (statt Gerüchten),
- zur Identifikation mit den neuen Regeln und der Praxis,
- zu Problemlösungen

und damit zu einem Praxisteam, das sich im Markt behaupten kann.

Für eine gute Mitarbeiterorientierung dient auch beispielsweise ein Fragenbogen, auf dem folgende Fragen stehen:
- Wo sehen Sie sich in 3 Jahren in dieser Praxis?
- Wie zufrieden sind Sie mit Ihrer Position?
- Denken Sie, dass Ihre Aufgaben Ihren Stärken entsprechen?
- Streben Sie eine andere Position/Aufgabe an?
- Welche Maßnahmen wären für Sie und die Praxis wichtig?

Patientenorientierung

Patientinnen sind über alle Behandlungsmaßnahmen umfassend aufzuklären. Dazu gehören präventive, diagnostische und therapeutische Maßnahmen sowie die Risiken und die damit auf sie zukommenden Kosten. Ebenfalls muss auf Behandlungsalternativen hingewiesen werden. Die Patientinnen sollen an den Entscheidungen bewusst mitwirken. Dabei muss ihnen bewusst werden, dass sie auch selbst Verantwortung in ihrer Behandlung tragen und so an der Behandlung mitwirken.
Um die Zufriedenheit zu ermitteln, bieten sich Patientenfragebögen an, die gleichzeitig die „Qualität“ der Praxis messen →Abb. 1, S. 295.

Liebe Patientin, lieber Patient,
wir wollen Ihnen Ihre Behandlung bei uns so angenehm wie möglich gestalten und gleichzeitig hohe zahnmedizinische Qualität anbieten. Deshalb möchten wir von Ihnen wissen, wie Sie mit uns zufrieden sind und was wir tun können, um Sie zukünftig noch besser betreuen und behandeln zu können. Wir bitten Sie, uns dabei behilflich zu sein und diesen Fragebogen ehrlich auszufüllen. Sie helfen uns dabei, unsere Behandlungsqualität zu verbessern.

Bitte ankreuzen:

1 = stimmt voll und ganz
2 = stimmt im Wesentlichen
3 = na ja, mittelmäßig
4 = trifft weniger zu
5 = stimmt überhaupt nicht

🙂 = ist für mich wichtig
😐 = ist für mich nicht so wichtig

Sie können den Bogen natürlich anonym abgeben.

Vielen Dank für Ihre Mitarbeit!

	1	2	3	4	5	🙂	😐
Ich bin mit der Betreuung in der Praxis zufrieden.							
Die Praxiszeiten entsprechen meinen Wünschen.							
Ich bekomme schnell einen Termin.							
Meine Wartezeit beträgt selten mehr als 10 Minuten.							
Die Praxis liegt für mich gut erreichbar.							
Ich bin über das Leistungsangebot der Praxis gut informiert.							
Eventuelle Wartezeiten werden von der Praxis gut gemanagt.							
Meine Kinder sind hier gut aufgehoben und betreut.							
Das Klima in der Praxis empfinde ich als ruhig, Angst abbauend und ausgesprochen freundlich.							
Ich werde telefonisch und persönlich zuvorkommend und verständnisvoll betreut.							
Alle Mitarbeiter sind freundlich, geduldig und einfühlsam.							
Mein Behandler widmet mir genügend Zeit.							
Mein Behandler ist fachlich kompetent, freundlich und um meine Zahngesundheit bemüht.							
Ich wurde über meinen Zahnzustand und verschiedene Behandlungsmöglichkeiten informiert.							
Ich empfinde die Qualität der zahnmedizinischen Betreuung als überdurchschnittlich.							
Die Praxis wirkt immer aufgeräumt und hygienisch sauber.							
Die Mundhygiene/Prophylaxebehandlung wird professionell und freundlich durchgeführt.							
Für die regelmäßigen Aufforderungen zur Mundhygiene (Recall) bin ich dankbar.							
Ich empfehle die Praxis gerne weiter.							
Für mehr Service und Leistung zahle ich gerne auch aus meiner Tasche zu.							
Die Rechnungen der zahnmedizinischen Behandlung verstehe ich.							
Ich empfinde die Rechnungsbeträge als angemessen.							

Was Sie uns immer schon einmal sagen wollten:

Abb. 1 **Patientenfragebogen**

Praxisklima

Das Betriebs- oder Praxisklima kann man mit dem Wetter vergleichen. Wenn das Praxisklima stimmt, können einzelne Unwetter es nicht beeinträchtigen. Das Praxisklima kann man spüren. Es gibt eindeutige Hinweise auf ein gutes oder schlechtes Praxisklima.
Vielfach wird die Atmosphäre einer Praxis von den dort Beschäftigten gar nicht mehr wahrgenommen, sie sind „praxisblind" geworden. Patientinnen spüren das Klima in der Praxis hingegen meist sehr schnell. Ein gutes Praxisklima hat in der Regel entscheidenden Anteil an der Patientinnenzufriedenheit.

Der Umgang mit den Kolleginnen ist ein wichtiger Faktor in der Bestimmung des Klimas. Dabei macht der Ton die Musik. Hilfsbereitschaft und ein aktiver Informationsfluss beeinflussen das Praxisklima besonders positiv.

Für ein gutes Betriebsklima ist auch das **Umfeld** wichtig. Sind die Räume und Einrichtungen kalt und unpersönlich, ist es schwierig, ein gutes Praxisklima aufzubauen. Mit Licht und Pflanzen können Räume persönlicher ausgestattet werden. Auch die Arbeitsplätze, die nicht unmittelbar von Patientinnen eingesehen werden können, sollten sauber und aufgeräumt sein.

Weil das Klima häufig kaum noch wahrgenommen wird, ist es sinnvoll, neu hinzugekommene Patientinnen, nachdem sie einige Zeit in Behandlung waren, zu befragen →Abb. 1.

- Wie war der erste Eindruck der Praxis?
- Welche Person lieferte den ersten Praxiseindruck?
- Wie beurteilen Sie die Umgangsformen des Praxisteams?
- Was fiel Ihnen dabei besonders auf (z. B. Sprechweise, Kleidung, Gestik)?
- Hatten Sie lange Wartezeiten?
- Werden Sie vom gesamten Team oder nur vom Zahnarzt behandelt?
- Wie gefallen Ihnen die Praxisräume (z. B. Farbe, Ausstattung)?
- Charakterisieren Sie das Arbeitsklima (Umgangston der Angestellten untereinander, zur „Erstkraft", zum Chef).
- Wie beurteilen Sie die technische Ausstattung der Praxis (z. B. Behandlungsstühle, Röntgengeräte)?
- Haben Sie die gegebenen Informationen verstanden?
- Wenn „nein", was waren die Gründe?
- Ist Ihre Behandlung arbeitstechnisch einwandfrei?
- Wie beurteilen Sie die Arbeitstechnik des Teams?
- Gehen Sie gerne in die Praxis (nicht nur zum Zahnarzt!)?
- Wie hat sich Ihre Angst vor dem Zahnarztbesuch (falls vorhanden) während der Behandlung entwickelt?
- Fühlen Sie sich als Patient verstanden?
- Beschreiben Sie die Atmosphäre in der Praxis.

Abb. 1 Fragen zum Praxisklima

Wenn die Patientin die Atmosphäre der Praxis als fröhlich und entspannt kennengelernt hat und mit dem Ergebnis der Behandlung zufrieden ist, wird sie die meisten Fragen positiv beantworten. Dies bedeutet einerseits, dass sich die Patientin in der Praxis kompetent und professionell versorgt und gut aufgehoben fühlt, und andererseits, dass das Praxisteam gut gearbeitet hat.

Beschwerdemanagement

Jede Beschwerde einer Patientin muss als kostenlose Praxisberatung angesehen werden. Auf jeden Fall sollte ein Beschwerde- und Informationsprotokoll geführt werden, was in einer Teambesprechung verwendet werden kann. Folgendes sollte daraus hervorgehen:

- Was ist Gegenstand der Beschwerde?
- Wer hat sich beschwert?
- Wer hat die Beschwerde entgegengenommen?
- Wann wurde die Beschwerde entgegengenommen?
- Welche Maßnahmen werden getroffen oder müssen getroffen werden?
- Wie zufrieden ist die Patientin?

Anhand einer Prozessanweisung für den Umgang mit Patientenbeschwerden, die auch für „interne Fehlermeldungen“ verwendet werden kann, lassen sich Beschwerden strukturiert bearbeiten →Abb. 1.

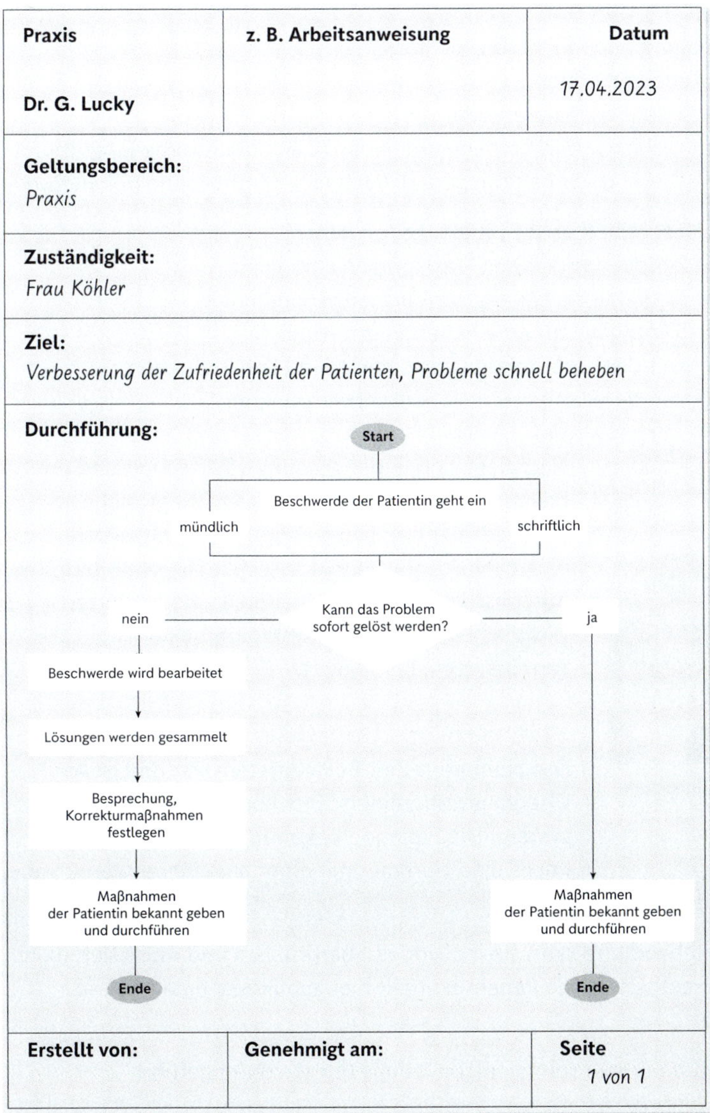

Praxis Dr. G. Lucky	z. B. Arbeitsanweisung	Datum *17.04.2023*
Geltungsbereich: *Praxis*		
Zuständigkeit: *Frau Köhler*		
Ziel: *Verbesserung der Zufriedenheit der Patienten, Probleme schnell beheben*		
Durchführung:		
Erstellt von:	**Genehmigt am:**	**Seite** *1 von 1*

Abb. 1 Praxisanweisung Beschwerdemanagement

5.2.3 Terminsysteme

Ein sehr wichtiger Bereich der Patientenorientierung sind die Terminsysteme in den Praxen, weshalb darauf näher eingegangen wird. Wie sind die Öffnungszeiten der Praxis? Wie ist die Erreichbarkeit? Wann kann ich einen adäquaten Termin für mich bekommen? Dies sind Fragen, die über die Qualität der Praxis aus Patientensicht mit entscheidend sind.

Sprechstundensystem

Das älteste in der ärztlichen und zahnärztlichen Behandlung bekannte Bestellsystem ist das Sprechstundensystem („Der Nächste bitte"). Nach der Reihenfolge ihres Eintreffens in der Praxis werden die Patientinnen behandelt →Abb. 1.

Für die Patientin hat dieses System den Vorteil, dass sie nicht über Wochen hinaus auf einen Termin warten muss.

Es erscheinen jedoch Patientinnen mit unterschiedlichen Bedürfnissen, z. B. Patientinnen.

- deren Behandlung noch nicht abgeschlossen ist,
- die starke Schmerzen haben,
- die noch nie in der Praxis waren oder
- die unter unterschiedlichen Krankheiten leiden (z. B. chirurgische Eingriffe folgen auf konservierende Behandlungen, danach eine prothetische Behandlung).

Als gravierende Nachteile dieses Systems gelten daher:

- keine genaue Zeitplanung für das Praxispersonal möglich
- keine Zeit für die Patientin (Zwang zur Kurzzeitbehandlung)
- es sind viele „Sitzungen" für eine Patientin erforderlich
- keine Möglichkeit der Vorbereitung von schwierigen Behandlungen
- keine Möglichkeit der Planung von Arbeitsschwerpunkten

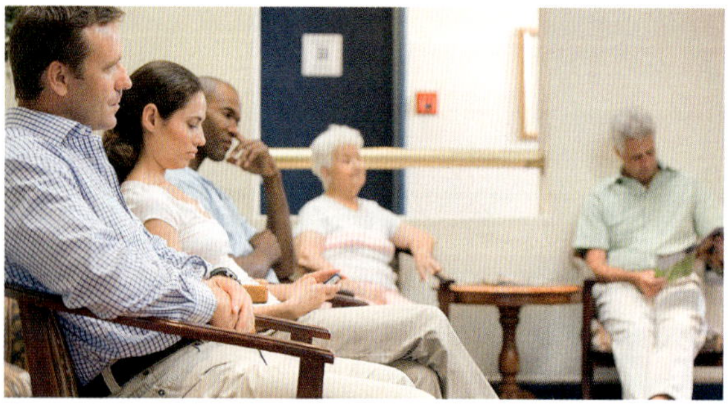

Abb. 1 Lange Wartezeiten sind ein Stressfaktor für Patientinnen und Mitarbeiterinnen.

Nachdem sich in der gesamten Wirtschaft und im Privatleben das Zeitmanagement immer mehr durchgesetzt hat, gibt es nur noch wenige Arzt- und Zahnarztpraxen, die ausschließlich mit dem Sprechstundensystem arbeiten. In vielen Praxen wird das Sprechstundensystem mit einem Terminsystem kombiniert.

Nummern-Zeit-Bestellsystem

Das Nummern-Zeit-Bestellsystem war und ist ein Übergang vom reinen Sprechstunden- zum Terminsystem. Die Patientin bekommt bei Eintreffen in der Praxis eine Nummer mit einer ungefähren Zeitangabe, wann sie behandelt wird.

Die Zeit bis zur Behandlung kann sie individuell überbrücken und muss sich nicht im Wartezimmer aufhalten. Die Patientin erhält hier zumindest eine gewisse „Zeitsouveränität".

Dieses System wird nur von sehr wenigen Zahnärztinnen durchgeführt.

Terminsystem

Bei einem Terminsystem werden mit der Patientin ein oder mehrere Behandlungstermine vereinbart. Ziel dabei ist die Organisation eines gesteuerten Patientenaufkommens, d. h. eine gleichmäßige und gezielte Arbeitsauslastung der Behandlerin und des Praxispersonals.

Behandlungsfreie Zeiten verursachen Kosten (z. B. Personalkosten, Miete, nicht ausgelastete Geräte), die sich negativ auf die wirtschaftliche Situation der Praxis auswirken. Wird die Behandlungszeit jedoch zu knapp bemessen, gerät das Praxisteam unter Druck.
Dies hat häufig Hektik und Mehrarbeit für alle sowie eine hohe Mitarbeiterfluktuation zur Folge. Ein funktionierendes Terminsystem ist zudem ein wichtiger Faktor für die Patientenzufriedenheit.

Ein Terminsystem erfordert daher, dass die gesamte Behandlung einer Patientin und damit die Arbeitszeit des Praxispersonals im Voraus geplant wird.

Um ein solches Terminsystem einzuführen oder durchzuführen, sind verschiedene Voraussetzungen zu beachten:
- Praxisteam und Praxisausstattung
- Behandlungszeiten
- Mitwirkung des Personals
- „Erziehung“ der Patientinnen
- konsequente Verfolgung
- flexible Planung
- psychologische Aspekte
- Organisationshilfsmittel

Praxisteam und Praxisausstattung Die Berücksichtigung der Zusammensetzung des Praxisteams und der Ausstattung der Zahnarztpraxis sind Grundlage jeder Terminplanung.

Hierzu müssen folgende Fragen geklärt werden:
- Wie viele Behandlerinnen, fortgebildete Zahnmedizinische Fachangestellte, Prophylaxeassistentinnen, Zahnmedizinische Verwaltungsassistentinnen, Zahnmedizinische Fachangestellte, auszubildende Zahnmedizinische Fachangestellte, Zahntechnikerinnen usw. arbeiten in der Zahnarztpraxis?
- Welche und wie viele Räume stehen zur Verfügung?
- Ist ein Eigenlabor angegliedert?

Behandlungszeiten Voraussetzung für eine effektive Terminplanung ist eine Einschätzung der voraussichtlichen Behandlungsdauer. Dazu ist es erforderlich, dass die Patientin bereits bei der Terminvergabe Angaben über ihre Beschwerden und Behandlungswünsche macht.

Die voraussichtlich benötigte Behandlungszeit für einzelne Behandlungseinheiten sollte von der Behandlerin immer individuell vorgegeben werden.

Viele Praxen arbeiten mit einem 15-minütigen Raster. Dies soll natürlich nicht bedeuten, dass es nur 15-Minuten-Behandlungen gibt. Es gibt selbstverständlich auch die sogenannten K-Termine (Kurztermine), wie beispielsweise Druckstellenbeseitigungen und Nachbehandlungen oder zweistündige Präparationstermine.

Jede Zahnarztpraxis sollte ihre individuellen Zeitgruppen (manchmal auch als E = Einheit bezeichnet) finden. Voraussetzung zur Entwicklung praxisindividueller Zeitgruppen ist, dass Zeitplanabweichungen notiert werden.
Ebenfalls sollte festgehalten werden, warum die Abweichung vom Plan erfolgte.

Ein perfektes System der Steuerung von Behandlungszeiten ist aufgrund individueller Patientenbedingungen und -wünsche nicht möglich. Deshalb sollte jedes noch so genau geplante Terminsystem auch flexibel zu handhaben sein.

Mitwirkung des Personals Nachdem die Dauer der Arbeitszeit in der gesamten Wirtschaft immer mehr in die Verfügung der Arbeitnehmerin gestellt wird, erfordert dies auch in Zahnarztpraxen flexible Behandlungs- und Zeitplanungen. Diese sind jedoch nur mit einer Beteiligung des gesamten Praxisteams umzusetzen.

Die Mitarbeiterinnen müssen regelmäßig bei der Planung mitwirken und Verbesserungsvorschläge während der Teambesprechungen einbringen können. Gleichzeitig muss die Bereitschaft vorhanden sein, einander bei Besprechungen zuzuhören, Schwachstellen aufzudecken und in der neuen Planung zu korrigieren. Nur so kann sich in einer Zahnarztpraxis ein individuelles Terminsystem entwickeln.

„Erziehung" der Patientinnen Viele, vor allem ältere Patientinnen, kennen eine konsequente Terminpraxis bei Zahnärztinnen noch nicht. Schon bei der ersten Anmeldung sollte daher auf das Terminsystem der Praxis hingewiesen werden. Terminkarten für die Patientinnen sind ein wichtiges Hilfsmittel zur Umsetzung des Bestellsystems.

Terminkarten →S. 303

Kommt eine Patientin immer wieder zu spät, muss sie auf ihr Verhalten aufmerksam gemacht werden. Notfalls sollte man ihr einen neuen Termin geben oder sie auch einmal länger warten lassen. Versäumen Patientinnen häufig einen längeren Termin ohne Entschuldigung, bietet sich eine Vereinbarung über die Bezahlung des „Praxisleerlaufs" an (Vereinbarung über Ausfallgebühren).
Patientinnen, die pünktlich sind, möchten dies auch gewürdigt wissen. Dies kann am besten durch eine sofortige Behandlung geschehen, aber auch durch einen entsprechenden lobenden Hinweis.

Ausfallgebühren →S. 302

Konsequente Anwendung Ist ein Terminsystem eingeführt, muss es von der Praxis konsequent verfolgt werden. Außer Schmerz- und Notfällen darf es keine „Querläufer" geben. Hieran muss sich natürlich auch die Behandlerin halten.

Gelingt es einer Patientin, sich durch Tricks in die vorzeitige Behandlung zu schmuggeln, fällt das gesamte System. Es hat sich hierbei als vorteilhaft erwiesen, dass das Terminsystem von einer Mitarbeiterin verwaltet wird. Teilen sich zwei Mitarbeiterinnen diesen Arbeitsplatz, ist eine exakte Absprache notwendig. Sehr schnell spielen Patientinnen Mitarbeiterinnen gegeneinander aus (z. B.: „Bei Ihrer Kollegin bekomme ich meinen Termin aber immer früher!").

Diese Konsequenz darf auch nicht an der Unpünktlichkeit des Praxisteams scheitern. Wird mit der Patientin ein Termin um 8:30 Uhr vereinbart, können weder Behandlerin noch Mitarbeiterin erst um diese Uhrzeit in der Praxis erscheinen. Das Praxisteam sollte mindestens einen Vorlauf von 15–30 Minuten vor der ersten Patientin haben. Konsequenz heißt auch, dass die Mitarbeiterinnen die Behandlerin auf ein Zeitminus aufmerksam machen können und dürfen. Dies kann wortlos durch gelbe und rote Karten geschehen (Symbole während der Behandlung).

Symbole →S. 303

Flexible Planung Jede Behandlungsplanung muss flexibel sein. Schmerz- und Notfälle müssen in ein Bestellsystem integriert werden können. Das Gleiche gilt für nicht vorgemerkte Patientinnen (sogenannte Spontanpatientinnen). Ebenso muss es möglich sein, dass eine neue Patientin innerhalb eines überschaubaren zeitlichen Rahmens einen Termin erhält. Manchmal hört man Zahnmedizinische Fachangestellte sagen, dass im nächsten halben Jahr kein Termin mehr frei sei.

Damit soll der Stellenwert ihrer Praxis unterstrichen werden. Bei genauerem Hinsehen entpuppt sich das Ganze meist als starres Terminsystem, wobei die neuen Patientinnen dann angehängt werden.

Psychologische Aspekte Der erste Kontakt mit der Zahnarztpraxis läuft in der Regel über die zahnmedizinische Fachangestellte. Ihr Äußeres, ihre Kleidung und ihre Sprechweise repräsentiert für die Patientin in diesem Augenblick die Praxis. Mit der Behandlerin kommen die meisten Patientinnen erst viel später in Kontakt. Deshalb ist es wichtig, dass sich die Zahnmedizinische Fachangestellte, die die Termine vergibt, als Repräsentantin der Praxis versteht. Sie „verkauft" der Patientin eine Eintrittskarte mit einem „Exklusivtermin".
Auch unangemeldete Patientinnen dürfen nicht als „Störer" des Terminsystems empfangen werden.

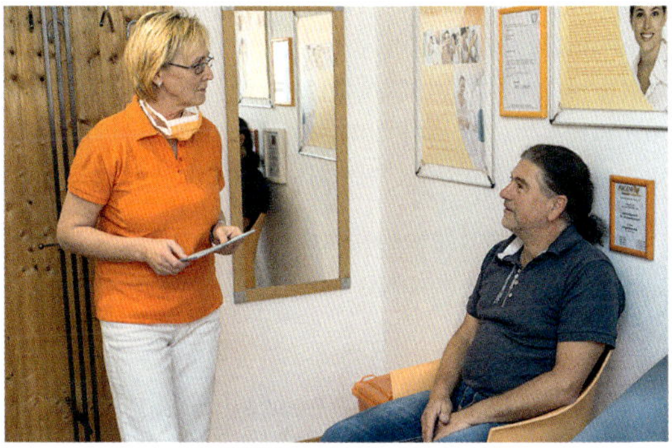

Abb. 1 Ein wartender Patient wird zur Behandlung geholt.

Jederzeit sollten die Patientinnen das Gefühl haben, dass das Praxisteam Zeitkompetenz hat. Das heißt, eine Zahnmedizinische Fachangestellte weiß,

- dass eine Patientin pünktlich erschienen ist und bereits wartet →Abb. 1,
- dass eine Patientin unpünktlich war und ihr dies auch zu verstehen gegeben wird (siehe „Erziehung" der Patientinnen),
- wie lange eine Behandlung noch andauert. Notfalls gibt sie einer wartenden Patientin einen Zwischenstand oder klärt sie über die unvermeidliche Wartezeit (einen dringenden Schmerzfall) auf. Auf keinen Fall darf der Patientin der Eindruck entstehen, dass sie vergessen worden ist.

Entwicklung im Arzt- und Facharztbereich Wegen zahlreicher Beschwerden von Patientinnen darüber, dass sie keine Termine bei der Fachärztin bekommen oder zu lange auf einen Termin warten müssen, sind im Facharzt- und Psychotherapeutenbereich sogenannte Terminservicestellen nach dem Terminservice- und Versorgungsgesetz eingerichtet worden. Damit soll erreicht werden, dass eine Patientin innerhalb von vier Wochen einen Termin bei einer Fachärztin oder Psychotherapeutin bekommt. Die freie Arztwahl ist bei diesem Verfahren aufgehoben. In Zahnarztpraxen haben sich keine Terminprobleme ergeben.

Organisationshilfsmittel für das Terminsystem

Um ein Bestellsystem in der Zahnarztpraxis durchführen zu können, werden seit Jahren bewährte Hilfsmittel angeboten.
Dazu zählen:

- Terminreservierungskarten
- Termineinverständniserklärung (Terminverträge)
- Terminerinnerungskarten
- Symbole während der Behandlung
- Bestell- bzw. Terminbücher
- Terminsysteme

Terminreservierungskarten Terminreservierungskarten →Abb. 1. dokumentieren den Termin bzw. die Termine schriftlich und unterstreichen damit die Bedeutung der Terminpraxis. Es sollte auch ein allgemeiner Hinweis auf das Bestellsystem der Praxis zu finden sein. Telefonische Terminreservierungen sollten schriftlich bestätigt werden.

Corporate Identity →S. 328

Terminreservierungskarten müssen frei von Werbung sein, können jedoch als „Werbeträger" der Zahnarztpraxis genutzt werden (Farbe, Gestaltung im Sinne einer Corporate Identity).

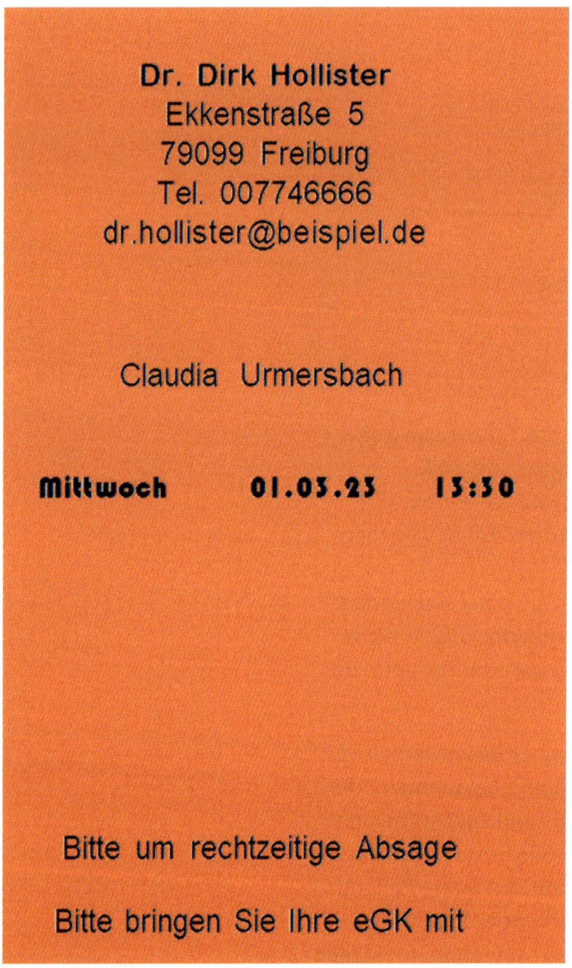
Dr. Dirk Hollister
Ekkenstraße 5
79099 Freiburg
Tel. 007746666
dr.hollister@beispiel.de

Claudia Urmersbach

Mittwoch 01.03.23 13:30

Bitte um rechtzeitige Absage

Bitte bringen Sie Ihre eGK mit

Abb. 1 Terminerinnerungskarte aus dem PVS

Termineinverständniserklärungen (Terminverträge)
Bei „hartnäckigen Zuspätkommern" und „Terminversäumern" können nicht in Anspruch genommene Behandlungszeiten aufgrund eine entsprechende Vereinbarung in Rechnung gestellt werden →Abb. 2.

Dies kann nicht zulasten einer gesetzlichen Krankenkasse abgerechnet werden.

Vereinbarung über Ausfallgebühr

Die Praxis wird nach dem Bestellsystem geführt. Wird reservierte Behandlungszeit nicht rechtzeitig (mindestens 24 Stunden vorher) zur Verwendung für andere Patienten freigegeben, kann sie im Allgemeinen nicht kostenkompensierend genutzt werden.

Es wird daher vereinbart, dass jede reservierte, aber nicht in Anspruch genommene Behandlungszeit von 15 Minuten

mit ________ Euro in Worten: ______________________

in Rechnung gestellt werden kann.

______________________ ______________________
Datum/Unterschrift Patient/-in Datum/Unterschrift Zahnarzt

Abb. 2 Vereinbarung über Ausfallgebühr

Terminerinnerungskarten Längere Sitzungen sollten einen Tag vor der geplanten Behandlung der Patientin nochmals schriftlich in Erinnerung gerufen werden (auch telefonisch, per SMS oder E-Mail möglich). Terminerinnerungskarten können auch verwendet werden, wenn die Praxis ein Recall-System führt.

Terminkarten können auch sehr praxisindividuell mit einem Terminprogramm erstellt werden.

Symbole während der Behandlung Um Mitteilungen (z. B. Zeit ist überschritten, Schmerzpatient, nicht bestellte Patientin, zu spät gekommene Patientin, sehr erregte Patientin) auf nonverbale oder nicht geschriebene Art der Behandlerin verständlich zu machen, sollte man sich auf verschiedene Symbole (z. B. blaue Karte für nicht bestellte Patientin, rote Karte für Zuspätkommer) einigen.

Bestell- bzw. Terminbücher Früher verwendete man für die Aufzeichnung der Termine in der Tat nur Bücher, anfänglich ohne besondere Einteilung. Heute ist eine Vielzahl speziell auf die Anforderungen der Praxen zugeschnittener Terminbücher erhältlich →Abb. 1.

Ein Terminbuch sollte
- beim Aufschlagen mindestens die Woche im Überblick bieten. Das Format liegt dabei meist über DIN A4.
- für jeden Behandlungsraum eine eigene Spalte für Voreintragungen haben. Als zusätzliche Spalte bietet sich eine Möglichkeit für K(urz)-Termine an.
- die Wochentage, das Datum und die Uhrzeit vorgeben.
- Platz für den Namen, eventuell den Vornamen der Patientin und die Art der Behandlung in Kurzform bieten. Für unterschiedliche Behandlungen bieten sich unterschiedliche Farben an.
- Korrekturen (z. B. Änderungen eines Termins) ermöglichen (z. B. mit Überkleber).

Die Erfahrung zeigt, dass die Terminbücher und spezielle Terminsysteme immer mehr zugunsten von Praxisterminprogrammen zurückgedrängt werden.

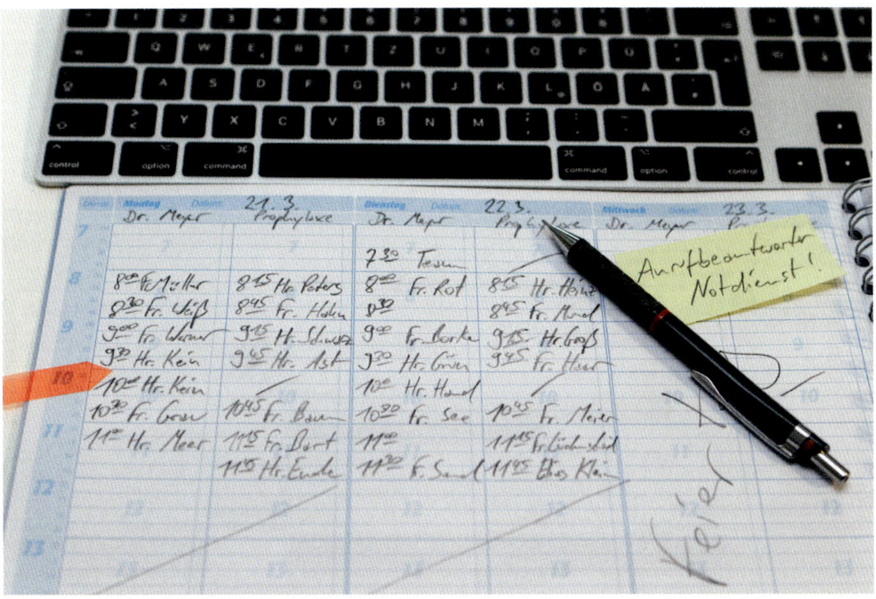

Abb. 1 Terminbuch mit Eintragungen

Störfaktoren des Terminsystems

Zeitüberschreitung infolge geänderter Behandlung Bei jeder zahnmedizinisch-therapeutischen Behandlung kann eine planabweichende Entwicklung eintreten (z. B. wenn sich eine einfache Füllung zu einer Caries-profunda-Behandlung wandelt, eine Extraktion zu einer Aufklappung wird, eine Patientin kollabiert).

Sofort müssen die pünktlich erschienenen Patientinnen über die zeitliche Entwicklung unterrichtet werden. Gleichzeitig muss die zeitkompetente Zahnmedizinische Fachangestellte am Empfang Maßnahmen einleiten, um das Zeitversäumnis wieder aufzuholen.

Als Möglichkeiten bieten sich an:
- Umbestellen von Patientinnen: Hierbei ist genau zu überlegen, welche Patientin man umbestellt. Oft hat dies Konsequenzen für dessen weitere Behandlung.
- Unterbrechung der Wartezeit durch Platzieren der Patientin in ein freies Behandlungszimmer.
- Kurzfristige und vorübergehend schnellere Behandlung.
- Abkürzung der Behandlung bei bestellten Patientinnen: Auch dies wird im Einzelfall möglich sein.

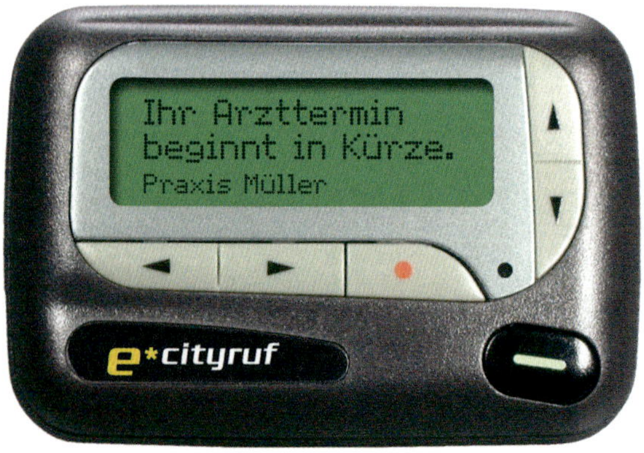

Abb. 1 Einsatz von Wartezimmer-Pieper

Möchten Patientinnen in der Zwischenzeit noch etwas erledigen, können sie mit einem Wartezimmer-Pieper ausgerüstet werden →Abb. 1. Die Patientin wird rechtzeitig vor der Behandlung über den Funkrufdienst e*Cityruf angepiept.

In verschiedenen Zahnarztprogrammen gibt es auch eine **Wartezimmermanagementfunktion**, oft auch Warteliste genannt. Sobald eine Patientin erscheint, wird sie hier eingetragen. Das Programm führt alle Patientinnen mit ihrer Wartezeit auf, sodass jederzeit ein Überblick ermöglicht wird. Falls eine bestimmte Wartezeit überschritten ist, kann man sich z. B. einen Hinweis oder eine Warnung anzeigen lassen →Abb. 2.

Nicht erschienene Patientinnen werden markiert. Kommt eine Patientin in das Behandlungszimmer oder verlässt sie die Praxis, wird ebenfalls in dem entsprechenden Feld ein Häkchen gesetzt.

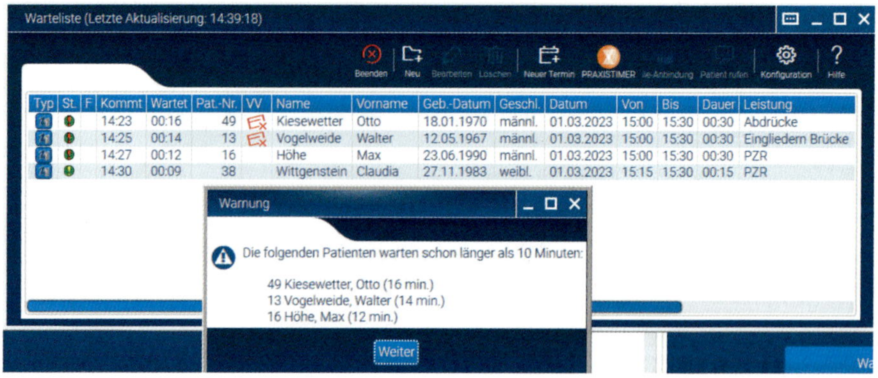

Abb. 2 Warteliste in einem Wartezimmerprogramm mit Hinweis auf Zeitüberschreitung

Notfall- und Schmerzpatientinnen Beide Patientengruppen erscheinen ungeplant in der Praxis. Als Notfall sieht man eine Patientin, bei der z. B. ein Frontzahnprovisorium oder gar eine Frontzahnkrone frakturiert ist. Ein Schmerzfall ist eine Patientin mit starken Schmerzen. Den Notfall als solchen zu erkennen, bereitet normalerweise keine großen Probleme. Schwieriger sind die Schmerzfälle. Hier gehören viel Fingerspitzengefühl und eine besondere Fragetechnik dazu, um die echten von den unechten Schmerzfällen zu unterscheiden.

Auf jeden Fall sollten für die echten Schmerzfälle Pufferzonen im Terminplan vorgesehen sein. Grundsätzlich sind die Schmerzfälle nach Wochenenden und Feiertagen besonders häufig. Versuchen Sie, hier eine praxisindividuelle Häufung herauszufinden.

Die Behandlung von Schmerzpatientinnen sollte sich nur darauf konzentrieren, der Patientin vorerst die Schmerzen zu nehmen. Der Behandlerin sollte deutlich gemacht werden, dass es sich um eine Schmerzpatientin ohne Termin handelt.

Ausbleibende Patientinnen Sagt die Patientin ab, gelingt es meist über eine Warteliste, eine Ersatzpatientin zu bestellen.
Bleibt die Patientin jedoch ohne Absage dem Termin fern, muss die Zeit anders genutzt werden (z. B. Mitarbeiterbesprechung, Heil- und Kostenpläne (HKP) bearbeiten, Zahnarztbriefe schreiben).

In jedem Fall sollte die Patientin informiert werden, dass ihr Ausbleiben von der Praxis bemerkt wurde. In der für die Patientin reservierten Zeit sind die Kosten der Zahnarztpraxis weitergelaufen. Die Praxis hatte keine Möglichkeit, die Kosten zu erwirtschaften. Für weitere Termine sollte deshalb eine Vereinbarung über die sogenannte Ausfallgebühr abgeschlossen werden. Die durchschnittlichen Kosten einer Zahnarztpraxis belaufen sich heute auf etwa 250,00 € pro Behandlungsstunde.

Wird dies alles beachtet, bietet das Terminsystem für Patientin und Zahnarztpraxis enorme Vorteile →Tab. 1.

Praxis	Patientin
– gleichmäßige Ausnutzung des Praxisapparates – kein stoßweiser Druck, der zur flüchtigen Behandlung verleitet – Zeit und Ruhe für die Patientin – Qualitätssteigerung – Freude am Beruf – geregelte Arbeitszeit	– keine oder geringe Wartezeiten – weniger Nervosität – weniger Sitzungen – Gefühl, das Team hat Zeit für mich – Zufriedenheit

Tab. 1 Vorteile des Terminsystems

Als besonders problematisch wird von Patientinnen angesehen, wenn später eintreffende Patientinnen früher behandelt werden. Dies kommt häufig bei mehreren Behandlerinnen in einer Praxis vor. Hier sollte es einen Hinweis im Wartezimmer geben.

Merksätze zur Technik der Terminvergabe

- Keine zu weit in die Zukunft reichenden Termine vergeben, sie werden leicht vergessen (maximal bis zu einem Monat).
- Alle Termine schriftlich für Patientin und Zahnarztpraxis fixieren (auch die Hausbesuche durch die Zahnärztin!).
- Der Patientin nicht zu viele Termine anbieten, höchstens zwei Alternativen.
- Zunächst die weniger attraktiven Termine vergeben.
- Planen Sie Schmerzpatientinnen ein, insbesondere nach Sonn- und Feiertagen. Führen Sie eine Strichliste, wann in Ihrer Praxis die Schmerzpatientinnen am häufigsten kommen.
- Planen Sie neue Patientinnen für eine Erstuntersuchung ein.
- Machen Sie eine Jahresplanung für z. B. Urlaub, Kongresse.
- Markieren Sie unterschiedliche Behandlungen in unterschiedlichen Farben.
- Planen Sie für jeden Behandlungsraum einzeln.
- Planen Sie Besuche von Pharmareferentinnen ein.
- Führen Sie eine Warteliste mit Patientinnen, die kurzfristig erreicht werden können, falls eine bestellte Patientin ausbleibt (z. B. wenn ein Termin für Schmerzpatientinnen nicht belegt wird oder wenn eine Patientin absagt).
- Markieren Sie „Zuspätkommer“ und „Terminsäumer“.
- Bestätigen Sie Langzeittermine noch einmal schriftlich oder telefonisch am Tag vor der geplanten Behandlung.
- Informieren Sie die Patientin bei Terminverzug. Beachten Sie dabei Ihre gewählte Formulierung. „Sie kommen schon in einer halben Stunde dran“ klingt positiver als „Sie müssen noch eine halbe Stunde warten“ oder „Es dauert noch einen Moment“.
- Planen Sie funktionell und der Arbeitsleistung des Praxisteams entsprechend. So sollten umfangreiche Präparationen möglichst morgens oder in den frühen Nachmittag gelegt werden, wenn die Leistungsfähigkeit am größten ist. Es sollten nicht mehrere 3-Stunden-Termine hintereinanderliegen. In einer Teambesprechung sollten dazu gemeinsam Regeln erarbeitet werden (z. B. bestimmte Eingriffe können auf bestimmte Tage gelegt werden).
- Zeitpuffer (z. B. Pausen) auch für die Mitarbeiterinnen einplanen.
- Bestellte Patientinnen haben stets Vorrang.
- Nicht bestellte Patientinnen müssen warten und sind über die ungefähre Wartezeit zu informieren.
- Bei Vergabe mehrerer Termine für prothetische Arbeiten berücksichtigen Sie die Laborfertigungszeiten.
- Die Termine eines Tages sollten auch im entsprechenden Behandlungsraum eingesehen werden können. Dieser sogenannte aktuelle Spiegel ist zur Feststellung von Zeitdefiziten und Einhaltung von Terminen wichtig.
- Informieren Sie die Patientinnen rechtzeitig über Praxisurlaub und Vertretung.

Recall

Der Begriff Recall stammt aus dem englischen Sprachraum und bedeutet „Rückruf“ oder im weiteren Sinne „Erinnerung“. Übertragen auf die Zahnarztpraxis heißt Recall, dass eine Patientin nach Abschluss einer Behandlung daran erinnert wird, zu einer Kontroll- bzw. Vorsorgeuntersuchung in die Praxis zu kommen. Dies geschieht innerhalb einer bestimmten Frist, die in der Regel der Behandlerin oder von Versicherungen festgelegt wird.

Einige Versicherungen und Dentallabore übernehmen nur dann die vereinbarte Garantie für bestimmte Leistungen (z. B. Zahnersatz), wenn eine regelmäßige Kontrolle erfolgt.

Mit dem Terminsystem lässt sich ein Recall-System sehr gut verbinden. Es wird auch als Patienten-Erinnerungs-System (PES), als Erinnerungsdienst (ED) oder Wiederelnbestellsystem bezeichnet.

Voraussetzungen zur Einführung eines Recalls sind:

- Praxis arbeitet mit einem Terminsystem (zumindest teilweise).
- Geringe Patientenfluktuation, d. h., die Praxis arbeitet mit einem prophylaxewilligen Patientenstamm.

Verfahren:

- Die Patientin wird nach Ende der Behandlung über die Vorsorgeuntersuchungen aufgeklärt.
- Der Patientin wird die Möglichkeit geboten, freiwillig am Recall-System der Praxis teilzunehmen.
- Die Patientin unterschreibt, dass er mit dem Recall einverstanden ist →Abb. 1.
- Die Praxis führt eine eigene Recall-Kartei, die chronologisch (zeitlich) geordnet ist.
  - Dies ist mit den meisten Praxisverwaltungsprogrammen möglich. Alternativ können die Patientinnen auf eine Liste geschrieben werden, die man im Terminbuch beim entsprechenden Monat einlegt.
- Ist der verabredete Termin verstrichen, erhält die Patientin eine Nachricht (z. B. Postkarte, E-Mail, SMS, Fax) mit der Erinnerung an die Vorsorgeuntersuchung.
- Die Patientin verabredet einen Termin zur Vorsorgeuntersuchung. Meldet sich die Patientin nicht, scheidet sie aus dem Verfahren aus.

RECALL | A | B | C | D | E | F | G | H | I | J | K | L | M | N | O | P | Q | R | S | T | U | V | W | XY | Z

Name ____ Vorname ____

Straße ____ Telefon ____

PLZ/Ort ____

Krankenkasse ____ Arbeitgeber ____

Terminwünsche

☐ Mo ☐ Di ☐ Mi ☐ Do ☐ Fr ☐ vormittags ☐ nachmittags

Die Benachrichtigung soll ☐ mit Postkarte ☐ telefonisch ☐ per E-Mail ☐ per SMS erfolgen.

Ich möchte für die Kontrolluntersuchung bestellt werden. Der Erinnerungsdienst ist freiwillig. Ich kann ihn jederzeit widerrufen.

Datum/Unterschrift ____

A | B | C | D | E | F | G | H | I | J | K | L | M | N | O | P | Q | R | S | Sch | St | T | U | V | W | X | Y | Z

Name

geb. am

Anschrift

Intervall

☐ Ich bitte, mich regelmäßig an den Termin zur Kontrolluntersuchung zu erinnern. Mir ist bekannt, dass dieser Service für mich unverbindlich ist und ich jederzeit davon zurücktreten kann.

☐ Nennen Sie mir bitte gleich bei der Benachrichtigung einen Termin. Eine Benachrichtigung erfolgt nicht mehr, wenn ich zweimal hintereinander nicht zur Vorsorgeuntersuchung gekommen bin.

Datum ____ Unterschrift ____

Abb. 1 Recall-Vereinbarung

Auf keinen Fall sollten Patientinnen mehrmals an ihre Vereinbarung erinnert und fremde Patientinnen oder Patientinnen ohne Vereinbarung angeschrieben werden.

Wird der Recall in diesem Sinne angewandt, zeugt dies von einem verantwortungsbewussten Handeln der Zahnarztpraxis. Der Recall wird in vielen Praxen ebenfalls mit dem Zahnarztprogramm durchgeführt.

5.2.4 Elektronische Terminierung

Für die elektronische Terminierung gelten die gleichen Grundsätze für die Terminvergabe wie bisher auch. Es gibt aber einige Besonderheiten:
- Das Terminprogramm sollte mit dem PVS der Praxis verbunden sein.
- Die Terminierung ist per Mausklick möglich.
- Es gibt farbliche Kennzeichnungen von Behandlerinnen oder Leistungsarten.
- Es sind Zeitblöcke für verschiedene Behandlungen einstellbar – für jede Behandlerin unterschiedlich.
- Die Patientendaten liegen vor, wenn das PVS mit dem Terminprogramm vernetzt ist.
- Es ist eine Terminvergabe aus der Karteikarte möglich, Besonderheiten können bei der Terminvergabe bereits berücksichtigt werden.
- Durch eine Vernetzung der PCs können Termine von überall vergeben werden, z. B. bereits im Behandlungszimmer, und die Behandlerin kann von zuhause aus auf das Terminbuch zugreifen.
- Die Termine werden automatisch in der Karteikarte der Patientin gespeichert, Bemerkungen können eingetragen werden.
- In der Karteikarte sind vergangene und zukünftige Termine automatisch eingetragen, auch ist erkennbar, ob eine Patientin häufiger ihre Termine absagt oder gar nicht erscheint.
- Das Auffinden und Verlegen der Termine ist einfacher.
- Terminerinnerungen können aus dem Programm heraus per SMS an die Patientin abgeschickt werden (Unified Messaging). Die Mitarbeiterin erstellt einmal einen Standardtext, der Name der Patientin wird vom Programm eingesetzt. Die Terminerinnerungen können auch per E-Mail, Anruf oder Post erfolgen.
- Bestimmte Behandlungsarten können so eingestellt werden, dass sie nur zu bestimmten Tageszeiten terminiert werden, z. B. Arbeiten, die viel Konzentration (chirurgische Eingriffe) erfordern, werden eher auf den Vormittag gelegt. Beratungstermine werden eher ans Ende der Sprechstunde gelegt.
- Es besteht die Möglichkeit, den Patientinnen eine Online-Terminbuchung anzubieten. Das entlastet die Praxis (e-Termin-Funktion).

Als Voraussetzungen für die Arbeit mit einem elektronischen Terminsystem müssen einige Angaben erfasst werden →Abb. 1:
- Behandlerinnen, einschließlich selbstständig arbeitender Prophylaxefachkräfte
- alle Mitarbeiterinnen
- Anzahl der Behandlungsräume mit Benennung
- maximale Praxisöffnungszeiten
- Arbeitszeiten der einzelnen Behandlerinnen
- (fast alle) Behandlungsarten
- Zeiten, die für die einzelnen Leistungen notwendig sind, individuell für jede Behandlerin
- Laborfertigungszeiten

Das abgebildete Terminsystem verfügt über drei Behandlungsräume, einen Prophylaxeraum, einen Raum für Operationen und einen KFO-Raum →Abb. 1. Die unterschiedlichen Farben sind für unterschiedliche Behandlungen und für die Behandlerin reserviert.

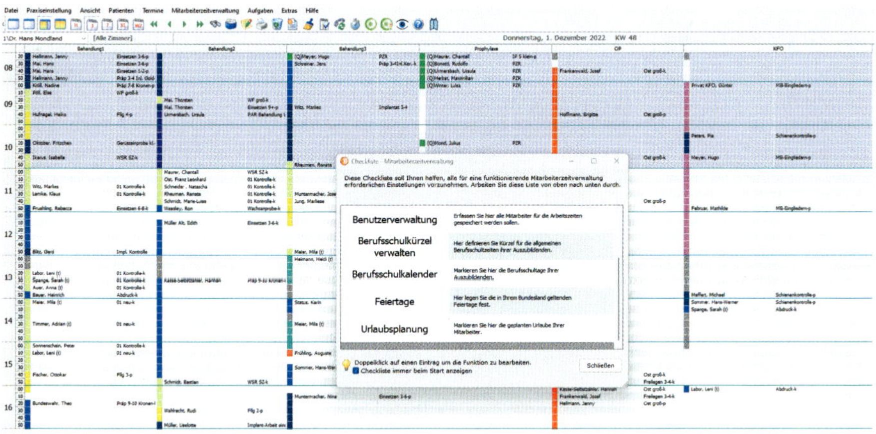

Abb. 1 Elektronisches Terminsystem

Durch die integrierte Mitarbeiterverwaltung ist jedes Terminsystem auch ein Personaleinsatzplan →Abb. 2. Es müssen eine Rahmenzeit für die maximal Öffnungszeit der Praxis, die Zeiten der Behandlerin und die Zeiten für die Mitarbeiterinnen mit den entsprechenden Pausen eingetragen werden. Auch Urlaubszeiten, Feiertage und Zeiten der Berufsschule der Auszubildenden müssen vorab festgelegt werden.

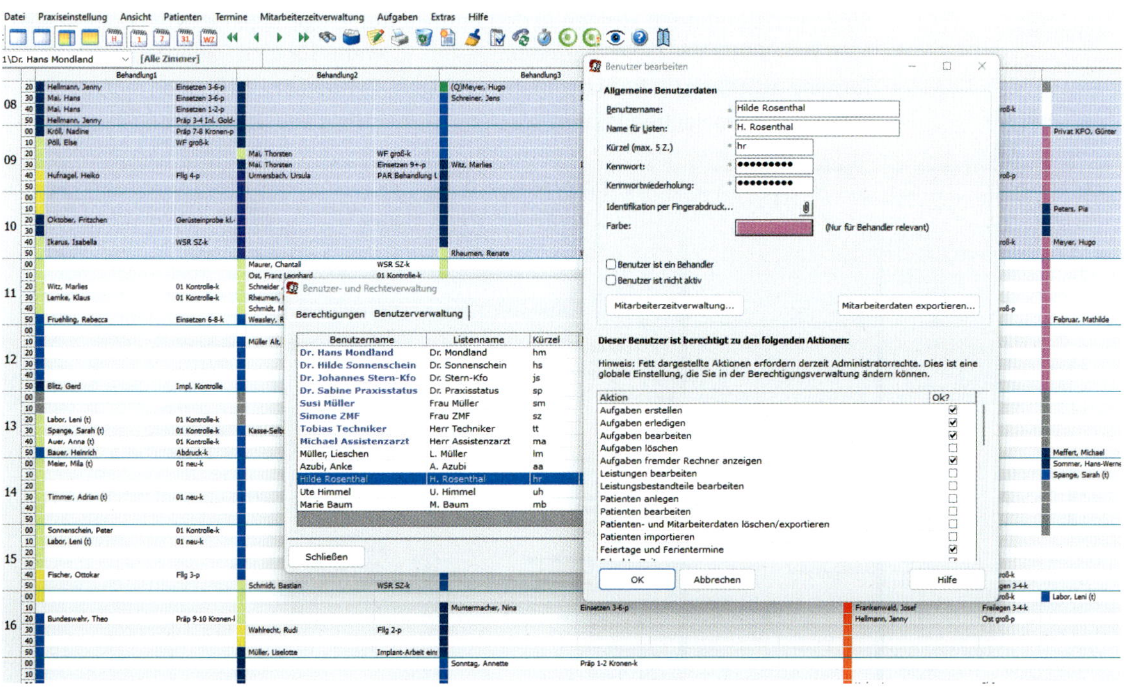

Abb. 2 Mitarbeiterverwaltung

Die Mitarbeitenden können sich zu Beginn der Arbeitszeit mit Passwort, eGK oder Fingerabdruck einbuchen. So ist eine genaue Abrechnung der Arbeitszeit möglich. Für Teilzeitkräfte ist diese Funktion besonders wichtig.

Die Terminvergabe ist relativ einfach →Abb. 1. Entweder ist die Patientin im PVS vorhanden oder es handelt sich um eine Neupatientin. Sie wird mit Namen eingetragen und eine im Terminprogramm vorhandene Behandlung wird ihr zu einem freien Termin zugewiesen.

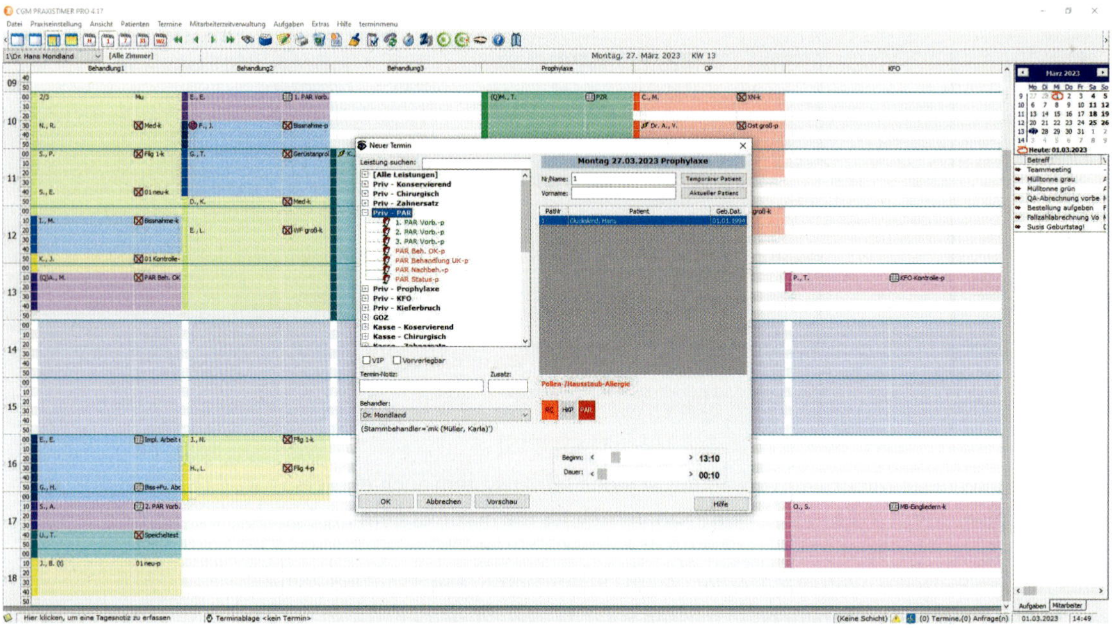

Abb. 1 Terminvergabe an Patienten

Schmerzpatientinnen können in den Pufferzeiten eingetragen werden oder in einem speziellen Wartezimmermodul →Abb. 2. Wenn für eine Patientin mehrere Termine anstehen, z. B. Wurzelbehandlungen, Zahnersatz, kann man sich diese vom Programm suchen lassen.

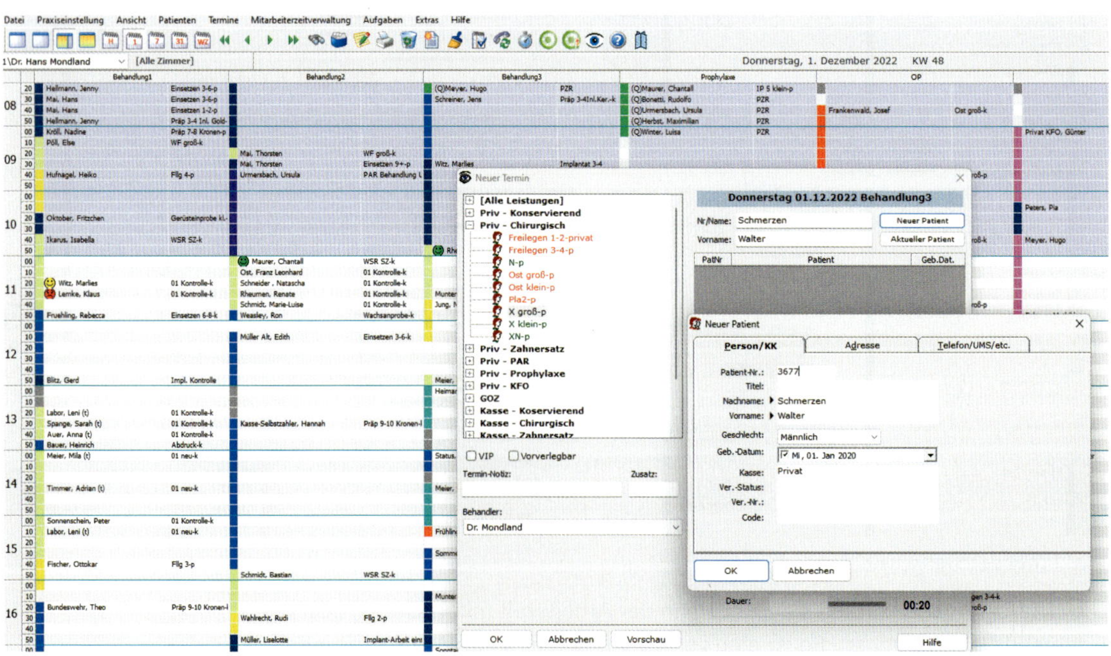

Abb. 2 Schmerzpatientinnen

Für Patientinnen können individuelle Terminkarten erstellt werden →Abb. 1.

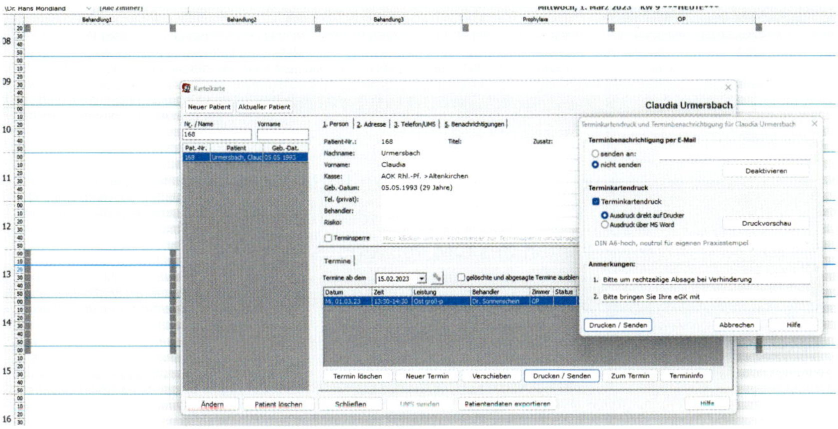

Abb. 1 Terminkarte erstellen

Für den Behandlungstag kann für jede Behandlerin eine Liste der Patientinnen erstellt werden →Abb. 2.

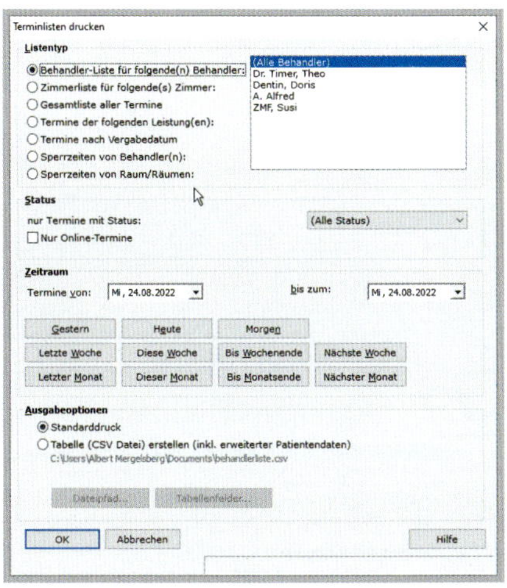

Abb. 2 Terminlistendruck

Mit einem Wartezimmerprogramm kann die Wartezeit der Patientinnen überwacht werden →Abb. 3.

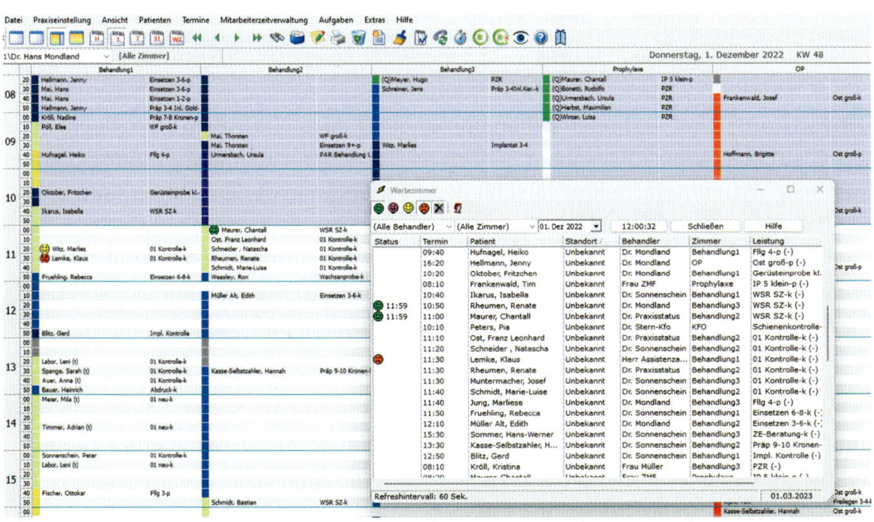

Abb. 3 Wartezimmerprogramm

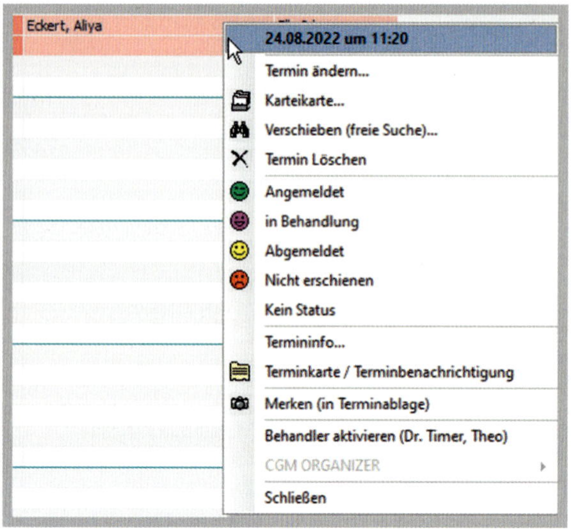

Abb. 1 Informationen bei der Patientin Aliya Eckert, die verschiedenfarbigen Smileys zeigen den Status an

Über verschiedenfarbige Symbole kann der Status der Patientin angegeben werden, also ob sie angemeldet, in Behandlung oder nicht erschienen ist →Abb. 1. Wenn eine Patientin länger wartet, erscheint ein Blitzsymbol.

Die Wartezeiten der Patientinnen werden festgehalten und können zur statistischen Auswertung im Rahmen des QM verwendet werden.

Terminänderungen (Verschiebungen) sind hier ebenfalls sehr leicht möglich.

In jedem Terminprogramm können den Mitarbeiterinnen auch Aufgaben zugewiesen werden →Abb. 2. Dazu müssen die Tätigkeit, die Zuständigkeit, die Priorität und die Fälligkeit definiert werden. Auch Serienaufgaben werden hier festgelegt. Wenn man eine Erinnerung haben möchte, stellt man den Tag und die Uhrzeit ein.

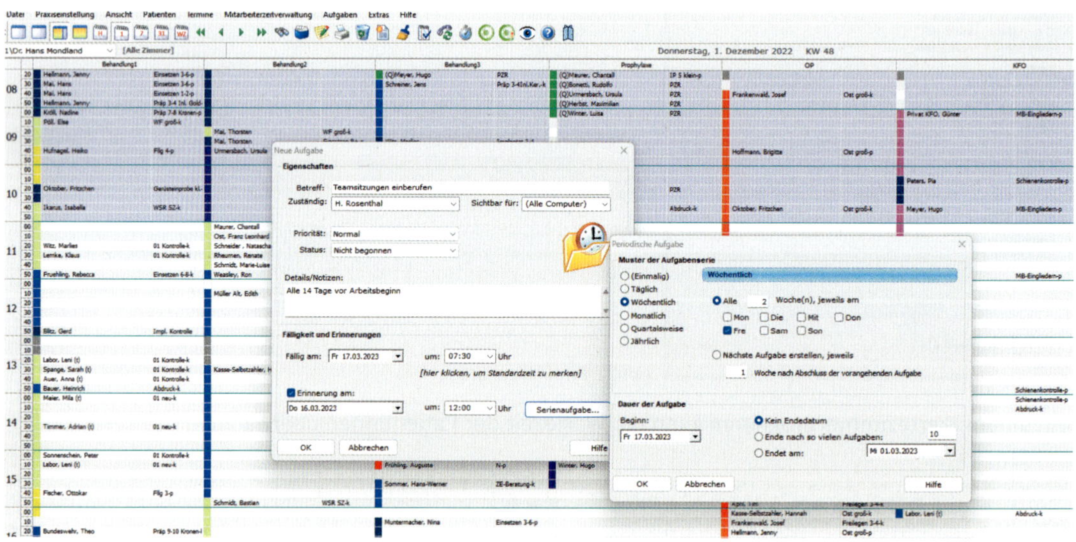

Abb. 2 Aufgabenzuweisung

Zahnärztinnen und Ärztinnen gehen immer mehr dazu über, auch Termine im Internet auf ihrer Website anzubieten. Dies wird von den Patientinnen sehr gut angenommen. Man unterscheidet verschiedene Varianten in der Onlineterminierung: Die Patientin kann auf der Website der Praxis bestimmte freigeschaltete Termine buchen. Dies ist für einen Anfangskontakt gut, z. B. 01-Untersuchung mit 15–30 Minuten. Es ist aber auch möglich, dass bereits registrierte Patientinnen von der Praxis die Anzahl und die Zeiten der nächsten Termine und die einzuhaltenden Zeitabstände erhalten, die dann selbstständig gebucht werden können.

In manchen Programmen kann die Patientin auch Alternativtermine eintragen oder online Hinweise geben. Die Praxis bestätigt der Patientin die Termine per E-Mail, auf der Webseite oder per SMS. Die Patientin benötigt hierfür ein Smartphone und/oder eine E-Mailadresse.

5.2.5 Kooperationen mit Partnern im Gesundheitswesen

Hierunter fällt die sogenannte „externe Kommunikation“ mit anderen Versorgungsbereichen. Damit sind andere Zahnärztinnen und Ärztinnen gemeint, eine Universitätszahnklinik oder ein Krankenhaus. Eine wichtige Kommunikation, die bereits erwähnt wurde, ist die mit dem Fremdlabor, mit dem eng zusammengearbeitet werden muss. Neuerdings werden viele Kooperationsvereinbarungen mit Alten- und Pflegeheimen abgeschlossen, damit bestimmte Besuchsgebührenziffern abgerechnet werden können. Die gute Kommunikation mit der Zahnärztekammer und der KZV sollte eine Selbstverständlichkeit sein.

5.2.6 Dokumentation der QM-Maßnahmen (Praxishandbuch)

Die Dokumentation der gesamten getroffenen Maßnahmen in einem Praxishandbuch, welches allen in der Zahnarztpraxis zugänglich sein sollte, ist ebenfalls ein wichtiges Instrument, welches in den QM-Richtlinien vorgeschrieben ist. Neben den Praxiszielen, der Festlegung der Aufgabenbereiche der Mitarbeiterinnen sowie den Arbeitsanweisungen (Checklisten) sollten die „Praxiskernprozesse“ (z. B. Patientenaufnahme, Recall, Kommunikation, Hygienedurchführung, Behandlungsplanung, Terminvergabe, Risikomanagement, Fehlerbehandlung, Messung der Patientenzufriedenheit) im Praxishandbuch dokumentiert sein →Abb. 1.

Ein gutes Praxishandbuch sollte
- die Praxis nach innen und außen darstellen,
- eine Loseblattsammlung sein,
- mittels EDV erstellt werden,
- verständlich sein,
- übersichtlich sein,
- immer greifbar sein,
- aktuell sein,
- allen bekannt sein,
- im Team entwickelt werden,
- schön gestaltet sein, sodass man es gerne in die Hand nimmt,
- das beschreiben, was wirklich getan wird,
- gelebt werden.

Kapitel	Thema	Seite
1	Leitbild der Praxis Dr. Muster	1
2	Qualitätspolitik und Qualitätsziele	2
3	Qualitätsmanagementsystem, Anwendungsbereich, gesetzliche Grundlagen	3
4	Aufbauorganisation (Verantwortung, Zuständigkeiten und Befugnisse)	5
5	Ablauforganisation	8
6	Verantwortung der Praxisleitung	10
7	Dienstleistungserbringung	12
8	Messung, Analyse und Verbesserung	15
9	Übersicht Systemdokumente, mitgeltende Unterlagen, Verweise	18
10	Begriffe und Abkürzungen	20

Abb. 1 Inhaltsverzeichnis eines Praxisbuches

Auch für das QM-Handbuch gilt der Leitspruch „so wenig wie möglich, so viel wie nötig“. Empfehlenswert ist ein Umfang von etwa 20 DIN-A4-Seiten.

Bei der Erstellung sollte man sich fragen:
- Was ist uns bei der Erstellung wichtig?
- Wie wollen wir vorgehen?
- Wie sieht unser Inhaltsverzeichnis aus?
- Was ist uns bei der Dokumentation wichtig?
- Wie und wo ordnen wir diese in unser Handbuch ein?

5.3 QM-Systeme und Zertifizierungen

ISO
International Organization for Standardization

Die Qualitätsmanagement-Normen der Reihe ISO 9000 sind 1987 eingeführt worden. Sie bilden weltweit für mehr als 1,5 Mio. Organisationen der verschiedensten Branchen die Basis für Qualitätssicherung und Qualitätsmanagement.

Die Bundeszahnärztekammer entwickelte zusammen mit einigen Landeszahnärztekammern 2001 das **Zahnärztliche Qualitätsmanagementsystem** (Z-QMS) als einen Vorschlag zur Qualitätssicherung. Das Z-QMS umfasst
- rechtliche Basisinformationen,
- Hilfen zur Dokumentation der organisatorischen Abläufe durch Checklisten,
- Bausteine für ein individuelles, umfassendes und systematisches Praxismanagement,
- Praxisleitbilder.

Weitere QM-Systeme sind z. B.:
- **EFQM-Modell** der Europäischen Stiftung für Qualitätsmanagement: Ein Schwerpunkt ist der Kontinuierliche Verbesserungsprozess (KVP) und die Verpflichtung zur ständigen Innovation und zum Lernen. Die Führungskräfte sind Vorbilder für die gesamte Organisation.
- **Qu.int.as** (Integriertes Qualitätsmanagementsystem Arbeitssicherheit): Ein ISO-basiertes QMS, das von der Berufsgenossenschaft für Gesundheitspflege und Wohlfahrt entwickelt wurde. Als sogenanntes integriertes QM liegt der Schwerpunkt im Gesundheitsschutz am Arbeitsplatz.
- **QEP** (Qualität und Entwicklung in den Praxen): Eine von der KBV und verschiedenen Kassenärztlichen Vereinigungen entwickelte Handlungsempfehlung, die in drei Phasen abläuft:
  - Bestandsaufnahme, Teamziele festlegen, Befähigung (= Schulung) des Teams
  - Bearbeitung und Umsetzung der Ziele
  - interne Qualitätsbewertung anhand von 400 Fragen

Alle diese QM-Systeme müssen für die Zahnarztpraxen angepasst werden, da sie sich sehr allgemein mit QM für Unternehmen befassen.

Zertifizierung
Bestätigung einer Überprüfungsstelle, dass die Praxis ein Qualitätsmanagementsystem eingeführt hat

Hat eine Praxis oder ein Unternehmen ein solches QM-System aufgebaut, kann es sich z. B. nach den ISO-Normen zertifizieren lassen. Dies geschieht durch entsprechend akkreditierte (zugelassene) Gesellschaften wie den TÜV oder die Deutsche Gesellschaft für Qualität (DGQ). Die Zertifizierung gilt drei Jahre und muss dann erneut beantragt werden.

Zahnarztpraxen müssen sich aktuell nicht verpflichtend zertifizieren lassen, Vertragszahnärztinnen sind lediglich verpflichtet, ein QM-System einzuführen. Eine Zertifizierung kann aber ein Wettbewerbsvorteil bei der Gewinnung neuer Patientinnen sein, besonders wenn Wettbewerber bereits eine Zertifizierung haben oder Kunden dies verlangen.

Kann im Einzelfall von einem Unternehmen keine Qualität nachgewiesen werden, könnte dies zur Erschwerung bei der Kreditvergabe durch Banken führen (z. B. höhere Zinsen oder Ablehnung eines Kreditwunsches). Auch einige gewerbliche Dentallabors haben sich bereits zertifizieren lassen.

Viele **EDV-Systeme** in Zahnarztpraxen beinhalten oft auch in der Grundversion ein softwaregestütztes QM-System, welches dann auch ein Praxishandbuch erstellen kann. Zudem werden Zusatztools angeboten, mit denen man ein QM-System für die Zahnarztpraxis erstellen kann. Dies ist grundsätzlich aber nicht erforderlich und man sollte darauf achten, dass der Aufbau eines QM-Systems mittels EDV nicht noch einen größeren Aufwand verursacht, als man ohnehin dafür benötigt.

Aufgaben

1 Versuchen Sie aus Ihrer Sicht zu beschreiben, welche Qualität Sie erwarten, wenn Sie eine Reise mit der Deutschen Bahn unternehmen.

2 Begründen Sie, warum eine Zahnarztpraxis ein QM-System einführen muss.

3 Erläutern Sie die Bedeutung des „Fehlereisbergs“ (s. S. 281).

4 Was versteht man unter einem PDCA-Zyklus?

5 Stellen Sie ein Leitbild (Ziele einer Praxis) zusammen und präsentieren Sie dieses Leitbild als Aushang.

6 Betrachten Sie Ihre Ausbildungspraxis einmal „aus der Ferne“ und beantworten Sie folgende Fragen:
a Was erwarten Patientinnen von der Praxis?
b Welche Patientengruppen können Sie unterscheiden?
c Inwiefern wird in Ihrer Praxis auch nach dem Besuch noch Service geboten?

7 Was versteht man unter Checklisten (Prozessbeschreibungen)?

8 Nennen Sie Einsatzmöglichkeiten von Checklisten.

9 Entwickeln Sie eine Checkliste für Ihre kommenden Wochentage.

10 Stellen Sie eine Checkliste Ihrer Ausbildungspraxis im Unterricht vor (Erlaubnis des Praxisinhaberin einholen!).

11 Entwickeln Sie eine Checkliste für die Anfertigung einer OPG-Röntgenaufnahme.

12 Stellen Sie die Aufbauorganisation Ihrer Ausbildungspraxis inkl. Leitungssystem dar.

13 Wo sehen Sie mögliche Probleme in einer Zahnarztpraxis, die nach dem Mehrliniensystem organisiert ist (s. S. 287)?

14 Stellen Sie die Ablauforganisation Ihrer Ausbildungspraxis dar, wenn eine Patientin zum ersten Mal Ihre Praxis betritt.

15 Beschreiben Sie, wie Sie die Praxisorganisation an Ihrem ersten Ausbildungstag wahrgenommen haben.

16 Finden Sie zwei Beispiele für Risiken in Zahnarztpraxen und machen Sie Vorschläge zur Risikominimierung oder Ausschaltung des Risikos.

17 Bei der Lagerhaltung ist es zu einem Fehler gekommen. Materialien mit abgelaufenem Haltbarkeitsdatum können nicht mehr verwendet werden. Analysieren Sie, wie es zu dem Fehler gekommen sein kann. Wie soll das in Zukunft besser gemanagt werden?

18 Beschreiben Sie den Führungsstil in Ihrer Ausbildungspraxis.

19 Beschreiben Sie das Praxisklima in Ihrer Ausbildungspraxis.

20 Was ist Ihnen im Arbeitsleben wichtig?

21	Entwickeln sie einen kurzen Patientenfragebogen (höchstens sechs Fragen oder Aufträge), um die Qualität Ihrer Praxis aus Patientensicht zu ermitteln.
22	Nennen Sie Argumente für ein Sprechstundensystem.
23	Weshalb ergeben sich in einem Sprechstundensystem häufig Überstunden für das Praxisteam?
24	Nennen Sie Bedingungen, die beachtet werden müssen, wenn man nach einem Terminsystem behandelt.
25	Zeigen Sie an einem Beispiel, dass die Planung im Terminsystem flexibel gehandhabt werden muss.
26	Welche Vorschläge können Sie zur Verbesserung Ihres in der Ausbildungspraxis vorhandenen Systems machen?
27	Wie werden Schmerzpatientinnen und unangemeldete Patienten in Ihrer Ausbildungspraxis behandelt?
28	Führen Sie eine Strichliste über vier Wochen, wann die meisten Schmerzpatientinnen zu Ihnen in die Praxis kommen. Stellen Sie Regelmäßigkeiten fest?
29	Welche Organisationshilfsmittel zum Terminsystem werden in Ihrer Ausbildungspraxis verwendet? Bringen Sie je ein Exemplar davon mit in den Unterricht (Einverständnis der Praxisinhaberin einholen).
30	Ein Schmerzpatient erscheint ohne Ankündigung in Ihrer Ausbildungspraxis. Es ist 9:30 Uhr, der Arzt ist mit der Behandlung durch eine Komplikation in Verzug. Es warten bereits zwei bestellte Patienten im Wartezimmer. Wie reagieren Sie?
31	Ein Patient fährt Sie in barschem Ton an, weil er schon wieder seit einer Viertelstunde auf seine Behandlung warte. Früher wäre das alles anders gewesen, als noch die Helferin Carmen da gewesen wäre. Zudem hätten Sie ihn beim Eintreten nicht einmal bemerkt. Wie reagieren Sie?
32	Ein Schmerzpatient ist am Telefon und möchte einen Termin – noch heute. Wie reagieren Sie?
33	Was versteht man unter einem Recall-System?
34	Nennen Sie zwei Vorteile eines Beschwerdemanagements.
35	Welche gestalterischen Elemente finden Sie für ein Praxishandbuch wichtig?
36	Kann ein QM-System mit Ihrer Praxissoftware in Ihrer Praxis eingeführt werden?

6 Personaleinsatzplanung

Wie bereits im Kapitel „Elektronische Terminierung" gezeigt, sind elektronische Terminsysteme immer mit einer Personaleinsatzplanung verbunden. Bevor man ein elektronisches Terminsystem einführt, sollten die folgenden Überlegungen abgeschlossen sein.

6.1 Arbeitszeitmodelle

Statistische Untersuchungen zeigen, dass Menschen in der Bundesrepublik immer weniger Zeit an ihrem Arbeitsplatz (z. B. Zahnarztpraxis) verbringen.
Die Ursachen sind unter anderem Arbeitszeitverkürzungen und die Zunahme der Urlaubstage in den letzten Jahrzehnten. Dass das Sozialprodukt dennoch immer weiter steigt, zeigt, dass wir produktiver arbeiten als früher. Dies hat viele Ursachen. Ein entscheidender Punkt ist, dass das Personal heute effektiver eingesetzt wird. Hieraus ergibt sich auch für Zahnarztpraxen neben dem individuellen Terminsystem die Notwendigkeit einer optimalen Einsatzplanung des Personals.

Hinzu kommt, dass der Beruf der Zahnmedizinischen Fachangestellten überwiegend von Frauen ausgeübt wird, die häufig aus familiären Gründen flexibel arbeiten möchten. Diese Flexibilität konnten in der Vergangenheit Zahnarztpraxen in der Regel nicht bieten, weshalb viele Frauen ihren Beruf aufgaben. Heute existieren zahlreiche Arbeitszeitmodelle, um Familie und Beruf unter einen Hut zu bringen.

Beispiel

Gleitzeitsystem

Vereinbarte Teilzeitarbeit von 25 Wochenstunden (entspricht 100 Monatsstunden) mit Gleitzeitregelung von 4 Monaten.

Monat Januar	Zeit	+/– Stunden
1. Woche:	20 Stunden	–5
2. Woche:	22 Stunden	–3
3. Woche:	25 Stunden	+–0
4. Woche:	20 Stunden	–5
Bezahlung von 100 Stunden		**–13**
		(noch zu leistende Sollstunden)

Monat Februar	Zeit	+/– Stunden
1. Woche:	27 Stunden	+2
2. Woche:	30 Stunden	+5
3. Woche:	30 Stunden	+5
4. Woche:	25 Stunden	+–0
Bezahlung von 100 Stunden		**–1**
		(Sollstunde)

Monat März	Zeit	+/– Stunden
1. Woche:	25 Stunden	+–0
2. Woche:	30 Stunden	+5
3. Woche:	30 Stunden	+5
4. Woche:	40 Stunden	+15
Bezahlung von 100 Stunden		**+24**
		(Guthabenstunden)

Monat April	Zeit	+/– Stunden
1. Woche:	frei	–25
2. Woche:	25 Stunden	+–0
3. Woche:	26 Stunden	+1
4. Woche:	25 Stunden	+–0
Bezahlung von 100 Stunden		**+–0**
		(Zeitkonto ausgeglichen)

Besondere Dienste, z. B. an Feiertagen, Wochenenden, müssen auch besonders vergütet werden. Die Vergütung kann auch über Zeitgutschriften erfolgen.

6.2 Personaleinsatzplan

Sind die Ausstattung der Praxis und die Anzahl der Mitarbeiterinnen sowie deren Arbeitszeitregelung festgelegt, kann mit der Personaleinsatzplanung begonnen werden. Die Durchführung einer Arbeitsanalyse und die anschließende Arbeitssynthese stellen die Grundlagen einer effektiven Planung dar.

In der **Arbeitsanalyse** werden die Tätigkeiten der einzelnen Teammitglieder notiert. Hierbei kann auch schon ein Zeitraster hilfreich sein. Ebenso muss geklärt werden, wer Aufgaben aufgrund seiner Vorbildung durchführen kann und seiner Neigung entsprechend gerne wahrnimmt.
Gleichzeitig ist es wichtig zu klären, wer die Aufgaben bei Ausfall der Arbeitskraft (z. B. Krankheit) durchführt. In diesem Zusammenhang ist festzulegen, welche Kompetenzen mit der Aufgabe verbunden sind und welche Kompetenzüberschneidungen und damit Konfliktpunkte sich ergeben können.

Die ermittelten Aufgaben werden nun in der **Arbeitssynthese** den einzelnen Teammitgliedern zugeordnet. Man spricht in diesem Zusammenhang von Stellenbildung. Hierbei ist darauf zu achten, dass die Person nicht überlastet, aber auch nicht unterfordert wird. Unter Umständen ergibt sich bei einer dauernden Überlastung die Frage, ob nicht eine zusätzliche Stelle erforderlich wird.

Stellenbeschreibungen →S. 285

Für neu in die Zahnarztpraxis eintretende Mitarbeiterinnen sowie auszubildende Zahnmedizinische Fachangestellte können diese Aufgaben- und Stellenbeschreibungen sehr hilfreich sein (z. B. Checkliste: „Aufgaben am Empfang“).

Aufgrund der Stellenbeschreibung kann nun ein Personaleinsatzplan erstellt werden. Im Personaleinsatzplan wird festgelegt, wer für welche Aufgaben wann zuständig ist. Der Personaleinsatzplan kann dabei nach einem starren System oder flexibel gehandhabt werden. Während beim starren System jeder seine Aufgabe über längere Zeit behält, wechseln beim flexiblen System diese Zuständigkeiten öfters („Alle müssen alles können.“).

Beispiel

Das Team einer Zahnarztpraxis setzt sich wie folgt zusammen: eine Behandlerin, eine Zahnmedizinische Fachassistentin, zwei Zahnmedizinische Fachangestellte, eine in Teilzeit arbeitende Zahnmedizinische Fachangestellte (wöchentlich 25 Stunden mit vierwöchigem Gleiten), zwei auszubildende Zahnmedizinische Fachangestellte. Es existieren drei Behandlungszimmer. Der auf S. 319 →Abb. 1 dargestellte Personaleinsatzplan ist eine Kombination aus einem starren und einem flexiblen System (pro Woche). Er ist mit dem elektronischen Terminsystem der Praxis und anderen Plänen gekoppelt. Auch müssen die einzelvertraglich bzw. tarifvertraglich festgelegten Arbeitszeiten und die gesetzlichen Regelungen beachtet werden. Hierbei kann es auch sein, dass eine schwangere Mitarbeiterin nur an der Rezeption beschäftigt werden darf.

gesetzliche Regelungen →S. 27

Die erste halbe Stunde täglich dient der Vorbereitung der Behandlung, Kurzbesprechungen oder bereits der Behandlung (bei Bedarf). Die für den jeweiligen Behandlungsraum eingetragenen ZFAs sind für die gesamte Assistenz einschließlich der Desinfektion bzw. Sterilisation und Röntgen verantwortlich. Im Raum 3 wird die Prophylaxeberatung und Behandlung von der ZMF durchgeführt. Teilweise assistiert sie bei prothetischer Behandlung und Parodontosebehandlung. Das Terminwesen sowie weitere Aufgaben liegen in der Hand der ZFA an der Rezeption. Mittwochnachmittag wechseln sich die ZFA in der Bereitschaft ab. Am Donnerstag findet eine Abendsprechstunde statt. Am Freitag ist die Praxis nachmittags geschlossen.

Personaleinsatzplanung

Aufgaben

1 Errechnen Sie die Arbeitszeit der ZFA Aysun anhand des Personaleinsatzplans →Abb. 1. Muss sie in der/den nächsten Woche(n) gleiten?

2 Errechnen Sie die Arbeitszeit der ZFA Petra.

3 Wo bestehen für die Praxis Pufferzonen, wenn es einen kurzfristigen Patientenandrang gibt? Wo sehen Sie langfristige Ausbaumöglichkeiten der Praxis?

4 Wo liegen vermutlich die Berufsschultage der Auszubildenden?

5 Steht die Arbeitszeit der Auszubildenden im Einklang mit dem Jugendarbeitsschutzgesetz oder müssen zusätzliche Pausen gewährt werden?

6 An welchen Stellen ist der Personaleinsatzplan flexibel, wo ist er relativ starr?

7 Werden die Auszubildenden nach diesem Plan in allen Bereichen der Praxis ausgebildet? Formulieren Sie ggf. Änderungsvorschläge.

Zeit	Montag				Dienstag				Mittwoch				Donnerstag				Freitag			
	1	2	3	R	1	2	3	R	1	2	3	R	1	2	3	R	1	2	3	R
8:00–8:30	BV · KB · B			alle	BV · KB · B			alle	BV · KB · B			alle	BV · KB · B			alle	BV · KB · B			alle
8:30 bis 12:30	Sd Ay A R DS	Sd Ch AMa A R DS	Sd Na PR BA A P PA	Pe T M C TE WTG	Sd Ay AMa	Sd Ch APe	Sd Na	Pe	Sd Ch	Sd Ay	Sd Na	Pe	Sd Ch	Sd Ay	Sd Na	Pe APe	Sd Ay AMa	Sd Ch APe	Sd Na	Pe
12:30–14:00	Pause				Pause				Pause				Pause				BN · ÜP · B			Ch, Na
14:00	Sd Na AMa	Sd Ch		Pe	Sd Na APe	Sd Ch AMa		Pe	B · BE · ÜP · C · T APe, Ay 14-tägig Pe vierwöchentlich Ch, Na vierwöchentlich				Sd Ch	Sd Na AMa		Pe	Geschlossen			
16:00–16:30													Pause							
bis 18:00													Sd Ch	Sd Na APe		Pe				
18:00–18:30	BN · ÜP · B			Ch, Na	BN · ÜP · B			Ch, Na	BN · ÜP · B			Ch, Na								
18:30–20:00	BN · ÜP · B			Pe, Ch	BN · ÜP · B			Pe, Ch	BN · ÜP · B			Pe, Ch								
20:00–20:30													BN · ÜP · B			Na, Pe				

Abb. 1 Personaleinsatzplan Praxis Dr. Hollister, A-Woche

Abkürzungsverzeichnis Räume

Behandlungsraum 1	1
Behandlungsraum 2	2
Behandlungsraum 3	3
Rezeption	R

Abkürzungsverzeichnis des Praxisteams

Behandler Dr. Schmid	Sd
ZMF Nadija	Na
ZFA Petra	Pe
ZFA Chylla	Ch
Teilzeit-ZFA Aysun	Ay
Azubi-ZFA Petra	APe
Azubi-ZFA Maritta	AMa

Abkürzungsverzeichnis Arbeitsbereiche

Prothetik	P
Parodontosebehandlung	PA
Behandlungsvorbereitung	BV
Behandlungsabschlussarbeiten	BN
Kurzbesprechung	KB
Betreuung der Azubis	BA
Prophylaxe	PR
Assistenz	A
Röntgen	R
Desinfektion/Sterilisation	DS
Terminwesen/Telefon	T
Materialbestellung	M
Computerarbeit	C
Wartezimmer-, Toiletten-, Garderoben-, Flurkontrolle	WTG
Techniküberwachung	TE
Überwachung der Putzarbeiten	ÜP
Behandlung bei Bedarf	B
Bereitschaft	BE

7 Fort- und Weiterbildung der Zahnmedizinischen Fachangestellten

Eine zeitgemäße Zahnheilkunde mit Schwerpunkt auf den Bereichen Zahnerhaltung und Prophylaxe ist ohne den Einsatz qualifizierter Hilfskräfte auf breiter Basis weder durchführbar noch bezahlbar. Dem wurde durch die Änderung des Zahnheilkundegesetzes 1993 Genüge getan. Im Absatz 6 zum § 1 wurde anerkannt, dass bestimmte Tätigkeiten auf die Zahnmedizinische Fachhelferin, die weitergebildete Zahnarzthelferin, die Prophylaxehelferin oder die Dentalhygienikerin delegiert werden können.

Entsprechend der neuen Berufsbezeichnung „Zahnmedizinische Fachangestellte" spricht man heute vom Berufsbild der fortgebildeten Zahnmedizinischen Fachangestellten (Prophylaxe oder Verwaltung), der Zahnmedizinischen Prophylaxeassistentin (ZMP), der Zahnmedizinischen Fachassistentin (ZMF), der Zahnmedizinischen Verwaltungsassistentin (ZMV) und der Dentalhygienikerin (DH). Seit 2018 gibt es die Fortbildung zum/zur Dental-Fachwirt/-in.

Der Ausbau der Fortbildung für ZFA ist ein wesentlicher Punkt für junge Leute, diesen Beruf zu ergreifen. Mit der Fortbildung ergibt sich ein größerer Verantwortungsbereich und natürlich ein besserer Verdienst. Zudem wird der Horizont erweitert und man qualifiziert sich auch für andere Aufgaben außerhalb der Zahnarztpraxis (z.B. bei Krankenkassen, Softwarefirmen).

7.1 Fortgebildete Zahnmedizinische Fachangestellte

Zahnmedizinische Fachangestellte können für Aufgaben eingesetzt werden, für die sie zusätzliche Kenntnisse und Fähigkeiten durch Fortbildung erworben haben (z. B. Prophylaxe). Dies gilt allerdings nur dann, wenn sie einen fachkundlichen Nachweis der Bezirks- oder Landeszahnärztekammer erlangt haben →Abb. 1. Diese Fortbildung wird auch als Anpassungsfortbildung bezeichnet. Hier existieren in den einzelnen Kammerbezirken noch unterschiedliche Regelungen, die aber in den nächsten Jahren angeglichen werden sollen.
Der Grundsatz, dass alle Tätigkeiten der Zahnmedizinischen Fachangestellten unter Aufsicht und nach Anweisung der Zahnärztin erfolgen müssen, gilt auch für die fortgebildete Zahnmedizinische Fachangestellte.
Voraussetzung für die Fortbildung ist der Abschluss der Ausbildung als ZFA.

Auf dieser Seite finden Sie Informationen zur Fortbildungs- und Prüfungsordnung:
www.lzk-bw.de
→Praxisteam
→Fortbildung
→Aufstiegschancen
→ZMP

Aus dem Kursprogramm können Sie den Umfang der Fortbildung zur fortgebildeten Zahnmedizinischen Fachangestellten in Baden-Württemberg erkennen. Neben dem Kursteil I und II a kann eine Zahnmedizinische Fachangestellte auch über den Kursteil I und II b sowie über den Kursteil III fortgebildete Zahnmedizinische Fachangestellte werden. Nach bestandener Prüfung kann sie grundsätzlich zu den Hilfeleistungen herangezogen werden, in denen sie fortgebildet wurde.

Die fortgebildete Zahnmedizinische Fachangestellte erhält nach den Vergütungsempfehlungen der LZK Baden-Württemberg einen Gehaltszuschlag von ca. 10% (2300,- bis 2700,-€, Stand 2023). Manche Landeszahnärztekammern vergeben Fortbildungsstipendien bis zu 8000,- €, wenn Noten besser als 2,0 in der Abschlussprüfung erreicht werden.

7.2 Zahnmedizinische Prophylaxeassistentin (ZMP)

Für Baden-Württemberg gelten als Zulassungsvoraussetzungen neben dem Fachangestelltenbrief zur ZFA die Kursteile I, II a und II c. Daneben gilt es, ein Berufspraktikum mit 100 Stunden (Pflichtenheft) zu absolvieren. Der Aufbaukurs mit 170 Stunden umfasst folgende Themen:
- allgemeinmedizinische Grundlagen
- zahnmedizinische Grundlagen
- Ernährungslehre
- Oralprophylaxe
- klinische Dokumentation
- behandlungsbegleitende Maßnahmen
- Systematik und Ergonomie der Prophylaxe
- Rechts- und Berufskunde
- Psychologie und Kommunikation

7.3 Zahnmedizinische Fachassistentin (ZMF)

Seit 1974 gibt es die Möglichkeit für Zahnmedizinische Fachangestellte, sich zur ZMF weiterzubilden. In einigen Bundesländern gab es nur die Zahnmedizinische Prophylaxeassistentin (ZMP). Begonnen haben die Länder Hessen und Baden-Württemberg, heute bieten mehrere Länder diese **Aufstiegsfortbildung** an. Die ZMF-Fortbildungsordnung für Baden-Württemberg wurde 1991 reformiert und stellt seitdem eine **Stufenfortbildung** dar, die beginnen kann, wer bestimmte Voraussetzungen erfüllt →Abb. 1.

1. Ausbildungsvoraussetzung: gilt für alle Bundesländer	→	– bestandene Prüfung als Zahnmedizinische Fachangestellte – einjährige Tätigkeit als Fachangestellte nach Abschluss der Berufsausbildung – Kenntnisnachweis für Röntgen
2. Ausbildungsvoraussetzung: Gilt nur für Baden-Württemberg; durch den Nachweis der rechts angegebenen Kursteile sowie der Anwendung des Unterrichtsstoffes in der Praxis (Berufspraktikum) war es in Baden-Württemberg möglich, den erforderlichen ZMF-Aufbaukurs auf 220 Stunden zu kürzen. In den anderen Bundesländern beträgt die Kursstundenzahl 600 bis 800 Stunden.	→	– erfolgreicher Abschluss des Kursteils I (Gruppen- und Individualprophylaxe) – erfolgreicher Abschluss des Kursteils II a (Herstellung von Situationsabformungen und Provisorien) – erfolgreicher Abschluss des Kurses II c „Fissurenversiegelung bei kariesfreien Zähnen“ – erfolgreicher Abschluss des Kursteils III (Praxisverwaltung) – Nachweis des Berufspraktikums von mindestens 250 Stunden (Vorlage des Pflichtenheftes)

Abb. 1 Voraussetzungen für die Weiterbildung zur ZMF

In einigen Kammerbezirken wird noch ein Erste-Hilfe-Kurs (Herz-Lungen-Wiederbelebungskurs) sowie eine Aufnahmeprüfung verlangt. Die Landeszahnärztekammer Bayern verlangt zusätzlich die erfolgreiche Absolvierung des Prophylaxe-Basiskurses und des Kurses Prothetische Assistenz.

Die Handlungs- und Kompetenzfelder einer ZMF-Ausbildung (Baden-Württemberg):
- allgemeinmedizinische Grundlagen
- zahnmedizinische Grundlagen
- Ernährungslehre
- Oralprophylaxe
- klinische Dokumentation
- behandlungsbegleitende Maßnahmen
- Arbeitssicherheit, -systematik, Ergonomie, Strahlenschutz
- Kontrolle und Umsetzung ordnungsgemäßer Hygienemaßnahmen
- Psychologie und Kommunikation
- Abrechnungswesen
- Praxisorganisation/EDV
- Rechts- und Berufskunde
- Ausbildungswesen/Fortbildung/Pädagogik

Eine ZMF erhält nach den Vergütungsempfehlungen der LZK Baden-Württemberg einen Zuschlag von ca. 25% (2450,- bis 3300,-€, Stand 2023) zum Gehalt einer Zahnmedizinischen Fachangestellten.

7.4 Zahnmedizinische Verwaltungsassistentin (ZMV)

In den letzten Jahren haben die Verwaltungsarbeiten in den Zahnarztpraxen erheblich zugenommen. Nach Schätzungen glaubt man heute, dass in durchschnittlichen Zahnarztpraxen auf eine Behandlungsstunde eine Verwaltungsstunde kommt. Die Anforderungen sind durch den Umgang mit immer neuen und weiteren (auch elektronischen) Formularen, die Ausweitung des Schriftverkehrs, die ständigen Neuerungen bei technischen Geräten, Einführung neuer Medien, Einzug der Telematikinfrastruktur in die Zahnarztpraxis weiter gestiegen. Diese Tatsache hatte die Bayerische Landeszahnärztekammer bewogen den Weiterbildungsberuf Zahnmedizinische Verwaltungsassistentin (ZMV) zu schaffen, der sich zur Aufgabe macht, die Zahnarztpraxis verwaltungstechnisch zu führen.

Die Weiterbildung zur ZMV dauert in Kompaktkursen einschließlich Abschlussprüfung sechs Monate.

Voraussetzungen für die Weiterbildung zur ZMV sind:
- bestandene Abschlussprüfung als Zahnmedizinische Fachangestellte
- in Baden-Württemberg Absolvierung von Kursteil III Praxisverwaltung
- Ablegung eines Eignungstests (in manchen Bundesländern); hier werden fünf Fachgebiete konventionell geprüft:
  - Krankenkassenabrechnung: KCH, HKP
  - Deutsch/Schriftverkehr: Geschäftsbrief, Zeichensetzung
  - Wirtschafts- und Betriebskunde
  - Rechnungswesen
  - Allgemeinbildung

In Baden-Württemberg gilt auch hier eine Stufenausbildung. Voraussetzung ist die Absolvierung des Kursteils III (Praxisverwaltung) mit 100 Stunden sowie eine Bescheinigung des Arbeitgebers über eine zweijährige Tätigkeit in der Administration der Praxis. Anschließend erfolgt die Zusatzausbildung in fünf Unterrichtsblöcken von 60 Stunden. Zusätzlich sind zwei Praktikumsblöcke zu erbringen.

Eine Umfrage unter den ausgebildeten Zahnmedizinischen Verwaltungsassistentinnen hat deren Einsatzgebiete in Zahnarztpraxen deutlich gemacht:
- 92 % führen Krankenkassenabrechnung und Privatabrechnung fast eigenverantwortlich aus.
- 67 % führen die Buchführung teilweise durch (vorkontieren).
- 67 % führen die Registratur eigenverantwortlich.
- 58 % sind mit der Betreuung der Auszubildenden beauftragt.
- 50 % haben die gesamte Behandlungsablaufplanung übernommen.
- 43 % bewältigen den Schriftverkehr der Praxis eigenverantwortlich.
- 42 % sind für die Einstellung der Auszubildenden verantwortlich.
- 33 % sind für die Einstellung von Mitarbeiterinnen verantwortlich.

Die Verdienstmöglichkeiten entsprechen denen der ZMF.

7.5 Dentalhygienikerin (DH)

Nach der Änderung des Zahnheilkundegesetzes aufgrund der Anpassung deutscher Gesetze an die Gesetze der Europäischen Union wurde in Baden-Württemberg die Weiterbildung zur Dentalhygienikerin aus der Taufe gehoben. Heute ist die Ausbildung auch in Hamburg, Hessen und Nordrhein-Westfalen möglich.

Die Tätigkeitsbereiche der DH liegen in der Prophylaxe sowie der Betreuung der parodontal erkrankten Patientin. Sie arbeitet mit der Patientin eng zusammen, um sie zu motivieren, Mundhygieneinstruktionen zu erteilen und sie hinsichtlich der Ernährung zu beraten. Bei der orientierenden Befunderhebung verwendet sie Indizes, um die Gesundheit bzw. die Erkrankung der Patientin feststellen zu helfen. Röntgenbilder werden nach Anweisung der Zahnärztin erstellt. Die DH ist in der Lage, Mundfotografien und Modelle zu erstellen. Während der Initialbehandlungsphase und im Recall ist sie sowohl für die supra- und subgingivale Zahnsteinentfernung als auch für die Wurzelglättung zuständig. Motivation, Remotivation und Instruktionen finden in der Initialbehandlungsphase und im Recall statt.

Voraussetzungen für die Weiterbildung zur DH sind:
- ZMF- oder ZMP-Weiterbildung
- einjährige berufliche Tätigkeit als ZMF oder ZMP
- Teilnahme am Kurs „Maßnahmen im Notfall“
- Aufnahmeprüfung (Eignungsprüfung)

Der Stundenumfang der Fortbildung beträgt ca. 950 Stunden mit klinischen Bestandteilen. In Baden-Württemberg kann sich die ZMF in einem DH-Aufbaukurs (800 Stunden, d. h. 300 Stunden institutionell und 500 Stunden in der Ausbildungspraxis) zur DH weiterbilden lassen.

Einer DH steht nach den Empfehlungen der LZK Baden-Württemberg ein Zuschlag von ca. 30% (2650,- bis 3700,-€, Stand 2023) zum Gehalt einer ZFA zu.

7.6 Dentale Fachwirtin

Voraussetzung zur Zulassung an der Fortbildung ist der Nachweis einer mit Erfolg abgelegten Fortbildungsprüfung als ZMV oder eines gleichwertigen Abschlusses sowie eine gültige Erste-Hilfe-Ausbildung. Die Fortbildung umfasst mindestens 700 Unterrichtsstunden. Zeiten der Unterrichtsvor- und -nachbereitung sowie des Selbststudiums sind hierin nicht enthalten

Die Dentale Fachwirtin hat die Kompetenz zur selbstständigen Planung und Bearbeitung umfassender beruflicher Aufgabenstellungen, wobei die Umsetzung in der Zahnarztpraxis im Vordergrund steht.

Im Rahmen der Fortbildung werden hierfür die erforderlichen Handlungskompetenzen in den Bereichen Mathematik, Informations- und Kommunikationstechnologie, Buchführung, Statistik, Recht, Volkswirtschaftslehre sowie allgemeine, spezielle und strategische, praxisbezogene Betriebswirtschaftslehre vermittelt. Diese Fortbildungsinhalte qualifizieren insbesondere für Sach- und Organisationsaufgaben innerhalb des Unternehmens Zahnarztpraxis sowie darüber hinaus für die verantwortliche Übernahme von Führungsaufgaben.

Die Handlungsfelder im Einzelnen
- Grundlagen der Mathematik
- Informations- und Kommunikationstechnologie
- Buchführung kompakt
- Statistik
- Recht kompakt
- Volkswirtschaftslehre kompakt
- allgemeine Betriebswirtschaftslehre
- spezielle Betriebswirtschaftslehre
- strategische, praxisbezogene Betriebswirtschaftslehre
- betriebswirtschaftliche Praxisorganisation
- interne und externe Kommunikation
- Personalwesen
- Abrechnungswesen

Die Vergütungsempfehlung richtet sich nach der des DH-Abschlusses.

7.7 Organisation der Fort- und Weiterbildung

Die Fort- und Weiterbildungen sind in den einzelnen Kammerbereichen unterschiedlich organisiert. Vier Wege führen in der Regel zum Ziel:
- **Vollverschulung (Kompaktkurse):** Hierbei werden die erforderlichen Kenntnisse in einem Zeitraum von ca. 3 Monaten vermittelt, wie z. B. in Hamburg oder Bayern für die Weiterbildung zur ZMV. Für die Fortbildung stehen Klassen- und Seminarräume, Hörsäle, Phantomraum und ein Zahnarztlabor zur Verfügung. Eine Zahnarztpraxis für praxisnahen Unterricht ist angegliedert.
- **Duales System:** Hier werden, ähnlich dem Ausbildungssystem der Zahnmedizinischen Fachangestellten, die theoretischen und praktischen Inhalte parallel vermittelt.
- **Offene Bausteinfortbildung:** Berufsbegleitend wird ein Bausteinkurssystem angeboten. Es gibt ca. 12 Bausteine, die jeweils mit einer Prüfung abschließen. Eine vorgeschriebene Reihenfolge besteht nicht. Am Ende dieses „Baukastensystems“ steht nach etwa 2 Jahren die Abschlussprüfung.
- **Stufenausbildung/Bausteinfortbildung:** Hier kann die gesamte Weiterbildung bis zur DH in einzelnen Blöcken geleistet werden. Dies hat den Vorteil, dass die ZFA immer wieder mit der Praxis konfrontiert wird und nicht über längere Zeit an ihrem Arbeitsplatz (Zahnarztpraxis) ausfällt.

Auf den Websites der Landeszahnärztekammern finden Sie weitere Informationen:

www.bzaek.de

→ Über uns

→ Organisationsstruktur

→ Zahnärztekammern der Länder

Auf den betreffenden Websites der Kammern finden Sie auch die Fort- und Weiterbildungsmöglichkeiten für ZFAs.

Fort- und Weiterbildung der ZFA

In der Abbildung wird die Zusammenarbeit von Zahnärztin, ZFA und fortgebildeter ZFA (ZMF/ZMP) sehr deutlich →Abb. 1.

Zahnärztin	ZFA	ZMF/ZMP
	1. Sitzung	
2. Evtl. Injektion; Kavitäten-Präparation 5. Legen der Unterfüllung 7. Abformung 11. Einsetzen des Provisoriums	1. Röntgenbilder auflegen, Füllungstray und Injektionsbesteck bereitstellen 4. Unterfüllung anmischen und anreichen 6. Abformmaterial anmischen 8. Material für Provisorien anmischen 10. Anmischen von prov. Zement	3. Kofferdam anlegen 9. Herstellen des Provisoriums, Ausarbeitung
	2. Sitzung	
12. Entfernen des Provisoriums 14. Einpassen des Inlays, Einschleifen, Randbearbeitung	15. Anmischen des Befestigungsmaterials	13. Kofferdam anlegen 16. Entfernen der Überschüsse, Entfernen des Kofferdams

Abb. 1 Checkliste für eine Inlaypräparation im Zusammenspiel zwischen Zahnärztin, ZFA und ZMF/ZMP

Aufgaben

1 Beurteilen Sie folgende Fälle:

a Eine nicht fortgebildete Zahnmedizinische Fachangestellte entfernt bei einer Privatpatientin Zahnstein. Ihre Chefin befindet sich auf Dienstreise. Die Patientin ist einverstanden.

b Bei einer Kassenpatientin präpariert die Zahnärztin eine Kavität, legt die Unterfüllung und lässt die definitive Amalgamfüllung von der ZMF legen.

c Eine fortgebildete ZFA führt mit einer Privatpatientin ein Motivationsgespräch, welches die Zahnärztin der Patientin nach GOZ in Rechnung stellt.

d Eine ZMF führt eine lokale Fluoridierung bei einer jugendlichen Kassenpatientin durch. Die Zahnärztin berechnet dies der Krankenkasse.

e Eine Privatpatientin betritt die Praxis vor der Anwesenheit der Zahnärztin. Aufgrund der „dicken Backe“ ordnet die fortgebildete Zahnmedizinische Fachangestellte eine Röntgenaufnahme an.

f Die Zahnmedizinische Fachangestellte fertigt nach Anweisung ihrer Chefin eine Bissflügelaufnahme an.

2 Vergleichen Sie die Fort- und Weiterbildung Ihrer Kammer mit derjenigen aus Baden-Württemberg. Wo liegen die Unterschiede? Wo sehen Sie Vor- und Nachteile?

8 Praxismarketing und patientenorientierte Praxisführung

Der Begriff „Marketing“ kommt aus der Betriebswirtschaft. Unter Marketing versteht man hier die Schaffung, Erhaltung und Beobachtung des Absatzmarktes. Auf die Zahnarztpraxis übertragen meint das die Ausrichtung der Praxis auf die individuellen Erfordernisse der Patientin. Die Patientin („Absatzmarkt“) muss im Mittelpunkt aller Überlegungen des Praxisteams stehen.

Heute beurteilen die Patientinnen eine Zahnarztpraxis nach Empfehlung, nach den menschlichen Qualitäten der Zahnärztin und etwa 80 % der Patientinnen nach dem Personal, das in der Praxis arbeitet.
Neben einer hohen Qualität der zahnärztlichen Behandlung und einer effektiven Praxisorganisation erwartet die Patientin Freundlichkeit, Zeit, Ruhe, Gelassenheit, Verständnis, Entgegenkommen und Menschlichkeit vom Praxisteam. Außerdem wünscht sie Ordnung, Sauberkeit und ein gepflegtes Äußeres von Zahnärztin und Mitarbeiterinnen sowie eine verständliche Sprache.

Ist der Kontakt zur Patientin einmal aufgebaut, darf er nicht wieder abreißen. Beachten Sie, dass eine Patientin durchschnittlich nur 3-mal weitererzählt, was sie bei Ihnen Positives erlebt hat, aber 33-mal von negativen Erlebnissen berichtet. Folgende Fragestellungen helfen Ihnen, Ihr Verhalten zu analysieren und Patientenorientierung zu trainieren.

- Wird die eintreffende Patientin überhaupt wahrgenommen? Wie wird die Patientin begrüßt, wenn die ZFA am Empfang gerade im Gespräch ist?
- In welcher Haltung wird die Patientin begrüßt? Wird Blickkontakt aufgenommen?
- Werden die Patientinnen mit Namen angesprochen bzw. begrüßt?
- Kann die Patientin die ZFA ansprechen? Trägt sie ein Namensschild?
- Lässt die ZFA die Patientin ausreden (sehr wichtig bei Reklamationen)?
- Kann sich die ZFA im Namen der Praxis entschuldigen?
- Versteht die Patientin die ZFA? Redet sie zu schnell, zu langsam, zu leise? Gebraucht sie zu viele Fremdworte? Sind die Informationen ausreichend? Spricht sie starken Dialekt?
- Ist die ZFA freundlich zur Patientin? In welchem „Ton“ spricht sie mit der Patientin? Was „sagen“ ihre Körperhaltung und ihr Gesichtsausdruck?
- Wirkt die ZFA gepflegt? Ist ihre Kleidung ordentlich und sauber? Hat sie gepflegte Zähne?

Kommunikation in der Zahnarztpraxis →S. 98

Rhetorik
Redekunst

Dialektik
Kunst der Gesprächsführung

Kinetik
Körperbewegung und -sprache

Räume und Funktionsbereiche einer Zahnarztpraxis →S. 51

Der Umgang mit Patientinnen bedarf somit rhetorischer, dialektischer und kinetischer Fähigkeiten. Dies gilt natürlich nicht nur für die ZFA am Empfang, sondern für das gesamte Praxisteam.

Die Patientin erwartet neben einer freundlichen und zuvorkommenden Behandlung eine harmonische und ruhige Atmosphäre in der Praxis.
Die Räume und Funktionsbereiche einer Zahnarztpraxis sollten hell, freundlich und nicht zu klein sein. Die Tapeten, Bodenbeläge, Wanddekoration sollten aufeinander abgestimmt, die Gerüche neutral und die Lautstärke der Musik angenehm und nicht störend sein.

Praxismarketing und patientenorientierte Praxisführung

Im Wartezimmer sollten bequeme Sitzmöbel bereitstehen, die angebotene Lektüre sollte aktuell und in gutem Zustand sein (→Abb. 1). Eine Schreibgelegenheit mit Schreibmaterial ist von Vorteil. Bilder sollten gelegentlich gewechselt werden. Hier können auch wichtige Informationen und ein Bild mit der Übersicht der Praxis und den Praxismitarbeiterinnen aushängen.
Weitere Anregungen für das Wartezimmer sind z. B.: Aquarium, Schwarzes Brett für Patientinnen, anonymer Beschwerdekasten, Obstschale, Fernsehgeräte, DVD-Player, Computer, zuckerfreie Bonbons, Saft-Bar, Kaffee.

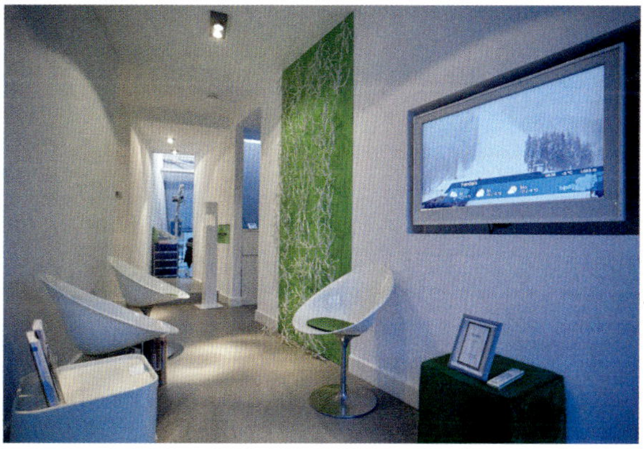
Abb. 1 Modernes Wartezimmer

Durch einheitliche Praxiskleidung, vielleicht sogar in den Farben der Praxis gehalten, erleichtert man den Patientinnen die Unterscheidung zwischen Praxispersonal und Patientinnen.
Wichtig für den Aufbau der persönlichen Beziehung zwischen Patientin und dem Praxisteam ist das Tragen von Namensschildern. Gerade in Gemeinschaftspraxen sollten auch die Zahnärztinnen Namensschilder tragen.
Auch Serviceleistungen zählen zu den wesentlichen Marketinginstrumenten, die Patientinnen binden. Dazu zählen z. B.:

- **Follow-up-Anrufe:** Die Patientin wird als besondere Serviceleistung der Praxis nach der Behandlung angerufen. Mögliche Fragestellungen:
  - Sind Sie mit der Anweisung zurechtgekommen?
  - Haben Sie noch Probleme mit der Wunde?
  - Gibt es Probleme mit der Prothese?
- **Recall- und Memory-Anrufe:** Um sich bei der Patientin wieder einmal in Erinnerung zu bringen, bietet sich ein Recall an. Auch längere Termine können am Tag vorher z. B. telefonisch bestätigt werden.

Recall →S. 307

Weitere Marketingideen:

- Kindertoiletten
- Samstagssprechstunde
- Regenschirmverleih
- Tag der offenen Tür
- Patientenseminare
- Belohnungen für Kinder (z. B. Aufkleber)
- Behandlungspässe, Röntgenpässe mit Praxiseindruck
- Kunstausstellungen
- kostenloses WLAN, Internetzugriff im Wartezimmer
- exklusiver Zugriff auf Onlinetermine

Wichtig ist es im Marketingkonzept einer Praxis, auch an behinderte Patientinnen zu denken und z. B. die Zugänge für die Rollstuhlfahrerinnen passierbar und ebenso den Toilettenbereich und Wartebereich für Behinderte nutzbar zu machen. Gerade bei den Toiletten empfiehlt sich eine 2- bis 3-stündliche Kontrolle, die gut sichtbar dokumentiert wird. Dabei sollte immer durch einen Eintrag sichtbar gemacht werden, dass der Toilettenbereich kontrolliert worden ist. Einmalzahnbürsten sollten ebenfalls genügend vorhanden sein.

8.1 Corporate Identity (CI)

Werbung im klassischen Sinn ist der Zahnarztpraxis untersagt. Dennoch gibt es - Möglichkeiten, sich mit entsprechendem Erfolg zu präsentieren. In diesem Zusammenhang gewinnt Corporate Identity in Zahnarztpraxen zunehmend an Bedeutung.

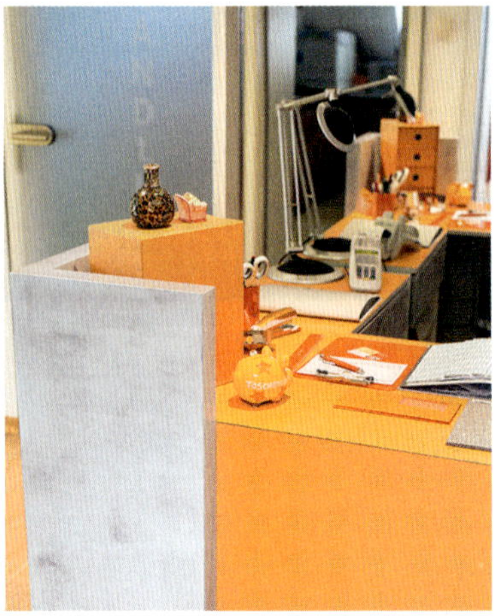

Den Begriff Corporate Identity kann man mit Firmenidentität übersetzen. Es ist der „Fingerabdruck" eines Unternehmens, etwas sehr Individuelles.

Corporate Identity setzt sich aus drei Elementen zusammen:
- Unternehmenskultur
- Erscheinungsbild
- Kommunikation

Die **Unternehmenskultur** (Corporate Culture) definiert das Verhalten, das Denken, die Kompetenz, das Wertesystem und den Führungsstil eines Unternehmens. In der Zahnarztpraxis stehen dabei folgende Fragestellungen im Vordergrund:
- Ziehen alle an einem Strang, um die Ziele der Praxis zu verwirklichen?
- Wie gehen die einzelnen Teammitglieder miteinander um?
- Wie gehen sie mit Patientinnen oder anderen Personen um?
- Welche Werte sind in der Zusammenarbeit wichtig?
- Wie ist das soziale Engagement?

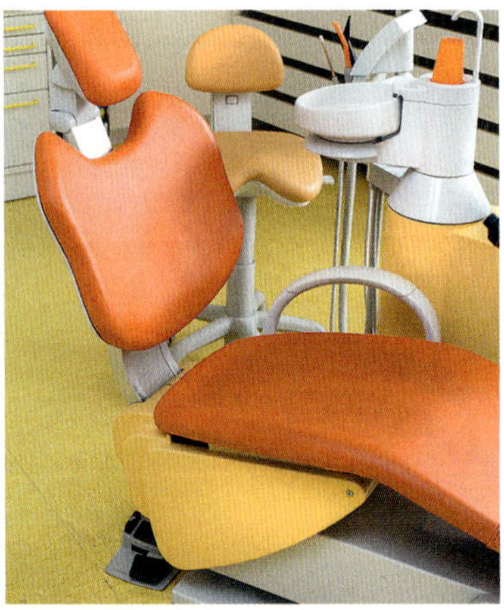

Das **Erscheinungsbild** (Corporate Design) visualisiert das Unternehmen mittels gestalterischer Signale wie etwa Farben und Formen, Schrifttyp und Gestaltungsraster, Zeichen und Symbole. Die Gestaltung lässt sich flexibel auf alle Bereiche der Praxis umsetzen: etwa auf die Architektur im Innen- und Außenbereich, alle Informationsmittel (z. B. Broschüre), Arbeitsmaterialien und auch das Aussehen des Teams (z. B. Kleidung).
Eine konsequente Umsetzung des Erscheinungsbildes bietet den Patientinnen ein einheitliches und professionelles Bild der Praxis sowie eine emotionale Orientierung, was sie von der Praxis erwarten können →Abb. 1.

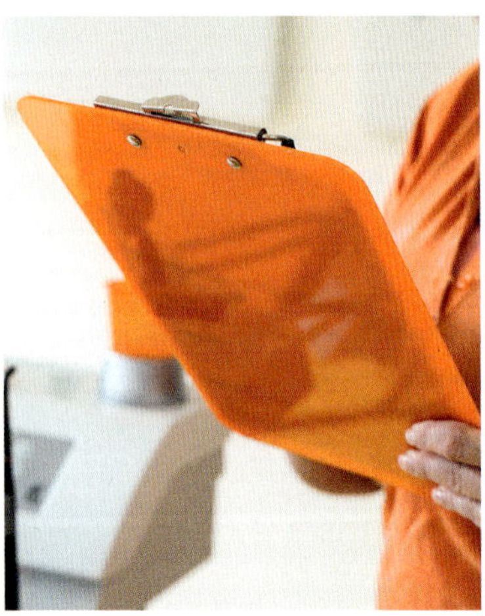

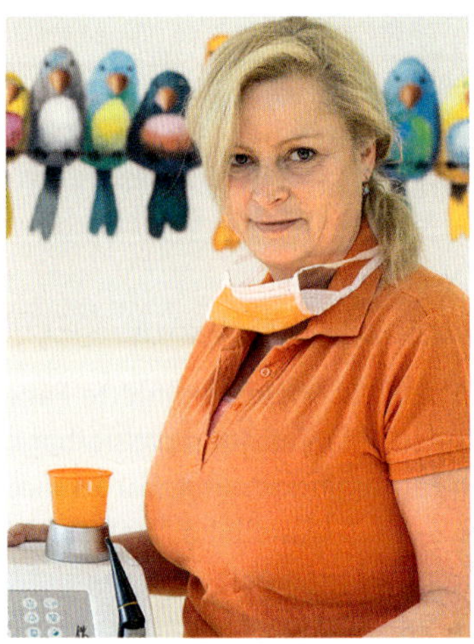

Die **Kommunikation** (Corporate Communication) umfasst die „gesprochene" Kommunikation zwischen Mitarbeiterinnen und Patientinnen sowie die „gelesene" Kommunikation, z. B. Broschüren, Praxiskompass, Neue Medien, Veranstaltungen. Die Kommunikation dient dazu, Mitarbeiterinnen (intern) und Patientinnen oder Lieferanten (extern) zu informieren, zu motivieren und zu binden.

Abb.1 Corporate Design einer Zahnarztpraxis

8.2 Zeitmanagement

Eine wichtige Maßnahme, die zur Optimierung des Praxiserfolges führt, ist ein gutes Zeitmanagement. Für die tägliche Arbeit stehen jeder Praxismitarbeiterin durchschnittlich 480 Minuten zur Planung zur Verfügung. Diese relativ kurze Arbeitszeit in der Praxis sollte effektiv genutzt (gemanagt) werden, denn verlorene Zeit kann nicht wieder zurückgeholt werden.
Tipp: Schreiben Sie über ein bis zwei Wochen die Zeiten auf, die Sie für bestimmte Arbeiten benötigten. Die benötigte Arbeitszeit wird häufig unterschätzt.

Jedes Teammitglied sollte positiv und entspannt den Arbeitstag beginnen. Dies erreicht man dadurch, dass sich morgens zu Beginn der Sprechstunde das gesamte Team einige Minuten versammelt, Stoßzeiten und Engpässe erkennt und sich gedanklich positiv darauf einstellt.
Empfehlenswert ist auch eine kurze Arbeitsplanung (Welche Arbeiten sollen heute erledigt werden?). Hierbei sollte unbedingt eine schriftliche Aufstellung der Tätigkeiten nach Prioritäten erfolgen. Dafür benötigt man ungefähr 10 Minuten, die aber nachweislich zu etwa 20 % Ersparnis bei der Arbeitszeit führen.

Ähnlich wie in der Terminplanung bei Patientinnen sollten unbedingt Pufferzeiten beachtet werden. Erfahrungen zeigen, dass nur 60 % der Arbeitszeit verplant und 40 % für unerwartete Mehrarbeit und Störfaktoren sowie spontane unumgängliche Arbeiten (z. B. vom Vortag) frei gehalten werden müssen. Auch Arbeitspausen sollten eingeplant werden.

Checklisten erleichtern wesentlich die Arbeitsvorbereitung und den Arbeitsablauf. Sie haben sich bewährt bei allen Arbeiten, die eine korrekte Abfolge von Teilarbeiten beinhalten, z. B. die Vorbereitung von operativen Eingriffen, die Annahme von Telefonanrufen, die Vorbereitung der Funktionsräume.

Checklisten →S. 283

Das Sammeln von gleichartigen Tätigkeiten, z. B. von Telefongesprächen, führt zu erheblicher Zeitersparnis.
Auch die persönliche Leistungskurve sollte, wenn möglich, in die Planung einbezogen werden. Arbeiten, die erledigt wurden, können im Plan abgehakt werden. Das ist auch psychologisch ein wichtiger Effekt.
Ebenso wichtig ist es auch, den Praxistag mit einem kurzen Abschlussgespräch zu beenden und die nicht erledigten Aufgaben in den Arbeitsplan des nächsten Tages zu übertragen.

- Sind die Telefongespräche zu lang?
- Wann kommen die meisten Telefongespräche in die Praxis?
- Habe ich klare Prioritäten oder versuche ich, viele Aufgaben auf einmal zu erledigen?
- Habe ich für komplexe Aufgaben (z. B. HKP-Erstellung und Abrechnung) eine störungsfreie Umgebung?
- Verzettele ich mich zu sehr in Details?
- Kann ich nein sagen, wenn mich ständig jemand um einen Gefallen bittet, oder lasse ich mich von meiner eigentlichen Arbeit abhalten?
- Führt mangelhafte Kommunikation im Team zu Missverständnissen?
- Schiebe ich unangenehme Arbeiten auf?
- Kann ich bestimmte Arbeiten delegieren?

Abb.1 Analyse des Arbeitsverhaltens

Vermeiden Sie auch in Ihrem persönlichen Umfeld Hektik. Erscheinen Sie pünktlich und ausgeruht in der Praxis und legen Sie private Termine nicht unbedingt auf den genauen Sprechstundenschluss.

Gerade zu Beginn der Einführung eines Zeitmanagements in der Praxis wird man viele „Zeitdiebe“ und „Störfaktoren“ ausmachen. Analysieren Sie Ihr Arbeitsverhalten anhand verschiedener Fragen →Abb. 1. Sie lernen damit, die Arbeitszeit zu beherrschen. Die Arbeitszufriedenheit der Praxismitglieder wird sich erhöhen und die Leistung verbessern.

8.3 Besprechungen des Praxisteams

Teambesprechung →S. 293

Marketing ist Teamarbeit. Die Gemeinschaft, den Kontakt und die Kommunikation unter allen Teammitgliedern zu pflegen, ist daher eine wichtige Voraussetzung für ein erfolgreiches Marketing. In Zahnarztpraxen bieten sich hierzu Kurz- und Teambesprechungen an.

Aufgaben

1 Besuchen Sie sich gegenseitig in der Praxis und spielen Sie Patientin (Erlaubnis der Praxisinhaberin einholen). Erstellen Sie vorher einen Bogen (s. S. 295) und halten Sie nach dem Besuch die Eindrücke fest, die sie hierbei gewonnen haben.

2 Was versteht man unter Praxismarketing?

3 Führen Sie ein Brainstorming über neue Ideen für das Praxismarketing durch.

4 Wo sehen Sie Schwachstellen im Marketing Ihrer Ausbildungspraxis? Machen Sie konkrete Verbesserungsvorschläge.

5 Was versteht man unter „Corporate Identity"?

6 Welche Dinge müssten nach Ihrer Ansicht durch die Lage Ihrer Ausbildungspraxis bedingt im Sinne des Marketing und einer Corporate Identity mehr berücksichtigt werden?

7 Geben Sie in grafischer Form ein Beispiel für die Umsetzung der Idee einer Corporate Identity mit zwei bis drei Beispielformularen.

8a Erstellen Sie für sich einen persönlichen Tagesplan in Ihrer Ausbildungspraxis. Haken Sie die Arbeiten ab, die Sie erledigen konnten. Notieren Sie sich die Störfaktoren und analysieren Sie diese. Tragen Sie die Ergebnisse der Klasse vor.

b Welche Konsequenzen ergeben sich für Sie daraus?

9 Weshalb sind Ihrer Meinung nach Teambesprechungen notwendig bzw. nicht notwendig?

10 Wo liegen die Probleme bei der Durchführung von Teambesprechungen?

11 Spielen Sie eine Teambesprechung im Unterricht nach (evtl. mit Videokamera). Themenvorschläge:

a Eine Patientin beschwert sich bei der Chefin über eine unfreundliche ZFA.

b Sie sind wiederholt zu spät gekommen.

c Die Schule hat in der Praxis angerufen.

d Eine neue Mitarbeiterin wird vorgestellt.

9 Die Zukunft der Zahnarztpraxis

Die Weiterentwicklung im Bereich der zahnmedizinischen Forschung ermöglicht zwar eine immer bessere Versorgung der Patientinnen, jedoch steht die Versorgung der Patientin auch unter dem Einfluss gesellschaftlicher und gesundheitspolitischer Rahmenbedingungen.

9.1 Gesellschaftliche Entwicklungen

Die Bevölkerungszahl der Bundesrepublik stagniert bzw. sinkt leicht und liegt bei ca. 82 Millionen Menschen. Diese Anzahl kann auch durch Zuwanderung kaum erhöht werden. Der Anteil der älteren Menschen steigt und die Lebenserwartung der Menschen steigt ebenfalls. Aktuell liegt sie bei durchschnittlich rund 82 Jahren für Neugeborene. Im Jahr 2050 wird es mehr ältere Menschen als jüngere geben. Das bedeutet, dass sich die ehemalige, unten breite und oben schmale Alterspyramide weiter „umdreht" →Abb. 1, was erhebliche Konsequenzen hat.

Die Gesellschaft ist gekennzeichnet durch ein zunehmendes Fitness-, Gesundheits- und Ästhetikbedürfnis weiter Bevölkerungskreise. Die Menschen haben hohe Ansprüche an Gesundheits- und technische Leistungen. Dafür sind sie auch bereit, Geld zu bezahlen – über Versicherungen oder direkt in den Praxen. Ebenfalls setzt sich immer mehr durch, dass sich Menschen einen Ausgleich von Freizeit und Berufsleben wünschen (Work-Life-Balance). Von den Vorteilen der Digitalisierung möchte man auch profitieren, z. B. ein Fahrzeug online An- und Abmelden.

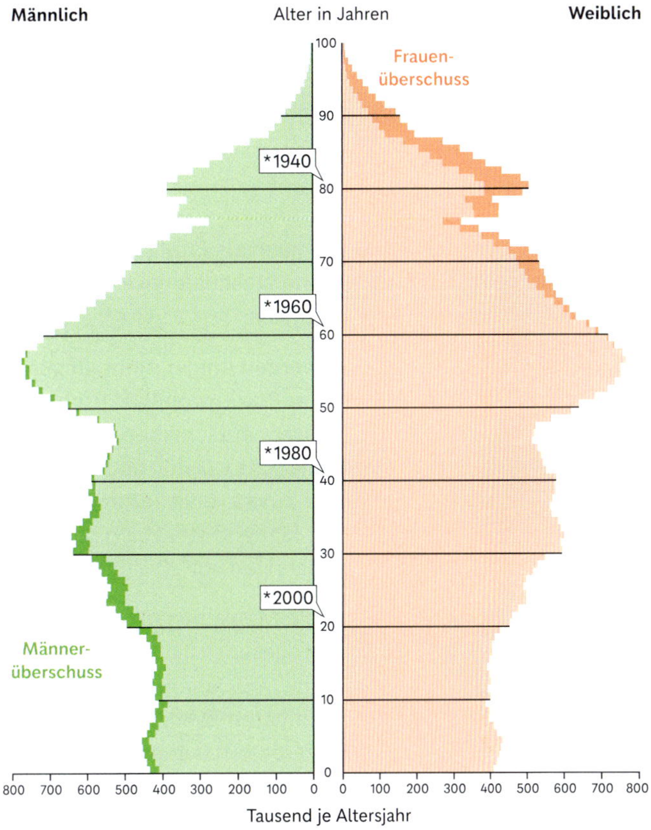

Abb. 1 Alterspyramide

9.2 Sicht der Praxis

Die Studentinnen der Zahnmedizin wünschen sich schon lange neben der fachlichen Ausbildung eine Ausbildung in Betriebswirtschaft, Abrechnung, Psychologie und Ergonomie. Über die Hälfte der Zahnmedizinstudierenden sind heute weiblich. Nach Prognosestudien bleibt die Zahl der Absolvierenden (jährliche Approbationszahl) bis 2030 in etwa konstant, bzw. nimmt leicht ab.

Die Anzahl der Vertragszahnärztinnen ist ebenfalls relativ konstant, bzw. geht leicht zurück. Dafür stieg die Zahl der angestellten Zahnärztinnen in Zahnarztpraxen und Medizinischen Versorgungszentren. Die Anzahl der Berufsausübungsgemeinschaften ging kontinuierlich zugunsten der MVZ zurück. Die Versorgung der Bevölkerung bleibt damit gleich. Die Zahnarztdichte ist seit 1995 gesunken und steht momentan bei ca. 1100 Einwohnern pro behandelnd tätiger Zahnärztin.

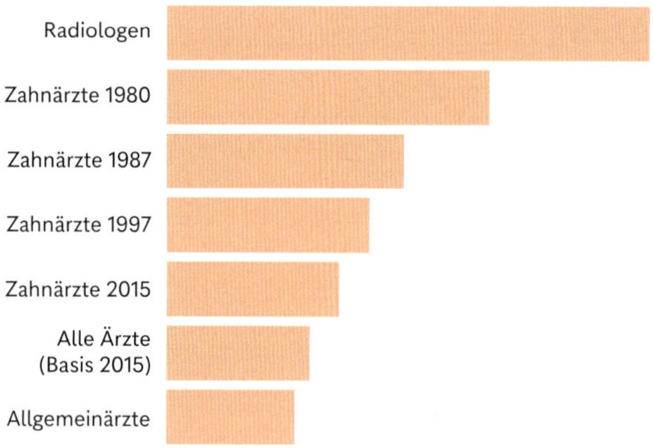

Abb. 1 Einkommenssituation von Zahnärzten (Quelle: KZBV-Handbuch 2023, Seite 107)

Zahnärztinnen wollen nicht mehr in eigener Praxis arbeiten, weil der immense Investitionsbedarf, die zunehmende Bürokratie und auch die Work-Life-Balance (mit Teilzeitarbeit) sie davon abhält. Hinzu kommt die Einkommenssituation, die sich immer weiter verschlechtert →Abb. 1. Die Gesamtarbeitszeit hat sich deutlich erhöht und liegt bei ca. 43–44 Stunden pro Woche.

In der **Entwicklung der zahnärztlichen Behandlung** der letzten 20–25 Jahre gibt es einen eindeutigen Trend: Der Anteil an Zahnersatzbehandlungen nimmt stetig ab und die KCH-Behandlung mit individualprophylaktischen Leistungen nimmt kontinuierlich zu. Das kann als Erfolg für das Gesundheitssystem und die Prophylaxeausrichtung der Zahnärzteschaft gesehen werden. Auch ist der DMF-T-Wert bei Jugendlichen stark gesunken.

Es werden immer mehr jüngere Senioren (65- bis 74-Jährige) mit eigenen Zähnen in der Praxis prophylaktisch behandelt werden. Wenn Zähne ersetzt werden müssen, entscheiden sie sich für festsitzenden Zahnersatz (Brücken, Kronen, Implantate). Dafür sind sie bereit, Zuzahlungen zu leisten. Oft haben sie dafür eine Zusatzversicherung abgeschlossen. Die Mundgesundheit der 75- bis 100-Jährigen stellt sich heute so dar, wie die Mundgesundheit der 65- bis - 74-Jährigen vor 20 Jahren. Das wird **Morbiditätsverschiebung** genannt.

Ältere Menschen mit Pflegebedarf weisen jedoch eine schlechtere Zahn- und Mundgesundheit auf und haben weniger eigene Zähne. Bei den Pflegebedürftigen 75- bis 100-Jährigen ist fast jeder Zweite zahnlos. Sie verfügen häufig über herausnehmbaren Zahnersatz. Die Therapiefähigkeit ist oft sehr eingeschränkt, was mit kürzerer Behandlungsdauer und mehr Terminen verbunden ist. Oft benötigen sie Hilfe bei der Zahnpflege und sind kaum noch in der Lage einen Zahnarzttermin zu organisieren. Die neuen Besuchs- und Behandlungsziffern für Pflegebedürftige im BEMA haben dem bereits Rechnung getragen. Auch die steigende Zahl der Kooperationsverträge mit Pflegeheimen weist in diese Richtung. Die technische Entwicklung und die Digitalisierung haben auch in die Zahnarztpraxis Eingang gefunden.

„Luxusleistungen" werden zunehmend aus der vertragszahnärztlichen Behandlung ausgegliedert.

In größerem Umfang drängen immer mehr Zahnärztinnen in das **Angestelltendasein**. Hauptgrund ist hier der Wunsch nach einer ausgeglicheneren Work-Life-Balance und die Möglichkeit, in Teilzeit zu arbeiten.

Die Zahnarztpraxis ist ein sicherer und dankbarer Arbeitsplatz. Zahnmedizinische Fachangestellte üben einen helfenden Beruf aus, der eine große Kommunikationsfähigkeit erfordert. Aufgrund der angespannten Kostensituation müssen immer mehr nicht-zahnärztliche Leistungen delegiert werden. Das führt beim nicht-zahnärztlichen Personal zu einem hohen Fortbildungsbedarf in der Digitalisierung, der Kommunikation, der Hygiene und in der Medizintechnik. Die Bereitschaft, Verantwortung zu übernehmen, wird für die ZFA immer größer. Die Möglichkeit, in Teilzeit zu arbeiten, ist ein weiterer Grund für die Attraktivität des Berufes.

9.3 Sicht der Patientinnen

Das zunehmende Fitness-, Gesundheits- und Ästhetikbedürfnis der Patientinnen führt zu einem wachsenden Anspruchsdenken (Privat- und Kassenpatientinnen). Schöne Zähne sind hier ein wichtiger Aspekt. Die Grenze zwischen Schönheit, Behandlungsbedürftigkeit und „Kassenleistung“ wird dabei oft nicht erkannt. Die Zuzahlungsbereitschaft wird aber weiter ansteigen.

Patientinnen wünschen sich fortschrittliche Technik, z. B. „Laser-Bohren“ ohne Schmerzen, Röntgen ohne Strahlenbelastung, Abformung ohne Abformmassen und Qualität in der zahnmedizinischen Versorgung. Die Freundlichkeit des Personals wird dabei immer wichtiger, weil dadurch der erste Eindruck bei der Patientin haften bleibt.

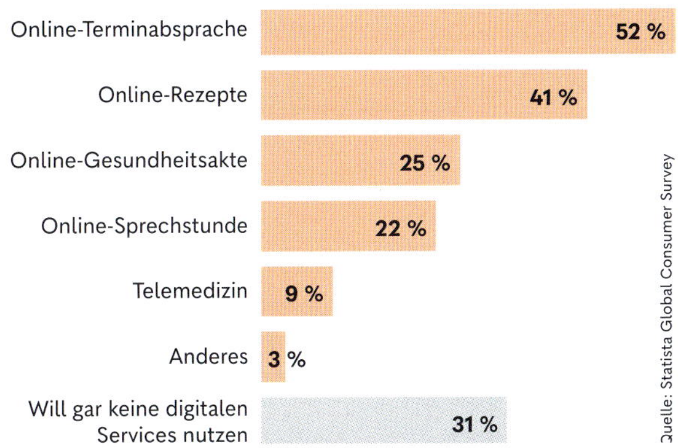

Abb. 1 Digitale Wünsche der Patientinnen (Mehrfachnennungen möglich, Quelle: Statista Global Consumer Survey 2019)

Natürlich wünschen sich Patientinnen möglichst schnelle Termine, auch in den Abendstunden (was zu einem Erfolg der MVZ geführt hat).

Die Online-Terminierung steht ganz oben auf der Wunschliste →Abb. 1, aber auch weitere digitale Angebote der Zahnarztpraxis, z. B. eAU oder eRezept.

Wie man in der Statistik der Ausgaben der Verbraucherinnen erkennen kann, sind diese durchaus bereit, viel Geld für die „Gesundheitspflege“ auszugeben →Abb. 2.

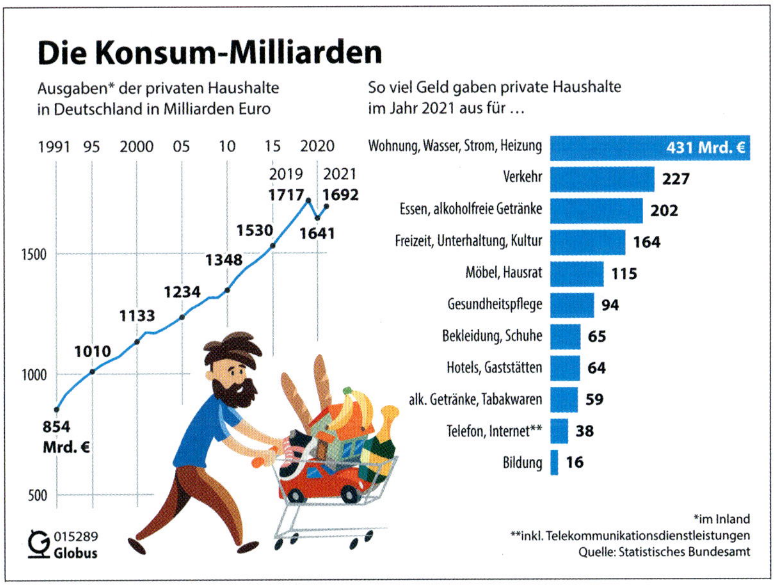

Abb. 2 Ausgaben der Verbraucherinnen

Aufgaben

1 Wie wird sich die Behandlungsart (KCH, ZE, PA, KFO...) in den Zahnarztpraxen in den nächsten 20 Jahren entwickeln?

2 Weshalb nimmt die Zahl der in eigener Praxis tätigen Zahnärztinnen immer mehr ab?

3 Wie entwickelt sich die Bereitschaft der Patientinnen zur zahnärztlichen Behandlung eine Zuzahlung aus eigener Tasche zu bezahlen?

4 Wie bereitet sich Ihre Praxis auf die in diesem Kapitel beschriebenen Entwicklungen vor?

10 Bewerbung

10.1 Bewerbungsschreiben

„Bitte senden Sie uns Ihre Bewerbungsunterlagen." Diesen Satz findet man sehr häufig in Stellenanzeigen. Gemeint sind damit die folgenden Unterlagen:
- Bewerbungsanschreiben
- Lebenslauf
- Lichtbild
- Zeugnisse
- Bescheinigungen

Grundlagen des Schriftverkehrs finden Sie unter:

www.deutschepost.de

→ Hilfe & Kontakt

→ Briefe schreiben und gestalten

Das **Bewerbungsanschreiben** ist das Erste, was die neue Praxis von Ihnen bekommt. Dies ist sozusagen Ihre persönliche Visitenkarte. Mit dem Bewerbungsanschreiben sollen Interesse an Ihrer Person geweckt und Argumente aufgeführt werden, die dafür sprechen, Ihnen die Stelle anzubieten. Gleichzeitig sollte der Brief „kurz und knackig" sein und nie mehr als eine Seite umfassen.

Bewerbungsanschreiben sind formal nach folgendem Schema aufgebaut:

1 Eigener Name und Anschrift	2 Ort und Datum
3 Name und Anschrift der Zahnarztpraxis	4 Betreffzeile
5 Bezugszeile	6 Anrede
7 Text	8 Grußformel
9 Unterschrift	10 Anlagen (z. B. Lebenslauf)

Informationen zur Bewerbung finden Sie unter:

www.arbeitsagentur.de

→ Arbeitslos und Arbeit finden

→ Bewebungstraining

→ Bewerbung schreiben

Denken Sie über Ihre Stärken (und Schwächen) nach und reagieren Sie bereits im Betreff auf den Anzeigentext durch eine selbstbewusste Formulierung.

Im ersten Abschnitt des Textes sollten Sie versuchen, ein Band zur neuen Praxis zu knüpfen, z. B.: „in der Zeitung vom ... beschreiben Sie die Stelle, die ich suche." Manchmal ist eine Nachfrage nach den Schwerpunkten und der genauen Anschrift der Praxis angebracht, wenn Sie z. B. auf eine Chiffre-Anzeige antworten. Auch das Durchsuchen des Internetauftritts der Praxis kann sich lohnen. Auch hier lassen sich Anknüpfungspunkte finden.

Im Hauptteil beantworten Sie die Frage: „Was kann ich bieten?" Die Praxisinhaberin will wissen, warum sie gerade Sie einstellen soll, z. B.: „... in der jetzigen Praxis habe ich ein EDV-Terminsystem mit eingeführt ..."

Im letzten Abschnitt sollten Sie Ihren Wunsch formulieren, sich persönlich vorzustellen. Benutzen Sie dabei nicht den Konjunktiv: „Ich würde mich gerne", sondern formulieren Sie z. B.: „Gerne stelle ich mich persönlich bei Ihnen vor ...", „... ich freue mich auf eine Einladung zu einem persönlichen Gespräch ..."

Heute ist es üblich, den Lebenslauf tabellarisch abzufassen. Einen handschriftlichen ausführlichen Lebenslauf sollte man nur erstellen, wenn er ausdrücklich verlangt wird. Der Lebenslauf sollte folgende Punkte enthalten:
- den kompletten Namen mit Anschrift und Kommunikationsnummern
- Geburtsdatum und -ort
- Schul- und Berufsbildung
- Fortbildungen, Seminare, Schulungen
- persönliche und fachliche Qualifikationen, Sprachkenntnisse
- Praktika und Hobbys, soweit berufsrelevant

10.2 Bewerbungsgespräch

Erfolgt eine Einladung zum Bewerbungsgespräch, bedeutet das, dass man an Ihnen als künftige Mitarbeiterin interessiert ist. Sie haben durch Ihr Schreiben einen guten Eindruck hinterlassen. Diesen können Sie nun verstärken – aber natürlich auch verlieren.
Folgende Regeln helfen Ihnen, sich auf das Bewerbungsgespräch vorzubereiten.

Vorbereitung auf das Bewerbungsgespräch:
- Erscheinen Sie pünktlich zum Gesprächstermin.
- Suchen Sie Blickkontakt zu Ihrer Gesprächspartnerin.
- Setzen Sie sich entspannt hin (keinesfalls „hinlümmeln").
- Führen Sie Ihre Bewerbungsmappe mit den Originalzeugnissen mit sich (Ihre persönlichen Daten sollten Sie im Kopf haben).
- Informieren Sie sich schon vorher soweit wie möglich über die Praxis.
- Schreiben Sie sich Ihre Fragen auf einen Zettel (nicht mehr als fünf Fragen).
- Achten Sie auf Ihr Äußeres – sauber und ordentlich heißt die Devise.
- Stellen Sie sich mit Ihrem Vor- und Nachnamen vor.
- Wiederholen Sie keine Fragen Ihres Gegenübers – es ist immer ein Zeichen von Unsicherheit.
- Am Ende des Gesprächs wird in der Regel über die Bezahlung gesprochen.
  - Man kann sich auch auf eine gestaffelte Bezahlung einigen, z. B. während der Probezeit nach Tarif, danach eine vereinbarte Gehaltserhöhung bzw. Neuverhandlung. Sie sollten den Tarif natürlich im Kopf haben.
- Bei der Verabschiedung sollten Sie sich für das Gespräch bedanken.
- Innerhalb von zwei bis drei Wochen sollten Sie ein Ergebnis des Gesprächs erwarten. Ansonsten fragen Sie zurück.

Mit folgenden **Fragen** müssen Sie rechnen:
- „Warum haben Sie sich gerade bei uns beworben?"
  Hier können Sie auf die fachliche Ausrichtung der Praxis, die Lage der Praxis oder eine Empfehlung eingehen.
- „Haben Sie sich noch woanders beworben?"
  - Das kann man wahrheitsgemäß z. B. mit „Ich suche alle meine Chancen zu nutzen" beantworten.
- „Was macht Ihnen bei der Arbeit am meisten Spaß?"
  - Antworten Sie nie mit „alles" oder „nichts". Am besten finden Sie eine ehrliche Antwort bei sich selbst.
- „Weshalb haben Sie im Fach ... eine schlechtere Note bekommen?"
  - Analysieren Sie Ihr Zeugnis: Welche Fächer und Noten fallen auf? Warum?
- „Welchen Beruf wollten Sie früher ergreifen?"
- „Was machen Sie in Ihrer Freizeit?"
- „Haben Sie Kontakte zu Organisationen (z. B. Sportvereinen)?"
- „Haben Sie Behinderungen?"
- „Wie sieht Ihre zeitliche Verfügbarkeit aus?"

Sie können z. B. folgende **Fragen stellen:**
- „Wie sieht meine Zukunft in dieser Praxis aus?"
- „Wie sind die z. B. Arbeitszeiten, Urlaubszeiten, Rufbereitschaft organisiert?"
- „Welche Sozialleistungen erbringt die Praxis?"
- „Welche Fortbildungsmaßnahmen sind möglich?"

Aufgaben

1 Analysieren Sie das Bewerbungsschreiben →Abb. 1 und den Lebenslauf →Abb. 1, S. 337 unter folgenden Gesichtspunkten:

a Prüfen Sie, ob es Zeiten der Nichtbeschäftigung gibt.

b Nennen Sie Aspekte des Lebenslaufs, die als Arbeitgeberin Ihr Interesse an der Person wecken würden.

c Welche Fragen sollte die Arbeitgeberin bzw. die Bewerberin im Gespräch stellen?

d Würden Sie Frau Dampf zu einem Gespräch bitten? Begründen Sie Ihre Antwort.

Mathilde Dampf

In allen Gassen 4
12345 Musterhausen
Tel.: 064 066554
E-Mail: M.Dampf@example.com
18. Oktober 2023

Zahnarztpraxis
Dr. Christiane Sauter
Am Mehringdamm 3
08585 Chemnitz

Kommunikation ist alles

Liebes Praxisteam,

seit Jahren stelle ich fest, dass obiger Satz stimmt. Aus diesem Grund hat mich Ihre Anzeige im Chemnitzer Tageblatt vom 15.10.2023 angesprochen – deshalb bewerbe ich mich bei Ihnen.

Schon während meiner Ausbildung im Praxisteam Dr. Scherer in Lahr lernte ich die vielfältigen Facetten des Berufs kennen. Nach meiner Ausbildung habe ich während meiner Arbeit bei Dr. Weidenfels Fortbildungskurse in Kommunikation und Rhetorik besucht. Dabei habe ich festgestellt, dass meine Stärken in der Praxis auf diesem Gebiet liegen. Ich arbeite am liebsten in der Assistenz und Betreuung von Patienten. Mein jetziger Arbeitgeber, Dr. Weidenfels, hat mir dies auch in einem beiliegenden Zwischenzeugnis bestätigt.

Über meine Gehaltsvorstellungen möchte ich persönlich mit Ihnen sprechen.

Gerne stelle ich mich bei Ihnen vor.

Mit freundlichem Gruß

Mathilde Dampf

Anlagen:
Berufsschulabschlusszeugnis
Fortbildungszertifikate
Zwischenzeugnis
Lebenslauf

Abb. 1 Bewerbungsschreiben

Mathilde Dampf
In allen Gassen 4
12345 Musterhausen

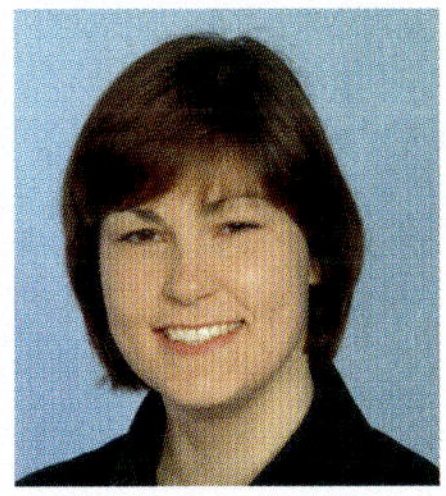

Lebenslauf

Persönliche Daten

18.04.1983	geboren in Freiburg im Breisgau
1989–1993	Reinhold-Schneider-Grundschule, Freiburg
1993–1999	Private Realschule St. Ursula, Freiburg Abschluss: Mittlere Reife mit der Note „gut“
2007	Verheiratung mit Hans Dampf, Chemnitz
2009	Zwillingsgeburt des Sohnes Ralf und der Tochter Marina

Berufsausbildung

1999–2002	Lehre als Zahnarzthelferin in der Praxis Dr. Scherer, Lahr im Schwarzwald

Berufstätigkeit

2002–2010	Zahnarzthelferin in der Praxis Dr. Scherer
2010–2018	Zahnarzthelferin in der Praxis Dr. Weidenfels, Chemnitz

Weitere Qualifikationen

Sprachkurse: Englisch: gut, Französisch: Grundkenntnisse
Fortbildungskurse in Kommunikation in der Praxis und Rhetorik
Fortbildungskurse in Prophylaxe und Fissurenversiegelung
Seminar: Richtig telefonieren
Internetschulung der T-Online AG

Mathilde Dampf

Musterhausen, 18.10.2023

Abb. 1 Lebenslauf

2 In einer Praxis wird eine Zahnmedizinische Fachangestellte mit Berufserfahrung gesucht.

Die bisherige Zahnarzthelferin verlässt nach 25-jähriger Tätigkeit in der Verwaltung die Praxis. Sie hatte sich um die gesamte Verwaltung einschließlich der Ausbildung der ZFAs, der Terminverwaltung und der Abrechnung gekümmert. Man war sehr zufrieden mit ihr.

Bilden Sie Gruppen mit jeweils sechs Personen. Drei Personen stellen dabei das Leitungsteam einer Praxis (Zahnärztin, ZMV, Assistenzärztin), die anderen drei die Bewerberinnen dar. Die Bewerberinnen suchen sich allgemeine Informationen über Bewerbungen (z. B. im Internet) und bereiten ihre Bewerbung vor, ohne dass noch ein Anzeigentext vorliegt. Parallel dazu entwickelt das Leitungsteam der Zahnarztpraxis den Anzeigentext. Nach Fertigstellung des Anzeigentextes wird dieser den drei Bewerberinnen ausgehändigt (Gestaltung mit PC). Daraufhin bewerben sich die drei Bewerberinnen auf die konkrete Anzeige in der entsprechenden Praxis. In der Zwischenzeit bereitet sich das Leitungsteam der Praxis auf das Bewerbungsgespräch vor. Nach Eingang der drei Bewerbungen entscheidet sich die Leitung der Praxis für eine Bewerberin, die eingeladen werden soll. Diese Entscheidung muss von der Leitung der Praxis begründet werden.

Zum Schluss findet in jeder Praxis das Bewerbungsgespräch mit der Kandidatin statt (maximal 10 Minuten).

3 Halten Sie einen Vortrag über die Weiterbildungsmöglichkeit einer ausgelernten ZFA, die in einer Praxis in der Nähe Ihres Wohnortes arbeitet. Sie soll möglichst nicht die ganze Zeit in der Praxis fehlen, höchstens zwei bis drei Wochen. Die Fortbildung sollte möglichst in der Nähe stattfinden. Beschreiben Sie den „Fortbildungsweg“ für die Ziele:

a Dentalhygienikerin

b Dentale Fachwirtin

Unbedingt sollte auch der zeitliche Horizont angesprochen werden. Wie lange dauert es, bis das Ziel erreicht ist? (alternativ: Verwenden Sie das Fortbildungsangebot von Baden-Württemberg.).

Wi & So
Wirtschafts- und Sozialkunde

1 Auf dem Weg zur Sozialen Marktwirtschaft

2 Die Soziale Marktwirtschaft der Bundesrepublik Deutschland

3 Umsetzung der Sozialen Marktwirtschaft

4 Steuern und Entgeltabrechnung

5 Umgang mit Geld

6 Sparen und Kredit

1 Auf dem Weg zur Sozialen Marktwirtschaft

1.1 Das ökonomische Prinzip

Warum wirtschaften wir? Was heißt Wirtschaften? So lauten die Grundfragen. Der Mensch hat Bedürfnisse, die er zu befriedigen sucht. Die Bedürfnisse der Menschen sind höchst unterschiedlich, wenn man von den Grundbedürfnissen nach Essen, Trinken und Wohnen einmal absieht. Der US-amerikanische Psychologe Abraham Maslow hat die unterschiedlichen Ebenen der Bedürfnisse in einer Pyramide dargestellt →Abb. 1.

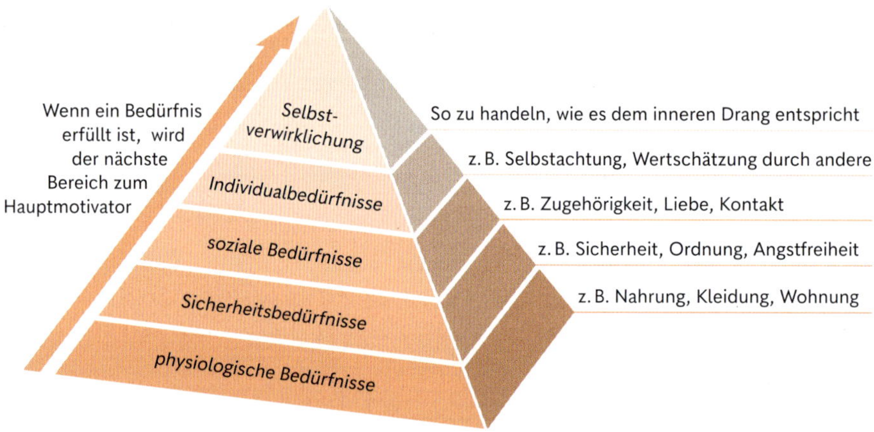

Wenn ein Bedürfnis erfüllt ist, wird der nächste Bereich zum Hauptmotivator
Selbst-verwirklichung
Individualbedürfnisse
soziale Bedürfnisse
Sicherheitsbedürfnisse
physiologische Bedürfnisse
So zu handeln, wie es dem inneren Drang entspricht
z. B. Selbstachtung, Wertschätzung durch andere
z. B. Zugehörigkeit, Liebe, Kontakt
z. B. Sicherheit, Ordnung, Angstfreiheit
z. B. Nahrung, Kleidung, Wohnung

Abb. 1 Bedürfnispyramide nach Maslow

Egal, welche Bedürfnisse ein Mensch zu befriedigen versucht, er bedient sich des ökonomischen Prinzips: Er versucht, mit einem gegebenen Aufwand ein Maximum an Erfolg (Ergebnis) oder einen bestimmten Erfolg mit dem geringsten Aufwand zu erreichen. Man spricht auch von **Minimal- und Maximalprinzip.**

Beispiel
Sie wollen eine bestimmte Smartwatch kaufen. Sie suchen nach dem billigsten Angebot. Das ist das Minimalprinzip.
Für die Hälfte Ihrer Ausbildungsvergütung wollen sie die beste Smartwatch kaufen, die es gibt. Das ist das Maximalprinzip.

Heute spricht man auch vom sogenannten **Extremumprinzip.** Darunter versteht man eine Handlung, mit einem variablen Aufwand und Ergebnis das Verhältnis zwischen Aufwand und Ergebnis zu optimieren. Sobald ein (materielles) **Bedürfnis** in einem konkreten Wunsch mündet, den sich die jeweilige Person auch finanziell leisten kann, wird es zum **Bedarf**. Äußert die Person gegenüber einem Anbieter eine entsprechende Kaufabsicht, spricht man von **Nachfrage** →Abb. 2.

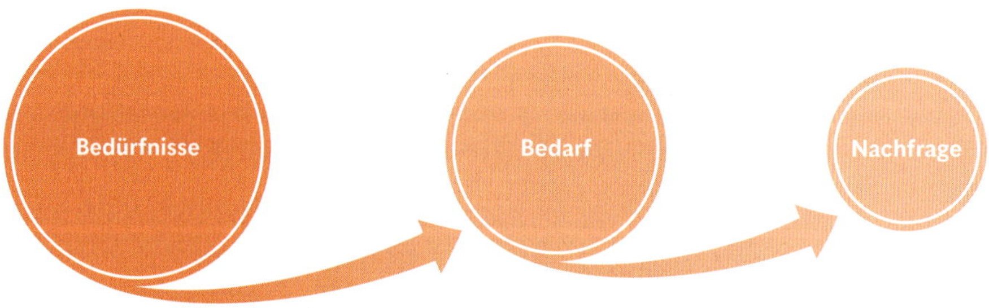

Abb. 2 Von den Bedürfnissen zur Nachfrage

1.2 Organisationsformen von Wirtschaften

Wie lässt sich die Bedürfnisbefriedigung am besten organisieren? Das ist die Frage nach den Wirtschaftssystemen und der Rolle der Gemeinschaft sowie des Staates. Die beiden Extreme einer (idealtypischen) Wirtschaftsordnungen werden hier kurz vorgestellt.

1.2.1 Freie Marktwirtschaft

Eigenschaften

Die freie Marktwirtschaft ist eine Wirtschaftsordnung, die durch die Entwicklung von Regeln des Zusammenlebens von Menschen entstanden ist. Bestimmte Regeln haben sich hierbei als gut erwiesen und sich durchgesetzt. Die sich hieraus ergebende Ordnung wird auch als „spontane Ordnung" bezeichnet. Jedes Individuum plant eigennützig nach seinen Wünschen und Bedürfnissen. Die **wirtschaftliche Freiheit des Individuums** ist das oberste Prinzip. Im Mittelpunkt steht das freie Spiel der wirtschaftlichen Kräfte am Markt. Der schottische Philosoph Adam Smith →Abb. 1 war einer der ersten, der diese Wirtschaftsordnung und ihre Merkmale beschrieben hat:

- Freie Preisbildung durch Angebot und Nachfrage auf allen Märkten.
- Die Verfolgung des Eigennutzes bildet die Grundlage für den Wohlstand aller, z. B.
  - Unternehmen: Gewinnstreben
  - Arbeitnehmer: hohe Löhne
  - Verbraucher: geringe Preise
- Am Markt werden die Gegensätze über wechselseitige Anpassung aneinander angepasst. Eine „unsichtbare Hand" reguliert.
- Privateigentum ist die Grundlage des Strebens nach Eigennutz.
- Freie wirtschaftliche Betätigung des Individuums wird garantiert.
- Jeder kann ein Unternehmen seiner Wahl gründen (Gewerbefreiheit).
- Jeder kann mit jedem jeden Vertrag abschließen (Vertragsfreiheit).
- Jeder kann den Beruf seiner Wahl ergreifen (Freiheit der Berufswahl).
- Jeder kann das konsumieren, was er möchte (Konsumfreiheit).
- Freihandel im Verkehr mit ausländischen Staaten. Keine Zölle oder sonstige Barrieren behindern den internationalen Handel.
- Der Staat verzichtet auf jede Einmischung in das wirtschaftliche Geschehen. Er garantiert lediglich das Rechtssystem und den Schutz des Wettbewerbs.

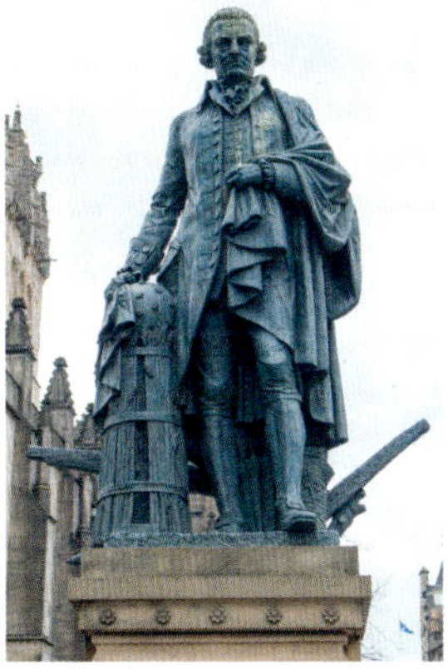
Abb. 1 Adam Smith (1723–1790)

Gefahren

Eine Wirtschaft, die nur nach dem Prinzip von Angebot und Nachfrage aufgebaut ist, birgt auch Gefahren. Es können zum Beispiel Monopole entstehen. Dabei können durch überhöhte Preise die Verbraucher ausgebeutet werden.

Monopol →S. 344

Eine weitere Gefahr liegt im harten Konkurrenzkampf, auch auf dem Arbeitsmarkt. Man bietet seine Arbeitskraft zu billig an und kann dann keine soziale Absicherung (Alter, Krankheit, Unfall) mehr bezahlen. Die soziale Kluft zwischen wirtschaftlich Starken und wirtschaftlich Schwachen wird größer. Da der Staat auch keine Konjunkturpolitik (Fiskalpolitik, Geldpolitik) betreibt, kommt es zu großen Konjunkturschwankungen mit großen sozialen Problemen, z. B. hohe Arbeitslosigkeit. Wichtige Produkte und Dienstleistungen werden nicht angeboten, weil sie keinen Gewinn erwarten lassen. Oder aber sie werden zu überhöhten Preisen angeboten, die sich niemand leisten kann, z. B. Bildung, Straßenbau, Kultur.

1.2.2 Zentralverwaltungswirtschaft

Eigenschaften

Die Zentralverwaltungswirtschaft ist eine Wirtschaftsordnung, die sich Menschen ausgedacht haben, um ihr Zusammenleben besser als bisher zu gestalten. Die auf den Eigennutz zielenden Regeln und die damit verbundenen „Marktkämpfe – jeder gegen jeden" gilt es im Hinblick auf ein besseres Zusammenleben zu ersetzen. Diese neuen Regeln sind zielgerichtet. Die sich ergebende Ordnung bezeichnet man auch als „Organisation". Insbesondere die deutschen Philosophen und Ökonomen Karl Marx →Abb. 1 und Friedrich Engels →Abb. 2 entwickelten diese neuen Ideen vor dem Hintergrund des Elends großer Bevölkerungskreise im 18. und 19. Jahrhundert. Anstelle des Privateigentums muss das **gesellschaftliche Eigentum** treten. Die zentrale Planung des Staates nach den wirklichen Bedürfnissen der Menschen führt dazu, dass anstelle des Strebens nach Eigennutz, das Streben nach dem Wohl der Bevölkerung als oberstes Prinzip gilt:

- Jeder erhält die Güter entsprechend seinen Bedürfnissen.
- Jeder arbeitet so viel, wie es gesellschaftlich notwendig ist.
- Dadurch, dass allen alles gehört und das Privateigentum abgeschafft ist, streben alle nach dem höchsten gesellschaftlichen Wohl.
- Der Staat plant die wirklichen Bedürfnisse der Menschen, was die Güter als auch den Arbeitseinsatz betrifft. Über langfristige Pläne werden die Bedürfnisse mit den Gütern zu ihrer Befriedigung in Übereinstimmung gebracht.
- Lediglich in einer Übergangszeit werden Preise als staatliche Festpreise benötigt und ein kostspieliger Behördenapparat, der die Pläne aufstellt und überwacht.
- Haben die Menschen dann das „neue Bewusstsein", sind Preise und Überwachungsinstanzen nicht mehr vonnöten.

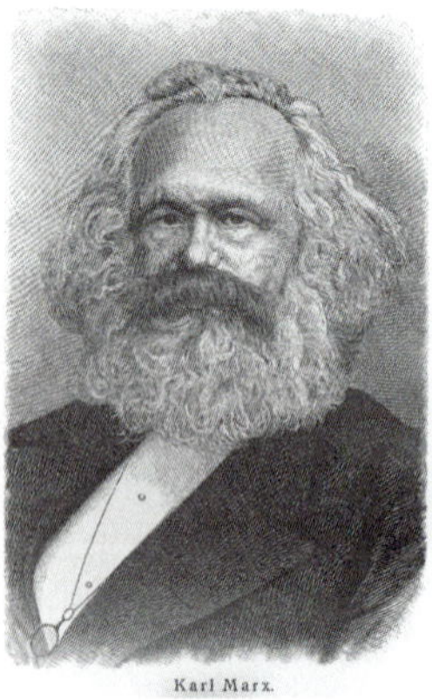

Abb. 1 Karl Marx (1818–1883)

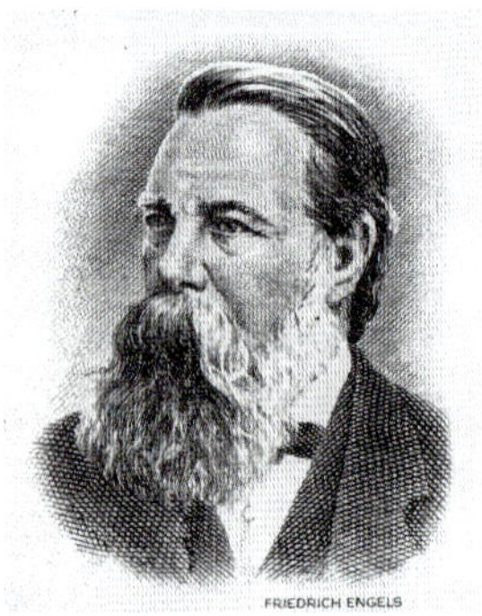

Abb. 2 Friedrich Engels (1820–1895)

Gefahren

Schon bei Erscheinen dieser neuen Theorien äußerten viele Menschen Zweifel an diesen Gedanken, obwohl sie das Ziel, welches diese Theorie verfolgt, sicher als gut ansahen. Woher kennt der Staat die wirklichen Bedürfnisse der Menschen? Was passiert, wenn sich die Bedürfnisse kurzfristig ändern?

Wenn es dem Staat also nicht gelingt, die wirklichen Bedürfnisse der Menschen zu kennen, bedeutet dies Verlust von Berufs- und Konsumwahl, von wirtschaftlicher Freiheit und von Privateigentum.
Obwohl der Staat auf der einen Seite zwar dafür sorgt, dass keine starken Konjunkturschwankungen und Arbeitslosigkeit die Menschen treffen, sahen die Kritiker schon damals den Verlust der genannten Rechte als schwerwiegend an.

1.2.3 Heutige Entwicklungen

Alle realtypischen Wirtschaftsordnungen, die sich an die Zentralverwaltungswirtschaft bis heute angelehnt haben, konnten die auftretenden Probleme nur schlecht lösen.
Andere wiederum glauben, dass sich sämtliche Wirtschaftsordnungen der Welt aufeinander zubewegen. Das bedeutet, dass eher marktwirtschaftlich orientierte Länder größere Staatseingriffe zulassen werden und dass eher zur Zentralverwaltungswirtschaft orientierte Länder eine größere Marktöffnung zulassen. Das wird als Konvergenztheorie der Wirtschaftsordnungen bezeichnet.

1.3 Soziale Marktwirtschaft als reale Wirtschaftsordnung

1.3.1 Der Markt

Um ein Grundverständnis für die Soziale Marktwirtschaft zu erlangen, muss zunächst das Funktionieren des Marktes und der Preisbildung erklärt werden. Seit Jahrhunderten treffen sich z. B. auf dem Wochenmarkt Käufer und Verkäufer von Obst, Gemüse, Blumen usw. →Abb. 1. Das Angebot ändert sich, neue Gemüsezüchtungen kommen auf den Markt ebenso wie völlig neue Waren, manche verschwinden im Laufe der Zeit auch wieder. Das Recht auf Zutritt zum Markt ist für **Käufer** einfach zu erhalten. Er muss sich nur dorthin begeben.

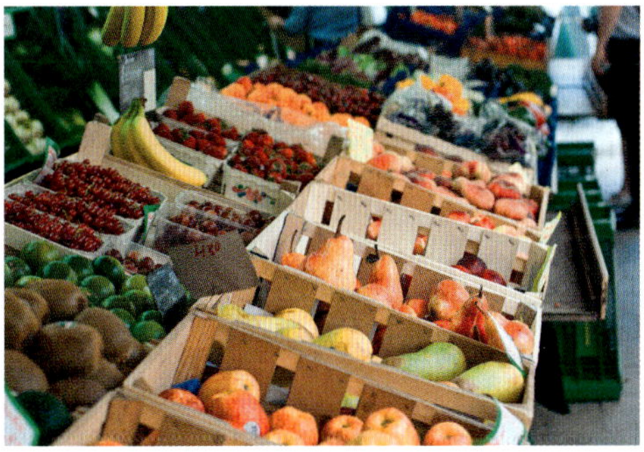
Abb. 1 Wochenmarkt

Verkäufer müssen ein Recht erwerben, dort anzubieten, und „Eintritt" (Standgeld) bezahlen.

Ein weiteres Beispiel ist der Arbeitsmarkt. Wer Arbeit anbietet (Arbeitgeber) trifft sich hier mit denen, die Arbeit nachfragen (Arbeitnehmer). Obwohl der Eintritt staatlich geregelt „umsonst" ist (Agentur für Arbeit), gibt es auch hier Vermittlungsinstitutionen (Personalberater), die den Aufbau eines Marktes gegen Entgelt leisten. Jeden Tag entdecken Menschen neue Märkte. Häufig im Bereich digitaler Dienstleistungen, z. B. KI-gesteuertes Röntgen, KI-gesteuerte Dokumentation.

Der **Ort** des Wochenmarktes lässt sich noch relativ gut und verständlich bestimmen. Er findet auf dem Marktplatz statt. Bei der sachlichen Gliederung (Welche Produktarten werden dort gehandelt?) wird es schon schwieriger. Sicherlich kann man beim Wochenmarkt nicht sagen, dass es sich um den Konsumgütermarkt handelt. Genauso wenig wird man von dem Nahrungsmittelmarkt oder dem Obst- und Gemüsemarkt reden können. Die gleichen Schwierigkeiten bestehen, wenn man eine örtliche Gliederung versucht: z. B. der Markt einer Gemeinde, der baden-württembergische Markt, der deutsche Markt, der EU-Markt →Abb. 2.

Für alle Märkte lässt sich jedoch Gemeinsames feststellen: Überall dort, wo Angebot und Nachfrage aufeinandertreffen, spricht man von einem Markt. Das Recht auf Eintritt in einen solchen Markt kann für Anbieter und/oder Nachfrager durch Barrieren mehr oder weniger schwierig sein. Der Ausgleich der gegenseitigen Interessen von Anbietern und Nachfragern erfolgt über den Preis.

Wer hat nun größere Möglichkeiten, durch sein Verhalten den Preis auf dem Markt zu beeinflussen – Anbieter oder Nachfrager? Beobachtet man verschiedene Märkte, z. B. für Kopfsalat, Waschmittel, Flugzeuge, so ist bald festzustellen, dass
- Kopfsalat von vielen Gärtnern und Landwirten erzeugt und angeboten und von zahlreichen privaten Haushalten oder Gaststätten nachgefragt wird,
- Waschmittel jedoch nur von wenigen Firmen angeboten, aber von vielen Nachfragern nachgefragt werden,
- Flugzeuge von relativ wenigen Produzenten angeboten und nur von einigen Unternehmen nachgefragt werden.

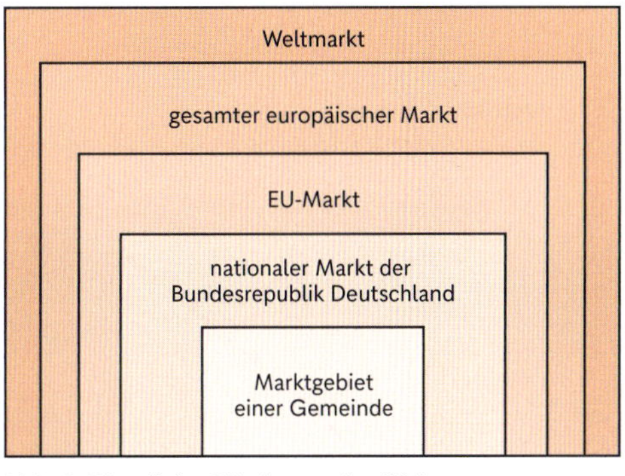

Abb. 2 Räumliche Gliederung der Märkte

Durch diese wenigen Beispiele wird deutlich, dass sich Märkte auch durch die Anzahl der konkurrierenden Anbieter und Nachfrager unterscheiden. Diese können durch unterschiedliche Möglichkeiten die Preise beeinflussen:

- **Vollständige Konkurrenz (Polypol):** Hier stehen viele Anbieter vielen Nachfragern gegenüber. Diese idealen Bedingungen eines Marktes sind selten gegeben. Keine der beiden Seiten hat hier eine größere Möglichkeit, durch ihr Verhalten den Preis zu beeinflussen. Ein Beispiel hierfür ist die Wertpapierbörse (Aktienmarkt).
- **Angebotsoligopol:** Auf der Anbieterseite finden sich nur wenige Anbieter. Nachfrager sind viele vorhanden. Diese Marktform gilt für viele Industrieerzeugnisse, auch z. B. auf dem Mineralölmarkt oder auf dem Pharmamarkt. Die Gefahr von Preisabsprachen ist auf diesen Märkten sehr groß.
- **Angebotsmonopol (Monopol):** Einem Anbieter stehen hier viele Nachfrager gegenüber. Der Monopolist kann den Preis weitgehend bestimmen. Er darf jedoch die Preise der „Ersatzprodukte" (Substitutionsgüter) nicht aus den Augen lassen. In Deutschland weit verbreitet sind Monopole unter staatlicher Aufsicht, z. B. Deutsche Bahn AG, Bildungswesen.

Ersatzprodukte
Produkte, die geeignet sind, das ursprüngliche Produkt zu ersetzen

- **Nachfrageoligopol und Nachfragemonopol (Monopson):** Ähnlich wie bei der Verhärtung der Angebotsseite können hier die Nachfrager die größere Macht haben, die Preise zu beeinflussen. Nachfrageoligopole sind z. B. große Einzelhandelsketten, die einzelne Hersteller zu großen Preisabschlägen zwingen, weil sie deren Produkte sonst nicht in die Verkaufsregale lassen. Ein Nachfragemonopol besteht z. B. beim Staat als einzigem Nachfrager nach Rüstungsgütern.

1.3.2 Preisbildung

Angebot und Nachfrage

Angebotene Gesamtmenge (Stück)	Erwartete Preise (€/Stück)
5	4,80
8	4,90
12	5,00
16	5,10
20	5,20
23	5,30

Tab. 1 Angebot

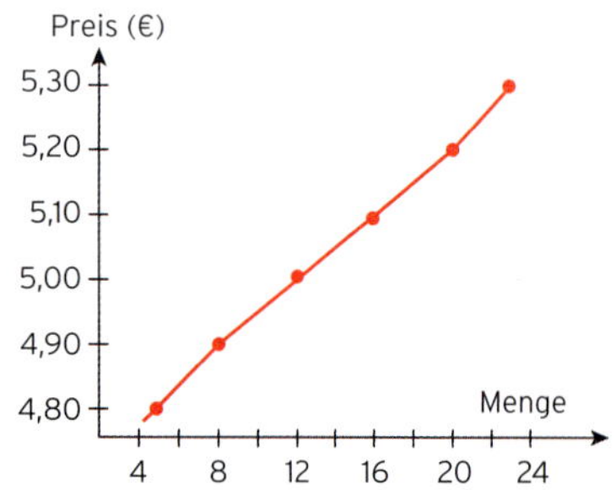

Abb. 1 Angebotskurve

Um die Preisbildung zu verstehen, wird wieder der Wochenmarkt betrachtet, und zwar als Erstes die Anbieterseite. Viele Händler kommen auf den Markt und bieten viele Produkte an. Als Beispiel wird im Folgenden der Markt für Frischhühner betrachtet. Der Einfachheit halber sollen diese alle dasselbe Gewicht und dieselbe Qualität haben (diese Faktoren sind weiter unten noch einmal von Bedeutung). Die verschiedenen Anbieter haben aufgrund ihrer Kosten (z. B. Hühnerhaltung, Transport, Standgebühren, Personal) und Gewinnerwartungen auch unterschiedliche Preisvorstellungen, wenn sie auf den Markt fahren.

Von diesen Preisvorstellungen lässt sich eine Tabelle ableiten, aus der hervorgeht, wie viele Frischhühner bei bestimmten erwarteten Preisen angeboten würden →Tab. 1. Man beachte: Anbieter mit einer Preiserwartung von 4,80 € würden natürlich auch zu einem höheren Preis verkaufen.

Die Tabelle lässt sich in ein Schaubild fassen. Die Verbindung der Punkte bezeichnet man als Angebotskurve →Abb. 1.

Man erkennt: Bei einem niedrigen Preis wird nur wenig Ware angeboten. Bei einem hohen Preis wird jedoch viel Ware angeboten.

Diese Preiserwartungen der Anbieter treffen nun auf die Preisvorstellungen der Nachfrager, die von vielen Überlegungen abhängen, z. B. Was kosten alternative Produkte wie Rind- oder Schweinefleisch? Was habe ich, hat die Familie schon lange nicht mehr gegessen?

Von der Preiserwartung lässt sich wieder eine zweite Tabelle ableiten, aus der hervorgeht, wie viele Frischhühner bei einem bestimmten Preis nachgefragt würden →Tab. 1. Man beachte: Nachfrager mit einer Preiserwartung von 5,30 € zahlen natürlich auch gerne weniger.

Nachgefragte Gesamtmenge (Stück)	Preisvorstellung (€/Stück)
2	5,30
6	5,20
8	5,10
12	5,00
16	4,90
20	4,80

Tab. 1 Nachfrage

Die Tabelle lässt sich wieder in ein Schaubild fassen. Verbindet man die gefundenen Punkte miteinander, ergibt sich die Nachfragekurve →Abb. 1.

Man erkennt: Bei einem hohen Preis ist die nachgefragte Menge gering. Bei einem niedrigen Preis ist die nachgefragte Menge hoch.

Bei den beiden Kurven handelt es sich um sogenannte typische Verläufe. Diese sehen anders aus, wenn z. B. die Kunden (Nachfrager) ein Gut zu jedem Preis kaufen würden (absolut lebensnotwendiges Gut) oder die Händler (Anbieter) trotz sinkender Preise ihr Angebot erhöhen (Anbieter haben starke Einkommenseinbußen erlitten). Bringt man die Nachfrager- und Anbietervorstellungen nun in **einem** Schaubild zusammen, erkennt man, dass sich die Kurven schneiden →Abb. 2.

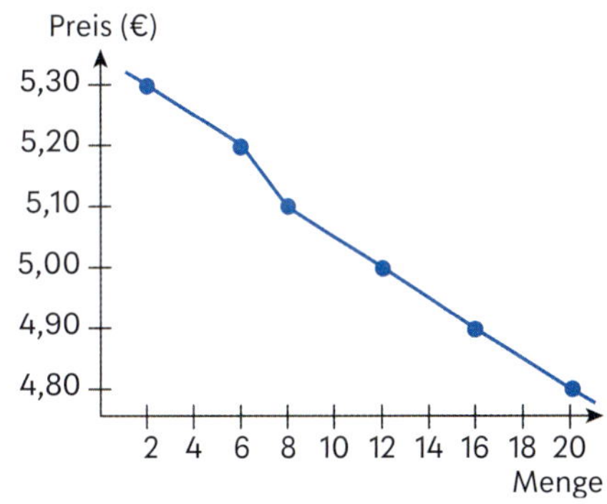

Abb. 1 Nachfragekurve

Im Schnittpunkt der Angebots- und Nachfragevorstellungen liegt der sogenannte Gleichgewichts- oder besser der **Wettbewerbspreis**. Zu diesem Preis wird auf dem Markt der größte Umsatz erzielt. Der Umsatz ist die umgesetzte Menge mal dem Preis, z. B. zwölf Frischhühner zu 5,00 € ergeben einen Umsatz von 60,00 €. Bei jedem anderen Preis ist der Umsatz geringer. Die Preise tendieren auf den Märkten zu diesem Wettbewerbspreis.

Nehmen wir in unserem Beispiel den Preis von 5,30 € an, so erkennt man einen Angebotsüberhang. Dieser Angebotsüberhang drückt auf die Preise, d. h., er bewegt sich auf den Wettbewerbspreis zu. Nimmt man einen niedrigeren Preis als den Wettbewerbspreis an, sieht man, dass ein Nachfrageüberhang besteht. Ist die nachgefragte Menge größer als die angebotene Menge, ziehen die Preise an.

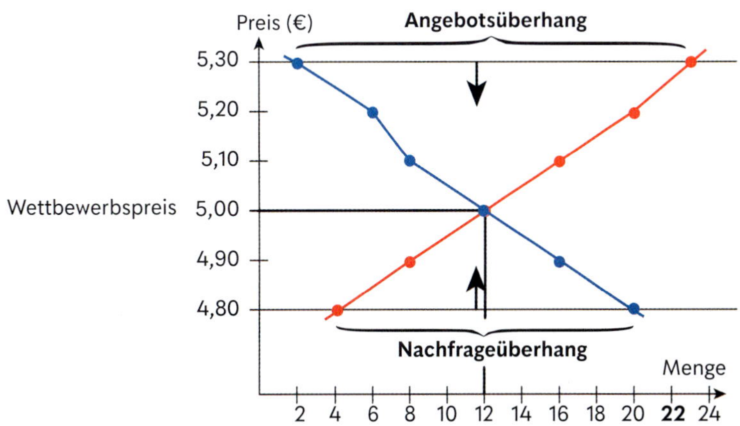

Abb. 2 Bildung des Wettbewerbspreises

Das bedeutet, dass sich die Preise ebenfalls auf den Wettbewerbspreis zubewegen. Angebot und Nachfrage bestimmen den Preis auf einem Markt. Hohe Preiserwartungen locken viele Anbieter an, Nachfrager schrecken sie jedoch ab. Niedrige Preiserwartungen halten Anbieter fern, Nachfrager werden jedoch angezogen. Die Abstimmung der Erwartungen erfolgt über den sich bildenden Wettbewerbspreis.

Voraussetzungen des Preisbildungsmodells

Zu Beginn des Kapitels wurden besondere Voraussetzungen für das Beispiel gemacht. Diese sollen noch etwas unter die Lupe genommen und ergänzt werden. Das Beispiel spielte sich auf einem sogenannten vollkommenen Markt ab. Voraussetzungen für solche vollkommenen Märkte sind:

- **Homogenitätsbedingung:** Es wurde unterstellt, dass es sich um Hühner von gleicher Qualität und gleichem Gewicht handelte. Man müsste noch ergänzen, dass es z. B. keine besondere Verpackung oder Werbung gab.
- **vollständige Konkurrenz:** Es gibt viele Anbieter und Nachfrager auf dem Markt.
- **freies Zutrittsrecht:** Anbieter und Nachfrager haben ein Recht auf Eintritt in den Markt und werden nicht beschränkt.
- **Markttransparenz:** Anbieter und Nachfrager kennen ihre Preiserwartungen untereinander.
- **fehlende Präferenzen:** Kein Nachfrager geht zu einem Anbieter, weil er dort z. B. besser oder schneller bedient wird.
- Der Staat greift nicht in den Preisbildungsprozess ein.

Schon bei dieser unvollständigen Aufzählung merkt man, dass es sich um ein **Modell der Preisbildung** handeln muss. Dennoch bleiben diese allgemeinen Merksätze bestehen. Für die Realität bleibt festzuhalten, dass der Preis offenbar nicht das einzige Entscheidungskriterium für Anbieter und Nachfrager ist. Geht ein Anbieter auf einen Markt, bewirbt er sich bei den Nachfragern nicht nur mit seinem Produkt und dessen Preis, sondern auch z. B. mit

- Werbetafeln,
- Zusatznutzen des Produktes,
- freundlicher Bedienung und Fachgesprächen,
- Standort des Ladens,
- Verpackung.

Diese Liste lässt sich beliebig fortführen. Jeden Tag entdecken Anbieter neue solcher „Wettbewerbsaktionsparameter“. Auch der Nachfrager sucht auf dem Markt nicht bei irgendeinem Anbieter nur ein Produkt zu einem Preis, sondern achtet auch auf folgende Kriterien:

- umweltfreundlich verpacktes Produkt
- Form und Farbe des Produktes
- freundliche, schnelle Bedienung
- Neuartigkeit
- Kauf des Produktes muss ein Erlebnis sein

Auch diese Liste lässt sich weiter fortführen. Anbieter und Nachfrager bewirken mit diesen Überlegungen bewusst oder unbewusst eine Ausschaltung des reinen Preisbildungsmodells.

Letztlich müssen sie aber über den Preis zusammenfinden.

Aufgaben

1 Nennen Sie die beiden idealtypischen Wirtschaftsordnungen.

2 Nennen Sie zwei Gefahren der beiden idealtypischen Wirtschaftsordnungen, wenn man sie verwirklichen will.

3 Erklären Sie das "Ökonomische Prinzip". Gilt das auch für Sie?

4 Nennen Sie Märkte, auf denen Sie als Anbieter oder Nachfrager auftreten.

5 Woran erkennen Sie, dass jeden Tag neue Märkte entstehen?

6 Was ist allen Märkten gemein?

7 Nennen Sie die Marktform für folgende Märkte: Benzinmarkt, Informationstransportmarkt, Lebensmittelmarkt.

8 Wodurch kann der Zugang zu einem Markt beschränkt sein?

9 Welche Marktform ist hier skizziert?

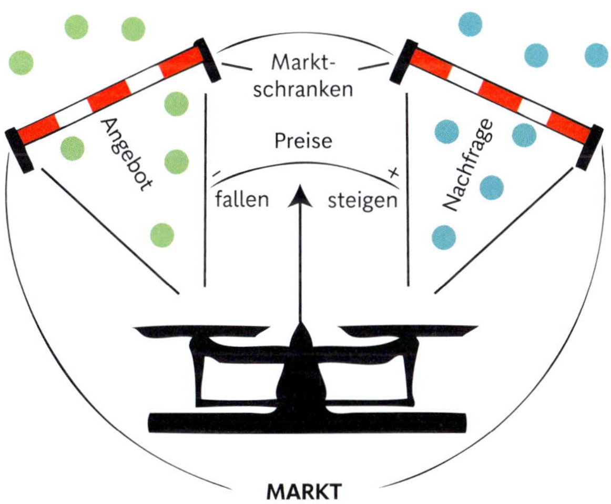

10 Auf dem Salatmarkt gibt es zwei Anbieter, die bereit sind, den Salatkopf für 0,50 € zu verkaufen. Drei Anbieter wollen 0,70 € für ihren Salat. Vier Anbieter wollen ihren Salat nicht unter 0,90 € abgeben. Drei Anbieter würden ihren Salat für 0,60 € verkaufen. Sie und zwei weitere Kunden sind nur bereit, 0,60 € für einen Salat zu bezahlen. Drei Nachfrager würden nur 0,50 € für einen Salat bezahlen. Zwei Kunden wären selbst bei einem Preis von 0,90 € noch willens zu kaufen. Zwei Nachfragern ist der Salat maximal 0,70 € wert. Vier Nachfrager würden auch 0,80 € bezahlen.

a Zeichnen Sie die Angebots- und Nachfragekurve für diesen Salatmarkt: Jeder Anbieter bietet nur einen Kopf Salat an, jeder Nachfrager fragt nur einen Kopf Salat nach.

b Beweisen Sie, dass eine Tendenz zum Gleichgewichtspreis besteht.

c Zu welchem Preis ist der Umsatz am größten?

11 Nennen Sie Bedingungen, die den Preisbildungsprozess in seiner reinen Form stören.

12 Auf welchen Märkten erfolgt die Preisbildung nicht nach dem Modell des vollkommenen Marktes?

13 Wie erfolgt die Preisbildung auf folgenden Märkten: Markt für Arzneimittel, Markt für ärztliche Behandlung, Markt für Blumen, Markt für DVDs, Markt für Snowboards, Markt für Gütertransport, Markt für Smartphones?

2 Die Soziale Marktwirtschaft der Bundesrepublik Deutschland

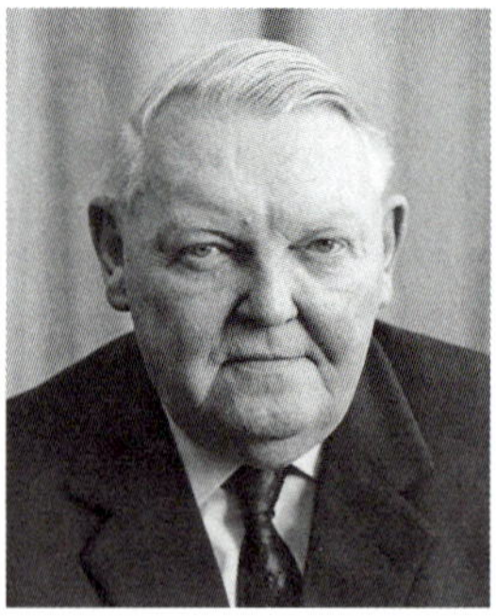

Abb. 1 Ludwig Erhard (1897–1977)

Der Begriff „Soziale Marktwirtschaft" wurde von Alfred Müller-Armack, einem Wirtschaftswissenschaftler, geprägt. Grundlegende Gedanken dazu machten sich auch der Wirtschaftswissenschaftler Walter Eucken und der spätere Bundeskanzler Ludwig Erhard →Abb. 1, der die Idee der Sozialen Marktwirtschaft in der Bundesrepublik vorantrieb. Man wollte die individuellen Freiheiten der freien Marktwirtschaft ohne ihre negativen Auswüchse verwirklichen. Die freie Marktwirtschaft wird zugunsten der sozialen Gerechtigkeit und der allgemeinen Sicherheit durch die Eingriffe des Staates eingeschränkt. Im Grundgesetz hat die Wirtschaftsordnung keinen direkten Niederschlag gefunden. Man findet lediglich eine Andeutung in Artikel 20: „Die Bundesrepublik Deutschland ist ein demokratischer und sozialer Rechtsstaat."

Die Soziale Marktwirtschaft ist demnach kein starres, definiertes System. Sie kann und muss sich weiterentwickeln können, um sich veränderten Lebensgewohnheiten und Regeln des Zusammenlebens von Menschen anzupassen.

2.1 Ordnungspolitik als Aufgabe des Staates

Kartell
Zusammenschluss selbstständiger Unternehmen zur Beschränkung des Wettbewerbs untereinander

Entsprechend den eigenen Erfahrungen lag den Vätern der Sozialen Marktwirtschaft insbesondere die Wettbewerbspolitik sehr am Herzen. Keine Marktwirtschaft funktioniert, wenn es den Wettbewerb nicht gibt. Deswegen lag ihnen viel an einem strengen Kartellgesetz, welches den Unternehmen Absprachen untersagte und Monopole verhindern sollte. Seit 1957 gibt es dafür ein spezielles Gesetz, das Gesetz gegen Wettbewerbsbeschränkungen (GWB).

Auch sonst sollte der Wettbewerb gegen Auswüchse und Missbrauch geschützt werden, z. B. durch das Gesetz gegen den unlauteren Wettbewerb (UWG). Ebenso sollte der Staat den rechtlichen und institutionellen Rahmen der Wirtschaft garantieren.

2.2 Sozialpolitik als Aufgabe des Staates

Der Staat soll wirtschaftlich Schwachen eine „angemessene Teilhabe am wirtschaftlichen Fortschritt" ermöglichen. Die Risiken des Lebens werden in einem kollektiven Sozialversicherungssystem aufgefangen. Einen Ausgleich zwischen wirtschaftlich Schwachen und wirtschaftlich Starken versucht der Staat durch bestimmte Gesetze zu regeln, z. B.
- Lohn- und Einkommensteuergesetz (Progression, Freibeträge),
- Bundeskindergeldgesetz,
- Sozialgesetze (SGB),
- Sparprämiengesetze.

Ebenso werden Arbeitnehmer in Betrieben durch zahlreiche Gesetze geschützt und ihre Mitarbeit bei betrieblichen Entscheidungen gewährleistet.

Die Sozialpolitik soll zugleich die Leistungsfähigkeit der Wirtschaftsordnung erhalten bzw. wiederherstellen sowie die Leistungsbereitschaft fördern und ermutigen.

2.3 Gesamtwirtschaftliche Verantwortung des Staates

Diese politische Aufgabe bewegt sich in drei Spannungsfeldern:

- **Spannungsfeld individuelle Freiheit und soziale Gebundenheit:** Der Staat greift in die individuelle Konsumfreiheit ein, wenn die Belastung der Gesellschaft zu groß ist (z. B. Alkohol). Der Staat greift in das Privateigentum ein, denn Eigentum verpflichtet (z. B. Enteignung). Die Gewerbefreiheit ist durch Auflagen des Staates zum Schutz der Bürger eingeschränkt (z. B. Hygieneverordnungen). Die Vertragsfreiheit ist durch zahlreiche Gesetze, insbesondere zum Schutz des Verbrauchers eingeschränkt.
- **Spannungsfeld Bedarfs- und Leistungsprinzip (soziale Absicherung und Eigenverantwortung):** Soll ein Mensch für seinen Lebensunterhalt so viel erhalten, wie er braucht, oder soll auch das von seiner Leistung abhängen? Soll es beispielsweise eine Ausbildungsförderung von Studenten ohne Rücksicht auf ihre Leistungen geben? Soll der Staat bei Krankheit alle Kosten übernehmen? Oder soll der Einzelne an seinen Krankheitskosten beteiligt werden?
- **Spannungsfeld direkte Steuerung und Marktwirtschaft:** Soll die Konjunktur den Regeln des Marktprozesses unterworfen werden? Seit den 1960er-Jahren greift der Staat in Deutschland durch Investitionsförderprogramme bzw. Beschäftigungsförderungsprogramme sowie Geld- und Fiskalpolitik in das Wirtschaftsgeschehen ein, um negative Auswirkungen von Konjunkturausschlägen zu dämpfen. Soll der Staat bestimmte Strukturen erhalten? Oder soll er sie dem Markt opfern? Auch hier greift der Staat seit den 1960er-Jahren durch seine Strukturpolitik ein. Gefährdete Industriezweige werden durch Subventionen erhalten. Wirtschaftlich benachteiligte Gebiete erhalten Steuervergünstigungen, um die Neuansiedlung von Betrieben zu fördern. Branchen, die eine große Zukunft erwarten lassen, werden ebenfalls staatlich gefördert. Vom Staat für besonders wichtig erachtete Branchen werden gleichfalls unterstützt, z. B. Solarindustrie (um Atomkraft und fossile Energieträger zu ersetzen), Werftindustrie, Stahlindustrie, Landwirtschaft.

Gerade die in den Spannungsfeldern angesprochenen Bereiche sind tatsächlich spannungsgeladen. Auf der einen Seite werden zunehmend weitere Staatseingriffe gefordert, weil die vorhandenen angeblich nicht ausreichen. Auf der anderen Seite fordert man den Abbau von Staatseingriffen, weil gerade sie es sind, die die Probleme erst schaffen oder größer machen.

Aufgaben

1 Wie heißt die Wirtschaftsordnung der Bundesrepublik Deutschland?

2 Nennen Sie Gesetze, die den Begriff „sozial“ deutlich machen.

3 Für das „soziale Netz“ wird in Deutschland sehr viel Geld benötigt. Woran erkennen Sie als Auszubildende dies bereits?

4 Recherchieren Sie: Für welche Sozialleistungen wird in Deutschland das meiste Geld ausgegeben.

5 Stellen Sie eine persönliche Reihenfolge der wichtigsten Sozialleistungen auf (die ersten 6 Plätze).

3 Umsetzung der Sozialen Marktwirtschaft

3.1 Das Stabilitätsgesetz

Schon 1967 wurden im Gesetz zur Förderung der Stabilität und des Wachstums der Wirtschaft (Stabilitätsgesetz) Bund und Länder auf vier Ziele verpflichtet: das **magische Viereck** aus

- Vollbeschäftigung,
- Preisstabilität,
- angemessenem Wirtschaftswachstum und
- außenwirtschaftlichem Gleichgewicht.

Das magische Viereck der Wirtschaftspolitik
in Deutschland

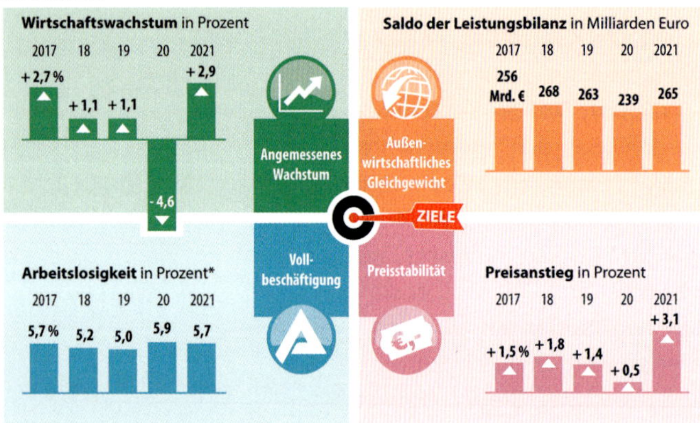

*Arbeitslose in Prozent aller zivilen Erwerbspersonen
Quelle: Statistisches Bundesamt, Deutsche Bundesbank, Bundesagentur für Arbeit
Angaben für 2021 z. T. vorläufig
Globus Steps 015393

Die „Magie“ besteht darin, alle Ziele gleichzeitig zu verwirklichen. Dies ist nahezu unmöglich, weshalb es in der Praxis immer dazu kommt, dass einem oder zwei Zielen Vorrang eingeräumt wird. Das führt dann häufig zu einer erheblichen Vernachlässigung eines oder mehrerer anderer Ziele.

Zusätzlich lassen sich leicht weitere wirtschaftspolitische Ziele finden. Kritiker behaupten hier: Staatlicher Interventionismus ist expansiv, d. h., hat der Staat erst einmal eingegriffen, folgen notwendigerweise weitere Eingriffe. Das ursprüngliche Viereck wird dann zum Vieleck.

3.1.1 Vollbeschäftigung

Der Zustand einer totalen Vollbeschäftigung ist in einer Volkswirtschaft unerreichbar. In einem gewissen Umfang muss stets mit Arbeitslosigkeit gerechnet werden. Laufend kündigen Mitarbeiter, um sich beruflich zu verbessern oder wegen Wohnungswechsels. Ebenso müssen Unternehmen aufgrund von Insolvenzen aufgeben oder Mitarbeitern wird wegen schlechter Leistung gekündigt.

Man spricht von einer „friktionellen Arbeitslosigkeit“. Sie beträgt nach Schätzungen etwa 2 % aller arbeitswilligen und arbeitsfähigen Personen (Arbeitslosenquote). Liegt die Arbeitslosenquote zwischen 2 und 3 % bzw. bewegt sich die Zahl der offenen Stellen in derselben Höhe wie die Zahl der Arbeitslosen, kann man das Ziel Vollbeschäftigung als erreicht betrachten.

3.1.2 Preisstabilität

Darunter ist zu verstehen, dass die Preise im allgemeinen Durchschnitt weder steigen (Inflation) noch fallen (Deflation). Die Preise werden heute als verhältnismäßig stabil angesehen, wenn sie durchschnittlich nicht mehr als 1 bis 2 % jährlich steigen. Sowohl steigende als auch sinkende Preise können gravierende Folgen haben. Gemessen wird die Preisstabilität am Lebenshaltungskostenindex, der monatlich und jährlich vom Statistischen Bundesamt veröffentlicht wird.

3.1.3 Angemessenes Wirtschaftswachstum

In einer Volkswirtschaft wird das Wirtschaftswachstum an der Entwicklung des realen Bruttoinlandsproduktes gemessen. Als angemessen bezeichnete man lange Zeit ein Wachstum zwischen 2 und 4 %.

Ob man durch das Wachstum des Inlandsproduktes den Lebensstandard der Menschen steigern kann, wird auch kritisch gesehen. Zudem trifft man heute auf die Meinung, dass der Staat „Wirtschaftswachstum als Ziel“ überhaupt nicht verfolgen kann. Letzten Endes ergibt sich dieses Ziel aus den Handlungen und dem Willen der Menschen eines marktwirtschaftlich orientierten Landes. Häufig wird es „missbraucht“, um das Ziel Vollbeschäftigung zu erreichen.

3.1.4 Außenwirtschaftliches Gleichgewicht

Aktivsaldo
Von Aktivsaldo spricht man, wenn die Exporte größer sind als die Importe.

Dieses Ziel ist dann erreicht, wenn sich die Einnahmen und Ausgaben aus dem Wirtschaftsverkehr mit dem Ausland die Waage halten: Die Zahlungsbilanz muss dazu ausgeglichen sein.
Die Zahlungsbilanz enthält die →Abb. 1

- **Handelsbilanz:** Gegenüberstellung der ein- und ausgeführten Waren (Export und Import, Aktivsaldo)
- **Dienstleistungsbilanz:** Gegenüberstellung von Dienstleistungsexporten und -importen (z. B. Transport, Reiseverkehr)
- **Bilanz der Übertragungen:** enthält unentgeltliche Leistungen an und vom Ausland (z. B. Renten, Pensionen, Überweisungen der ausländischen Arbeitnehmer nach Hause)
- **Kapitalbilanz:** enthält die kurz- und langfristigen Kapitalbewegungen zum und vom Ausland (z. B. Kredite, Beteiligungen, Wertpapiere)

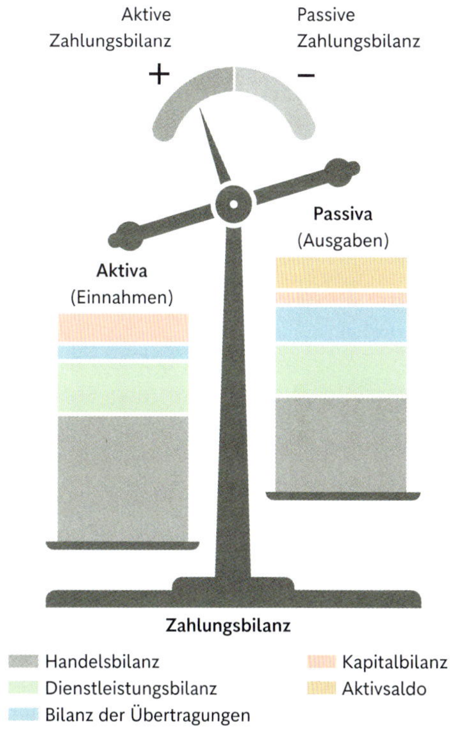

Abb. 1 Zusammensetzung der Zahlungsbilanz

Können beispielsweise deutsche Produkte preiswert angeboten werden, kauft auch das Ausland verstärkt ein, d. h., die Exporte steigen.

Die im Inland vorhandene Gütermenge nimmt ab. Die Nachfrage nach Euro auf den Devisenmärkten steigt. Dadurch kann es leicht zu inflationären Tendenzen kommen.

Kaufen wir umgekehrt im Ausland stärker ein, steigen die Importe und ausländische Produkte verdrängen die heimischen. Betriebsschließungen, Insolvenzen und Arbeitslosigkeit können die Folge sein. Aus diesen Gründen sollten sich Exporte und Importe eines Landes entsprechen.

3.1.5 Weitere Ziele

Neben den im Stabilitätsgesetz aufgeführten Zielen verfolgt der Staat eine Reihe weiterer Ziele, die auch teilweise in Gesetzen niedergelegt sind.
Kritiker meinen dazu, dass der Staat sich lieber darauf konzentrieren sollte, in allen Bereichen Märkte zu installieren. Das würde automatisch zur Durchsetzung der Ziele führen, die die Bevölkerung will. Die Staatsquote würde sich dadurch verringern. Weiter wird von Kritikern immer angemerkt, dass staatlich Eingriffe meist „expansiv“ sind. Das bedeutet, wenn der Staat einen Bereich durch Gesetze oder Verordnungen regelt, werden dort immer weitere Gesetze folgen.

Staatsquote
Anteil der staatlichen wirtschaftlichen Aktivitäten an der gesamten Leistung einer Volkswirtschaft

Umweltschutz

Konsumorientierter technischer Fortschritt und Wirtschaftswachstum haben unsere Umwelt stark angegriffen. Langfristig gefährden und vernichten wir damit unsere natürlichen Lebensgrundlagen. Die Verschmutzung der Luft, der Flüsse und Meere bescheren uns weltweite Klimaveränderungen (Treibhauseffekt), Waldsterben und Artensterben. Das magische Viereck ist deshalb um ein weiteres Ziel zu erweitern: Erhaltung einer lebenswerten Umwelt.

In zahlreichen Gesetzen versucht der Staat, das Erreichen dieses Ziels zu gewährleisten, z. B. Umwelthaftungsrecht, Bundes-Immissionsschutzgesetz, Benzin-Blei-Gesetz, Kfz-Steuergesetz, Abwasserschutzgesetze, Waschmittelgesetze, Lärmschutzgesetze, Abfallbeseitigungsgesetz, Gesetz zur Förderung Erneuerbarer Energien. Viele Stoffe, die die Umwelt verschmutzen oder die im Verdacht stehen, die Umwelt zu schädigen, wurden verboten, z. B. FCKW.

Beim Verbraucher hat sich in den letzten Jahren ein neues **Umweltbewusstsein** entwickelt, das bei den Anbietern dazu führte, dass umweltschädigende Produkte heute kaum noch angeboten werden, weil sie nicht zu verkaufen sind. Der Verbraucher wird in Zukunft auch einen höheren Preis für Produkte zahlen (amerikanische Schätzung: bis 15 %), wenn sie umweltgerecht sind. Der Trend auf dem Agrarmarkt weist ebenfalls in diese Richtung. Das wird auch Rückwirkungen auf die Verpackung der Produkte haben: Recycling ist hier angesagt. Verpackungen der Zukunft müssen wiederverwendbar sein, um die Müllhalden zu entlasten. Neben einer Sozialbilanz legen Unternehmen auch eine Umweltbilanz vor.

Gerechte Einkommens- und Vermögensverteilung

Die Einkommensverteilung vollzieht sich bei uns auf der einen Seite über den Markt nach dem Leistungsprinzip und auf der anderen Seite über den Staat nach dem Sozialprinzip. Ein Großteil der Einkommensverteilung spielt sich in den Verhandlungen zwischen Gewerkschaften und Arbeitgeberverbänden ab. Ob sich daraus eine gerechte Verteilung ergibt, ist zumindest fraglich. Die Gewerkschaften achten darauf, dass die Abstufung in Lohngruppen dem Prinzip der Gerechtigkeit genügt.

Ein Teil der Einkommen wird auch aus Vermögen erzielt (Zins, Dividende, Miete, Pacht). Auch hier strebt der Staat seit Jahren eine gerechtere Verteilung an (z. B. durch das Vermögensbildungsgesetz).
Eingriffe des Staates in die Einkommens- und Vermögensverteilung sind z. B.:
- Progression der Lohn- und Einkommensteuer (d. h., höhere Einkommen werden stärker besteuert)
- Vermögensbildungsgesetz (Haushalte mit geringeren Einkommen können staatlich gefördert Vermögen bilden)
- Bürgergeld (bedürftige Erwerbsfähige werden vom Staat unterstützt)
- Wohngeld-, Kindergeld-, Elterngeldzahlungen, Ausbildungsförderung usw. enthalten alle eine einkommensabhängige Komponente

Mit diesen und weiteren Maßnahmen versucht der Staat, die Ergebnisse des Marktes in Richtung Gerechtigkeit zu korrigieren. Das wird heute als ein weiteres wirtschaftspolitisches Ziel angesehen. Kritiker behaupten, dass der Staat damit aussage, dass das Ergebnis des Marktprozesses ungerecht sei.

Sie vergleichen den Markt mit einem Spiel (z. B. Fußballspiel). Das Ergebnis ist eine Mischung aus Fleiß, Anstrengung und Zufall oder Glück. Niemand fragt nach einem gerechten Ergebnis, wenn alle fair gespielt und sich an die Regeln gehalten haben. Aufgabe des Staates wäre dann die des Schiedsrichters: Er passt auf, dass sich alle an die genau festgelegten Spielregeln halten. Das Ergebnis dürfe er auf keinen Fall korrigieren. Die, die nicht mitspielen können, werden direkt vom Staat unterstützt.

Mitbestimmung der Arbeitnehmer

Auch das ist ein wirtschaftspolitisches Ziel, was insbesondere in den 1970er-Jahren stark im Vordergrund stand. Die Mitbestimmung, Mitwirkung und Informationspflicht der Arbeitnehmer ist in verschiedenen Gesetzen, z. B. dem Betriebsverfassungsgesetz, aber auch im Aktiengesetz und weiteren Gesetzen, geregelt.

3.1.6 Zielkonflikte

Das Stabilitätsgesetz fordert von Bund und Ländern, die vier wirtschaftspolitischen Ziele gleichzeitig zu erreichen: „Die Maßnahmen sind so zu treffen, dass sie im Rahmen der marktwirtschaftlichen Ordnung gleichzeitig zur Stabilität des Preisniveaus, zu einem hohen Beschäftigungsgrad und außenwirtschaftlichem Gleichgewicht bei stetigem und angemessenem Wirtschaftswachstum beitragen“ (§ 1). Bezieht man noch die anderen wirtschaftspolitischen Ziele ein, grenzt es wahrlich an Zauberei, alle Ziele gemeinsam erreichen zu wollen. Dadurch können sich die verschiedensten Zielkonflikte ergeben.

Beispiel

Preisstabilität – Vollbeschäftigung

Bei **Arbeitslosigkeit** und **stabilen Preisen** werden sich Regierung, Parlament und Bundesbank fragen müssen: Soll das Ziel der Preisstabilität ohne Rücksicht auf die hohe Arbeitslosigkeit weiterverfolgt werden?

Bei Beharren auf unbedingter Preisstabilität ist es nicht ausgeschlossen, dass die Zahl der Arbeitslosen noch steigt.

Wird der Abbau von Arbeitslosigkeit als vordringlich angesehen, so führen Maßnahmen zur Förderung des Konsums und der Investitionen (= Nachfragesteigerung) evtl. zu einem Preisauftrieb.

Bei **Vollbeschäftigung**, aber erheblichen allgemeinen **Preissteigerungen** können vorsichtige, gezielte Maßnahmen die Nachfrage dämpfen und die Preissteigerungen allmählich verlangsamen. Zu harte Eingriffe können die Vollbeschäftigung gefährden.

Preisstabilität – außenwirtschaftliches Gleichgewicht

Sind die inländischen Preise relativ stabil, die ausländischen Preise jedoch stark ansteigend, kommt es zu Exportüberschüssen im Inland. Diese Exportüberschüsse führen auf dem Devisenmarkt zu einer verstärkten Euro-Nachfrage. Der Geldumlauf steigt, ohne dass mehr Güter im Inland zur Verfügung stehen. Es kommt zu inflationären Tendenzen („importierte Inflation“).

Angemessenes Wirtschaftswachstum – Erhalt einer lebenswerten Umwelt

Will man ein angemessenes Wachstum des Bruttosozialprodukts erreichen, zeigte sich in der Vergangenheit oft, dass dieses Bemühen mit starker Umweltverschmutzung einherging. Die Forderung lautet deshalb: ein ökologisch verträgliches, angemessenes Wachstum.

Es kann jedoch auch sein, dass sich Ziele nicht ausschließen. Denkt man z. B. an angemessenes Wirtschaftswachstum und Vollbeschäftigung, hat man zwei Ziele, die sich ergänzen.

Beim Ziel des angemessenen Wirtschaftswachstums geht es auch immer um die Definition des Ziels. Wenn bestimmte (kostenlose) Leistungen einbezogen werden und negative Auswirkungen abgezogen werden, ergibt sich hier eine andere „Zielgröße".

Grundsätzlich ist es möglich, alle Ziele gleichzeitig anzusteuern. In der Praxis treten jedoch häufig Zielkonflikte auf. Die Regierung wird dann durch politische Entscheidungen das eine oder andere Ziel stärker verfolgen. Kritiker merken an, dass die Regierungen dabei nach einem 4-Jahres-Rhythmus je nach Stimmungslage in der Bevölkerung verfahren. Gleichzeitig soll die Staatsquote gesenkt werden, was nur über größere Privatisierung geht.

Ein wichtiges Ziel, welches aber kaum genannt wird, ist die Schaffung eines guten Investitionsklimas. Dies wird in erster Linie durch „Moral Suasion " erreicht. Das bedeutet, dass man durch „Schönreden" der Konjunktur und der wirtschaftlichen Verhältnisse dafür sorgt, dass sich die Unternehmen „wohlfühlen". Dies wird regelmäßig durch den IFO-Geschäftsklimaindex gemessen. Wenn dieser steigt, wird investiert im Vertrauen auf die Zukunft. Als Folge steigt die Beschäftigung und die Wirtschaft wächst.

3.1.7 Ökonomie und Ökologie

Häufig wird von einem Gegensatz von Ökonomie und Ökologie gesprochen. Bei der Ökologie, so heißt es, versage der Markt und es komme zur Umweltverschmutzung. Die Konsequenz sind dann staatliche Eingriffe in den Marktmechanismus.

Bietet jemand ein Gut an, muss er jemanden suchen, der ihm dieses Gut abkauft. Fragt jemand ein Gut nach, muss er jemand suchen, der ihm dieses Gut verkauft. Normalerweise ist dies sehr einfach, wenn man an die Güter des täglichen Lebens denkt. Dass dies so gut funktioniert, liegt an der klaren Möglichkeit der Eigentumsregelung an den betroffenen Gütern – und natürlich auch daran, dass sich die beiden Kaufvertragsparteien an bestimmte Regeln halten. Für diese Regeln bietet der Staat mit seinem Rechtssystem die Gewähr. Die Kosten für das Zustandekommen eines solchen Marktes sind relativ gering. Der Nachfrager muss sich zu den Anbietern hinbewegen. Umgekehrt müssen sich die Anbieter auch zu den Nachfragern „bewegen", z. B. durch Werbung, gute Innenstadtlage.

Wie sieht es nun mit Gütern aus, deren Eigentum nicht festgelegt ist? Sie gehören allen und keinem und wurden früher häufig als **„freie Güter"** bezeichnet. Hierzu gehören z. B. das Wasser der Ozeane und Flüsse, die Fische der Weltmeere, die Luft oder die Sonne.

Da das Eigentum an diesen Gütern nicht festgelegt ist, nimmt jeder so viel er kann und will. Sie werden hemmungslos verbraucht und es kommt zu Umweltverschmutzung oder sogar -zerstörung. Hieraus folgt unmittelbar, dass es überhaupt keinen Markt für diese Güter gibt. Der Aufbau eines Marktes müsste erst noch geleistet werden, um dann zu entscheiden, ob er wirklich versagt. Daher müssen zunächst die Eigentumsrechte an diesen „freien Gütern" zugeteilt werden, damit sie auf dem Markt gehandelt werden können.

Der Ansatz: Über ein bestimmtes größeres Gebiet wird eine gedachte Glocke gezogen („bubble"). Alle Nachfrager nach Luftverschmutzung werden festgestellt. Die Verschmutzung wird auf Kosten der Verschmutzer durch Firmen gemessen (Status-quo-Feststellung). Die Nachfrager erhalten **Verschmutzungsrechte** (Emissionszertifikate) zugeteilt. Ein Emissionszertifikat berechtigt zum Ausstoß von z. B. einer Tonne CO_2-Äquivalente.

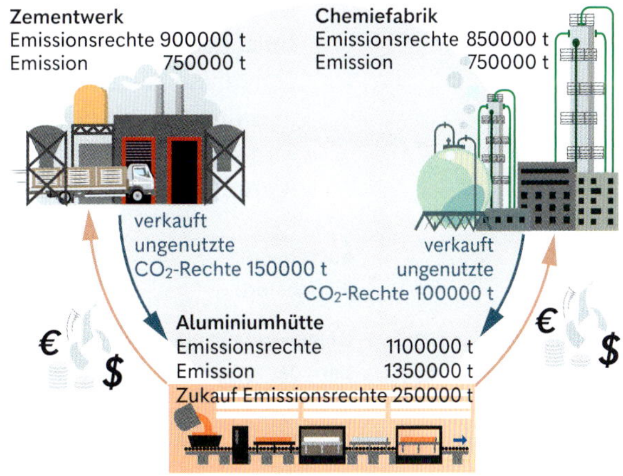

Abb. 1 Handel mit Verschmutzungsrechten

In einem bestimmten Zeitraum muss die Luftverschmutzung in der gesamten „bubble" um einen bestimmten Prozentsatz sinken. Firmen, die z. B. keine Filter einbauen wollen, müssen sich Verschmutzungsrechte von anderen Firmen kaufen, die einen Filter haben oder sauberer produzieren. Neue Firmen, die sich ansiedeln und Verschmutzung nachfragen, müssen sich Verschmutzungsrechte kaufen →Abb. 1. Jeder Handel mit Verschmutzungsrechten führt außerdem zu einer Erhöhung des Prozentsatzes (2–4 %), mit dem die Gesamtluftverschmutzung in der „bubble" in einem bestimmten Zeitraum gesenkt wird.

Diese Gedanken führen zu einer sauberen Umwelt durch den Markt. Die Installation eines solchen Marktes wird durch die Europäische Union geleistet und überwacht. Die Emissionszertifikate können auf dem Markt frei gehandelt werden („trade"). Dadurch bildet sich ein Preis für den Ausstoß von Treibhausgasen. Der Preis beträgt bis 2025 ca. 55,- €/Tonne. Die Einnahmen gehen an Klimafonds der Mitgliedstaaten. Bis 2050 wird der CO_2-Ausstoß in der EU damit auf Null gesenkt werden.

3.2 Beeinflussung der Konjunktur

Das Wort Konjunktur wird verwendet, um bestimmte Zustände der Gesamtwirtschaft zu kennzeichnen, z. B. Konjunkturtief, Hochkonjunktur, oder Veränderungen, also die Richtung einer gesamtwirtschaftlichen Entwicklung darzustellen, z. B. konjunktureller Ab- oder Aufschwung.

Die Wirtschaft entwickelt sich nicht gleichförmig, sondern in Wellenbewegungen, dem **Konjunkturverlauf.** Die Phase des Aufschwungs (Expansion) gipfelt in der Hochkonjunktur (Boom). Diese schlägt in einen Abschwung (Rezession) um, der schließlich im Konjunkturtief (Depression) endet. Ein solcher Konjunkturzyklus dauert erfahrungsgemäß 4 bis 8 Jahre →Abb. 2.

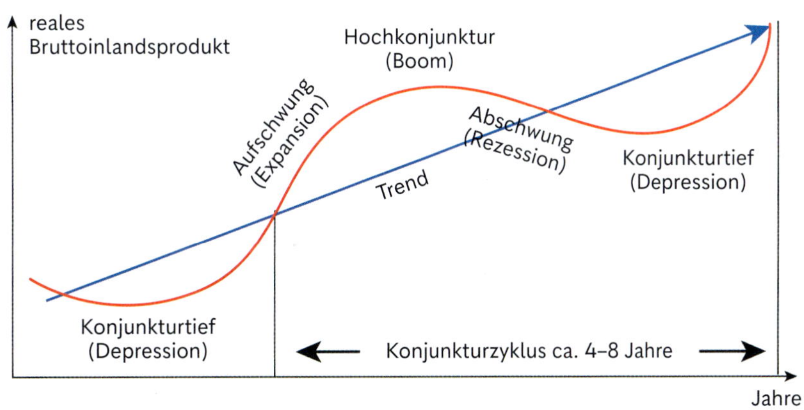

Abb. 2 Ablauf eines Konjunkturzyklus

Daneben gibt es noch kurzfristige Änderungen der Wirtschaftslage, die meist saisonal bedingt sind, z. B. in der Bauindustrie und Gastronomie, sowie langfristige Schwankungen über etwa 20 bis 30 Jahre. Gemessen werden die Schwankungen üblicherweise an der Entwicklung des realen Bruttoinlandsprodukts. In der Tabelle wird deutlich, wie sich die Konjunkturphasen auf Löhne, Gewinne, Nachfrage, Preise, Zinsen und andere wirtschaftliche Aspekte auswirken →Tab. 1.

	Aufschwung (Expansion)	Hochkonjunktur (Boom)	Abschwung (Rezession)	Konjunkturtief (Depression)
Löhne und Gewinne (real)	steigen anfangs langsam, dann rasch	erreichen Höchststand	beginnen zu fallen	auf Tiefststand, eventuell Verluste
Nachfrage allgemein	steigt anfangs langsam, dann rasch	erreicht Höchststand	fällt anfangs langsam, dann rasch	auf Tiefststand
Preise und Zinssätze	steigen anfangs langsam, dann rasch	erreichen Höchststand	fallen	auf Tiefststand
Produktion	steigt anfangs langsam, dann rasch	erreicht Höchststand	fällt anfangs langsam, dann rasch	auf Tiefststand
Investitionen	steigen anfangs langsam, dann rasch	erreichen Höchststand	gehen anfangs langsam, dann rasch zurück	auf Tiefststand
Beschäftigung	steigt anfangs langsam, dann rasch	erreicht Höchststand (Vollbeschäftigung)	rückläufig (konjunkturell bedingte Entlassungen)	auf Tiefststand (hohe Arbeitslosigkeit)
Steuereinnahmen des Staates	steigen anfangs langsam, dann rasch	erreichen Höchststand	gehen anfangs langsam, dann rasch zurück	auf Tiefststand

Tab. 1 Auswirkungen der Konjunkturphasen

3.2.1 Ursachen der Konjunkturphasen

Warum kommt es zu diesen Wellenbewegungen der Konjunktur? Dazu gibt es viele Theorien. Man unterscheidet grundsätzlich verschiedene **Indikatoren.**

Indikatoren auf der Angebotsseite sind:
- **Gewinnerwartungen der Unternehmer:** Sind diese für die Zukunft positiv, werden die Unternehmer investieren und es kommt zum Aufschwung.
- **Auftragslage:** Volle Auftragsbücher regen die Produktion an.
- **Produktionsvolumen** (Kapazitätsauslastung): Sind die Maschinen, Gebäude und Arbeitskräfte ausgelastet?
- **Investitionsfähigkeit:** Sind genügend Kreditmittel zu einem akzeptablen Preis (Zinsniveau) verfügbar?
- **Investitionsbereitschaft:** Sie ist abhängig von der Gewinnerwartung und auch vom politischen Klima.
- **Kostenentwicklung:** Zeigt sich eine stabile Kostenentwicklung (z. B. Rohstoffe, Löhne)?

Ergeben sich für das Unternehmen zu allen Punkten positive Aspekte, kommt es zu keinem Abschwung, sondern zu einem Aufschwung.

Indikatoren auf der Nachfrageseite sind:
- **Einkommen der Arbeitnehmer:** Ohne genügend hohes Einkommen können von der Nachfrage keine Impulse für die Konjunktur kommen.
- **Kauf- und Sparverhalten:** Geben die Nachfrager genügend Geld aus? Oder wird verstärkt gespart und herrscht dadurch nur eine geringe Nachfrage auf dem Markt?
- **Steuerbelastung:** Wird zusätzliches Einkommen durch die Steuer „aufgefressen", kann es sich nicht Konjunktur fördernd bemerkbar machen.
- **Lohnforderungen:** Einerseits können steigende Löhne die Konjunktur ankurbeln, auf der anderen Seite können Lohnforderungen die Investitionsbereitschaft der Unternehmen negativ beeinflussen.
- **Entwicklung der Binnennachfrage:** Stehen im Inland genügend zufriedenstellende Produkte für die Verbraucher zur Verfügung?

Auch auf der Nachfrageseite ergeben sich aus positiven Aspekten Einflüsse, welche die Konjunktur beleben.

Indikatoren auf Angebots- und Nachfrageseite sind:
- **Preisentwicklung:** Stark gestiegene Preise zehren gestiegene Einkommen auf. Das führt zu höheren Lohnforderungen und senkt die Investitionsbereitschaft. Das Preisniveau sollte deshalb möglichst stabil sein.
- **Beschäftigungsniveau:** Hohe Arbeitslosigkeit bedeutet Einkommensausfall und sinkende Nachfrage. Die Gewinnerwartungen der Unternehmen sind gering. Die Vollbeschäftigung sollte möglichst gegeben sein.
- **Außenhandel:** Hohe Importe bedeuten Nachfrage nach ausländischen Produkten. Das geht auf Kosten der heimischen Industrie und bedeutet für sie Nachfrageausfall, sinkende Gewinnerwartung und damit Abschwung. Importe und Exporte sollten deshalb möglichst ausgeglichen sein.
- **Wirtschaftswachstum:** Wächst das Sozialprodukt, wächst der materielle Wohlstand und damit oft auch der Lebensstandard. Die Menschen sind zufrieden, der Prozess unterstützt sich selbst.

Hinzu kommen sicherlich auch noch die allgemeinen Aussichten für die Zukunft, Vermutungen und Spekulationen. Damit ergibt sich eine Aufgabe für die Politik zur Förderung des Aufschwungs: „Rede vom Aufschwung, auch wenn er noch nicht da ist." Gemeint ist hier, dass man die Stimmung durch „gutes Zureden" anheizen kann, was dann zum Aufschwung führt. Der wirtschaftspolitische Fachausdruck hierfür heißt „Moral Suasion".

Je nachdem welcher Theorie man anhängt, gewichtet man einzelne Seiten und Faktoren stärker.

3.2.2 Instrumente zur Beeinflussung der Wirtschaft

Welche Maßnahmen können ergriffen werden, um die starken Wellenbewegungen der Konjunktur zu dämpfen? Grundsätzlich müssen alle Maßnahmen, die der Staat zur Verhinderung großer Ausschläge der Konjunktur ergreift, antizyklisch sein. Das bedeutet, dass bei einem herannahenden Aufschwung für eine Dämpfung der Konjunktur gesorgt werden muss. Bei einem drohenden Abschwung müssen verschiedene Maßnahmen zur Konjunkturförderung ergriffen werden →Abb. 1, S. 358.

antizyklisch
gegen den Zyklus

Der Staat kann das mit einer Ein- und Ausgabenpolitik versuchen, die man auch **Fiskalpolitik** nennt.

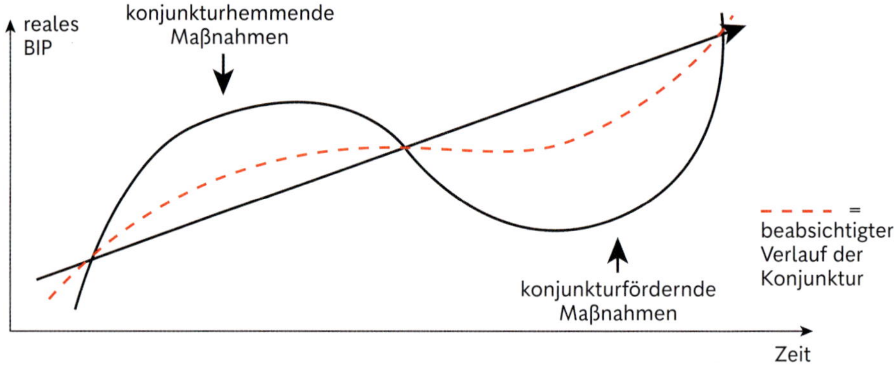

Abb. 1 Beeinflussung eines Konjunkturzyklus

Konjunktur fördernde Maßnahmen des Staates

Bei einer beginnenden Rezession versucht der Staat, die Wirtschaft anzukurbeln (die Konjunktur zu fördern). Dazu bieten sich ihm folgende Möglichkeiten:

- öffentliche Aufträge an die Wirtschaft, z. B. Bau von Straßen, Brücken, öffentlichen Gebäuden
- Steuersenkungen, z. B. Senkung der Lohn- und Einkommensteuer, um die private Nachfrage anzukurbeln
- verbesserte Abschreibungsmöglichkeiten für Unternehmen heben die Investitionsbereitschaft
- Investitionsförderung durch steuerliche Begünstigung oder günstige Staatskredite
- öffentliche Zuschüsse (Subventionen) einführen oder erhöhen (z. B. Kindergeld, Wohngeld, Förderung des Wohnungsbaus, Förderung der Stahlindustrie, Sonderprogramme für bestimmte Regionen)
- Auflösung von Konjunkturausgleichsrücklagen (in der Hochkonjunktur stillgelegte Einnahmen des Staates)

Konjunktur hemmende Maßnahmen

Dabei handelt es sich meist um den Gegensatz zu den vorher genannten Maßnahmen:

- Öffentliche Aufträge werden eingeschränkt oder „auf die lange Bank geschoben".
- Steuern werden erhöht oder der eingebaute Erhöhungsmechanismus (Progression der Lohn- und Einkommensteuer) wird nicht nach unten korrigiert.
- Die Abschreibungsmöglichkeiten werden stark eingeschränkt.
- Investitionen werden nicht mehr gefördert.
- Öffentliche Zuschüsse werden abgeschafft oder eingeschränkt.
- Stilllegung von Einnahmen (Konjunkturausgleichsrücklage).

Probleme der Fiskalpolitik

Grundsätzlich ist es für den Staat leichter, Konjunktur belebende Maßnahmen zu beschließen, da er hiermit fast überall in der Wirtschaft auf Zustimmung stößt. Problematisch sind aber insbesondere die Finanzierung und das Maß der Förderung. Wird über zusätzliche Staatskredite gefördert, erhöht sich die Staatsverschuldung mit Belastung der kommenden Generationen.

Außerdem treibt die zusätzliche staatliche Kreditnachfrage die Zinsen in die Höhe. In Erwartung der kommenden Hochkonjunktur sollen die Kredite über die erhöhten Steuereinnahmen dann wieder zurückgezahlt werden.

Konjunktur dämpfende Maßnahmen sind politisch meist schwer durchsetzbar. Bestimmte Ausgaben können nur schwer gekürzt, geschweige denn abgeschafft werden. So sind Personalausgaben des Staates kaum zu kürzen, bei öffentlichen Leistungen ist dies ebenfalls sehr schwierig.

Ein weiterer wichtiger Faktor ist das Timing. Wann soll der Staat die genannten Maßnahmen einsetzen? Wer kann genau sagen, in welcher Phase der Konjunktur man sich gerade befindet? Da man das erst hinterher genau weiß, muss man versuchen, den richtigen Zeitpunkt für die Maßnahmen vorsichtig zu finden, zudem sie meist erst nach einer gewissen Zeit („Timelag") wirken.

Ein letzter, nicht minder wichtiger Faktor ist die Politik der Europäischen Zentralbank. Da sie in ihren Entscheidungen autonom ist, muss der Staat darauf achten, sich mit ihr abzustimmen. Ihre Geld- und Kreditpolitik muss mit den Maßnahmen des Staates koordiniert sein.

Häufig werden durch fiskalpolitische Zielsetzungen die Ziele des magischen Vierecks gestört.

3.3 Das Sozialprodukt als Messgröße der gesamtwirtschaftlichen Lage

Beispiel

Drei Bäcker aus verschiedenen Ländern streiten sich, wer den größten Kuchen gebacken hat. Leider haben alle drei dasselbe Problem: Der Kuchen ist bereits weg und man kann ihn deshalb nicht mehr sehen.

Der erste Bäcker beschreibt seinen Kuchen: Mein Kuchen war so groß, dass mir sogar neben dem Handwerk die Industrie geholfen hat, ihn zu backen. Auch der Dienstleistungsbereich hat uns stark geholfen. Sogar Handel, Verkehr und der Staat sowie die Landwirtschaft haben beim Backen mitgewirkt. Ausländische Bäcker haben ebenfalls zu einem kleinen Teil mit Importstückchen ausgeholfen. Der Kuchen hat Tausende gekostet – uns geht es gut!

Der zweite Bäcker berichtet: Von meinem Kuchen haben massenhaft Privatverbraucher gegessen. Auch Unternehmen und der Staat haben sich große Stücke genommen. Einen Riesenhappen konnten wir noch an das Ausland verkaufen. Uns geht es viel besser!

Der dritte Bäcker: Durch das Backen meines Kuchens konnte ich meinen Angestellten gute Löhne und Gehälter zahlen. Ich kann jetzt endlich einen neuen Backofen kaufen. Auch habe ich noch einen beachtlichen Gewinn gemacht. Selbst an den Staat konnte ich davon noch Steuern zahlen. Uns geht es am besten!

Die Schilderungen der drei Bäcker, wie groß die Kuchen waren, die sie in der Vergangenheit gebacken haben, sind vergleichbar mit dem Bericht über das Sozialprodukt eines Landes. Als **Sozialprodukt** bezeichnet man alle Sachgüter, Dienstleistungen und Rechte (Patente und Lizenzen), die ein Land in einem Jahr produziert hat.

Damit alles miteinander verglichen werden kann, bewertet man es in Geldeinheiten: in der Bundesrepublik Deutschland in Euro, international meist in Dollar. Häufig spricht man deshalb auch vom Bruttosozialprodukt zu Marktpreisen. „Sozial" bedeutet in diesem Zusammenhang so viel wie „gemeinschaftlich". „Produkt" bedeutet so viel wie „Ertrag".

3.3.1 Nominales und reales Bruttoinlandsprodukt (BIP)

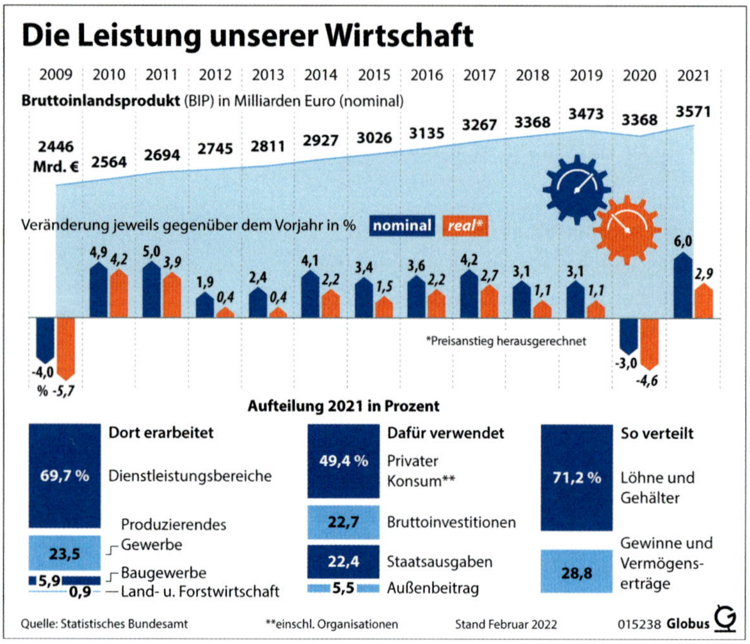

Wie aus der Abbildung ersichtlich wird, ist das nominale Bruttoinlandsprodukt (fast) immer gestiegen. Die jährlich in einer Volkswirtschaft hergestellten Güter bewertet man zu Preisen, die sie am Markt erzielen. Auch bei gleichbleibender Gesamtproduktion kann daher das Bruttoinlandsprodukt zu Marktpreisen von Jahr zu Jahr nominal steigen, wenn die Preise gestiegen sind. Aufgrund der Steigerung des nominalen Bruttoinlandsprodukts kann man aber nicht von einer tatsächlichen (realen) Mehrproduktion in einem Land sprechen.

Die Höhe des realen (tatsächlichen) Bruttoinlandsprodukts entscheidet darüber, ob im laufenden Jahr mehr Konsum- und Kapitalgüter bereitstehen als in den vergangenen Jahren. Um das reale Bruttoinlandsprodukt zu ermitteln, müssen also beim nominalen Bruttoinlandsprodukt die Preissteigerungen berücksichtigt werden.

nominal
Nominal bedeutet „dem Namen nach“ oder in der Wirtschaft „zum Nennwert“.

Steigerung des realen Bruttoinlandsprodukts = Steigerung des nominalen Bruttoinlandsprodukts – Preissteigerung

3.3.2 Berechnung des Sozialprodukts

Beim Eingangsbeispiel mit den Bäckern wurde die Größe eines Kuchens auf unterschiedliche Weise beschrieben. Der erste Bäcker zeigte auf, wer den Kuchen gebacken hatte. Der zweite Bäcker beschrieb, wer davon gegessen hatte. Der dritte erzählte von den Einkommen, die durch das Backen entstanden. Das sind im Grunde auch die drei Arten, nach denen man das Sozialprodukt berechnen kann:

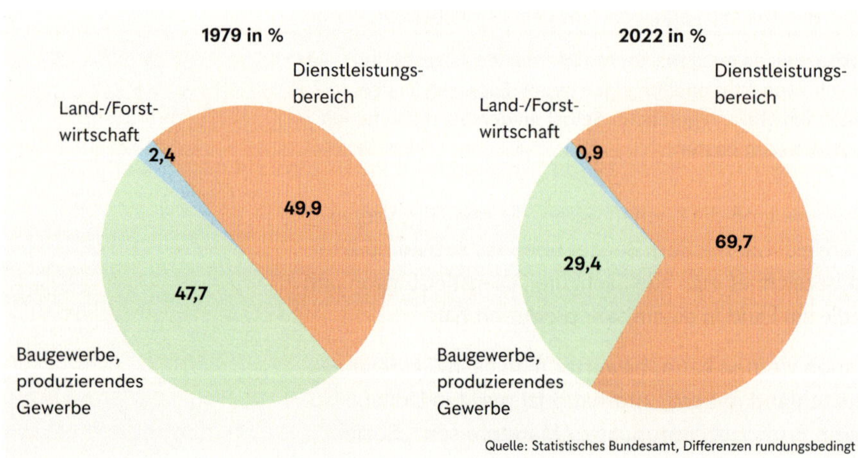

Abb. 1 Zusammensetzung des Sozialprodukts nach Entstehungsbereichen

Entstehungsrechnung
Dabei wird geklärt, in welchen Wirtschaftsbereichen das Sozialprodukt erarbeitet wurde, also wer den Kuchen gebacken hat. Heute stehen an erster Stelle die Dienstleistungen, deren Anteil immer größer wird. Es folgt das produzierende Gewerbe →Abb. 1.

Ein großes Problem bei der Berechnung ist, dass Doppelzählungen vermieden werden sollen. Zum Beispiel: Erfasst man die Reifenproduktion für Pkw separat, muss bei der Erfassung der Pkw-Produktion die Reifenproduktion abgezogen werden. Man erfasst nur die sogenannten Nettoproduktionswerte der einzelnen Unternehmen.

Ein weiteres Problem ist die Einordnung mancher Wirtschaftszweige.

Verwendungsrechnung

Hier geht es um die Frage, wer den Kuchen gegessen hat: Der private Verbrauch hat sich den größten Anteil des Kuchens herausgeschnitten. Aber auch der Staat und die Unternehmen verwenden Teile des Sozialprodukts. Die Anteile sind über die Jahre relativ konstant →Abb. 1. Die Verwendung des Sozialprodukts von Unternehmen bezeichnet man als **Investitionen.** Es handelt sich dabei um Neuinvestitionen von Unternehmen, die gravierend über die zukünftige wirtschaftliche Entwicklung des Landes entscheiden.
Ein zunehmender Verbrauch des Staates muss mit kritischen Blicken verfolgt werden, geht er doch zulasten der Investition oder des privaten Verbrauchs. Ein Teil des Kuchens wird auch vom Ausland über Exporte in Anspruch genommen.

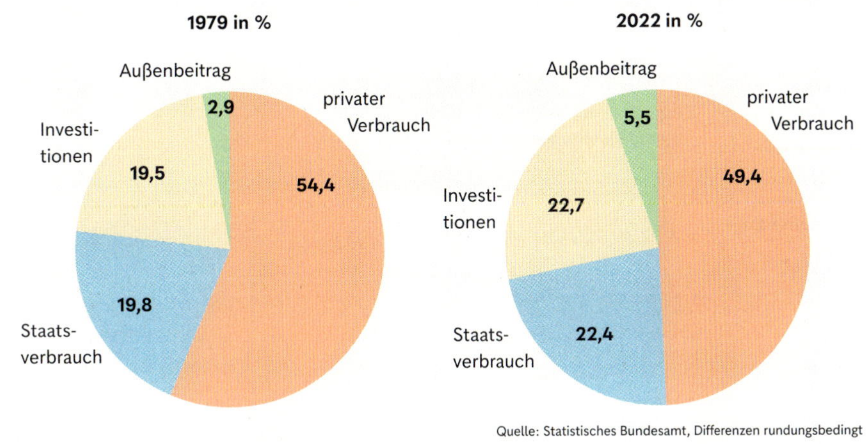

Abb. 1 Zusammensetzung des Sozialprodukts nach der Verwendung

Verteilungsrechnung

Im Zuge der Erstellung des Sozialprodukts sind, wie z. B. vom dritten Bäcker geschildert, Einkommen angefallen, die dann wiederum ausreichen müssen, das Sozialprodukt zu kaufen. In der Statistik werden zwei Gruppen von Einkommen unterschieden: Löhne und Gehälter der Arbeitnehmer einerseits, Gewinne der Unternehmer sowie Vermögenserträge der Arbeitgeber und der Arbeitnehmer andererseits.
Beide Einkommen zusammen bezeichnet man als **Volkseinkommen**. Die Anteile werden Lohn- bzw. Gewinnquote genannt. Die Verteilung von 70 : 30 ist relativ konstant →Abb. 2.

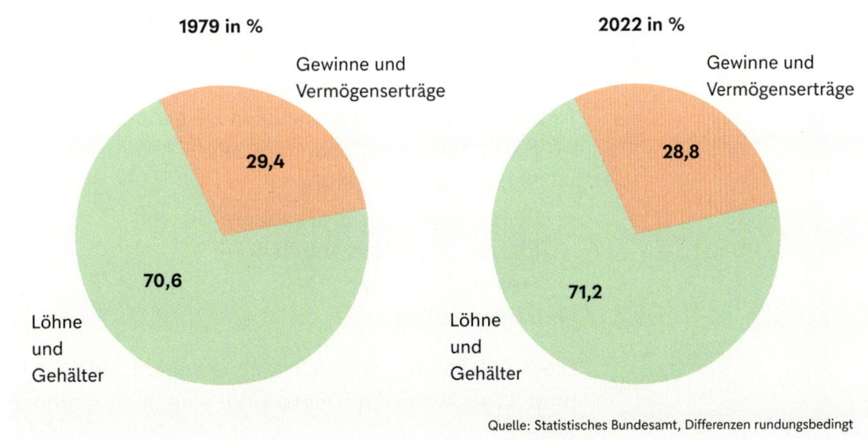

Abb. 2 Zusammensetzung des Sozialprodukts nach den Einkommensarten

Ein Teil der Gelder, die durch die Produktion entstehen, werden auch durch den Staat in Form von indirekten Steuern abgeschöpft (insbesondere durch die Mehrwertsteuer). Hinzu kommt, dass ein Teil des Geldes in den Unternehmen in Form von Abschreibungen verbleibt, die bei Bedarf eine Ersatzinvestition möglich machen.

Ersatzinvestition
Investitionen, durch die ein bereits vorhandenes Gut ersetzt wird, z. B. Austausch eines defekten Sterilisators

Addiert man zum Volkseinkommen die Abschreibungen und die indirekten Steuern, erhält man wieder das Bruttoinlandsprodukt →Abb. 1.

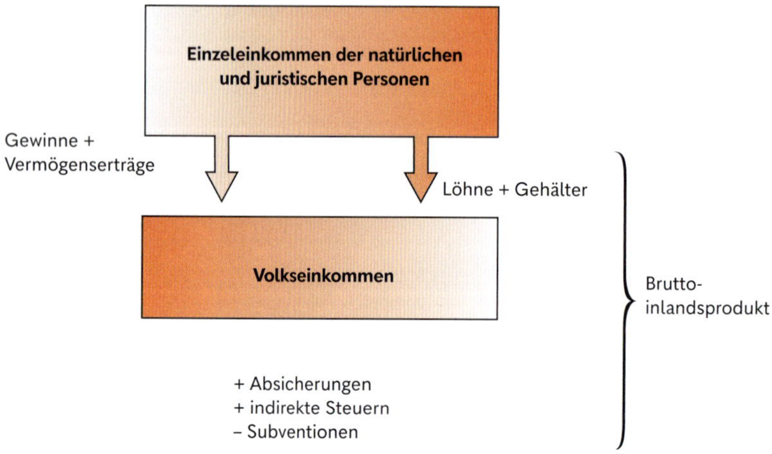

Abb. 1 Bildung des Bruttoinlandsprodukts

3.3.3 Aussagekraft des Sozialprodukts

Auch im Eingangsbeispiel versuchen die Bäcker, aufgrund der Größe des Kuchens auf ihren Wohlstand zu schließen. Ebenso wird es häufig mit dem Bruttoinlandsprodukt getan. Das Bruttoinlandsprodukt (BIP) wird vielfach als Messlatte des Wirtschaftswachstums und des Lebensstandards angesehen.

Selbstverständlich ist dabei immer das reale Wachstum des BIP gemeint. Aber auch das reale Wachstum um beispielsweise 5 % sagt noch nichts darüber aus, ob der Bevölkerung tatsächlich 5 % mehr Produkte oder Dienstleistungen zur Verfügung stehen. Es könnte ja auch sein, dass die Bevölkerung zwischenzeitlich um 5 % gewachsen ist, z. B. durch Geflüchtete, Aussiedler oder durch die Anwerbung ausländischer Arbeitskräfte.

Um zu einer genaueren Aussage zu kommen, muss das Sozialprodukt also pro Kopf der Bevölkerung ausgedrückt werden. Die Angabe in US-Dollar ist bei internationalen Vergleichen üblich.
Es sind jedoch viele Leistungen im BIP gar nicht erfasst. Dazu gehören insbesondere:
- Hausfrauen- bzw. -männerarbeit
- Staatsgüter ohne Preis
- Bemühungen um eine saubere Umwelt
- Pflege von Statussymbolen
- Freizeitaktivitäten
- Schwarzarbeit

Diese Aufzählung ließe sich noch erweitern, sie zeigt jedoch schon, dass das Sozialprodukt als Wohlstandsmesser nur eine untergeordnete Bedeutung einnehmen kann.

Häufig haben auch kleine Länder oder Entwicklungsländer ein hohes Sozialprodukt pro Kopf. Bei genauerer Untersuchung stellt man jedoch fest, dass das durch eine kleine Eliteschicht erbracht und verbraucht wird.

3.4 Verbraucherschutz

Ein Verbraucher ist jede natürliche Person, die ein Rechtsgeschäft zu einem Zwecke abschließt, der weder ihrer gewerblichen noch ihrer selbstständigen beruflichen Tätigkeit zugerechnet werden kann. Ein anderer Begriff für Verbraucher ist Konsument.

Der durchschnittliche Haushalt in Deutschland gibt sein Einkommen in verschiedenen Bereichen aus. Es besteht also eine immense Vielfalt wofür man sein Geld ausgeben kann. Es ist deshalb für einen Verbraucher nahezu unmöglich, sich in allen Bereichen auszukennen: Er müsste die Qualität und den Preis von Produkten vergleichen, Gesundheits- und Sicherheitsaspekte berücksichtigen, umweltgefährdende Produkte erkennen und rechtliche Besonderheiten des Bereichs durchschauen.

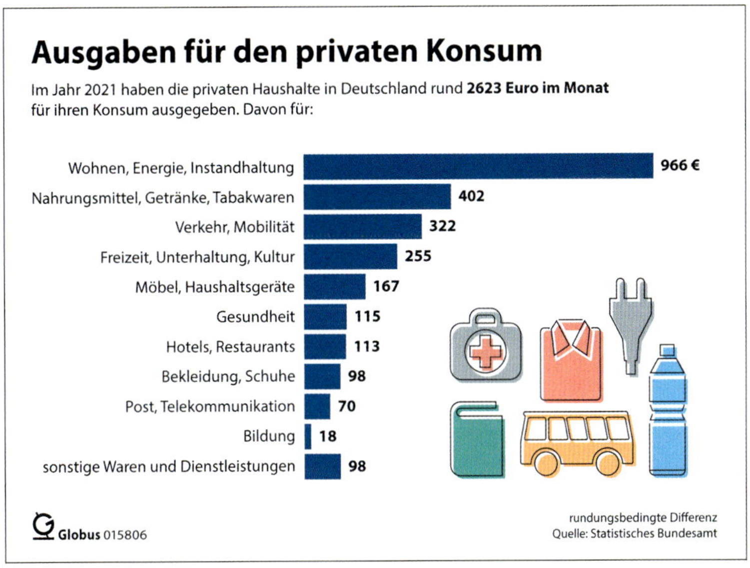

3.4.1 Ziele des Verbraucherschutzes

Der Verbraucher kann sieben Grundrechte für sich in Anspruch nehmen:

- **Sicherheit:** Der Verbraucher muss vor Waren, Herstellungsverfahren und Dienstleistungen geschützt werden, die – auch auf längere Sicht – seine Gesundheit beeinträchtigen oder gar sein Leben gefährden könnten.
- **Information:** Dem Verbraucher müssen objektive Informationen in ausreichendem Maße zur Verfügung stehen, damit er optimale Kaufentscheidungen treffen kann und nicht zu falschen Vorstellungen verleitet wird.
- **Angebot von Waren und Dienstleistungen:** Die dem Verbraucher angebotenen Waren und Dienstleistungen müssen in ausreichender Menge und Vielfalt, befriedigender Qualität und zu akzeptablen Preisen zur Verfügung stehen. Diesem Ziel dient ein funktionierender Wettbewerb.
- **Interessenvertretung:** Die Interessen der Verbraucher müssen bei der Festlegung und Verwirklichung wirtschaftspolitischer Ziele und bei Regelungen, die Verbraucher betreffen, gleichrangig berücksichtigt werden.
- **Entschädigung:** Bei berechtigten Reklamationen hat der Verbraucher das Recht auf faire Behandlung seiner Ansprüche und auf angemessenen Ersatz entstandener Schäden.
- **Ausbildung:** Der Verbraucher muss durch angemessene Aus- und Weiterbildung in die Lage versetzt werden, Kenntnisse und Fähigkeiten zu entwickeln, um seiner Rolle als informierter Verbraucher gerecht zu werden.
- **Umwelt:** Der Verbraucher hat das Recht auf eine geschützte Umwelt, damit die Lebensbedingungen für die Menschen der jetzigen und künftigen Generationen erhalten bleibt.

3.4.2 Formen des Verbraucherschutzes

Schutz durch Gesetze und Verordnungen

In der Bundesrepublik Deutschland gibt es kein einheitliches Verbraucherschutzgesetz. Der Staat schützt den Verbraucher durch eine Vielzahl von Gesetzen und Verordnungen mit speziellen Einzelbereichen, z. B.:

- **Gesetzliche Warenkennzeichnung, Preisangabenverordnung:** Ziel der Preisangabenverordnung ist es, für Preisklarheit und -wahrheit zu sorgen, um den Verbraucher auf einfache Art Preisvergleiche zu ermöglichen. Zusätzlich soll der Wettbewerb gefördert werden. Die angegebenen Preise müssen Endpreise sein.
- **Lebensmittelkennzeichnungsverordnung:** Ziel der Lebensmittelkennzeichnungsvorschriften (für Lebensmittel unterschiedlich) ist vor allem, den Verbraucher
  - über das betreffende Lebensmittel möglichst umfassen zu informieren,
  - vor gesundheitlichen Schäden zu bewahren,
  - zu befähigen, Qualitätsunterschiede zu erkennen.
- **Eichgesetz:** Das Eichgesetz und die auf seiner Grundlage erlassenen Verordnungen bewahren den Verbraucher vor manchen Nachteilen, die durch fehlerhaftes Messen, Wiegen und Zählen und durch gewisse Formen der Verpackung entstehen können.
- **Verordnung über Fertigpackungen:** Sie setzt für diese Form der Verpackung die Mengenkennzeichnung fest. Auf der Verpackung muss gut lesbar die Warenmenge nach Gewicht, Volumen, Stückzahl oder in einer anderen Größe angegeben sein.
- **Textilkennzeichnungsgesetz:** Das Gesetz bestimmt, dass Textilerzeugnisse nur dann an den Endverbraucher verkauft werden dürfen, wenn die Art der verwendeten textilen Rohstoffe und die Gewichtsanteile dieser Rohstoffe angegeben sind.
- **Vermarktungsordnungen (EG-Güteklassen):** Das Recht der Europäischen Gemeinschaft sieht vor, mittels Verordnungen oder Richtlinien direkt oder indirekt auf die Rechtsordnung der Mitgliedsländer einzuwirken.
  - EG-Verordnungen sind mit innerstaatlichen Gesetzen zu vergleichen. Sie haben in allen Mitgliedsstaaten allgemeine Geltung.
  - EG-Richtlinien schaffen kein unmittelbar geltendes Recht für alle. Sie verpflichten aber die Mitgliedstaaten, die entsprechenden Vorschriften zu erlassen.

Es gibt einige Gesetze, in denen nur wenige Paragrafen oder Abschnitte dem Verbraucherschutz dienen, z. B. im Bürgerlichen Gesetzbuch (beispielsweise das Reisevertragsgesetz), im Strafgesetzbuch und in der Gewerbeordnung.
Gesetze, die unmittelbar dem Verbraucherschutz dienen:

- Gesetz gegen den unlauteren Wettbewerb (UWG)
- Verbraucherinformationsgesetz.
- Telekommunikationsgesetz.
- Produktsicherheitsgesetz.
- Chemikaliengesetz.

Freiwillige Kennzeichnung

Neben den gesetzlich vorgeschriebenen Kennzeichnungen gibt es eine Vielzahl von Zeichen und Symbolen, die meist garantieren sollen, dass bestimmte Merkmale, besonders hinsichtlich Qualität und Sicherheit, eingehalten werden.

Warenzeichen (Markenzeichen) sind Symbole, die auf eine bestimmte Firma oder Marke oder nur auf einzelne Produkte hinweisen. Sie können nach dem Warenzeichengesetz geschützt und in die Zeichenrolle des Patentamtes eingetragen werden. Eine gleichbleibende gute Qualität garantiert das Warenzeichen nicht.

Anerkannte Kennzeichen sind Pflegezeichen für Textilien, die Gütezeichen, das DIN-Zeichen und die Prüfzeichen. Sie geben mittels Symbole eine Anleitung zur sachgemäßen Behandlung und Pflege (Textilien) oder verbürgen einen bestimmten Qualitäts- oder Sicherheitsstandard. Produkte, die diese Zeichen führen, werden vorher von neutralen Instituten geprüft. Auch nach Vergabe des Zeichens wachen unabhängige Prüfinstitute darüber, dass die garantierten Qualitäts- und Sicherheitsbedingungen eingehalten werden.

Produktinformationen (Bedienungsanleitung) liefern dem Verbraucher mittels einheitlicher Prüf- und Kontrollverfahren standardisierte technische Angaben, z. B. über Kühlgeräte, Kaffeemaschinen, Wasch- und Geschirrspülmaschinen. Die Daten sind in einem Tabellentext und im Informationsetikett übersichtlich und allgemeinverständlich aufgeführt. Sie sind Bestandteil des Kaufvertrags.

Richtlinien für Produktinformationen geben den Herstellern auf neutraler Basis die Möglichkeit, in ihren Prospekten die technischen Daten ihrer Geräte nach einem einheitlichen System darzustellen.

Gütezeichen

Gütezeichen sind Wort- oder Bildzeichen oder beides. Sie sollen dem Verbraucher einen genau abgegrenzten Qualitätsstandard garantieren und eine Orientierungs- und Einkaufshilfe geben, z. B. das Wollsiegel →Abb. 1 oder das deutsche Weinsiegel.

Die Vergabe des GS-Zeichens ist nur erlaubt, wenn eine genaue Bauartprüfung ergeben hat, dass das verwendungsfertige Erzeugnis in jeder Hinsicht den sicherheitstechnischen Erfordernissen des Gerätesicherheitsgesetzes entspricht.

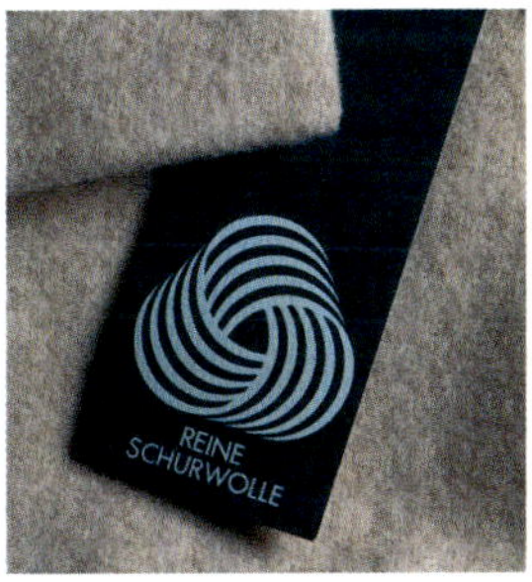

Abb. 1 Wollsiegel

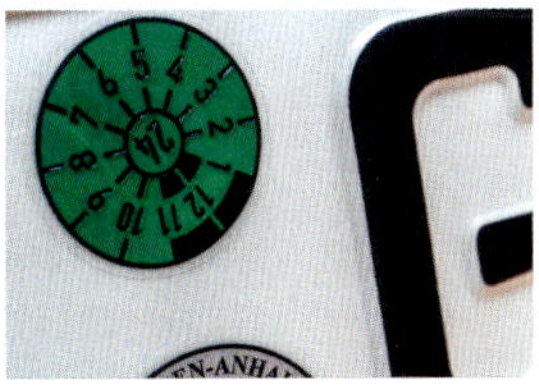

Abb. 2 Prüfplakette der Hauptuntersuchung

Prüfzeichen

- **TÜV/DEKRA-Prüfzeichen:** Diese Zeichen werden erteilt, wenn z. B. das überprüfte Fahrzeug den straßenverkehrsrechtlichen Bestimmungen entspricht (Hauptuntersuchung, →Abb. 2). Daneben gibt es weitere Fachbereiche, in denen TÜV/DEKRA und auch andere Prüfeinrichtungen überwachen und prüfen, z. B. Baumaschinen.
- **CE-Kennzeichen:** Mit dem CE-Kennzeichen sollen technische Handelshemmnisse europaweit abgebaut werden. Es ist die Abkürzung von „Conformité Européenne" und soll die Übereinstimmung eines Produkts mit den jeweils maßgeblichen Richtlinien darstellen. Es soll die unterschiedlichen Sicherheitsvorschriften innerhalb der EU vereinheitlichen.

Neben den hier genannten existieren weitere Quasi-Güte- bzw. Prüfzeichen, die von verschiedenen Organisationen herausgegen und überwacht werden, z.B. das Zahnmännchen für Süßigkeiten, die zahnfreundlich sind.

Strafrechtlicher Schutz

Viele Gesetze und Verordnungen verlangen vom Erzeuger oder Händler, dass er bestimmte Handlungen vornimmt (z. B. Preisauszeichnung) oder unterlässt (z. B. unlautere Werbung) Diese Vorschriften sind jedoch wirkungslos, wenn den „Schwarzen Schafen" keine Strafe droht. So werden z. B. Verstöße gegen das Eichgesetz strafrechtlich verfolgt.

Die Strafverfolgung kann veranlasst werden durch
- den unmittelbar betroffenen Verbraucher mittels einer Strafanzeige,
- den Verbraucherverband mittels einer Strafanzeige,
- eine Behörde (Eichamt, Gewerbeaufsichtsamt),
- den Staatsanwalt, der von Amts wegen schwerer Straftaten verfolgen muss.

Schutz durch Sonderbehörden

Verschiedene besondere staatliche Behörden befassen sich aktiv mit dem Schutz des Verbrauchers. Die Verbraucherverbände beauftragen oft auch private Unternehmen, z. B. Labors, um zu kontrollieren, zu prüfen und zu untersuchen. Staatliche Behörden können Maßnahmen ergreifen, um ertappte Rechtsbrecher zur Vernunft zu bringen, z. B. Bußgeld, Auflagen, Betriebsschließung:
- Die **Eichbehörden** sichern die Einheitlichkeit unseres Messwesens, lassen Messgeräte zur Eichung zu und führen die Eichung durch.
- Das **Gewerbeaufsichtsamt** (Gewerbepolizei mit Wirtschaftskontrolldienst) ist eine besondere Behörde der Ortspolizei oder des Amtes für Öffentliche Ordnung. Sie nimmt Beschwerden der Bürger über nicht eingehaltene Vorschriften entgegen, z. B. bei Verstößen gegen die Gewerbeordnung.
- Das **Chemische Untersuchungsamt** prüft alle Lebensmittel – außer Wurst, Fleischwaren und Milch – auf Frischegehalt, Zusammensetzung und richtige Kennzeichnung im Sinne des Lebensmittelgesetzes.
- Das **Veterinärmedizinische Untersuchungsamt** untersucht Lebensmittel tierischer Herkunft nach hygienischen und bakteriologischen Gesichtspunkten und prüft sie auf Zusammensetzung und Kennzeichnung.

Website des Europäischen Verbraucherzentrums mit zahlreichen Broschüren zum Download

www.evz.de

Website der Verbraucherzentrale Bundesverband

www.vzbv.de

Schutz durch Information und Beratung

Jede Form des Verbraucherschutzes ist unvollständig, solange der zu Schützende die Schutzvorschriften nicht kennt und auch nicht weiß, wo er Information und Beratung bekommen kann. Zum eigentlichen Verbraucherschutz muss Information und Beratung hinzukommen. Nur so kann der Verbraucherschutz seine volle Wirkung entfalten. Nur wer seine Rechte kennt, kann im Alltag seine Rechte konsequent vertreten und durchsetzen. Verbraucherinformation und -beratung ist eine sehr wichtige eigenständige Form des Verbraucherschutzes.

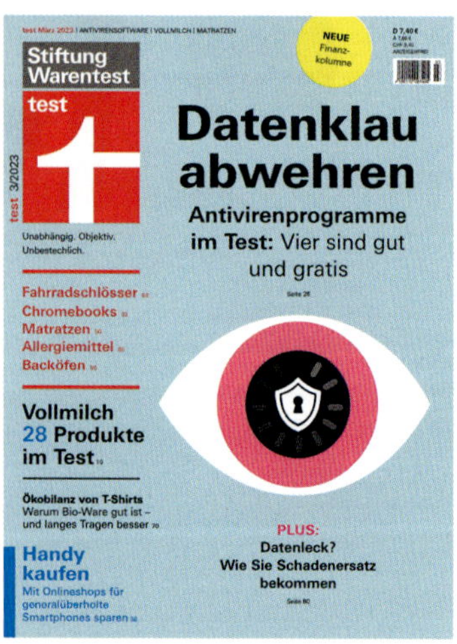

Abb. 1 Zeitschrift „test“

In Deutschland und Europa kümmern sich folgende **unabhängige Institutionen** um die Beratung und Information und helfen bei rechtlichen Problemen:
- Europäisches Verbraucherzentrum
- Stiftung Warentest, Berlin, gibt die Zeitschriften „test“ →Abb. 1 heraus
- Verbraucherzentrale Bundesverband (vzbv) in Berlin
- Die Verbraucherzentralen der Länder vertreten Verbraucherinteressen auf Landesebene. Sie beraten und geben Informationsschriften aus.
- Mieterschutzvereine existieren in fast allen Städten, um speziell die Interessen des Verbrauchers als Mieter zu vertreten.
- Deutscher Konsumentenbund
- Foodwatch
- Deutsche Umwelthilfe

3.4.5 Rechtliche Hilfen für Verbraucher

Jeder Verbraucher kann selbst rechtliche Schritte einleiten, wenn er bemerkt, dass unlautere Methoden im Wettbewerb angewendet werden. Die meisten Verbraucher verfügen jedoch nicht über genügend Rechtskenntnis, um die Rechtslage einwandfrei beurteilen zu können. Sie sind auf den Rat rechtskundiger Personen angewiesen, z. B. sachkundige Personen bei Behörden, Gerichten und Verbraucherverbänden.

Insbesondere die Verbraucherzentrale Bundesverband (VZBV) verfolgt das Ziel, den unlauteren Wettbewerb zu unterbinden. Auf der Internetseite werden zahlreiche Schreiben für Verbraucher angeboten.
Die Verbraucherzentrale kann zum Schutze des Verbrauchers
- außergerichtliche Unterlassungs-Vereinbarungen mit der angeschuldigten Firma treffen. Die betroffene Firma verpflichtet sich, die beanstandeten unlauteren Praktiken zu unterlassen oder zu unterbinden
- Vertragsstrafen für den Fall vereinbaren, dass die Firma ihre unlauteren Praktiken fortsetzt oder nach einiger Zeit wieder aufnimmt.
- auf Unterlassung klagen und/oder eine einstweilige Verfügung zu beantragen, wenn die Firma einer außergerichtlichen Vereinbarung einschließlich Vertragsstrafe nicht zustimmt oder die Unterlassungsvereinbarung nicht einhält.
- auf Vertragsauflösung zwischen Firma und Verbraucher drängen, sodass dem Verbraucher kein Schaden entsteht.
- Rechtsbeistand vor Gericht und Rechtsberatung für den betroffenen Verbraucher leisten.

3.5 Der Weg zur Verbraucherinsolvenz

Das auf den folgenden Seiten beschriebene Vorgehen gilt nur für Verbraucher.

3.5.1 Schuldnerberatung

In Deutschland ist etwa jeder zehnte Haushalt überschuldet. Egal ob Mietschulden, Handy-Schulden, Kredite oder Bürgschaften – die Gründe für eine Überschuldung sind genauso vielfältig wie die Schicksale der Betroffenen. Die Schuldnerberatung ist der erste Schritt in Richtung einer schuldenfreien Zukunft. Die Schuldnerberatung hilft den Betroffenen, Auswege aus ihrer Notlage zu finden und bietet Unterstützung in rechtlicher, finanzieller, aber auch psychosozialer Hinsicht an.

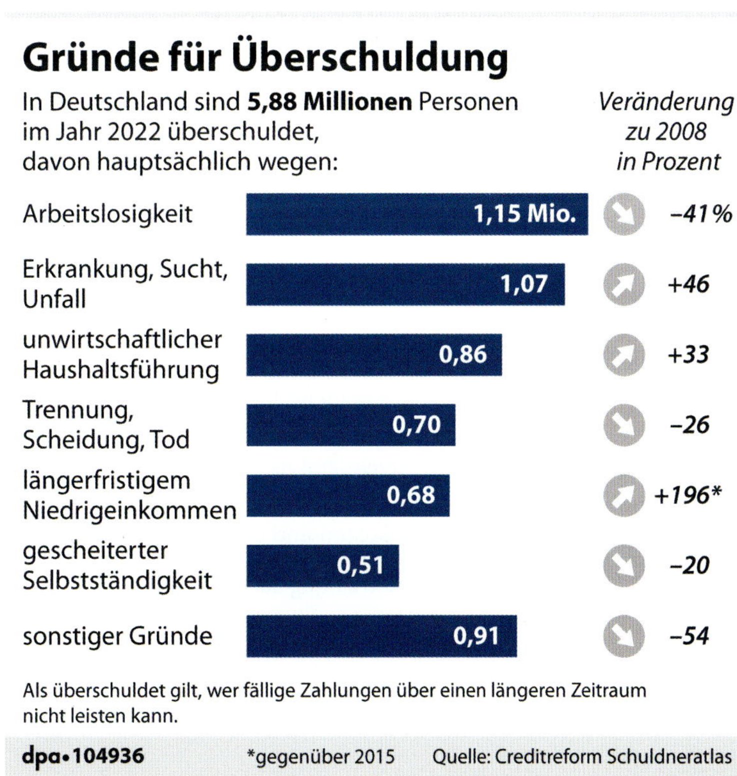

Wenn die eigenen monatlichen Einnahmen nicht mehr ausreichen, um die regelmäßigen Fixkosten wie z. B. Miete, Strom, Lebensunterhalt, Internet, Kredite, abzudecken, sollten Betroffene so schnell wie möglich fachkundige Hilfe in einer Schuldnerberatung suchen. Denn in diesem Fall liegt eine **Überschuldung** vor, die umso besser abgebaut werden kann, je frühzeitiger sich die Betroffenen professionellen Rat bei einer Schuldnerberatungsstelle einholen.

Für eine Schuldnerberatung gibt es folgende Stellen:
– staatliche Schuldnerberatung und staatlich geförderte Hilfe, z. B. die Schuldner- und Insolvenzberatung der Länder und Kommunen. Die ist gewöhnlich kostenlos und ist deshalb verstärkt nachgefragt.
– Schuldenberater der gemeinnützigen Träger und Wohlfahrtsverbände wie z. B. der Caritas. Auch die ist oft kostenlos.
– Schuldnerberatung durch einen spezialisierten Anwalt. Hier sollte man sich über die Kosten und die Grundlagen der Berechnung genau informieren.
– örtliche Arbeitsagentur bei (drohender) Lohnpfändung
– sonstige kostenpflichtige Schuldnerberatungsstellen

Website der Schufa Holding AG:
www.schufa.de

Sobald man einen Termin bei einer Schuldnerberatungsstelle vereinbart hat, sollte man mit der gründlichen Vorbereitung beginnen und sich einen genauen Überblick über seine Schulden verschaffen. Man sollte eine **Schuldenübersicht** und einen **Haushaltsplan** aufstellen. Der Haushaltsplan gibt eine Übersicht über die Einnahmen und Ausgaben und soll auch bereits eine Abzahlungsmöglichkeit an die Gläubiger enthalten. Auch eine Selbstauskunft bei der SCHUFA sollte vorliegen. Man sollte vor der Beratung keinen neuen Kredit aufnehmen und eventuell die Gläubiger informieren, dass man einen Termin in der Schuldnerberatung vereinbart hat.

Gewöhnlich wird zunächst eine außergerichtliche Einigung mit den Gläubigern angestrebt. Dieses Verfahren wird **außergerichtliche Schuldenregulierung** genannt und dient dem Schuldenabbau, ohne dass eine Verbraucherinsolvenz eingeleitet wird. Der Schuldner kann Beratungsstellen bevollmächtigen, die Verhandlungen mit den Gläubigern zu übernehmen. Dieses Verfahren ist verpflichtend vor einem Antrag auf Verbraucherinsolvenz. Wenn sich die Gläubiger darauf einlassen und der Schuldner die getroffenen Vereinbarungen einhalten kann, bleibt einem die Verbraucherinsolvenz erspart.

3.5.2 Verbraucherinsolvenz

Die Verbraucherinsolvenz, auch Privatinsolvenz genannt, ist ein vereinfachtes Insolvenzverfahren für Privatpersonen. Neben einer gleichmäßigen Befriedigung der Gläubiger gibt es der Schuldnerin die Chance, sich gänzlich von ihren Schulden zu befreien. Eine Verbraucherinsolvenz ist nicht kostenlos. Es fallen z. B. die Gerichtskosten und die Kosten für den Insolvenzverwalter sowie Anwaltskosten an.

Vor dem Antrag auf eine Verbraucherinsolvenz benötigen man eine Bescheinigung von einer anerkannten Schuldnerberatungsstelle, dass eine außergerichtliche **Schuldnerregulierungsberatung** stattgefunden hat. Eine anerkannte Stelle bescheinigt den gescheiterten außergerichtlichen Einigungsversuch mit den Gläubigern.

Mithilfe des gerichtlichen Verfahrens können sich Privatpersonen, die nicht selbstständig arbeiten, entschulden. In Anschluss an die Verbraucherinsolvenz erteilt das Insolvenzgericht die Restschuldbefreiung. Damit sind sämtliche Schulden, die vor der Insolvenzeröffnung entstanden sind, gelöscht.

Die Verbraucherinsolvenz für Verbraucher dauert drei Jahre. Weiter Voraussetzungen →Abb. 1:
- Man darf maximal 19 Gläubiger haben.
- Man darf nicht selbstständig tätig sein.
- Man darf keine Schulden aus Arbeitsverhältnissen haben.

Mit Insolvenzeröffnung durch das Insolvenzgericht beginnt die Wohlverhaltensphase. In dieser Zeit muss die Schuldnerin den pfändbaren Anteil ihres Einkommens abführen und ihren **Obliegenheiten** (z. B. keine neuen Schulden, Arbeitsaufnahme, Auskunftspflicht) nachkommen. Unpfändbares Einkommen darf die Schuldnerin behalten. Hierzu setzt das Gericht einen Insolvenzverwalter ein.

Nach der Eröffnung des Insolvenzverfahrens strebt das Insolvenzgericht eine gerichtliche Einigung mit den Gläubigern an, also einen Vergleich. Hierfür nutzt es den Schuldenbereinigungsplan (Haushaltsplan), den die Schuldnerin bereits für den außergerichtlichen Einigungsversuch erstellt hat. Wenn dieser Versuch ebenfalls scheitert, beginnt das vereinfachte Insolvenzverfahren.

3.5.3 Restschuldbefreiung

Hintergrund der **Obliegenheiten** ist es, dass sich die Schuldnerin nach Kräften bemüht, ihre Schulden während der Verbraucherinsolvenz zu bezahlen, indem sie unter anderem Geld verdient. Denn nur, wenn sie das tut, ist eine Restschuldbefreiung, die immer mit Verlusten für die Gläubiger verbunden ist, gerechtfertigt.
Das Ziel der Restschuldbefreiung ist die Befreiung von allen restlichen Schulden. Das kann nur erreicht werden, wenn die Schuldnerin nach der Verteilung der Insolvenzmasse eine Wohlverhaltensphase absolviert hat. Diese Phase dauert drei Jahre ab Verfahrenseröffnung. Alle Forderungen, die bis zu diesem Zeitpunkt noch gegen die Schuldnerin bestehen, werden ihr erlassen. Die Betroffene ist wieder schuldenfrei und kann frei über ihr gesamtes Vermögen verfügen. Gläubiger können ihr gegenüber keine alten Forderungen mehr geltend machen.

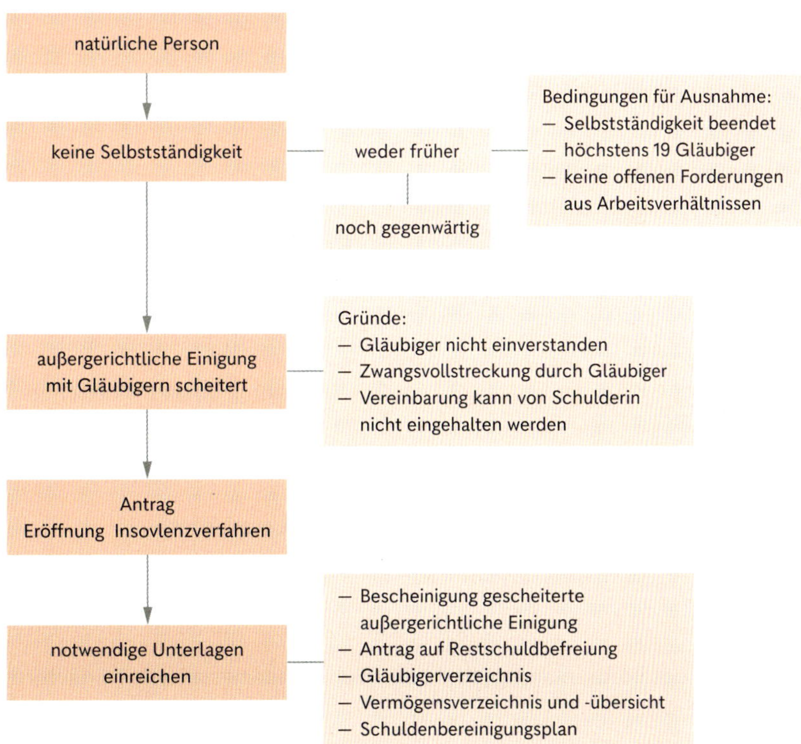

Abb. 1 Voraussetzungen für eine Verbraucherinsolvenz

Aufgaben

1 Weshalb wird das Stabilitätsgesetz als „magisches Viereck“ bezeichnet?

2 Wann ist das Ziel der Vollbeschäftigung erreicht?

3 Wie kann der Staat das Ziel „angemessenes Wirtschaftswachstum“ verfolgen?

4 Was versteht man unter „Konjunktur“?

5 Lesen Sie den folgenden Auszug aus dem Konjunkturbericht einer Tageszeitung:

> *Im neuesten Monatsbericht des Bundeswirtschaftsministeriums heißt es, die wirtschaftliche Aufwärtsentwicklung hätte auch im Sommer angehalten, Produktion und Auftragslage der Industrie hätten weiter deutlich zugenommen.*
> *Mehr als positiv wird auch das Stimmungsbild bei den Unternehmen bezeichnet, und die günstigen Aspekte beträfen sowohl den Arbeitsmarkt als auch die Preisentwicklung und den Außenhandel. ...*
> *Auf dem Arbeitsmarkt spricht der Lagebericht von einem Anhalten der leichten konjunkturellen Erholungstendenzen, was sich im Rückgang der Arbeitslosenzahl im September und in der Tatsache ausdrückte, dass die saisonübliche Zunahme von Kurzarbeit diesmal geringer ausfiel als in den letzten fünf Jahren. ...*
> *Die Erholung der Wirtschaft hat sich auch nach Ansicht des Deutschen Sparkassen- und Giroverbandes im 3. Quartal dieses Jahres mit verhaltenem Tempo fortgesetzt. Dabei stützte sich die konjunkturelle Belebung allerdings weiterhin vor allem auf den Export. Mehr und mehr trügen aber auch die gestiegenen Investitionen zum positiven Gesamtergebnis bei. Mittelfristig könnte sich die Bundesrepublik Deutschland jedoch nicht darauf verlassen, dass die Konjunktur im Wesentlichen vom Export angetrieben wird. Vielmehr müsste die Binnennachfrage zukünftig wieder stärker zum gesamtwirtschaftlichen Wachstum beitragen. Erste Ansätze hierfür wären bereits zu erkennen.*

a Wie entwickelte sich die Konjunktur?
b Was war dafür ausschlaggebend?
c Wie kann die Nachfrage (Binnennachfrage) zur Konjunkturförderung beitragen?

6 Nennen Sie Konjunktur fördernde und Konjunktur dämpfende Staatsmaßnahmen.

7 Welche staatliche Instanz kann die Investitionsfähigkeit beeinflussen?

8 Betrachten Sie die Grafik auf S. 360 „Die Leistung unserer Wirtschaft“. In welchen Jahren gab es große Preissteigerungen? Woran erkennen Sie das?

9 Nennen Sie die drei Berechnungsarten des Bruttoinlandsprodukts.

10 In welchen Bereichen wird das Sozialprodukt erarbeitet?

11 Ist es möglich, dass das nominale BIP steigt, das reale BIP aber sinkt? Begründen Sie Ihre Aussage.

12 Weshalb ist die Entwicklung des realen Sozialprodukts ein Gradmesser für das Wirtschaftswachstum?

13 Kann das Bruttoinlandsprodukt ein Wohlstandsmesser sein? Erläutern Sie Ihre Aussage anhand von drei Beispielen.

14 Kann man die Bruttoinlandsprodukte verschiedener Länder vergleichen?

15 Weshalb wächst das BIP seit Jahren kontinuierlich?

4 Steuern und Entgeltabrechnung

4.1 Staatseinnahmen

Zur Finanzierung seiner umfassenden Aufgaben benötigt der Staat Einnahmequellen. Zu den größten Ausgaben des Staates zählen die soziale Sicherung, die Verteidigung und das Verkehrswesen. Eine besondere Problematik besteht durch die Bundesschuld mit ihren ständig steigenden Zinsen für Staatskredite.

Weitere wichtige Staatsaufgaben werden von den Ländern (z. B. Bildung, Polizei, Justiz) und den Kreisen und Gemeinden (z. B. Straßenbau, Kultur, Schulen) wahrgenommen.

Die wichtigste Einnahmequelle für den Staat bilden die **Steuern**. Es sind einmalige oder laufende Geldleistungen ohne direkte Gegenleistung. Obwohl der Steuerzahler keine direkten Gegenleistungen empfängt, sind ohne diese Abgaben viele, zum Teil unentbehrliche und kostspielige öffentliche Leistungen nicht denkbar, z. B. Bau und Unterhaltung von Straßen und Schulen oder Sozialleistungen. Etwa 80 % der Staatsausgaben werden durch Steuern finanziert.

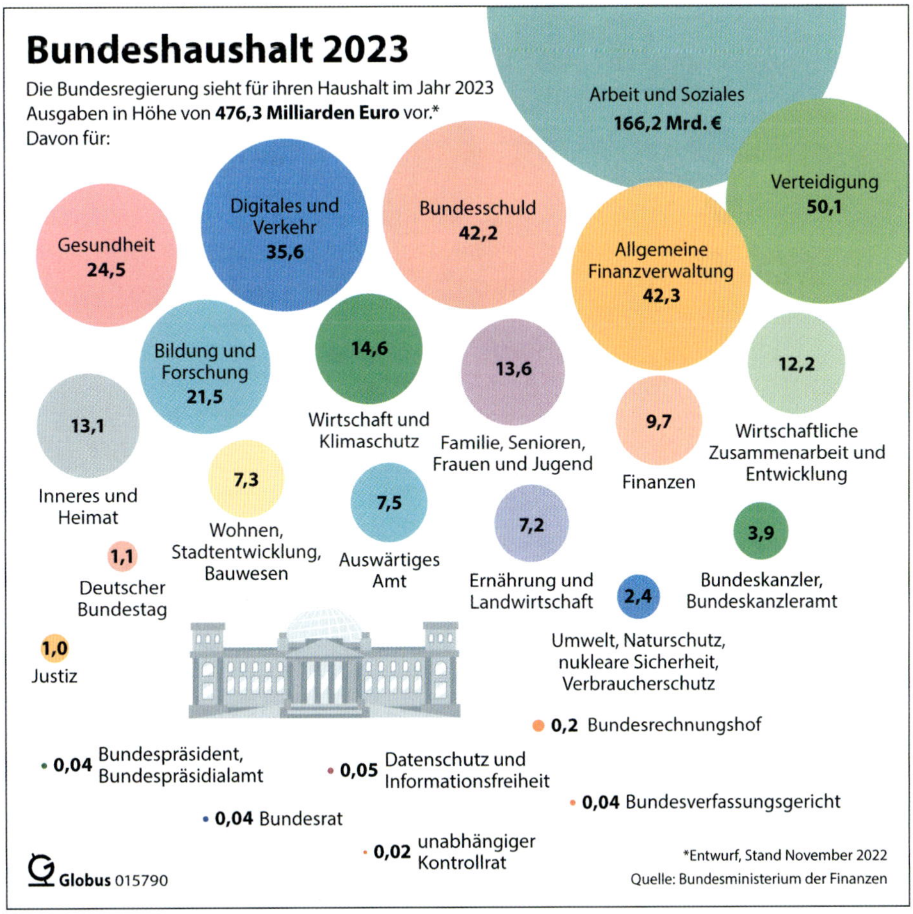
Bundeshaushalt 2023
Die Bundesregierung sieht für ihren Haushalt im Jahr 2023 Ausgaben in Höhe von **476,3 Milliarden Euro** vor.*
Davon für:
Arbeit und Soziales 166,2 Mrd. €
Verteidigung 50,1
Bundesschuld 42,2
Allgemeine Finanzverwaltung 42,3
Digitales und Verkehr 35,6
Gesundheit 24,5
Bildung und Forschung 21,5
14,6 Wirtschaft und Klimaschutz
13,6 Familie, Senioren, Frauen und Jugend
12,2 Wirtschaftliche Zusammenarbeit und Entwicklung
13,1 Inneres und Heimat
9,7 Finanzen
7,3 Wohnen, Stadtentwicklung, Bauwesen
7,5 Auswärtiges Amt
7,2 Ernährung und Landwirtschaft
3,9 Bundeskanzler, Bundeskanzleramt
1,1 Deutscher Bundestag
2,4 Umwelt, Naturschutz, nukleare Sicherheit, Verbraucherschutz
1,0 Justiz
0,2 Bundesrechnungshof
0,04 Bundespräsident, Bundespräsidialamt
0,05 Datenschutz und Informationsfreiheit
0,04 Bundesverfassungsgericht
0,04 Bundesrat
0,02 unabhängiger Kontrollrat
Globus 015790
*Entwurf, Stand November 2022
Quelle: Bundesministerium der Finanzen

Daneben existieren noch Einnahmen aus

- Zöllen (in der EU abgeschafft),
- Gebühren und Beiträgen für spezielle staatliche Leistungen (z. B. Gebühr für das Ausstellen eines Bundespersonalausweises, Müllabfuhrbeiträge),
- Staatsunternehmen (z. B. Deutsche Bundesbank),
- Sonderabgaben (z. B. Bevorratungszuschläge, Solidaritätszuschläge) und
- der sogenannten Nettokreditaufnahme.

Unter der Nettokreditaufnahme versteht man die zusätzliche Kreditaufnahme des Staates im laufenden Jahr, wobei die Tilgung für die Altkredite schon abgegolten ist. Die Zinsen, die für die gesamten Staatskredite bezahlt werden müssen, nehmen bereits den vierten Platz in den Ausgaben des Staates ein.

In Deutschland werden sehr viele Steuern erhoben. Dabei gibt es **direkte Steuern,** deren Bezahlung man als Konsument direkt an eine staatliche Stelle leisten muss (z. B. die Kfz-Steuer), und auch sogenannte **indirekte Steuern,** die man als Konsument nicht direkt an den Staat bezahlt (z. B. Umsatz- oder Mehrwertsteuer). Gerade die indirekten Steuern werden vom Staat gerne genutzt, weil der Verbraucher deren Erhöhung nicht so gut realisiert, da sie beim Bezahlen im Preis eines Produktes eingerechnet sind.

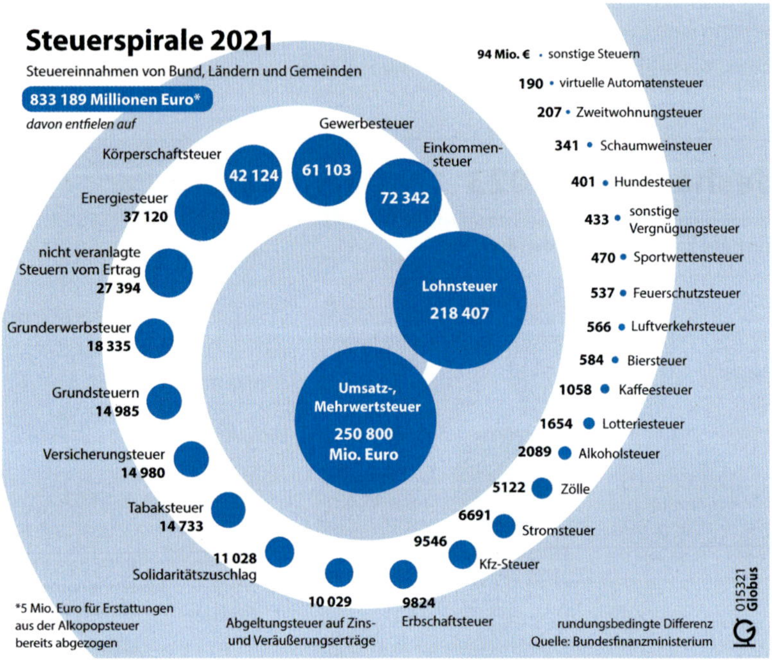

Bagatellsteuern sind solche Steuern, deren Erhebung mehr kostet, als sie dem Staat einbringen. Sie dienen häufig zur Steuerung politischer Beschlüsse (z. B. Hundesteuer, Spielautomatensteuer). Manche dieser Steuern sind mittlerweile durch gesellschaftliche oder wirtschaftliche Veränderungen veraltet. Will man aber eine Steuer abschaffen, trifft man immer wieder auf das alte Sprichwort „Alte Steuer – gute Steuer".

Begründungen für neue Steuern oder Steuererhöhungen finden sich aus vielfältigen Gründen. Zum Beispiel erfolgte die Erhöhung der Tabaksteuer aus gesundheitspolitischen Gründen, die Erhöhung der Lohn- und Einkommensteuer aus sozialpolitischen Gründen und die Erhöhung der Mineralölsteuer sowie die Einführung der „Ökosteuer" aus umweltpolitischen Gesichtspunkten.

4.2 Lohn- und Einkommensteuer

Die Lohnsteuer ist keine eigene Steuerart, sondern Teil der Einkommensteuer. Beim Lohn- und Gehaltsempfänger bedient sich der Staat des Arbeitgebers, um die Einkommensteuer zu erheben (Abzugsverfahren).

Wer nur Lohn oder Gehalt bezieht, hat in der Regel seine Einkommensteuerpflicht durch den Lohnsteuerabzug erfüllt. Steuerpflichtig sind alle natürlichen Personen, die ihren Wohnsitz in der Bundesrepublik Deutschland haben (die Einkommensteuer der juristischen Personen ist die Körperschaftsteuer).

Diese Steuer wird im sogenannten Steuerverbund erhoben (wie die Mehrwertsteuer). Das bedeutet, dass die Einnahmen nach einem Schlüssel verteilt werden. Der Großteil der Einnahmen aus der Lohn- und Einkommensteuer geht an den Bund (42,5 %) und die Länder (42,5 %). Aber auch die Gemeinden erhalten Anteile aus diesem Steueraufkommen (15 %) zur Finanzierung ihrer jeweiligen Aufgaben. Die Lohn- und Einkommensteuer, die Körperschaft- und die Mehrwertsteuer werden auch als Gemeinschaftssteuern bezeichnet.

Folgende Einkünfte unterliegen der Einkommensteuer:
- **Einkünfte aus Land- und Forstwirtschaft:** Darunter fallen auch die Einkünfte aus Wein-, Garten- und Obstanbau.
- **Einkünfte aus Gewerbebetrieb:** Besteuert werden die Einkünfte aus Betrieben, die keine juristische Person sind. Sie sind ebenfalls gewerbesteuerpflichtig.
- **Einkünfte aus selbstständiger Arbeit:** Dazu gehören die Einkünfte aus freiberuflicher Tätigkeit, z. B. die der Zahnärzte.
- **Einkünfte aus nicht selbstständiger Arbeit (Lohn- und Gehaltseinkommen):** Die Lohnsteuer stellt nur eine besondere Erhebungsform der Einkommensteuer dar. Der Arbeitgeber behält die Lohnsteuer ein und führt sie an das Finanzamt ab. Liegen keine Einkünfte aus anderen Einkommensarten vor und betragen die Einkünfte aus nicht selbstständiger Arbeit weniger als ca. 11 000,00 € pro Jahr (Grundfreibetrag plus weitere Freibeträge), muss eine Steuererklärung abgegeben werden. Liegen weitere Einkünfte vor oder wird diese Grenze überschritten, wird man veranlagt. Man spricht dann von einer Pflichtveranlagung. Werbungskosten dürfen in Ansatz gebracht werden (Pauschbetrag 1 230,00 €).
- **Einkünfte aus Kapitalvermögen:** Darunter versteht man z. B. Zinsen, Dividenden, Gewinnanteile von Gesellschaftern. Für Sparer gilt ein Freibetrag von 1 000,00/2 000,00 € (ledig/verheiratet). Von den Zinseinnahmen werden 25 % als Abgeltungsteuer von den Banken an die Finanzämter abgeführt.
- **Einkünfte aus Vermietung und Verpachtung:** z. B. Einnahmen aus der Vermietung eines Hauses.
- **Sonstige Einkünfte:** Dazu zählen Einkünfte aus Spekulationsgeschäften (z. B. Gewinne aus Hausverkäufen innerhalb bestimmter Fristen), Gewinne aus Wertpapiergeschäften (innerhalb bestimmter Fristen), Rentenbezüge.

Für jeden Steuerpflichtigen werden diese sieben Einkunftsarten addiert und es ergibt sich der sogenannte Gesamtbetrag der Einkünfte. Bei manchen Einkunftsarten können auch Verluste entstehen (negative Einkünfte).

Steuerrechtlich ist es ohne Bedeutung, unter welcher Bezeichnung eine Einnahme erzielt wird. Nur in bestimmten Ausnahmefällen, die sich auch von Zeit zu Zeit ändern, sind Einnahmen lohnsteuerfrei bzw. begrenzt lohnsteuerfrei →Tab. 1.

Tab. 1 Steuerrechtliche Sonderfälle von Einnahmen

Voll zu versteuern	Begrenzt steuerfrei	Steuerfrei
– Überstundenzuschläge – Erschwerniszulagen – Leistungszulagen – Sondervergütungen (Urlaubs-, Weihnachtsgeld, 13. Monatsgehalt) – Prämien	– Zuwendungen aufgrund von Praxisjubiläum (Fünftelregelung) – Zuwendungen aufgrund einer Notsituation des Arbeitnehmers (bis 600,00 €) – Zuschlag für Sonn- und Feiertagsarbeit (50 %) – Fahrtkosten von der Wohnung zur Arbeitsstätte, wenn vom Arbeitgeber mit 15 % pauschal versteuert – Essenszuschüsse, wenn vom Arbeitgeber mit 25 % versteuert – Schenkungen – Erbschaften	– Überlassen typischer Berufskleidung – Reisekostenerstattung – Arbeitnehmersparzulage – Kindergartenzuschüsse – Trinkgelder – Geschenke bei Praxisveranstaltungen (max. zwei pro Jahr) bis 150,00 €/Mitarbeiter – Sachbezüge (z. B. Benzingutschein bis 50,00 €/Mitarbeiter/Monat) – Toto-/Lottogewinne – betriebliche Geschenke bis 60,00 € pro Anlass – Erholungsbeihilfe bis 364,00 € pro Jahr – Internetzuschuss 50,00 € monatlich – Gesundheitsförderung (bis 600,00 €/Jahr)

Nachdem der Gesamtbetrag der Einkünfte ermittelt ist, können noch weitere Abzüge vom Steuerpflichtigen gemacht werden.

4.2.1 Sonderausgaben und außergewöhnliche Belastungen

Bei den Sonderausgaben handelt es sich um bestimmte, im Einkommensteuergesetz genau definierte Aufwendungen, die vom Gesamtbetrag der Einkünfte abgezogen werden, wenn sie weder Betriebsausgaben noch Werbungskosten sind.

Unbeschränkt abzugsfähige Sonderausgaben

Zu den unbeschränkt abzugsfähigen Sonderausgaben zählen u. a. bezahlte Kirchensteuer und Unterhaltsleistungen.
Diese Kosten können mit Einschränkungen vom Gesamtbetrag der Einkünfte abgezogen werden. Werden keine dieser Ausgaben vom Arbeitnehmer nachgewiesen, zieht das Finanzamt automatisch 36,00 € bei Ledigen und 72,00 € bei Verheirateten ab (Sonderausgabenpauschbetrag).

Beschränkt abzugsfähige Sonderausgaben

Hierzu zählen Vorsorgeaufwendungen, z. B. eigene Beiträge zur Sozialversicherung, Lebens-, Unfall- und Haftpflichtversicherung, sowie Ausbildungskosten (Erstausbildung) und Spenden für politische Parteien und mildtätige Zwecke.

Außergewöhnliche Belastungen

Es gibt Aufwendungen, die weder als Betriebsausgaben oder Werbungskosten noch als Sonderausgaben abzugsfähig sind, die aber wegen der besonderen außergewöhnlichen Belastung des Steuerpflichtigen berücksichtigt werden sollen.
Dadurch will man Härten bei der Besteuerung mildern oder beseitigen. Dabei sind in der Regel die Ausgaben nicht in voller Höhe, sondern nach Anrechnung eines zumutbaren Eigenanteils (1–7 % des Gesamtbetrags der Einkünfte) abziehbar.

Für bestimmte außergewöhnliche Belastungen gelten statt Anrechnung eines zumutbaren Eigenanteils Höchstgrenzen, über die hinaus kein Abzug möglich ist.

Beispiele für **außergewöhnliche Belastungen:**
- Unterstützung Not leidender Familienangehöriger (auch Kinder über 25 Jahre in Ausbildung)
- Pflege behinderter Menschen
- Verlust durch Diebstahl
- Ehescheidungskosten
- Krankheitskosten
- Beschäftigung einer Haushaltshilfe (wenn Ehegatte über 60 Jahre)
- Behindertenpauschalbetrag (abhängig vom Grad der Behinderung)

Daneben gibt es **besondere Freibeträge** (2024), wie z. B.:
- Kinderfreibetrag (6 384,00 € alternativ zum Kindergeld)
- Freibetrag für Betreuungs- und Erziehungs- oder Ausbildungsbedarf (Bedarfsfreibetrag, 1 320,00 € je Elternteil alternativ zum Kindergeld)
- Freibetrag (4 260,00 €) für Alleinerziehende (mit einem Kind)
- Altersentlastungsbetrag (ab 65 Jahre = höchstens 1 900,00 €)

Nach Abzug aller steuerlich zugelassenen Abzugsbeträge ergibt sich das zu versteuernde Einkommen.

Beispiel

Schema zur Ermittlung des zu versteuernden Einkommens

Einkommen
+ aus Land- und Forstwirtschaft
+ aus Gewerbebetrieb
+ aus selbstständiger Arbeit
+ aus nicht selbstständiger Arbeit
+ aus Kapitalvermögen
+ aus Vermietung und Verpachtung
+ sonstige Einkünfte

= Gesamtbetrag der Einkünfte
- Sonderausgaben
- außergewöhnliche Belastungen
- besondere Freibeträge

= zu versteuerndes Einkommen

4.2.2 Der Einkommensteuertarif

Vom zu versteuernden Einkommen wird nun die Einkommen- bzw. Lohnsteuer berechnet. Der Einkommensteuertarif unterscheidet mehrere Besteuerungszonen:

- **Grundfreibetragszone (Nullzone):** Liegt das zu versteuernde Einkommen zwischen 0 und 11 604,00 € (2024) muss keine Steuer bezahlt werden (steuerliches Existenzminimum).
- **Untere Progressionszone:** Bei einem zu versteuernden Einkommen ab 11 605,00 € (2024) fällt Einkommensteuer an. Im Eingangsbereich gilt der Eingangssteuersatz von 14 %. Danach steigt der Steuersatz bis zu einem zu versteuernden Einkommen von 17 005,00 € (2024) linear auf rund 24 % an.
- **Obere Progressionszone:** Ab einem zu versteuernden Einkommen von 17 006,00 € (2024) bis zu 66 761,00 € (2024) steigt der Steuersatz dann ebenfalls linear von 24 bis auf 42 % an.
- **Obere Proportionalzone:** Ab einem zu versteuernden Einkommen von 66 762,00 € (2024) bleibt der Steuersatz konstant bei 42 %. Dies gilt jedoch nur bis zum Betrag von 277 826,00 € (2024) für Ledige.
- **„Reichensteuer“ (Proportionalzone 2):** Diese zweite Proportionalzone wird als sogenannte Reichensteuer bezeichnet. Ab einem zu versteuernden Einkommen von 277 827,00 € (2024) beträgt für Ledige der Steuersatz 45 %.

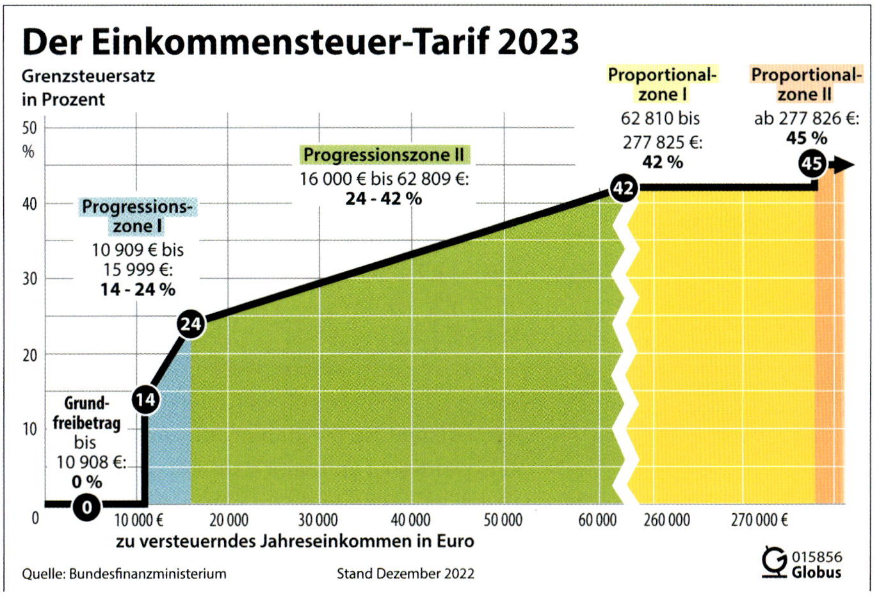

4.2.3 Veranlagung zur Einkommensteuer auf Antrag

Nach Abschluss eines Kalenderjahres empfiehlt es sich, einen Antrag auf Veranlagung zur Einkommensteuer zu stellen, wenn folgende Voraussetzungen gegeben sind:
- Im vergangenen Jahr wurde zu viel Lohnsteuer abgezogen. Das trifft zu, wenn der Arbeitnehmer
  - schwankenden Lohn bezogen hat (z. B. bei Überstunden oder Lohnerhöhungen),
  - nicht während des gesamten Kalenderjahres beschäftigt war (z. B. Krankheit, Arbeitslosigkeit, Beurlaubung, Fachschulbesuch).
- Der Arbeitnehmer kann besondere Freibeträge geltend machen, die bisher nicht berücksichtigt wurden.
- Erhöhte Werbungskosten oder Sonderausgaben, die über die Pauschalbeträge hinausgehen, sind angefallen.
- Es ist für den Arbeitnehmer eine günstigere Steuerklasse anzuwenden, z. B. wegen Eheschließung oder Geburt eines Kindes bis zum 31. Dezember des Jahres (rückwirkend).

Das Finanzamt führt die Antragsveranlagung nicht von Amts wegen durch (bei der Einkommensteuer wird man zur Abgabe des Antrags aufgefordert = Pflichtveranlagung bis zum 31.07. des Folgejahres):
- Der Arbeitgeber muss den Ausgleich unaufgefordert zum Jahresende vornehmen, wenn er mindestens zehn Beschäftigte hat.
- Der Arbeitnehmer kann ihn bis zum Ende des übernächsten Jahres abgeben. Man hat also zwei Jahre Zeit. Erwartet man eine Rückzahlung, z. B. wegen erhöhter Werbungskosten und Sonderausgaben oder außergewöhnlicher Belastungen, wird man den Antrag frühzeitig stellen, um keine Zinsen zu verlieren (der vom Arbeitgeber durchgeführte Ausgleich berücksichtigt diese nicht).
- Auch die Arbeitnehmersparzulage erhält nur, wer dies beim Finanzamt beantragt.

4.3 Entgeltabrechnung (Lohn- bzw. Gehaltsabrechnung)

4.3.1 Vom Bruttoentgelt (Gesamt-Brutto) zum Auszahlungsbetrag

Video
Eine Gehaltsabrechnung richtig lesen. Vom Brutto- zum Nettogehalt

Alle Einnahmen, die dem Arbeitnehmer aus einem Dienstverhältnis zufließen, bezeichnet man als Gesamt-Brutto. Es handelt sich dabei um das ungeschmälerte Arbeitseinkommen (Lohn, Gehalt, Ausbildungsvergütung) einschließlich zusätzlicher Leistungen wie
- Zulagen (z. B. Gefahren-, Lärm-, Hitze-, Schmutzzulagen, Arbeitserschwernisse),
- Zuschläge (z. B. Überstunden, Nacht-, Sonntags-, Feiertagsarbeit),
- Zuwendungen (z. B. Gratifikationen des Arbeitgebers, Jubiläums-, Heirats-, Geburts-, Weihnachts-, Urlaubsgeld, vermögenswirksame Leistungen durch den Arbeitgeber),
- Sachbezüge (z. B. Waren, Wohnung, Verpflegung, Wertpapiere),
- andere, sogenannte geldwerten Vorteile (z. B. verbilligtes Arbeitgeberdarlehen, Geschäftsfahrzeug, Wohnung des Arbeitgebers).

Der **Nettoverdienst** verbleibt dem Arbeitnehmer nach Abzug der gesetzlichen Entgeltabzüge (Lohn- und Kirchensteuer, Solidaritätszuschlag und Arbeitnehmerbeiträge zur Sozialversicherung).

Der **Auszahlungsbetrag** kann noch niedriger sein als der Nettoverdienst. Dies kann aufgrund einer Vereinbarung zwischen Arbeitnehmer und Arbeitgeber der Fall sein (z. B. Rückzahlung eines Arbeitgeberdarlehens, Abführung der Vermögensbildung durch den Arbeitgeber), gerichtlich angeordnet sein (z. B. Lohnpfändung) oder der Lohn wurde abgetreten →Abb. 1.

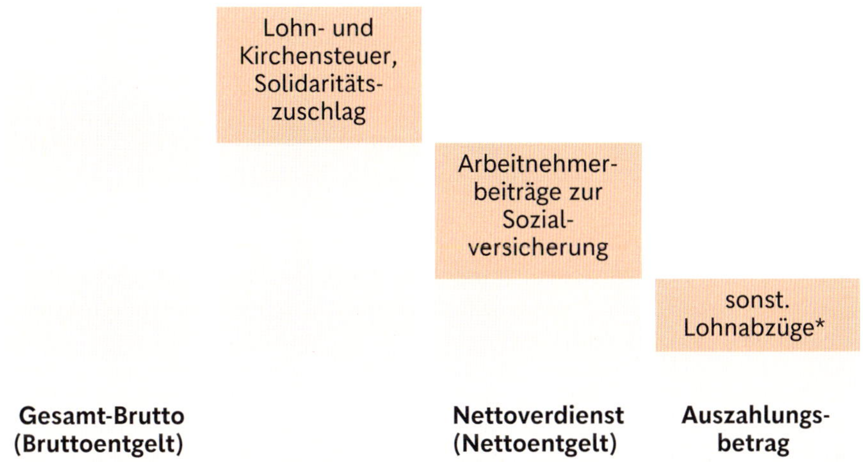

Abb. 1 Gesetzliche Entgeltabzüge (*gerichtlich angeordnete und vereinbarte Entgeltabzüge, z. B. gepfändete, abgetretene oder aufgerechnete Lohnanteile)

4.3.2 Gesetzliche Entgeltabzüge

Lohnsteuer

Entsprechend den Angaben auf der elektronischen Lohnsteuerbescheinigung muss der Arbeitgeber die Lohnsteuer vom Arbeitnehmer einbehalten und an das zuständige Finanzamt abführen. Alle Arbeitgeber haben Lohnsteuertabellen vorliegen, aus denen die monatliche Lohnsteuer je nach Steuerklasse hervorgeht →Tab. 1.
Seit 2002 kann die Lohnsteuerberechnung nach einer Formel oder nach Tabellen erfolgen. Kinder werden dabei in der Regel nicht berücksichtigt, für sie wird Kindergeld an die Berechtigten ausbezahlt.

Steuerklasse I	Gilt für ledige und geschiedene Arbeitnehmer sowie für verheiratete Arbeitnehmer, deren Ehegatte im Ausland wohnt oder die von ihrem Ehegatten dauernd getrennt leben. Verwitwete Arbeitnehmer gehören ebenfalls in die Steuerklasse I.
Steuerklasse II	Gilt für die in Steuerklasse I genannten Arbeitnehmer, in deren Wohnung mindestens ein Kind gemeldet ist, für das sie einen Kinderfreibetrag oder Kindergeld erhalten und für Alleinerziehende, damit der Freibetrag angerechnet wird.
Steuerklasse III	Gilt für verheiratete Arbeitnehmer, wenn beide Ehegatten im Inland wohnen, nicht dauernd getrennt leben und der Ehegatte des Arbeitnehmers keinen Arbeitslohn bezieht oder Arbeitslohn bezieht und in die Steuerklasse V eingereiht wird.
Steuerklasse IV	Gilt für verheiratete Arbeitnehmer, wenn beide Ehegatten Arbeitslohn beziehen, im Inland wohnen und nicht dauernd getrennt leben.
Steuerklasse V	Tritt für Ehegatten an die Stelle der Steuerklasse IV, wenn der andere Ehegatte in die Steuerklasse III eingeordnet wird.
Steuerklasse VI	Ist auf der zweiten oder weiteren Lohnsteuerkarte(n) von Arbeitnehmern zu bescheinigen, die nebeneinander von mehreren Arbeitgebern Arbeitslohn beziehen.

Tab. 1 Steuerklassen

Kirchensteuer

Die Kirchensteuer wird von verschiedenen Religionsgemeinschaften erhoben. Der Staat zieht im Auftrag der Kirche 8 oder 9 % der Lohnsteuer (nach Bundesländern verschieden) ein. Kinder ermäßigen die Kirchensteuer. Für die Erhebung der Kirchensteuer erhält der Staat ebenfalls eine Vergütung.

Gehört man einer Religionsgemeinschaft an, die keine Kirchensteuer erhebt, oder gehört man keiner Religionsgemeinschaft an, wird keine Kirchensteuer erhoben.

Solidaritätszuschlag

Der Solidaritätszuschlag in Höhe von 5,5 % der Lohnsteuer wird nur noch bei höheren Einkommen (ab ca. 100 000,00 € Buttoeinkommen) berechnet.

Sozialversicherungsbeiträge

Die Beiträge zur Sozialversicherung werden je zur Hälfte vom Arbeitnehmer und Arbeitgeber getragen. Auch die Arbeitnehmerbeiträge werden vom Arbeitgeber einbehalten und an die Träger abgeführt.

Die Überweisung der Beträge erfolgt seit 2011 an den Gesundheitsfonds, der die weitere Verteilung vornimmt. Die Unfallversicherung wird voll vom Arbeitgeber getragen.

Die Sozialabgabepflicht richtet sich häufig nach der Steuerpflicht, ist aber nicht damit identisch. So sind z. B. Abfindungen von der Sozialversicherungspflicht befreit, unterliegen aber der Lohn- und Einkommensteuer (Fünftelregelung).

4.3.3 Sonstige Entgeltabzüge

Gepfändete Lohnanteile

Liegt ein Pfändungs- und Überweisungsbeschluss nach einem Urteil vor, muss der Arbeitgeber bestimmte Lohnanteile zurückbehalten und an Dritte überweisen.

Abgetretene (übertragene) Lohnanteile

Tritt der Arbeitnehmer bestimmte Lohnanteile an einen Gläubiger ab, muss der Arbeitgeber diese Lohnanteile an den Gläubiger des Arbeitnehmers überweisen (Lohnabtretung nur über den pfändbaren Teil des Lohns). Grundlage dafür ist der Abtretungsvertrag zwischen dem Arbeitnehmer und seinem Gläubiger.

Aufgerechnete Lohnanteile

Der Arbeitgeber kann eine Forderung an den Arbeitnehmer gegen die Lohnforderung aufrechnen, d. h. ausgleichen. Es darf jedoch nur bis zum pfändbaren Lohnanteil aufgerechnet werden.

Vermögenswirksame Leistungen (VL)

Stellt der Arbeitnehmer beim Arbeitgeber den Antrag auf Sparen nach dem Vermögensbildungsgesetz, muss der Arbeitgeber jährlich 480,00 € bzw. monatlich 40,00 € vom Lohn einbehalten und auf ein Konto des Arbeitnehmers einzahlen. Dies ist vor allem dann interessant, wenn der Arbeitgeber freiwillig oder aufgrund von Betriebsvereinbarungen oder Tarifverträgen Teile des monatlichen Sparbetrags übernimmt.

Zusätzlich erhält der Arbeitnehmer am Jahresende auf Antrag eine Arbeitnehmersparzulage vom Finanzamt ausbezahlt (je nach Anlageform 10 oder 20 % des Sparbeitrags; hier gelten Einkommensgrenzen).

4.3.4 Entgeltauszahlung

Der Arbeitgeber hat dem Arbeitnehmer schriftliche Lohn- bzw. Gehaltsbelege auszuhändigen. Die Lohnabrechnung muss übersichtlich und dem Arbeitnehmer verständlich sein. Im Einzelnen muss Folgendes zu ersehen sein:
- Zusammensetzung des Bruttoentgelts
- die gesetzlichen und sonstigen Abzüge
- der Nettoverdienst
- der Auszahlungsbetrag

Die Auszahlung muss in bar und in Euro erfolgen. In vielen Arbeitsverträgen bzw. Tarifvereinbarungen wird heute die bargeldlose Zahlung des Arbeitsentgelts festgelegt. Die Zahlung erfolgt meist zum Monatsende. In manchen Wirtschaftsbereichen sind noch wöchentliche Abschlagszahlungen üblich.

Sachleistungen in Form von Kost, Wohnung, Waren und Dienstleistungen können dem Arbeitnehmer nur mit dessen Zustimmung und nur zum Selbstkostenpreis auf den Auszahlungsbetrag angerechnet werden. Bestimmte Höchstsätze sind zu beachten.

Beispiel

Zum 01.09. wurden zwei neue ZFA in der Praxis eingestellt, die beide das gleiche Bruttogehalt beziehen. Die Auszahlung für die beiden ZFA Andrea Hollstein →Abb. 1 (S. 380) und Andreas Müller →Abb. 1 (S. 381) unterscheidet sich jedoch erheblich →Tab. 1.

Position	Hollstein	Müller
Zuschlag PV	Nein	Ja
Steuerklasse	V	I
Überstunden	5 normal mit 25 %	4 normal mit 25 %
Altersvorsorge (Barlohnumwandlung)	Ja	Nein
Jobticket	Ja	Nein
Kindergartenzuschuss	Ja	Nein
Zusätzliche Vwl-Überweisung	Ja	Nein
Vorschussabzug	Ja	Nein

Tab. 1 Unterschiede in den Lohnabrechnungen

Abrechnung der Brutto-Netto-Bezüge

Januar 2023

Pers.-Nr. 01/20	Abteilung	Kst.-St	SV-Nummer		Steuer ID Nr.
Eintritt 01.09.2022	Austritt	Geb.datum 14.01.1991	Kasse	BARMER	StKl. (Faktor) / Kinder 5 / 0,0
		Personengruppe 101	KV / AN-Beitrag KV	14,60% / 8,05%	Konfession –
			PV-Zuschlag	nein / -	Freibetrag mtl. / jährl.
			Übergangsbereich nein	MFB nein	Hinzurech. mtl. / jährl.

Dr. Dirk Hollister Zahnarzt, Kirchenstr. 4, 79100 Freiburg

persönlich / vertraulich

Frau

ZFA Andrea Hollstein

Lindenauallee 12

79117 Freiburg

	SV-Tage				St.-Tage
	KV	RV	AV	PV	
monatlich	30	30	30	30	30
kumuliert	30	30	30	30	30
BGR	1	1	1	1	

Urlaub Vorjahr	28,00	Urlaub - monatlich genommen	0,00
Urlaubsanspruch	0,00	Resturlaub	28,00

VORLÄUFIG

Lohnart	Bezeichnung	bezahlte Menge	Faktor	%-Zuschlag	St*	SV*	GB*	Betrag
2	Gehalt				L	L	J	2.950,00 EUR
9	Überstunden	5,00	18,0000		L	L	J	90,00 EUR
10	Überstundenzuschlag (25%)	5,00	4,5000	25,00	L	L	J	22,50 EUR
925	Kürzung aus Altersvorsorge				L	L	N	-50,00 EUR
926	Altersvorsorge Barlohnumwandlung				F	F	N	50,00 EUR
2902	Job-Ticket steuerfrei				F	F	J	70,00 EUR
9021	VWL 1 Zuschuss				L	L	J	40,00 EUR

Steuer / Sozialversicherung

Gesamtbrutto: 3.172,50 EUR

Steuer - Brutto	Lohnsteuer	Kirchensteuer	SolZ	KV - Brutto	PV - Brutto	Steuerrechtl. Abzüge
3.052,50 EUR	685,50 EUR	0,00 EUR	0,00 EUR	3.052,50 EUR	3.052,50 EUR	685,50 EUR
Σ 3.052,50 EUR	Σ 685,50 EUR	Σ 0,00 EUR	Σ 0,00 EUR	Σ 3.052,50 EUR	Σ 3.052,50 EUR	Σ 685,50 EUR
RV - Brutto	**AV - Brutto**	**KV - Beitrag**	**PV - Beitrag**	**RV - Beitrag**	**AV - Beitrag**	**SV - rechtl. Abzüge**
3.052,50 EUR	3.052,50 EUR	245,72 EUR	46,55 EUR	283,88 EUR	39,68 EUR	615,83 EUR
Σ 3.052,50 EUR	Σ 3.052,50 EUR	Σ 245,72 EUR	Σ 46,55 EUR	Σ 283,88 EUR	Σ 39,68 EUR	Σ 615,83 EUR

Σ Gesamtsumme

Nettoentgelt: 1.871,17 EUR

Aufgelaufene Jahreswerte	
Gesamtbrutto	Steuer - Brutto
3.172,50 EUR	3.052,50 EUR
Lohnsteuer	Kirchensteuer
685,50 EUR	0,00 EUR
SolZ	KV - Brutto
0,00 EUR	3.052,50 EUR
PV - Brutto	RV - Brutto
3.052,50 EUR	3.052,50 EUR
AV - Brutto	KV - Beitrag
3.052,50 EUR	245,72 EUR
PV - Beitrag	RV - Beitrag
46,55 EUR	283,88 EUR
AV - Beitrag	VWL - Gesamt
39,68 EUR	110,00 EUR
Betriebl. Altersversorgung	Auszahlungsbetrag
50,00 EUR	1.741,17 EUR

Nr.	Netto - Bezüge / Netto - Abzüge	
2902	Job-Ticket steuerfrei	-70,00 EUR
6003	Kindergartenzuschuss	100,00 EUR
6005	Vorschuss	-100,00 EUR
6902	Altersvorsorge Vertrag 1	-50,00 EUR
9024	VWL 1 Überweisung	-40,00 EUR
9025	VWL 2 Überweisung	-70,00 EUR

Summe Netto Be-/Abzüge: -230,00 EUR

IBAN:
BIC:
Bank:

Auszahlungsbetrag: 1.641,17 EUR

Abb. 1 Lohnabrechnung Hollstein

Abrechnung der Brutto-Netto-Bezüge — Januar 2023

Pers.-Nr. 01/21	Abteilung	Kst.-St	SV-Nummer	Steuer ID Nr.
Eintritt 01.09.2022	Austritt	Geb.datum 20.03.1991	Kasse DAK Gesundheit	StKl. (Faktor) / Kinder 1 / 0,0
		Personengruppe 101	KV / AN-Beitrag KV 14,60% / 8,05%	Konfession rk
			PV-Zuschlag ja / 0,35%	Freibetrag mtl. / jährl.
			Übergangsbereich nein / MFB nein	Hinzurech. mtl. / jährl.

	SV-Tage KV	SV-Tage RV	SV-Tage AV	SV-Tage PV	St.-Tage
monatlich	30	30	30	30	30
kumuliert	30	30	30	30	30
BGR	1	1	1	1	

Urlaub Vorjahr	28,00	Urlaub - monatlich genommen	0,00
Urlaubsanspruch	0,00	Resturlaub	28,00

Dr. Dirk Hollister Zahnarzt. Kirchenstr. 4. 79100 Freiburg

persönlich / vertraulich
Herrn
ZFA Andreas Müller
Musterstraße 5
79098 Freiburg

Lohnart	Bezeichnung	bezahlte Menge	Faktor	% Zuschlag	St*	SV*	GB*	Betrag
2	Gehalt				L	L	J	2.950,00 EUR
9	Überstunden	4,00	18,0000		L	L	J	72,00 EUR
10	Überstundenzuschlag (25%)	4,00	4,5000	25,00	L	L	J	18,00 EUR
9021	VWL 1 Zuschuss				L	L	J	40,00 EUR

Steuer / Sozialversicherung

Gesamtbrutto: 3.080,00 EUR

Steuer - Brutto	Lohnsteuer	Kirchensteuer	SolZ	KV - Brutto	PV - Brutto	Steuerrechtl. Abzüge
3.080,00 EUR	360,08 EUR	28,80 EUR	0,00 EUR	3.080,00 EUR	3.080,00 EUR	388,88 EUR
Σ 3.080,00 EUR	Σ 360,08 EUR	Σ 28,80 EUR	Σ 0,00 EUR	Σ 3.080,00 EUR	Σ 3.080,00 EUR	Σ 388,88 EUR
RV - Brutto	**AV - Brutto**	**KV - Beitrag**	**PV - Beitrag**	**RV - Beitrag**	**AV - Beitrag**	**SV - rechtl. Abzüge**
3.080,00 EUR	3.080,00 EUR	247,94 EUR	57,75 EUR	286,44 EUR	40,04 EUR	632,17 EUR
Σ 3.080,00 EUR	Σ 3.080,00 EUR	Σ 247,94 EUR	Σ 57,75 EUR	Σ 286,44 EUR	Σ 40,04 EUR	Σ 632,17 EUR

Σ Gesamtsumme

Nettoentgelt: 2.058,95 EUR

Aufgelaufene Jahreswerte	
Gesamtbrutto	Steuer - Brutto
3.080,00 EUR	3.080,00 EUR
Lohnsteuer	Kirchensteuer
360,08 EUR	28,80 EUR
SolZ	KV - Brutto
0,00 EUR	3.080,00 EUR
PV - Brutto	RV - Brutto
3.080,00 EUR	3.080,00 EUR
AV - Brutto	KV - Beitrag
3.080,00 EUR	247,94 EUR
PV - Beitrag	RV - Beitrag
57,75 EUR	286,44 EUR
AV - Beitrag	VWL - Gesamt
40,04 EUR	40,00 EUR
Betriebl. Altersversorgung	Auszahlungsbetrag
0,00 EUR	2.018,95 EUR

Nr.	Netto - Bezüge / Netto - Abzüge	
9024	VWL 1 Überweisung	-40,00 EUR

Summe Netto Be-/Abzüge: -40,00 EUR

IBAN:
BIC:
Bank:

Auszahlungsbetrag: 2.018,95 EUR

Abb. 1 Lohnabrechnung Müller

4.3.5 Arbeitgeberbelastung

Immer wieder hört man von Arbeitgebern oder von Arbeitgeberverbänden, dass es nicht die Verhandlungen über die Lohnhöhe sind, die ihnen Kopfzerbrechen verursachen, sondern die sogenannten Lohnnebenkosten. Hierunter versteht man folgende Kosten, die für einen Arbeitnehmer neben den „eigentlichen Lohnkosten" zusätzlich anfallen:

- Arbeitgeberanteile zur Sozialversicherung (die Anteile des Krankenversicherungs-, Pflegeversicherungs-, Arbeitslosen- und Rentenversicherungsbeitrags, die Unfallversicherung voll)
- Lohnfortzahlung im Krankheitsfall nach „Aufwendungsausgleichgesetz"
- Lohnzahlung an gesetzlichen Feiertagen
- Lohnzahlung im Urlaub
- betriebliche Altersversorgung
- Sonderzahlungen (z. B. 13. Monatsgehalt, Weihnachtsgeld)
- „Umlageversicherungen" U1 und U2
- Insolvenzgeldumlage
- pauschal versteuerte Zahlungen (z. B. Fahrgeld)

U1 und U2

Umlage für die Lohnfortzahlung im Krankheitsfall bzw. im Mutterschutz für alle Arbeitnehmer in Kleinbetrieben (bis 30 Arbeitnehmer)

Beispiel

Auch in der Arbeitgeberbelastung machen sich die unterschiedlichen Lohnabrechnungen von Andrea Hollstein und Andreas Müller bemerkbar. Erkennbar bleibt die hohe Belastung des Arbeitgebers gegenüber der Auszahlung an die Mitarbeiter →Abb. 1, →Abb. 1, S. 383.

Dr. Dirk Hollister Zahnarzt

Name: Hollstein, Andrea — Pers.Nr.: 01/20

Monat: (korrigiert im)	Januar
Brutto	3.172,50
Netto-Bezüge*	100,00
bAV Pflichtzuschuss	0,00
KV AG Gesamt	245,72
RV AG Gesamt	283,88
AV AG Gesamt	39,68
PV AG Gesamt	46,55
Pauschale LSt AG	0,00
Pauschale SolZ AG	0,00
Pauschale KiSt AG	0,00
Umlage U1 Gesamt	61,05
Umlage U2 Gesamt	18,01
Insolvenzumlage Gesamt	1,83
Arbeitgeberbelastung	**3.969,22**
abzgl. bAV Förderbetrag	0,00
Zusätzliche Informationen:	
KV-Brutto Gesamt	3.052,50
RV-Brutto Gesamt	3.052,50
VWL Überweisung	110,00
Auszahlung	1.641,17

Abb. 1 AG-Belastung Hollstein

Von Arbeitnehmern oder Arbeitnehmervertretern hört man immer wieder die Klage, dass es ihnen nicht so sehr um eine Nominallohnerhöhung gehe. Vielmehr gehe es darum, dass dem Arbeitnehmer real mehr Lohn zur Verfügung stehe.

Beispiel
Das Gehalt eines Arbeitnehmers beträgt 1 500,00 € und wird um 5 % erhöht. Die nominale Erhöhung (5 % von 1 500,00 €) beträgt somit 75,00 €.

Da in der Regel die Preise steigen, ist die Reallohnerhöhung geringer als die Nominallohnerhöhung.

	prozentuale Nominallohnerhöhung	**(5%)**
abzgl.	**prozentuale Preissteigerung**	**(3%)**
=	**prozentuale Reallohnerhöhung**	**(2%)**

Liegen die Preissteigerungen höher als die Nominallohnerhöhungen, kommt es zur Reallohnsenkung

4.3.6 Zukünftige Lohnentwicklung

Neben den Preissteigerungen und ihren Auswirkungen auf die Reallohnentwicklung darf man die zukünftige - Entwicklung der **Sozialversicherungsbeiträge** nicht aus den Augen lassen. Momentan (2023) schätzt man, dass ungefähr 40 % des Bruttolohns (von Arbeitgeber und - Arbeitnehmer) für Sozialabgaben gezahlt werden müssen. Nach einer Schätzung der Bertelsmann-Stiftung - werden die Prozentsätze für die Krankenversicherung, die Pflegeversicherung und die Rentenversicherung in den nächsten Jahrzehnten zum Teil drastisch steigen. In einem Szenario werden bis 2040 dann 50 % für - möglich gehalten.

Damit bleibt Arbeitnehmern immer weniger Netto von ihrem Bruttoeinkommen. Daraus können sich schwerwiegende Folgen ergeben, z. B. kein Anreiz auf Mehrverdienst, verstärkte Schwarzarbeit, Abwanderung von Arbeitskräften, Abwanderung von Unternehmen, um wettbewerbsfähig zu bleiben.

Alle politischen Parteien haben als Forderung: „Mehr Netto vom Brutto". Dies will man unter anderem durch eine Abflachung der Progression erreichen.

Dr. Dirk Hollister Zahnarzt

Name: Müller, Andreas   Pers.Nr.: 01/21

Monat: **Januar**
(korrigiert im)

Brutto	3.080,00
Netto-Bezüge*	0,00
bAV Pflichtzuschuss	0,00
KV AG Gesamt	247,94
RV AG Gesamt	286,44
AV AG Gesamt	40,04
PV AG Gesamt	46,97
Pauschale LSt AG	0,00
Pauschale SolZ AG	0,00
Pauschale KiSt AG	0,00
Umlage U1 Gesamt	67,76
Umlage U2 Gesamt	20,02
Insolvenzumlage Gesamt	1,85
Arbeitgeberbelastung	**3.791,02**
abzgl. bAV Förderbetrag	0,00
Zusätzliche Informationen:	
KV-Brutto Gesamt	3.080,00
RV-Brutto Gesamt	3.080,00
VWL Überweisung	40,00
Auszahlung	2.018,95

Abb. 1 AG-Belastung Müller

Aufgaben

1 Stellen Sie eine eigene Reihenfolge der Staatsauf- bzw. -ausgaben auf und vergleichen Sie diese mit dem Bundeshaushalt. Wo liegen die größten Abweichungen?

2 Nennen Sie die größten Ausgabenposten des Bundeshaushalts.

3 Wie werden diese Ausgaben finanziert?

4 Was versteht man unter Nettokreditaufnahme?

5 Wo liegt die Gefahr der Nettokreditaufnahme?

6 Diskutieren Sie das Für und Wider der 1999 eingeführten „Ökosteuer".

7 Sind Lottogewinne auf alle Zeit von der Einkommensteuer befreit?

8 Kann man aufgrund der Höhe des Brutto- oder Nettolohnes etwas über die Höhe des zu versteuernden Einkommens sagen?

9 Welche beiden Sonderausgaben unterscheidet man?

10 Handelt es sich um außergewöhnliche Belastungen?
a Hochzeitsfeier
b 1500,00 € Zahnersatzkosten
c Fahrten zwischen Wohnung und Arbeitsstätte, 70 km pro Tag
d Sozialversicherungsbeiträge
e Adoptionskosten für ein Kind
f Gerichtskosten bei Ehescheidung
g Kauf eines teuren Autos für die Fahrt zur Praxis

11 Wie wird der steigende Lohnsteuersatz begründet?

12 Ein Steuerfachmann: „Auch Millionäre kann man nicht unendlich hoch besteuern!" Wie ist dieser Satz zu erklären?

13 Unter welchen Voraussetzungen ist es für Sie „lohnend", einen Antrag auf Veranlagung zur Einkommensteuer zu stellen?

14 Sie erhalten 3,00 € pro Tag Essensgeld von Ihrem Arbeitgeber. Ist dieser Betrag lohnsteuerpflichtig?

5 Umgang mit Geld

5.1 Geschichte des Geldes

Geld gibt es seit etwa 700 v. Chr., davor war dieses Zahlungsmittel unbekannt. Die Menschen waren Selbstversorger. Das, was zum Leben gebraucht wurde, mussten sie sich in mühevoller Arbeit z. B. suchen, jagen und fischen **(geschlossene Hauswirtschaft)**. Nach und nach entstand der Tauschhandel. Man stellt sich die Entwicklung so vor, dass eine Gruppe (Stamm, Sippe) von Menschen an der Grenze zu einer anderen Gruppe Waren abstellte (oder vergaß). Die andere Gruppe fand die Waren und stellte gleichzeitig andere, etwa gleichwertige Waren an der Stelle ab. Das war der Beginn des Tauschhandels, der den Menschen den Vorteil bot, sich auf bestimmte Arbeiten zu spezialisieren **(Arbeitsteilung)**.

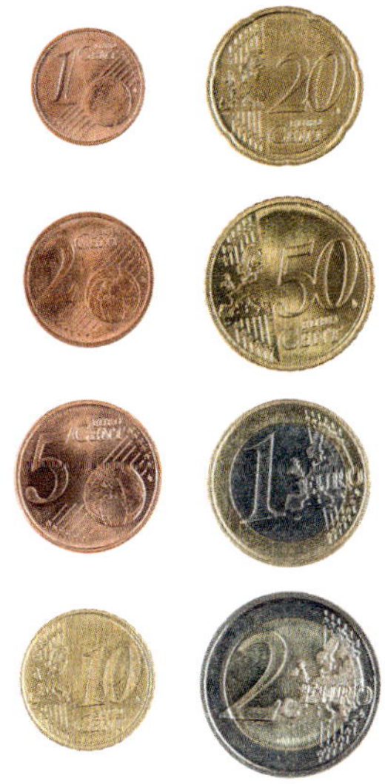

Abb. 1 Münzen des Euroraums

Auf diese Stufe fallen auch heute noch Länder zurück, wenn das Geld infolge von Katastrophen oder großen Inflationen nichts mehr wert ist. Über das Warengeld (leicht zu tauschende Waren übernehmen Geldfunktion) kam es zum **Metall- oder Münzgeld**. Hier wurden Stücken aus hochwertigem Metall (z. B. Gold, Silber, Bronze oder Kupfer) mit einem Stempel Wertangaben aufgeprägt. Jeder nahm sie als Tauschgegenwert **(Zahlung)** an. Heute noch verfügen wir in Europa über Münzen, z. B. im Wert von einem Cent bis zwei Euro →Abb. 1.

Das Münzregal (Recht, Münzen zu prägen) liegt bei der Regierung. Jedoch ist der Münzbestand in der Bundesrepublik Deutschland im Verhältnis zum Papiergeld sehr gering.

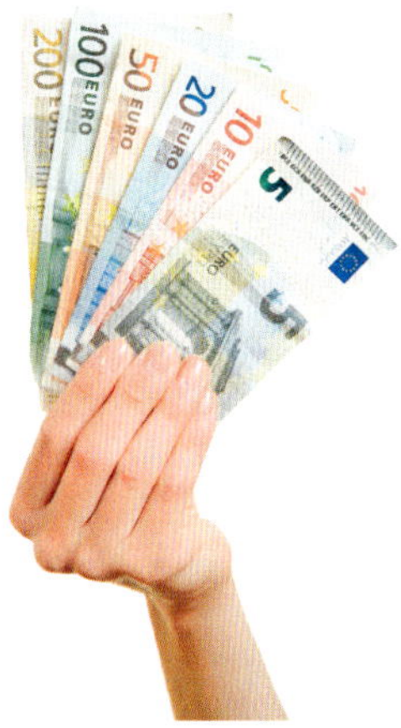

Abb. 2 Geldscheine des Euroraums

Aus England erzählt man die Geschichte, dass ein reicher Mann seine Goldmünzen zu einem Goldschmied brachte. Goldschmiede hatten schon damals Tresore und damit eine sichere Aufbewahrungsmöglichkeit. Der Mann erhielt mehrere „Quittungen" für seine Goldmünzen, auf denen jeweils der Wert der Münzen vom Goldschmied bestätigt war. Zur Bezahlung verwendete der Mann von da an nicht mehr sein richtiges Geld, sondern diese Zettel, die er mit einem Vermerk an die Gläubiger weitergab.

Diese konnten sie ebenfalls zur Bezahlung nutzen. Dies war die Geburtsstunde des **Papiergeldes**. Heute spricht man von Banknoten, z. B. in verschiedenen europäischen Ländern in Form von Scheinen von fünf bis zweihundert Euro →Abb. 2. Diese Scheine haben nur einen sehr geringen Materialwert. Das Recht zur Ausgabe von Banknoten **(Notenprivileg)** hat nur die Europäische Zentralbank.

Heute wird vielfach bargeldlos gezahlt und wir haben uns daran gewöhnt. Dieses Geld, das nur durch gebuchte Beträge in Erscheinung tritt, nennt man **Buch- oder Giralgeld**. Der Buchgeldumlauf wird von der Europäischen Zentralbank in Frankfurt kontrolliert. Eine neue Entwicklung bahnt sich durch das virtuelle Geld (elektronischer Euro) oder Kryptowährungen (z. B. Bitcoins) an.
Das Geld hat bei uns verschiedene Funktionen:
- **Zahlungsmittel:** Es muss als Bezahlung für Waren entgegengenommen werden.
- **Wertaufbewahrungsmittel:** Man kann es aufbewahren, d. h. sparen, es wird nicht weniger wert, man bekommt Zinsen.
- **Rechenmittel:** Die Werte von Gütern und Dienstleistungen können in Geld ausgedrückt und verglichen werden.
- **Wertübertragungsmittel:** Man kann es auf andere übertragen.

5.2 Der Wert des Geldes

Der Wert des Geldes ergibt sich nicht durch den aufgedruckten Wert, sondern dadurch, was man sich dafür kaufen kann. Man spricht von der **Kaufkraft** des Geldes. Zum einen hängt diese Kaufkraft von der Entwicklung der Preise in einem Land ab. Wenn die Preise stark steigen, wird das Geld immer weniger wert. Man spricht dann von **Inflation**. Mit dem Verbraucherpreisindex (VPI) misst man die durchschnittliche Preisentwicklung aller Waren und Dienstleistungen, die private Haushalte für Konsumzwecke kaufen. Darunter fallen zum Beispiel Nahrungsmittel, Bekleidung und Kraftfahrzeuge ebenso wie Mieten, Reinigungsdienstleistungen oder Reparaturen.

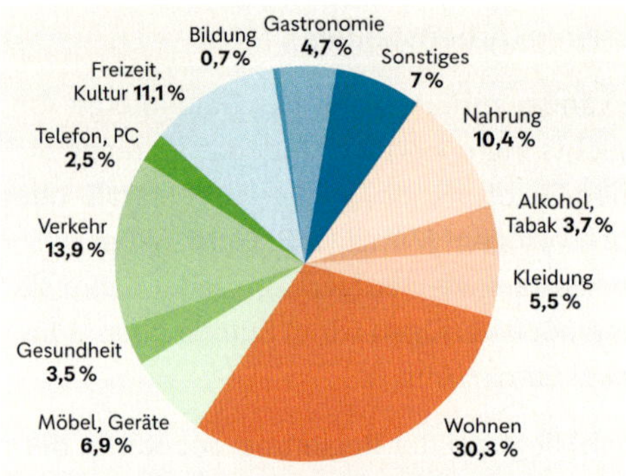

Abb. 1 Zusammensetzung des Verbraucherpreisindex

Die Veränderung des Verbraucherpreisindex zum Vorjahresmonat oder Vorjahr wird umgangssprachlich auch als **Inflationsrate** bezeichnet. Bei der Berechnung des Verbraucherpreisindex geht man von einem „Warenkorb“ aus, der sämtliche von privaten Haushalten in Deutschland gekaufte Waren und Dienstleistungen repräsentiert →Abb. 1. Daher liegen im Warenkorb eben solche Produkte, die ein deutscher Durchschnittshaushalt mit mittlerem Einkommen nach den Vorgaben des Statistischen Bundesamtes im Durchschnitt benötigt Dieser umfasst rund 650 Güterarten wie beispielsweise Zucker, Kinderkleidung, Smartphones, PKW oder Reisen.

Diese Güterarten fließen **gewichtet** (Wägungsschema) in die jeweilige Preisentwicklung ein. Dadurch erreicht man, dass manche Produkte, die nur alle fünf bis zehn Jahre (z. B. Pkw) gekauft werden und andere, dafür täglich gekaufte (z. B. Salat), unterschiedlich gewichtet in den Index eingehen. Manche Produkte fallen dabei durch Verbrauchsentwicklungen aus dem Warenkorb raus (z. B. Röhrenfernseher, Videokassetten). Der Warenkorb einschließlich der Gewichtung bleibt über fünf Jahre konstant. Die Preise werden monatlich in mehr als 300000 Käufen manuell erhoben. Hierbei werden auch Mengen- und Qualitätsänderungen bei Produkten mit einem bestimmten Verfahren berücksichtigt.

Es existieren z. B. auch Verbraucherindices für Rentnerhaushalte, Single-Haushalte, der Kraftfahrerpreisindex sowie auch der Erzeugerpreisindex für Dienstleistungen. Einzelne Indizes können damit auch höher oder niedriger ausfallen, als der allgemeine Verbraucherpreisindex.

Der Anteil der Nahrungs- und Genussmittel geht dabei seit Jahren zurück. Der Anteil der Wohnungsmiete steigt.

Zum anderen hängt der Wert des Geldes auch davon ab, wie viel man davon zur Verfügung hat. Dies wird durch die Entwicklung der Löhne und Gehälter gesteuert. Dabei ist es wichtig zu wissen, wie viel man sich „wirklich“ mehr von einem Lohnzuwachs kaufen kann. Man spricht hier von **Nominal- und Reallohnsteigerung**. Nominal sind die Löhne und Gehälter immer gestiegen (Brutto und Netto).

Von der Nominallohnsteigerung (Wie viel Euro bekomme ich nominal mehr?) muss die Preissteigerungsrate abgezogen werden, um die Reallohnsteigerung zu erhalten.

Merke
Reallohnsteigerung = Nominallohnsteigerung – Preissteigerung

In →Abb. 1 ist zu erkennen, dass die Reallöhne schwanken und nicht immer gestiegen sind. Um noch intensiver zu vergleichen, ob es den Arbeitnehmern heute real besser geht als vor 30 Jahren, verwendet man eine gütermäßige Betrachtung: Wie lange musste ein Arbeitnehmer durchschnittlich arbeiten, um ein bestimmtes Produkt kaufen zu können? Hier gibt es große Unterschiede. So muss heute länger gearbeitet werden, um das Geld für einen Liter Benzin oder eine Packung Butter zu verdienen. Für einen Liter Milch oder ein Kilo Zucker muss heute allerdings kürzer gearbeitet werden als noch vor 30 Jahren.

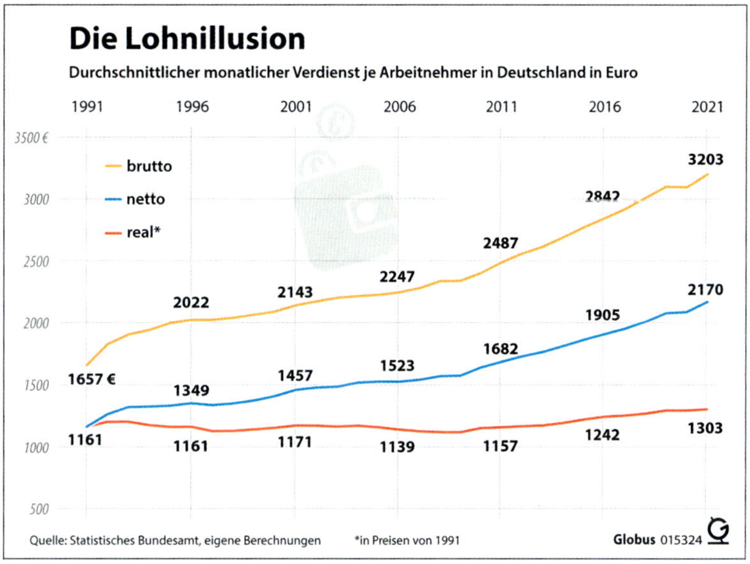

Abb. 1 Lohnentwicklung

Um die Inflation langfristig bei 2 % zu halten, versucht die **Europäische Zentralbank** (EZB), mit den Zentralbanken der europäischen Länder den Geldwert stabil zu halten, indem sie die Geldmenge in Europa dem Waren- und Dienstleistungsangebot anpasst. Dazu muss die EZB einerseits in der Wirtschaft Europas für genügend Geld in Umlauf sorgen, andererseits darf auch nicht zu viel Geld in Umlauf sein. Sind die Produktivität und Versorgung mit Gütern und Dienstleistungen in Europa hoch, benötigt das Wirtschaftssystem auch Geld, damit diese gekauft werden können. Hier droht eine Deflation. Ist die Produktivität niedrig, muss Geld abgeschöpft werden, weil sonst eine Inflation wahrscheinlich wird. Die EZB hat dazu im Wesentlichen traditionelle Instrumente zur Verfügung:

Sie legt vierteljährlich den **Basiszins** fest. An diesem Zins richten sich alle anderen Zinssätze aus. Je höher der Zins, desto weniger Kredite werden genutzt, bei niedrigen Zinsen fließt Geld in den Wirtschaftskreislauf.

Mit der **Offenmarktpolitik** kann die EZB Wertpapiere ankaufen und damit Geld in den Kreislauf pumpen. Mit dem Verkauf bewirkt sie das Gegenteil. Mit der **Mindestreservepolitik** kann sie das Bankensystem verpflichten, einen Teil ihrer Einlagen nicht für Kredite zur Verfügung zu stellen. Durch eine Erhöhung des Mindestreservesatzes entzieht sie der Wirtschaft Geld. Mit einer Senkung kann zusätzlich Geld in die Wirtschaft fließen.

Die Europäische Zentralbank ist bei ihrer Arbeit völlig unabhängig und an keinerlei Weisungen gebunden. Sie ist lediglich der Stabilität des Geldwertes verpflichtet.

5.3 Das europäische Währungssystem

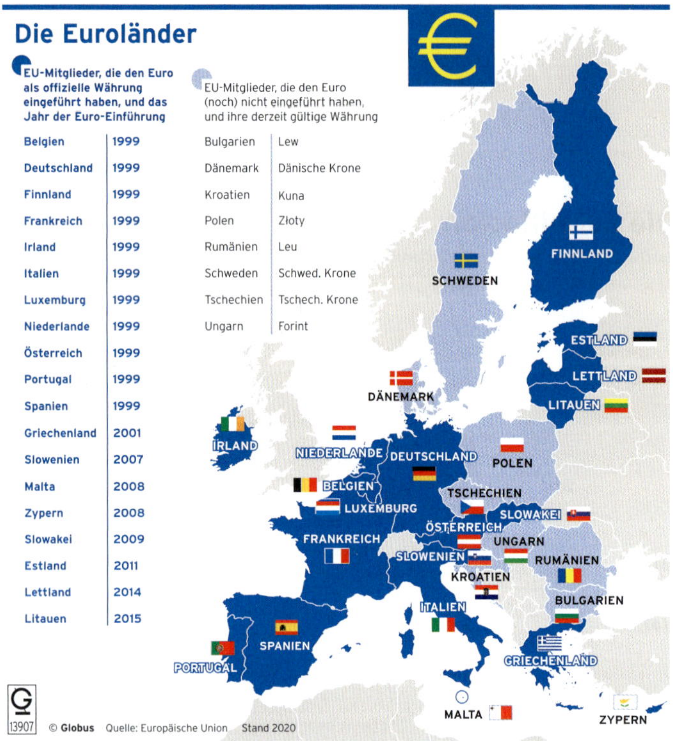
Die Euroländer
EU-Mitglieder, die den Euro als offizielle Währung eingeführt haben, und das Jahr der Euro-Einführung
Belgien 1999
Deutschland 1999
Finnland 1999
Frankreich 1999
Irland 1999
Italien 1999
Luxemburg 1999
Niederlande 1999
Österreich 1999
Portugal 1999
Spanien 1999
Griechenland 2001
Slowenien 2007
Malta 2008
Zypern 2008
Slowakei 2009
Estland 2011
Lettland 2014
Litauen 2015
EU-Mitglieder, die den Euro (noch) nicht eingeführt haben, und ihre derzeit gültige Währung
Bulgarien Lew
Dänemark Dänische Krone
Kroatien Kuna
Polen Złoty
Rumänien Leu
Schweden Schwed. Krone
Tschechien Tschech. Krone
Ungarn Forint
FINNLAND
SCHWEDEN
ESTLAND
LETTLAND
LITAUEN
DÄNEMARK
IRLAND
NIEDERLANDE
DEUTSCHLAND
POLEN
BELGIEN
LUXEMBURG
TSCHECHIEN
SLOWAKEI
ÖSTERREICH
FRANKREICH
UNGARN
SLOWENIEN
RUMÄNIEN
KROATIEN
BULGARIEN
ITALIEN
SPANIEN
PORTUGAL
GRIECHENLAND
MALTA
ZYPERN
13907
© Globus Quelle: Europäische Union Stand 2020
Abb. 1 Die Euroländer im Jahr 2022, seit 2023 ist auch Kroatien Mitglied

Nachdem in Europa am 1. Januar 1999 der Euro eingeführt wurde, bestanden zwischen den Teilnehmerstaaten feste Wechselkurse. Ab dem 1. Januar 2002 musste der Euro als Zahlungsmittel in den teilnehmenden Ländern verwendet werden.
Nicht in allen europäischen Ländern ist der Euro eingeführt →Abb. 1. Damit der Euro in einem Land eingeführt wird, müssen bestimmte Kriterien erfüllt sein (**„Maastricht-Kriterien“**), z. B.:

- Preisstabilität
- Staatsschulden bei maximal 60 % des Bruttoinlandsprodukts
- Das jährliche Haushaltsdefizit bzw. eine jährliche Neuverschuldung darf nicht über 3 % des Bruttoinlandsprodukts liegen.

Einige Länder erfüllen mittlerweile trotz großer Anstrengungen die Maastricht-Kriterien nicht mehr, obwohl sie Mitgliedsländer im Euro sind. Es bedarf der Anstrengung aller Euroländer und der Europäischen Zentralbank, diese Herausforderung zu bestehen.

Aufgaben

1 Manchmal wird behauptet, dass wir eigentlich kein Geld brauchen. Wir könnten doch Ware gegen Ware tauschen. Wo sehen Sie Schwierigkeiten?

2 Von welcher Geldart gibt es in Europa am meisten? Bringen Sie in eine Reihenfolge: Giralgeld, Münzgeld, Papiergeld.

3 Beschreiben Sie zwei Funktionen des Geldes.

4 Wer ist die oberste Hüterin über den Geldwert?

5 Sie erhalten eine Gehaltserhöhung von 50,00 €. Heißt das, dass Sie sich für 50,00 € mehr Waren kaufen können?

6 Wie war die Reallohnentwicklung in den letzten 10 Jahren?

7 Weshalb nimmt der Anteil der Nahrungs- und Genussmittel am Warenkorb der Durchschnittsfamilie immer mehr ab?

8 Suchen Sie in der Tageszeitung nach den letzten Tarifabschlüssen (Lohnsteigerungen) und vergleichen Sie sie mit der Steigerung des Verbraucherpreisindex. Haben die Arbeitnehmer real mehr bekommen?

9 Welches Gewicht hat für Sie die Erhöhung der Benzinpreise, der Preise des öffentlichen Nahverkehrs, der Preise für Haarschnitte, der Preise für Compact Disks, der Preise für Miete?

10 Stellen Sie Ihre Gewichtung aus Aufgabe 9 der Gewichtung für eine Familie mit zwei Kindern gegenüber.

6 Sparen und Kredit

6.1 Bedeutung des Sparens

Sparen heißt vorübergehend auf Konsum verzichten. Es hat aber auch einen Selbstzweck: Man kann sich das spätere Leben erleichtern. Gleichzeitig ermöglicht das Sparen erst die Bildung von Kapital.

6.1.1 Vorsorgesparen

Der Wunsch, auch bei außergewöhnlichen Anlässen, z. B. bei Krankheit, Arbeitslosigkeit, Todesfällen, Unfällen, Hochzeiten, Geburten, ganz oder teilweise unabhängig von fremder Hilfe zu sein, ist ein wichtiger Grund zum Sparen.

Insbesondere das **Sparen für die Versorgung im Alter** ist in den letzten Jahren stark in den Blickpunkt getreten. Durch die „Riester-Rente“ wird dieses Sparen bei zertifizierten Produkten auch staatlich gefördert.

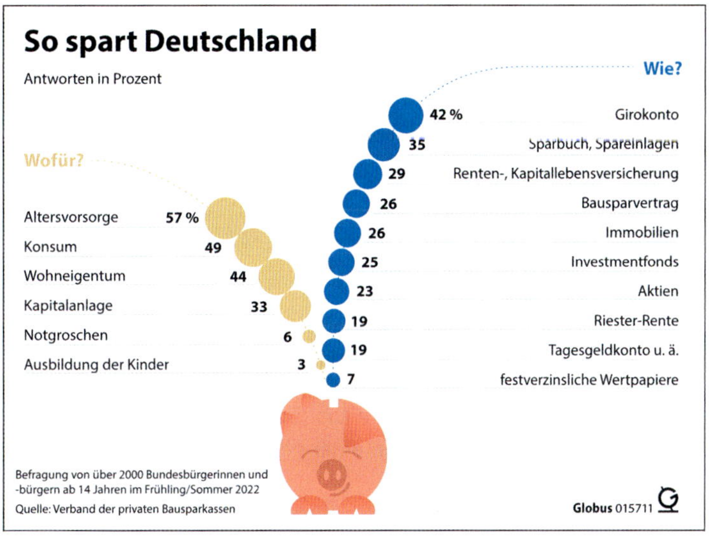

Von den ca. 3500 zertifizierten Produkten sind ca. 90 % sogenannte Bankensparpläne, eine Art Sparkonto mit einem Basiszins und Bonuszahlungen. Hierauf werden auch die Zulagen des Staates gezahlt. Nach Ende der Laufzeit wird hieraus die Zusatzrente bezahlt. Die Gesamtrendite schwankt je nach Bank zwischen 0,5 und 1 % (2024).

Alle anderen Produkte (insbesondere Fonds) bringen häufig größere Rendite, sind aber auch mit größeren Risiken belastet. Achten Sie beim Abschluss darauf, dass das Produkt staatlich zertifiziert ist.

6.1.2 Zwecksparen

Größere Anschaffungen, z. B. Kraftfahrzeuge, Möbel, Urlaub, Haushaltsmaschinen, sind in der Regel erst möglich, wenn ein angemessener Anteil am Kaufpreis durch Eigenmittel gedeckt ist. Das stufenweise Rückzahlen eines Anschaffungskredits verlegt das Sparen in die Zeit nach dem Kauf.

6.1.3 Vermögensbildung

Auch die Bildung von Vermögen kann durch Sparen erreicht werden. Der Unternehmer hat seit jeher den Teil seines Einkommens, den er nicht für private Zwecke verwendet, überwiegend in seinem Unternehmen angelegt. Diese Anlage gilt einerseits als verhältnismäßig sicher gegen Geldentwertung, ist aber andererseits mit dem Unternehmerrisiko behaftet.
Der Arbeitnehmer bringt seine Ersparnisse meist zur Bank, Postbank oder (Bau-) Sparkasse. Mit entsprechendem Einkommen, Sparwillen und einer günstigen Finanzierung ist es heute möglich, z. B. ein Eigenheim zu erwerben.

6.2 Sparformen und Sparförderung

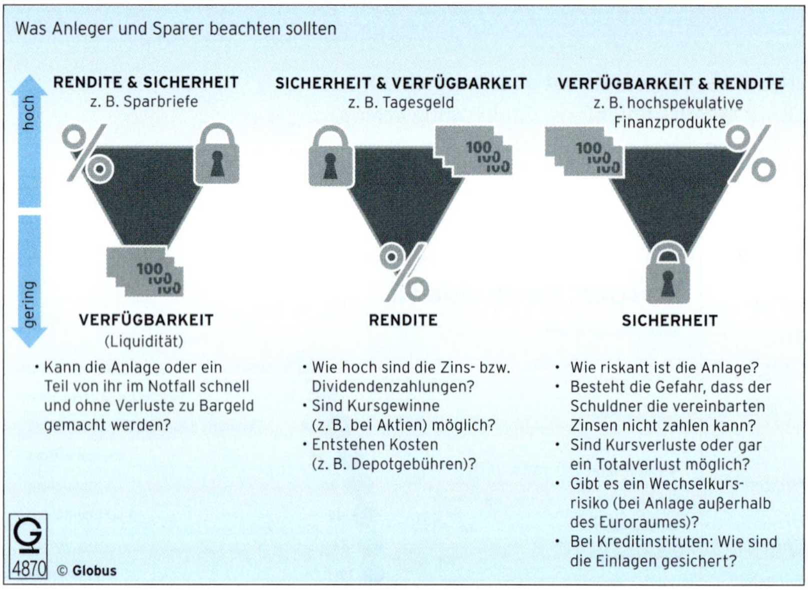

Es gibt heute eine Vielzahl von Möglichkeiten, sein Geld anzulegen. Dabei muss man immer für sich selbst einen Kompromiss zwischen verschiedenen Zielen finden:

– **Verfügbarkeit (Liquidität):** Wie lange will ich die Gelder anlegen? Wie lange will ich auf Liquidität verzichten?
– **Ertrag (Rentabilität):** Was bringt mir die Geldanlage an Zinsen?
– **Sicherheit (Risiko):** Mit welchem Sicherheitsrisiko ist die Geldanlage verbunden?

Diese Ziele bilden ein „magisches Dreieck", d. h., ein Ziel schließt häufig das andere aus. So erhalte ich z. B. eine hohe Sicherheit meiner Geldanlage nur auf Kosten einer geringeren Rentabilität.

6.2.1 Sparbuch (Sparkonto)

Der Banken „liebstes Kind" ist das Sparbuch. Im Sparbuch wird das Guthaben bei jeder Ein- und Auszahlung staffelförmig fortgeschrieben. Die Zinsen werden jährlich dem Sparkonto gutgeschrieben. Es wird heute nur noch elektronisch geführt.

Durch neue Sparvorschriften haben die Banken heute mehr Spielraum beim Sparbuch. Allerdings machen sie noch wenig Gebrauch davon. Einige Besonderheiten sind z. B. Bonus-, Prämien-, Mehr- oder Festzinssparen.

– **Verfügbarkeit:** Je nach vertraglicher Bindung und nach Ablauf einer vereinbarten Kündigungsfrist; Verfügbarkeit auch an Automaten möglich.
– **Ertrag:** Der Zinssatz ist variabel, d. h., er wird immer wieder der allgemeinen Zinsentwicklung angepasst. Je länger die Kündigungsfrist, desto höher der Zinssatz. Momentan macht sich wegen der vergleichsweise niedrigen Verzinsung eine Abkehr vom Sparbuch zugunsten von Fonds bemerkbar.
– **Risiko:** Das Geld ist durch den Einlagensicherungsfonds der Banken bis 100 000,00 € gesichert.

6.2.2 Sparstrumpf und Spardose

Die Bedeutung des Sparstrumpfes oder der Spardose ist in den Jahrzehnten gesunken. Die ständige Geldentwertung hat sie fast gänzlich verdrängt. Dennoch ist die sofortige Verfügbarkeit des Geldes und relativ hohe Sicherheit (nicht unter dem Kopfkissen!) immer noch ein Argument für diese Sparform.

6.2.3 Sparbriefe

Sparbriefe wurden früher von Banken und Sparkassen herausgegeben (ab 500,00 €). Heute werden sie nur noch elektronisch bereitgestellt.
Die Zinsen werden halbjährlich oder jährlich ausbezahlt, es sei denn, es handelt sich um einen abgezinsten Sparbrief. Hier ist der Kaufpreis um den Zins abgemindert. Die Rückzahlung erfolgt dann zum sogenannten Nennwert.

Eine Variante des Sparbriefs sind die **Bundeswertpapiere**, die von der Bundesrepublik Deutschland (dem Staat) herausgegeben werden. Es gibt:
- Bundesanleihen, Laufzeit 10–30 Jahre
- Bundesobligationen, Laufzeit 5 Jahre
- Bundesschatzanweisungen, Laufzeit 2 Jahre

Die Zinsen variieren und werden halbjährlich oder jährlich ausgezahlt. Diese Wertpapiere werden an der Börse gekauft und man benötigt ein Depot bei einer Bank.
- **Verfügbarkeit:** Nach Ablauf der mehrjährigen Laufzeit; Verkauf möglich.
- **Ertrag:** Fester Zinssatz über die gesamte Laufzeit; allgemein steigende oder fallende Zinssätze beeinflussen den Zinssatz für bereits ausgegebene Sparbriefe nicht; je länger die Laufzeit, desto höher der Zinssatz.
- **Risiko:** Der Sparbriefinhaber nimmt an allgemein steigenden Kapitalmarktzinsen nicht teil, aber auch nicht an allgemein sinkenden Zinssätzen. Wie das Sparbuch sollten auch Sparbriefe sicher verwahrt werden, z. B. im Bankschließfach. Er ist durch den Einlagensicherungsfonds der Bank bis 100000,- € gesichert.

6.2.4 Termineinlagen (Festgeld)

Termineinlagen sind Geldanlagen für eine bestimmte Zeit (mindestens 30 Tage) und über eine bestimmte Höhe (mindestens 5000,00 €). Stehen größere Summen kurzfristig zur Verfügung, sollten sie zumindest als Termingeld angelegt werden.
- **Verfügbarkeit:** Sofort nach Ablauf.
- **Ertrag:** Je nach Länge der Anlage und Höhe des Geldbetrags steigend; höhere Verzinsung als Sparbuch.
- **Risiko:** Ähnlich dem des Sparbuches. Ist durch den Einlagensicherungsfonds der Bank bis 100000,- € gesichert.

6.2.5 Anlage nach dem Vermögensbildungsgesetz (470,00-€-Gesetz)

Das Vermögensbildungsgesetz fördert vermögenswirksame Leistungen, die der Arbeitgeber zusätzlich zum laufenden Arbeitslohn aufgrund von Tarifverträgen, Betriebsvereinbarungen oder Einzelarbeitsverträgen für seine Arbeitnehmer anlegt. Die Anlage kann für folgende Verträge erfolgen:
- Anlage in Produktivvermögen (Aktien, Aktienfonds)
- Anlage im Bausparvertrag

Beide Anlagen können kombiniert werden. Liegt eine dieser Anlageformen vor, zahlt der Staat dem Arbeitnehmer eine **Arbeitnehmersparzulage** von
- 20 % bei Anlagen in Produktivvermögen, höchstens bis zu einem Betrag von 400,00 € jährlich (34,00 € monatlich),
- 9 % bei Anlagen in Bausparverträgen, höchstens bis zu einem Betrag von 470,00 € jährlich (40,00 € monatlich).

Anspruch auf die Arbeitnehmersparzulage haben nur Arbeitnehmer, wenn ihr zu versteuerndes Einkommen 40 000,00 € (Ledige) bzw. 80 000,00 € (Verheiratete) nicht übersteigt. Die Auszahlung der Arbeitnehmersparzulage erfolgt auf Antrag am Ende des Jahres (u. U. auch erst Jahre später) durch das Finanzamt. Häufig bezahlen Arbeitgeber auch für Auszubildende zusätzlich freiwillig Teile oder den Gesamtbetrag zu einem Vertrag nach dem Vermögensbildungsgesetz.

Die Bindefrist der Verträge beträgt mindestens 6 Jahre (Produktivvermögen) bzw. 7 Jahre (Bausparen).

6.2.6 Bausparen

Das Bausparen wird von Bausparkassen organisiert. Ziel ist der Erwerb von Grund und Boden, Eigentumswohnungen, Renovierungen, Ausbauten sowie Modernisierungen von Wohnungen und Häusern.
Mit einer Bausparkasse wird ein Vertrag über eine bestimmte Bausparsumme geschlossen. In der Regel verpflichtet sich der Bausparer zur regelmäßigen Einzahlung auf sein Bausparkonto. Normalerweise muss der Bausparer 40 % der Bausparsumme ansparen, um über den Restbetrag zur Bausparsumme einen zinsgünstigen Kredit zu erhalten. Der Staat fördert das Bausparen durch Prämien.

Beispiel

Bausparsumme:	50 000,00 €
Einzahlungen, Zinsen, Prämien:	20 000,00 €
Darlehensanspruch:	30 000,00 €

- **Verfügbarkeit:** Die Bindefrist bei Prämienbegünstigung beträgt 7 Jahre.
- **Ertrag:** Die Guthabenzinsen von etwa 0,2 bis 2,3 %; dazu kommen evtl. noch Bausparprämie, Arbeitgeberleistungen, Arbeitnehmersparzulage. In Zeiten von niedrigen Zinsen ist diese Anlageform wenig attraktiv.
- **Risiko:** Kein Risiko.

6.2.7 Wertpapiersparen

Diese Sparform hat in den letzten Jahrzehnten zugenommen. Dabei sind **festverzinsliche Wertpapiere** (Rentenwerte) am beliebtesten. Pfandbriefe, Kommunalobligationen, Staatsanleihen und Industrieobligationen haben eine feste Verzinsung über eine bestimmte Dauer. Trotz fester Laufzeiten von 10 Monaten bis 10 Jahren werden festverzinsliche Wertpapiere auch gehandelt. Das bedeutet, man kann sie zum Kurswert an der Börse vorzeitig verkaufen. Die Anleger erwerben Gläubigerrechte.

Eine Besonderheit bilden die sogenannten **Zerobonds** (Zero = Null). Es handelt sich um abgezinste festverzinsliche Wertpapiere von Unternehmen. Der Zins wird erst am Ende der Laufzeit fällig, z. B. bei Kauf eines Zerobonds zu 3 125,00 € erfolgt die Rückzahlung in Höhe von 5 000,00 € inklusive Zinsen nach 10 Jahren.
- **Verfügbarkeit:** Jederzeit durch Verkauf an der Börse zum Tageskurs oder bei Fälligkeit des Wertpapiers.
- **Ertrag:** Fester Zinssatz über die gesamte Laufzeit; Kursgewinne möglich.
- **Risiko:** Eventuell Kursschwankungen, wenn sich das allgemeine Kursniveau ändert; wie z. B. Sparbuch im Bankdepot oder Bankschließfach verwahren.

6.2.8 Anlage nach dem Wohnungsbauprämiengesetz

Die Wohnungsbauprämie (Bausparprämie) wird gewährt für Alleinstehende bis zu einem jährlichen Sparbetrag von 700,00 € und für Verheiratete von 1400,00 €. Der Prämiensatz beträgt 10 %. Das zu versteuernde Einkommen darf hier 35000 € (Ledige) bzw. 70000 € (Verheiratete) nicht übersteigen. Die Bindefrist für die Prämienbegünstigung beträgt 7 Jahre. Ein Vertrag kann frühestens mit 16 Jahren abgeschlossen werden. Die Anlage nach dem Wohnungsbauprämiengesetz kann mit der Anlage nach dem Vermögensbildungsgesetz kombiniert werden.

Beispiel

Bausparen in Kombination mit dem 470,00-€-Gesetz:
400,00 € in Aktienfonds = 80,00 € Prämie
470,00 € in Bausparvertrag = 42,30 € Prämie
700,00 € in Bausparvertrag zusätzlich = 70,00 € Prämie
Gesamtjahresprämie = 192,30 € (ledig)
Annahme: Wenn der Arbeitgeber vermögenswirksame Leistungen von 40,00 € monatlich übernimmt, muss der Arbeitnehmer 91,66 € monatlich selbst bezahlen. Hierfür erhält er nach 7 Jahren, je nach Wertpapieranlage und Zins für den Bausparvertrag, ein Guthaben von ca. 21000,00 €.

6.2.9 Aktien

Aktien verbriefen Teilhaberrechte am Grundkapital einer Aktiengesellschaft. Der Ertrag der Aktie, die Dividende, richtet sich überwiegend nach dem Gewinn des Unternehmens. Gleichzeitig bildet sich an der Börse ein Kurs für die Aktie. Der Kurs bewertet das Gesamtunternehmen, seine Gewinnsituation, seine Zukunftsaussichten usw. Zusätzlich beeinflussen auch andere Dinge die Kurse, z. B. Kriegsgefahren, Erwartungen, Gerüchte. Massive Kursbewegungen nach unten und oben sind nie ausgeschlossen.

- **Verfügbarkeit:** Jederzeit durch Verkauf an der Börse zum Tageskurs.
- **Ertrag:** Die Höhe der Dividende richtet sich nach dem Gewinn der Aktiengesellschaft. Zur Dividende kommen eventuell zusätzlich Arbeitgeberleistungen beim Erwerb der Aktien und Arbeitnehmersparzulage; Kursgewinne möglich.
- **Risiko:** Je nach Ertragslage kann die Dividende auf null sinken. Erhebliche Kursschwankungen sind ebenfalls möglich (hohes Kursrisiko). Eine sichere Verwahrung ist zu empfehlen. Wird das Unternehmen insolvent, haftet man nur mit dem eingesetzten Aktienkapital.

6.2.10 Optionen (Terminkontrakte)

Erst seit 1990 ist in Deutschland der Handel mit Optionen möglich. Da dieser Handel erhebliche Gewinn- und Verlustmöglichkeiten bietet, müssen die Banken ihre Kunden vorher genau darüber aufklären. Der Kunde muss das durch Unterschrift bestätigen. Eine Option ist ein Recht, Aktien (immer 50 Stück) zu einem bestimmten Termin (15. Januar, 15. April, 15. Juni, 15. Oktober) zu kaufen oder zu verkaufen. Dieses Recht kann an der Börse zu einem relativ geringen Betrag erworben werden. Optionsgeschäfte beinhalten erhebliche Verlustgefahren, da die Kursentwicklung einer Aktie und damit ihr Wert nicht sicher vorhergesagt werden kann. Andererseits sind auch enorme Gewinne möglich.

6.2.11 Investmentzertifikate (Anteilscheine)

Bei Zertifikaten handelt es sich um Anteilscheine an einem Investmentfonds. Das Investmentfonds-Vermögen besteht aus Aktien und Wertpapieren verschiedener Branchen und Gesellschaften.

Über dieses Vermögen werden dann Anteilscheine (Zertifikate) verkauft →Abb. 1. Durch diese breite Streuung ist das Kursrisiko von Aktien weitgehend gebannt. Es gibt auch Spezialfonds:
- **Rentenfonds** (überwiegend festverzinsliche Wertpapiere)
- **Aktienfonds** (überwiegend Aktien)
- **Immobilienfonds** (Geldanlage in Grundstücken und Häusern)
- **Geldmarktfonds** (Geldanlage)

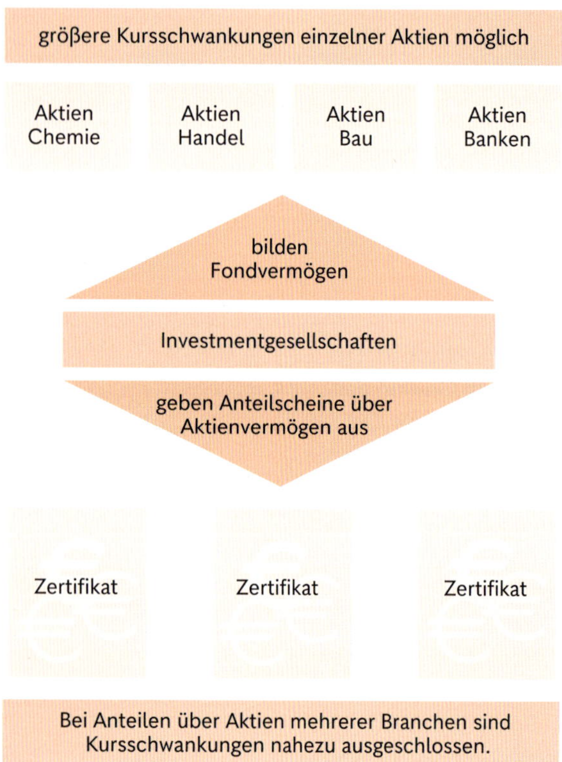

Abb. 1 Aufbau eines Investmentfonds

Eine große Besonderheit sind die hierzulande noch wenig bekannten **Ethikfonds** und **Ökofonds**. Sie legen ihr Geld nur für soziale und ökologische Zwecke an. Auf keinen Fall in Rüstungsfirmen. Anleger verzichten hier bewusst auf einen höheren Ertrag.
- **Verfügbarkeit:** Jederzeit durch Verkauf der Anteilscheine an die ausgebende Investmentgesellschaft zum Tageskurs.
- **Ertrag:** Hängt von den Erträgen der Wertpapiere ab, die im Investmentfonds zusammengefasst sind. Neben der Ertragsausschüttung des Fonds kann der Sparer evtl. zusätzlich Arbeitgeberleistungen zum Erwerb der Zertifikate und die Arbeitnehmersparzulage erhalten.
- **Risiko:** Das Kursrisiko ist wie bei Aktien erheblich abgeschwächt, weil die vom Fonds erworbenen Wertpapiere breit gestreut sind. Zertifikate sind sicher aufzubewahren.

6.2.12 ETF (Exchange Traded Funds)

Ein ETF ist ein börsengehandelter Indexfond. Das bedeutet, dass diese Investmentfonds fortlaufend an der Börse gehandelt werden. Sie bilden die Wertentwicklung eines bestimmten Index (z. B. den Deutschen Aktienindex DAX) so genau wie möglich nach. Er entwickelt sich dann so wie der DAX. Steigt der DAX, erzielt der ETF-Anleger Kursgewinne, fällt der DAX, macht der ETF-Anleger Verlust.
Der Unterschied zu einem Aktienfond besteht darin, dass der Aktienfond gemanagt wird. Dadurch ist das Risiko beim Aktienfond etwas größer, da sich die Fondmanager auch irren können.
- **Verfügbarkeit:** Jederzeit durch Verkauf von Anteilen zum Tageskurs
- **Ertrag:** Ein ETF bildet die Wertentwicklung eines Aktienindex ab. Man kann auch mit einem Sparplan von 25,- oder 50,- € monatlich oder bis zu 10 Jahren einsteigen. Die Gebühren sind preisgünstiger als beim Aktienfond.
- **Risiko:** Relativ sicher, da der ETF aus vielen Aktien besteht. Verluste gleichen sich aus.

6.2.13 Versicherungssparen

Dies ist eine Sparform, deren Motive vor allen Dingen in der privaten Zukunftsvorsorge liegen. Aus dem Versicherungsvertrag und den Beiträgen, die der Versicherte entrichtet, erwirbt er einen Anspruch, wenn der Versicherungsfall eintritt (Tod, Unfall, Erreichen einer Altersgrenze, Heirat, Ausbildung, Schadenersatzansprüche).
- **Verfügbarkeit:** Bei Eintritt des Versicherungsfalls, z. B. Unfall, Tod.
- **Ertrag:** Dieser ist nur schwer messbar, z. B. erarbeiten Lebensversicherungen unterschiedliche Gewinne, die die Rentabilität beeinflussen.
- **Risiko:** Gilt als relativ gering, aber eine Lebensversicherung sollte dynamisiert sein, weil die Geldentwertung sie sonst „auffrisst".

6.2.14 Sachwerte

Der Erwerb von Sachwerten gehört nicht unbedingt zum Sparen. Manche Leute verzichten jedoch auf Konsum und legen ihr Geld in Bildern, alten Möbeln, historischem Spielzeug, Schmuck oder Ähnlichem an, in der Hoffnung, dass diese Sachwerte mit der Zeit noch an Wert gewinnen.

Verfügbarkeit, Ertrag und Risiko hängen vom Sachwert ab. Briefmarken, Eisenbahnen sowie Puppen sind hier wohl an erster Stelle zu finden. Aber es gibt auch noch hohe Sammlerwerte bei z. B. Münzen, Gemälde oder Oldtimer →Abb. 1.

Hierzu gehört auch der Kauf von Gold, weil nach Ansicht der meisten Menschen dieses Metall immer seinen Wert behalten wird. Diese Auffassung wird dadurch gestützt, dass viele Länder sogenannte Währungsreserven in Gold halten. Der Goldwert schwankt aber auch erheblich, sodass auch ein größeres Risiko für den Käufer besteht.

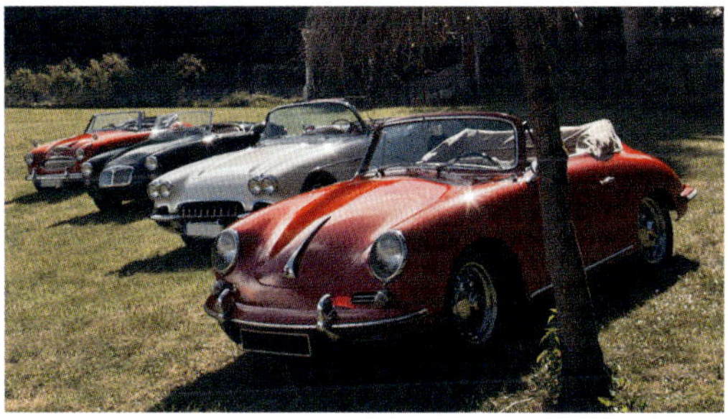

Abb. 1 Oldtimer als Geldanlage

6.3 Kredit am Beispiel eines Anschaffungsdarlehens

6.3.1 Rechtsgrundlagen und Merkmale

Die rechtlichen Grundlagen für Darlehen finden sich in diesen Bestimmungen:
- Bürgerliches Gesetzbuch (BGB)
- Verbraucherschutzrechte (z. B. Verordnung über die Preisauszeichnungspflicht)
- Darlehensvertrag

Das Darlehen ist durch folgende Merkmale gekennzeichnet:
- **Übereignung von Geld:** Durch den Darlehensvertrag übereignet der Darlehensgeber (Gläubiger) dem Darlehensnehmer (Schuldner) Geld. Der Schuldner verpflichtet sich, den gleichen Betrag zu erstatten (Tilgung) und die Zinsen zu bezahlen.
- **Zinsen und Kündigung:** Das BGB schreibt jährliche Zinszahlungen und die Kündigungsfristen vor (grundsätzlich 3 Monate). Normalerweise werden in Darlehensverträgen andere Regelungen getroffen.
- **Sicherheiten:** Durch den Darlehensvertrag erhält der Schuldner Kredit. Der Gläubiger vertraut darauf, dass der Schuldner das Darlehen termingerecht zurückzahlt. Trotzdem werden in der Regel Sicherheiten verlangt, z. B. ein geregeltes Einkommen, Wertgegenstände, Hypotheken.

Kredit
lat. credere = Vertrauen schenken, glauben

6.3.2 Anschaffungsdarlehen (Verbraucherdarlehensvertrag)

Wird zwischen einem Unternehmer als Kreditgeber und einem Verbraucher als Kreditnehmer ein Darlehensvertrag geschlossen, der 200,00 € übersteigt, muss dieser schriftlich fixiert werden und besondere Bestimmungen enthalten:

- Rücktrittsrecht von 2 Wochen
- Nettodarlehensbetrag
- Gesamtbetrag aller Teilzahlungen inklusive Zins und Tilgung
- effektiver Jahreszins (Effektivzins)
- Sicherheiten

Das Anschaffungsdarlehen zeichnet sich durch nachfolgende Merkmale aus:

- **Laufzeit:** Sie erstreckt sich über einen Zeitraum von 6 Monaten bis 6 Jahren.
- **Verwendungszweck:** Anschaffung langlebiger Konsumgüter, z. B. Möbel, Pkw.
- **Eigenmittel:** Häufig verlangen Kreditinstitute, dass der Kreditnehmer einen angemessenen Anteil am Kaufpreis durch eigene Mittel aufbringt.
- **Darlehenshöhe:** Der Kredit liegt meist zwischen 2000,00 und 20 000,00 €. Oft werden Kleinkredite bis 2000,00 € als Dispositionskredite gewährt.
- **Tilgung:** Hierunter versteht man die Rückzahlung des Kredits in Teilbeträgen. Durch die monatliche Tilgung verringert sich der Kreditbetrag. Das bedeutet, dass bei nominal gleichem Zinssatz der Effektivzins immer höher wird.
- **Zins:** Dies ist der Preis für den Kredit. Der im Kreditvertrag angegebene Zinssatz bezieht sich in der Regel auf einen Monat, z. B. 0,5 % pro Monat. Bei diesen zunächst niedrig erscheinenden Zinssätzen ist Vorsicht geboten.
- **Sicherheiten:** Das Kreditinstitut kann vom Schuldner Sicherheiten verlangen.

6.3.3 Effektivzins

Wie beim Ratenkauf muss für ein Anschaffungsdarlehen auch der Effektivzinssatz angegeben werden. Wird der Zinssatz z. B. mit 0,5 % pro Monat veranschlagt und eine einmalige Bearbeitungsgebühr von 2 % des Darlehensbetrags verlangt, ergeben sich über die Laufzeit des Darlehens folgende monatliche Belastung:

Beispiel

Darlehensbetrag 25 000,00 €, Zinssatz 0,5 % pro Monat, Bearbeitungsgebühr 2 % vom Darlehensbetrag, Laufzeit 36 Monate, monatliche Tilgung:

Monatliche Tilgung: $\frac{25\,000{,}00\,€}{36\text{ Monate}} = 694{,}44\,€$

Zinsen: $\frac{0{,}5\,\% \cdot 25\,000{,}00\,€}{100} = 125{,}00\,€$

Bearbeitungsgebühr: $\frac{2\,\% \cdot 25\,000{,}00\,€}{100 \cdot 36\text{ Monate}} = 13{,}89\,€$

Monatliche Rate: $= 833{,}33\,€$

Tipps zu Krediten finden Sie unter:

www.vergleich.de

→ Ratenkredit Vergleich

Bei oberflächlicher Betrachtung erscheint ein Zinssatz von 0,5 % pro Monat als sehr günstig, denn der Zinssatz auf das Jahr umgerechnet beträgt doch „nur“ 0,5 % · 12 Monate = 6 %. Diese einfache Rechnung berücksichtigt jedoch nicht, dass mit jeder Ratenzahlung das obige Darlehen um 694,44 € abnimmt (jährlich um 694,44 € · 12 Monate = 8333,28 €). Die Zinsbelastung pro Monat (125,00 €) geht aber bei allen Raten von einem gleichbleibenden Darlehen (25 000,00 €) aus.

Die tatsächliche, effektive Zinsbelastung (Effektivzins) beträgt etwa das 24-Fache des Zinssatzes pro Monat. Ebenso wird hier die Bearbeitungsgebühr eingerechnet. Annähernd genau kann der Effektivzins mittels folgender Formel berechnet werden:

Beispiel

$$\text{Effektivzinssatz} = (24 \cdot \text{Zinssatz pro Monat}) + \frac{(24 \cdot \text{Bearbeitungsgebühr prozentual})}{(\text{Laufzeit in Monaten})}$$

Bei Verwendung der Werte aus dem genannten Beispiel ergibt sich:

$$\text{Effektivzinssatz} = 24 \cdot 0{,}5\,\% + \frac{24 \cdot 2\,\%}{36}$$

$$= 12\,\% + 1{,}33\,\% = \underline{13{,}33\,\%}$$

Die Kreditinstitute sind nach Preisangabenverordnung und Verbraucherkreditgesetz verpflichtet, dem Darlehensnehmer (Schuldner) den effektiven Jahreszins schriftlich, z. B. im Darlehensvertrag, bekannt zu geben.

Vorsicht ist geboten bei Zinsgleitklauseln: Nicht immer ist der Zinssatz über die gesamte Laufzeit fest. Wird vereinbart, dass sich der Zinssatz entsprechend der Marktlage ändert, so trägt der Verbraucher das Risiko einer Zinserhöhung. Der Darlehensgeber ist lediglich verpflichtet den „anfänglichen effektiven Jahreszins" anzugeben.

Mit der Effektivzinsberechnung ist es möglich, die Kosten eines Kredites zu vergleichen. Oft spielen aber auch die anderen Wünsche des Verbrauchers eine entscheidende Rolle. Zum Beispiel möchte er die Höhe der Rate und die Länge der Rückzahlung selbst bestimmen.

6.3.4 Gefahren der Kreditaufnahme

Die Kreditaufnahme für die Anschaffung von Gebrauchsgütern ist heute nicht mehr schwierig. In allen Werbeanzeigen versprechen Kreditinstitute oder Makler eine unbürokratische Abwicklung der Kreditauszahlung.

Dies sollte jedoch den Konsumenten nicht über die Gefahren bei der Kreditaufnahme hinwegtäuschen. Vor einer Kreditaufnahme sollte sich jeder folgende Fragen beantworten:

- Können mit den laufenden Einkünften die anfallenden Monatsraten des Kredits zurückgezahlt werden?
- Inwieweit müssen die üblichen Aufwendungen für Güter des täglichen Bedarfs eingeschränkt werden?
- Können die Zahlungsverpflichtungen auch noch erfüllt werden, wenn wegen unvorhergesehener Ereignisse, z. B. Arbeitslosigkeit, Krankheit, Unfall, die laufenden Einnahmen erheblich gekürzt werden?
- Welche Personen (z. B. Eltern, Geschwister, Verwandte) können mir in Fällen größerer Not helfen? Werden sie dies tun?
- Habe ich die Kosten des Abzahlungskaufs beim Verkäufer genau mit den Kreditkosten der Bank verglichen? Gibt es unterschiedliche Kreditangebote? Vergleichen Sie die Bedingungen.
- Welche persönlichen Folgen ergeben sich bei einem finanziellen Zusammenbruch?

Ist man trotz aller Sorgfalt in finanzielle Schwierigkeiten geraten, sollte man sich zunächst an die Bank wenden, die den Kredit gewährt hat. In dieser Situation bestehen verschiedene Möglichkeiten:
- Aussetzen der Ratenzahlung
- Ermäßigung der Ratenzahlungen
- Kreditzusammenfassungen
- mit Angehörigen oder guten Freunden in Verbindung setzen und bei speziellen Hilfsorganisationen um Rat und Hilfe nachsuchen
- Verbraucherinsolvenz

6.4 Zusätzliche Sicherheiten

Um Kredite abzusichern, gibt es noch verschiedene andere Möglichkeiten – auch für Privatkredite.

6.4.1 Bürgschaft

Bei einer Bürgschaft handelt es sich um einen einseitig verpflichtenden Vertrag, bei dem sich der Bürge gegenüber dem Gläubiger eines Schuldners verpflichtet, für dessen Schulden einzustehen. Es gibt viele Unterarten von Bürgschaften. Die Bürgschaft muss schriftlich geschlossen werden (Ausnahme Kaufleute). Man unterscheidet grundsätzlich aber zwei Arten: die Ausfallbürgschaft und die selbstschuldnerische Bürgschaft →Abb. 1.

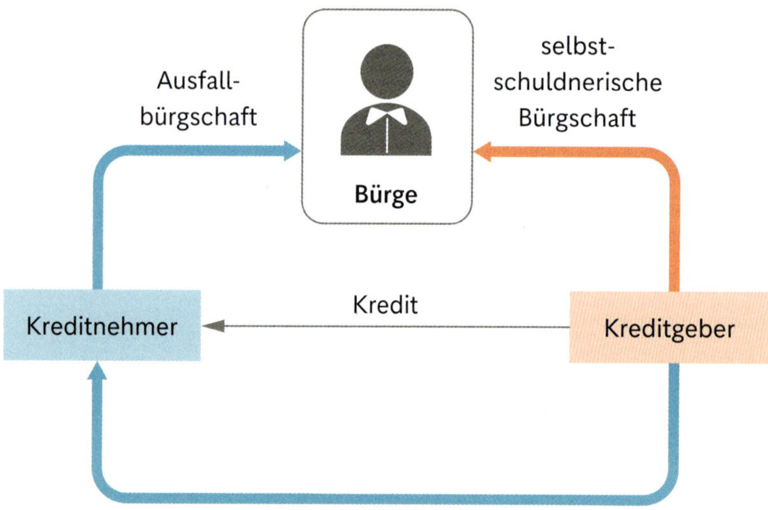

Abb. 1 Arten von Bürgschaften

Ausfallbürgschaft
Diese Bürgschaft regelt, dass der Bürge erst dann zahlungspflichtig wird, wenn der Schuldner gerichtlich für zahlungsunfähig erklärt wird. Sie wird auch „gewöhnliche Bürgschaft“ genannt. Der Gläubiger hat nicht das Recht die Zahlung vom Bürgen direkt zu verlangen, ohne sich an den Schuldner zu wenden.

Selbstschuldnerische Bürgschaft
Bei einer selbstschuldnerischen Bürgschaft verzichtet der Bürge auf die „Einrede der Vorausklage“. Das bedeutet, dass der Gläubiger sich direkt an den Bürgen wenden kann, wenn er erfährt, dass der Schuldner nicht zahlungsfähig ist. Banken wollen ausnahmslos eine selbstschuldnerische Bürgschaft. In der Regel werden hier auch Kosten von 1 bis 2 % der Kreditsumme fällig.

Merke
Geht es um eine private Bürgschaft unter Freunden oder Familienmitgliedern, empfiehlt sich eine Ausfallbürgschaft.

6.4.2 Lohnabtretung

Bei einer Lohnabtretung überträgt der Schuldner einem Gläubiger den pfändbaren Teil seines Lohns, falls er den gewährten Kredit nicht zurückzahlen kann →Abb. 1. Der Gläubiger muss die Lohnabtretung beim Arbeitgeber des Schuldners geltend machen. In Tarif- oder Betriebsvereinbarungen können Lohnabtretungen für unwirksam erklärt sein. Der pfändbare Teil des Lohns wird jährlich in Tabellen veröffentlicht (bis ca. 1 500,00 €/Monat bleiben 2024 unpfändbar). Die Lohnabtretung geht der Lohnpfändung voraus. Für eine Lohnpfändung muss ein Pfändungs- und Überweisungsbeschluss des Gerichts dem Arbeitgeber vorliegen.

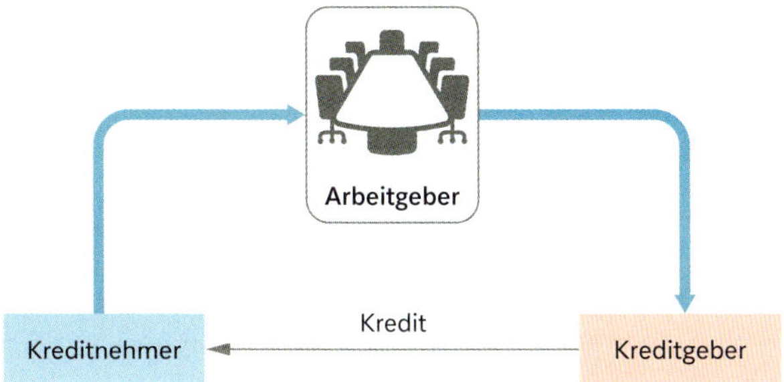

Abb. 1 Lohnabtretung

6.4.3 Sicherungsübereignung

Die Sicherungsübereignung ist eine typische Kreditsicherheit bei Raten- oder Waren- und Maschinenkrediten. Ein Schuldner überträgt seinem Gläubiger zur Sicherung einer Schuld das Eigentum an einer beweglichen Sache im Wege eines sogenannten Besitzkonstituts →Abb. 2. Das bedeutet, dass der Kreditgeber zur Sicherheit das Eigentum an einer wertvollen Sache übertragen bekommt, nutzen darf es aber weiterhin der Kreditnehmer. Der Kreditnehmer ist Besitzer, der Kreditgeber ist Eigentümer. Nach Tilgung des Kredits wird der Kreditnehmer automatisch oder durch Erklärung wieder Eigentümer.

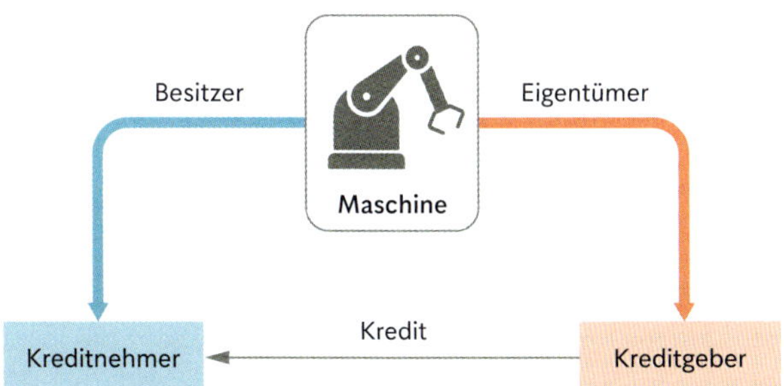

Abb. 2 Sicherungsübereignung

Der Kreditnehmer oder auch Sicherungsgeber verpflichtet sich, die Sache in ihrem Zustand zu erhalten und pflichtgemäß zu gebrauchen. Oft wird eine bestimmte Versicherung vorgeschrieben (beim Autokauf z. B. eine Vollkaskoversicherung). Ein Verkauf bedarf der Zustimmung des Eigentümers. Kann der Kreditnehmer seine Pflichten nicht erfüllen, wird die Sache dem Kreditgeber (Sicherungsnehmer) zur Verwendung zur Verfügung gestellt.

Aufgaben

1 Wie viel Prozent ihres monatlich verfügbaren Einkommens spart die Durchschnittsfamilie?

2 Trifft das für Sie auch zu? Wenn nein, warum nicht?

3 Welche Sparmotive werden durch die Fotos dargestellt?

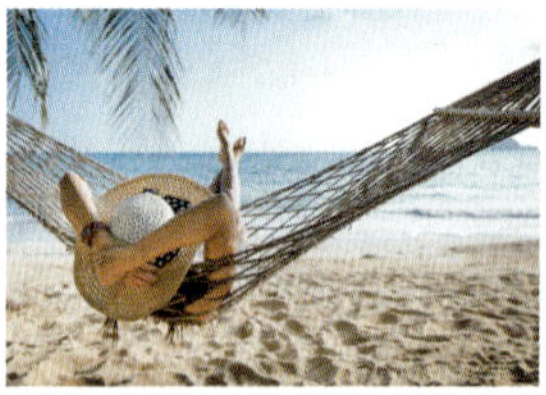
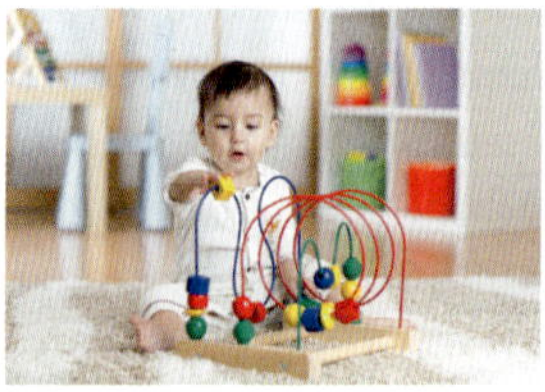
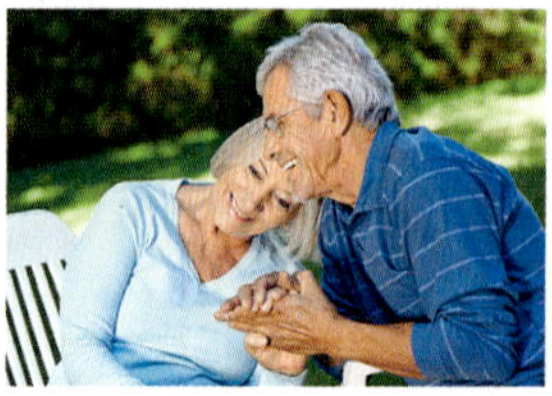

4 Was spricht für das Spardosensparen?

5 Was ist das „magische Dreieck" der Geldanlage?

6 Sie erben völlig überraschend 50 000,00 € mit der Auflage, sie erst in 10 Jahren zu Konsumzwecken ausgeben zu dürfen. Welche Anlage wählen Sie?

7 In welcher Anlageform wird in Deutschland das meiste Geld angelegt? Warum ist das so?

8 Wo sind die größten Zuwächse zu verzeichnen?

9 Wann werden Sie Ihr Geld in einem Bausparvertrag anlegen?

10 Welche Vorteile bietet Ihnen ein Ökofonds?

11 Erklären Sie eine Form eines Sparbriefs.

12 Was spricht für die Geldanlage in Gold?

13 Weshalb sind Geldanlagen in Optionen mit größeren Risiken verbunden als eine Anlage in Aktien?

14 Warum verlangt der Gesetzgeber bei Anschaffungsdarlehen, dessen Zinssatz beispielsweise 0,6 % pro Monat beträgt, die Angabe des Effektivzinssatzes?

15 Was versteht man unter einer Zinsgleitklausel?

16 Welche Sicherheit werden Sie von einem Bekannten verlangen, wenn Sie ihm einen zinslosen Kredit über 10 000,00 € für drei Monate gewähren?

17 Was versteht man unter Tilgung?

18 Was verlangen Sie an zusätzlicher Information, wenn Ihnen jemand einen Kredit über 11 000,00 € zu einem Zinssatz von 0,5 % pro Monat anbietet, mit einer Laufzeit von 24 Monaten? Können Sie sich die Information selbst errechnen?

19 Ein Anschaffungsdarlehen von 18 000,00 € wird unter folgenden Bedingungen gewährt: 0,45 % Zins pro Monat, 2,5 % Bearbeitungsgebühr, 50 Monate Laufzeit.
a Wie hoch ist die monatliche Rate?
b Berechnen Sie den effektiven Jahreszins mit der Näherungsformel.

20 Jemand erhält von einem Verwandten ein Darlehen in Höhe von 20 000,00 € zu 4 % Zins. Der Kredit ist in zwei gleichen Jahresraten jeweils einschließlich Jahreszins zu tilgen. Wie hoch ist die gesamte Zinsbelastung?

21 Welche Überlegungen sollten Sie anstellen, bevor Sie einen Kredit aufnehmen?

Anhang

Übersicht über die Videos

Die Videos finden Sie in der Cornelsen Lernen App.

Stichwortverzeichnis

Stichwortverzeichnis

Q

R

S

Bildquellenverzeichnis

Cornelsen/**Angelika Kramer**: S.135, S.283, S.355 (1); **dpa Picture-Alliance**/dpa-infografik GmbH: S.16, S.21, S.47, S.67, S.70, S.238 Grafik: Andreas Brühl, Christoph Goldammer, Redaktion: Wolfgang Fink, S.350, S.360, S.363, S.367, S.371-372, S.375, S.387, S.388 Grafik: Daniel Dytert, Karen Losacker, Redaktion: Dr. Bettina Jütte, S.389; Cornelsen/**Gabriele Heinisch**: S.100; Cornelsen/**Jörg Mair**: S. 38, S. 46, S.95, S.97, S.106; Cornelsen/**PER Medien und Marketing GmbH**: S.62, S.89, S.104, S.136, S.161, S.215, S.255 (2), S.278, S.290, S.331-333, S.340, S.351, S.360, S.361, S.369, S.386, S.398, S.399; Cornelsen/Straive: S.313; Cornelsen/**vitaledesign**: 208
Cornelsen/**Albert Mergelsberg**: S.3, S.116, S.141, S.147, S.251, S.254 (2), S.255 (1), S.302 (1), S.380-383
Cornelsen/**Albert Mergelsberg**; Software: CompuGroup Medical (CGM) Deutschland: S.59, S.143, S.144, S.167, S.216, S.218-220, S.245, S.249, S.254 (1), S.256, S.288, S.204 (2), S.309-312

S. 14/1: akg-images/Heritage Images/Heritage Ar; **S. 14/2:** bpk Bildagentur für Kunst, Kultur und Geschichte; **S. 14/3:** mauritius images/alamy stock photo/Greg Balfour Evans; **S. 19/1:** Imago Stock & People GmbH/Westend61; **S. 19/2:** dpa Picture-Alliance/Westend61/Josu Acosta; **S. 34:** Interfoto /INTERFOTO / CLASSICSTOCKDebrocke; **S. 37/2–4:** Cornelsen/Werner Krüper; **39/1–3:** Cornelsen/Werner Krüper; **S. 40/1:** Grüner Strom Label e.V.; **S. 40/2:** OK Power; **S.41 (1):** stock.adobe.com/Jérôme Rommé; **S. 41/2:** Grüner Strom Label e.V.; **S. 50/2:** IZZ BW/ Fischer; **S. 51:** Imago Stock & People GmbH/Raimund Müller\r; **S. 53/1:** stock.adobe.com/www.fhmedien.de/photowahn; **S. 53/2:** Cornelsen/Werner Krüper; **S. 54:** stock.adobe.com/Evgeniy Kalinovskiy; **S. 65:** bpk Bildagentur für Kunst, Kultur und Geschichte; **S. 81/1:** Shutterstock.com/blvdone; **S. 81/2:** Shutterstock.com/Gerald Mayer; **S. 96:** Cornelsen/Werner Krüper; **S. 100:** Cornelsen/Gabriele Heinisch; **S. 117:** Cornelsen/Werner Krüper; **S. 120:** Cornelsen/Werner Krüper; **S.124 (1):** Cornelsen/Vitaledesing, stock.adobe.com/Nestor (Privatpatient), stock.adobe.com/HBS (Zahnarztpraxis); **S. 124 (2):** Cornelsen/Vitaledesing, Shutterstock.com/Drazen Zigic (Kassenpatient), stock.adobe.com/HBS (Zahnarztpraxis); **S. 126:** Shutterstock / Anton Gvozdikov; **S. 138:** stock.adobe.com/helmutvogler; S. **150/1:** Cornelsen/Werner Krüper; **S. 151/1–2:** AOK-Mediendienst; **S. 152:** Cornelsen/Werner Krüper; **S. 153:** Cornelsen/Werner Krüper; **S. 154/1–3:** Sirona Dental GmbH; **S.157 (1):** Shutterstock.com/SeventyFour; **S. 166:** Shutterstock.com/Tanoy1412; **S. 168:** G DATA CyberDefense AG; **S. 170:** Cornelsen/Werner Krüper; **S. 172:** stock.adobe.com/(c) Kzenon/Kzenon; **S. 174:** Shutterstock.com/Production Perig; **S.175 (1):** Deutsche Post AG; **S. 175:** Cornelsen/Werner Krüper; **S. 181:** LEITZ ACCO Brands GmbH & Co KG; **S. 189:** stock.adobe.com/EyeEm/settharach markmee; **S. 192:** imago stock&people GmbH/Schöning; **S. 198:** Zahnärzte am Mühlbach/Dr. Bernhard Scheiff; **S. 206:** Hager&Werken GmbH Co.KG; **S. 209:** Henry Schein Dental Deutschland; **212/1–2:** Cornelsen/Werner Krüper; **S. 217/1:** Shutterstock.com/Andychi; 217/2: AERA EDV-Programm GmbH; **S. 222/1:** stock.adobe.com/BlureArt; **S. 225:** Henry Schein Dental Deutschland; **S. 235:** RAL gemeinnützige GmbH; **S. 237:** dpa Picture-Alliance/dpa-infografik/Globus/Grafik: Andreas Brühl, Athanassios Zafirlis, Redaktion: Alexandra Stober, Sophie Lauterbach; **S. 241/1:** Shutterstock.com/gopixa **S. 259:** BMJV/Fassung v. 01.07.2017, veröffentlicht vom Bundesministerium für Justiz im Bundesanzeiger v. 01.02.2018 - BAnz AT 01.02.2018 B1.; **S. 261/2:** stock.adobe.com/Bjoern Wylezich/Björn Wylezich; **S. 294:** Cornelsen/Werner Krüper; 328/1–4: Cornelsen/Werner Krüper; **S. 298:** Shutterstock / Monkey Business Images; **S. 301:** Cornelsen/Werner Krüper; **S. 303:** Cornelsen/Werner Krüper; **S. 304/1:** e*Message Wireless Information Services Deutschland GmbH; **S. 313:** Straive; **S. 327:** Cornelsen/Werner Krüper; **S. 333/2:** dpa Picture-Alliance/dpa-infografik GmbH; **S. 337:** stock.adobe.com/picturemaker01; **S. 341:** stock.adobe.com/pixs:sell; **S. 342/1:** Shutterstock.com/Nicku; **S. 342/2:** Shutterstock.com/Prachaya Roekdeethaweesab; **S. 343/1:** Shutterstock.com/Bauer Alexander; **S. 348:** Interfoto /INTERFOTO / Friedrich /; **S. 365/1:** mauritius images/André Pöhlmann; **S. 365/2:** stock.adobe.com/MG/Stockfotos/Stockfotos-MG; **S. 366:** Stiftung Warentest; **S. 385/1:** Shutterstock.com/graja; Urheber der Münzgestaltung (Wertseite): Luc Luycx; **S. 385/2:** Shutterstock.com/Robert Kneschke; **S. 390:** dpa Picture-Alliance/dpa-infografik/Globus/Grafik: Annette Günzel; Redaktion: Wolfgang Fink; **S. 395:** Shutterstock.com/Andrey Nastasenko; **S. 400/1:** Shutterstock.com/Peera_stockfoto; **S. 400/2:** Shutterstock.com/Oksana Kuzmina; **S. 400/3:** Shutterstock / Robert Kneschke